高职高专护理专业"十二五"规划教材

总主编　王维利

基础护理学

JICHU HULIXUE

主　编　章新琼
副主编　李玉红　金　莉　叶守梅　王怡仙
编　者　（以姓氏笔画为序）
　　　　王怡仙（黄山职业技术学院）
　　　　叶守梅（宣城职业技术学院）
　　　　李玉红（安徽医科大学）
　　　　李　娜（蚌埠医学院）
　　　　刘　静（巢湖职业技术学院）
　　　　华　影（阜阳职业技术学院）
　　　　吴利平（安徽医学高等专科学校）
　　　　芮　蓓（皖南医学院）
　　　　陈素琴（皖西卫生职业学院）
　　　　林　波（皖西卫生职业学院）
　　　　张凤凤（安徽医科大学）
　　　　金　莉（蚌埠医学院）
　　　　黄安莉（安庆医药高等专科学校）
　　　　章　翔（黄山职业技术学院）
　　　　章新琼（安徽医科大学）

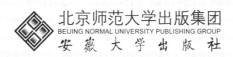

图书在版编目(CIP)数据

基础护理学 / 章新琼主编. —合肥:安徽大学出版社,2012.2(2016.12 重印)
ISBN 978-7-5664-0106-9

Ⅰ.①基… Ⅱ.①章… Ⅲ.①护理学 Ⅳ.①R47

中国版本图书馆 CIP 数据核字(2011)第 076720 号

基础护理学

章新琼 主编

出版发行:北京师范大学出版集团
　　　　　安 徽 大 学 出 版 社
　　　　　(安徽省合肥市肥西路 3 号 邮编 230039)
　　　　　www.bnupg.com.cn
　　　　　www.ahupress.com.cn

印　　刷:	合肥华星印务有限责任公司
经　　销:	全国新华书店
开　　本:	184mm×260mm
印　　张:	27
字　　数:	646 千字
版　　次:	2012 年 2 月第 1 版
印　　次:	2016 年 12 月第 6 次印刷
定　　价:	45.00 元

ISBN 978-7-5664-0106-9

策划统筹:李　梅　钟　蕾　　　　　　责任编辑:黄河胜　钟　蕾
装帧设计:李　军　　　　　　　　　　责任印制:赵明炎

版权所有　侵权必究

反盗版、侵权举报电话:0551—65106311
外埠邮购电话:0551—65107716
本书如有印装质量问题,请与印制管理部联系调换。
印制管理部电话:0551—65106311

编写说明

受安徽大学出版社之邀,安徽医科大学护理学院携手全省高校护理学院(系)、医学专科院校护理系的教师和部分医院临床高级护理人员,共同编写了这套护理学专科专业教材。编写这套教材的目的很明确:一是为安徽省护理专业的教材建设打下基础;二是为安徽省护理专业教师提供一个教学交流的平台;三是为安徽省护理学科"十二五"规划的完成与发展做出贡献。编写全程都做了精心的设计。本套教材的编写思路和要求如下:

● 态度知识技能并重 学做人——是教育的基本要求,也是职业教育的重点;尊重他人与自己、认知社会与职业、提高学生的情商反映在教学的每一个环节;教师有责任以课堂教学为平台、以教材为媒介,帮助学生提高情商,帮助学生认知护理专业的职业价值;这在每册教材的每一章学习目标和内容中都有所体现。学知识——是学生的主要任务;能提高学生获取知识的积极性是优秀教材的特性之一;本套教材期望通过新颖活泼的编写方式来予以体现。学技能——是学生应用知识从事护理职业的关键。技能按其性质和表现特点,可区分为动(操)作技能和智力技能(如归纳、演绎、分析、写作之类)两种。护理专业学生的操作技能培养与教材中操作原则、流程的编写密切相关,而智力技能涉及教材内容编写的方方面面,我们强调在教材编写中,注意各种技能之间的相互影响,努力以学生已形成的技能来促进其新技能的形成,即技能正迁移;在教材内容编写中做到明确、准确、精确、有意义、有逻辑、有系统,前后呼应,融会贯通,避免学生已形成的技能阻碍了新技能的形成,即技能负迁移是本教材努力追求的。

● 编写体例新颖活泼 学习和借鉴优秀教材特别是国外精品教材的写作思路、写作方法以及章节安排;摒弃传统护理专业教材中知识点表述按部就班、理论讲解抽象和枯燥无味的弊端;学习和借鉴优秀人文学科教材的写作模式,风格清新活泼。抓住学生的兴趣点,让教材为学生所用,便于学生自学,尤其是避免学生面对教材、面对专业课程产生畏难情绪。

● **注重人文知识与专业知识的结合**　教材中适当穿插一些有趣的历史和现实事例;注重教材的可读性,改变专业教材艰深古板的固有面貌,以利于学生在学习护理专业知识的同时,提高其人文素质素养,起到教书育人的作用。

● **以学生及职业特征为本**　现代教育观和职业教育规范要求我们教师在编写这套教材时,努力做到以学生为中心,以学生未来从事的护理职业特征为本,并且考虑到医疗卫生改革的现状和临床护理发展变化的趋势。在教材编写中多设置提问、回答等互动环节,为学生参与教学提供必要条件;教材发挥的作用是在学生听教师授课的同时,还要自己动手、动脑;强调锻炼学生的思维能力以及运用知识解决问题的能力。

● **与时俱进更新教材内容**　将最新的知识、吸收到教材中。教材中用到的示意图、实物图、实景图、流程图、表格、思考题等都要注重其前沿性,让学生开拓知识视野。

目前,我国护理学已由原来医学一级学科下设的二级学科增列为国家一级学科,这为我国护理专业的发展提供了很好的契机。在这套教材出版后,我们期望全体参加编写教师仍然能保持团队合作的精神,安徽医科大学护理学院愿意继续携手安徽省医学院校护理专业各学科教师,以校际学科教研组的形式开展学科学术研究和教学合作与交流,共同讨论使用本套教材时发现的问题与解决问题的方法,为这套教材再版做好准备。

王维利

2011 年于合肥

前　言

基础护理学是护理学专业的基础课程。本教材编写紧密围绕高职高专护理学专业的培养目标,遵循思想性、科学性、先进性、启发性和实用性的编写原则,运用多维学习观和整体护理的理念,在编写内容上强调引导学生认识护理学和护理专业,系统呈现护理专业学生必须掌握的"三基"内容,在对各项技术操作的阐述中注重护理人文精神的有机渗透,重点突出了护士核心能力的培养。编委们通过对自己日常教学的反思与感悟,结合当今护理服务发展的需求和特点,经过较长时间的辛勤努力,使本教材具有以下几方面的特点:

1. 以护理程序为基本思维框架　护理程序体现了专业护理实践的实质。为了从学习者的视角出发,接近临床护理实践过程和方法,所有护理操作项目均以护理程序为基本思维框架呈现,使护理程序这一科学的工作方法在学习过程中得以强化和深入。

2. 以案例为中心的组织形式　全书精选了17个典型临床案例,每章内容均以案例为导引,随着内容的深入递进,在相关段落中有案例的分析与讨论,最后又以新的案例供学习者思考。通过此种体例的编排,使教材内容更加符合学习者的认知原则,从而促进学习的有效迁移,帮助学习者达到学用结合。

3. 与时俱进体现学科进展　编委们经过深入的临床实践调研,摒弃了部分操作项目或护理器具及相关内容;同时将《临床护理实践指南(2011版)》、《常用临床护理技术服务规范(2010)》、《中国居民膳食营养素参考摄入量表(2011)》、《中国高血压防治指南(2010年修订版)》等最新发布的规范或指南有机融入到相关内容中,使教材更加贴近临床实践,体现学科进展。

本教材共17章,由安徽省10所高等学校的15位护理专业教师合作编写而成。其中第1~4章由李玉红初审,第5、8、9、10、12章由金莉初审,第7、11、13、14章由王怡仙初审,第6、15、16、17章由叶守梅初审,张凤凤兼任本教材的秘书工作。在教材编写过程中,参阅并引用了相关教材和文献的部分内容,同时得到各位编委及其所在单位的大力支持,获得安徽医科大学护理学院王维利院长的支持和帮助,在此一并致以诚挚的感谢。

鉴于编者学识和能力的限制,教材中难免存在疏漏之处,恳请使用本教材的护理界同仁和广大师生提出宝贵的意见,相信你们的建议和指正将为我们进一步完善教材质量奠定良好的基础,更成为我们今后积极进行教育教学改革的动力。

章新琼
2011 年 7 月

目录

1　第一章　绪论

第一节　学习基础护理学的意义 ………………………… 2
　一、基础护理学在护理专业课程中的作用 ……………… 2
　二、基础护理学的基本任务 ……………………………… 2
　三、基础护理学教学范畴及学习目的 …………………… 3
　四、基础护理学学习方法 ………………………………… 4
　五、基础护理学学习效果评价 …………………………… 8
第二节　临床护理实践标准 ………………………………… 9
　一、建立临床护理实践标准的意义 ……………………… 9
　二、临床护理实践标准的基本内容 ……………………… 11
　三、我国临床护理服务的发展 …………………………… 11

17　第二章　医院环境

第一节　医院环境 …………………………………………… 17
　一、医院环境的特点和分类 ……………………………… 17
　二、医院环境的调控 ……………………………………… 18
第二节　病人单位 …………………………………………… 20
　一、病人单位及设备 ……………………………………… 20
　二、铺床法 ………………………………………………… 22
　三、卧床病人更换床单法 ………………………………… 28

第三章 病人入院和出院的护理 ...31

第一节 病人入院的护理 ... 31
 一、入院程序 ... 31
 二、病人入病区后的初步护理 ... 32
 三、分级护理 ... 33

第二节 出院病人护理 ... 34
 一、出院方式 ... 34
 二、出院护理 ... 34

第三节 运送病人法 ... 35
 一、轮椅运送法 ... 35
 二、平车运送法 ... 37

第四章 舒适与安全 ...41

第一节 舒适 ... 41
 一、概念 ... 42
 二、不舒适的因素 ... 42
 三、舒适护理 ... 43

第二节 卧位 ... 44
 一、概述 ... 44
 二、常用卧位 ... 45
 三、变换卧位法 ... 48

第三节 疼痛 ... 52
 一、概述 ... 53
 二、疼痛的评估 ... 55
 三、疼痛的护理 ... 57

第四节 病人安全护理 ... 59
 一、影响病人安全的因素 ... 59
 二、医院常见不安全因素及防范 ... 60
 三、保护病人安全的措施 ... 61

第五章 医院感染的预防与控制 ...68

第一节 医院感染 ... 69
 一、医院感染的概念、诊断与分类 ... 69

二、医院感染形成的基本条件 …………………………………………… 70
　　三、医院感染的预防与控制 ……………………………………………… 71
　第二节　清洁、消毒、灭菌 …………………………………………………… 72
　　一、基本概念 ……………………………………………………………… 72
　　二、消毒与灭菌方法 ……………………………………………………… 73
　　三、医院常见的清洁、消毒、灭菌工作 ………………………………… 80
　　四、手卫生 ………………………………………………………………… 82
　第三节　无菌技术 ……………………………………………………………… 84
　　一、基本概念 ……………………………………………………………… 84
　　二、无菌技术操作原则 …………………………………………………… 84
　　三、无菌技术基本操作法 ………………………………………………… 85
　第四节　隔离技术 ……………………………………………………………… 93
　　一、隔离的概念 …………………………………………………………… 93
　　二、隔离区域的设置和划分 ……………………………………………… 94
　　三、隔离原则 ……………………………………………………………… 95
　　四、隔离预防系统 ………………………………………………………… 95
　　五、隔离技术 ……………………………………………………………… 97
　第五节　消毒供应中心 ………………………………………………………… 103
　　一、消毒供应中心在预防和控制医院感染中的作用 …………………… 103
　　二、消毒供应中心的布局 ………………………………………………… 103
　　三、消毒供应中心的工作内容 …………………………………………… 103

106　第六章　清洁护理

　第一节　口腔护理 ……………………………………………………………… 106
　　一、口腔卫生指导 ………………………………………………………… 107
　　二、特殊病人口腔护理 …………………………………………………… 108
　第二节　头发护理 ……………………………………………………………… 111
　　一、床上梳发 ……………………………………………………………… 112
　　二、床上洗头 ……………………………………………………………… 113
　　三、灭头虱、虮法 ………………………………………………………… 115
　第三节　皮肤护理 ……………………………………………………………… 117
　　一、皮肤卫生指导 ………………………………………………………… 117
　　二、皮肤护理技术 ………………………………………………………… 117
　第四节　压疮的预防和护理 …………………………………………………… 125
　　一、压疮发生的原因 ……………………………………………………… 125

二、压疮的评估 ………………………………………… 126
　　三、压疮的预防 ………………………………………… 128
　　四、压疮的临床分期、治疗与护理 ……………………… 129
第五节　晨、晚间护理 …………………………………… 131
　　一、晨间护理 …………………………………………… 131
　　二、晚间护理 …………………………………………… 131

133　第七章　休息与活动

第一节　休息 ……………………………………………… 133
　　一、休息的意义 ………………………………………… 134
　　二、休息的条件 ………………………………………… 134
　　三、睡眠 ………………………………………………… 135
　　四、促进休息和睡眠的护理 …………………………… 139
第二节　活动 ……………………………………………… 141
　　一、活动的意义 ………………………………………… 141
　　二、活动受限的原因及对机体的影响 ………………… 141
　　三、病人活动能力的评估 ……………………………… 142
　　四、促进病人活动的措施 ……………………………… 144

148　第八章　生命体征的评估与护理

第一节　体温的评估与护理 ……………………………… 149
　　一、正常体温及其生理变化 …………………………… 149
　　二、异常体温的评估与护理 …………………………… 150
　　三、体温的测量 ………………………………………… 153
第二节　脉搏的评估与护理 ……………………………… 158
　　一、正常脉搏及其生理变化 …………………………… 158
　　二、异常脉搏的评估与护理 …………………………… 159
　　三、脉搏的测量 ………………………………………… 160
第三节　血压的评估与护理 ……………………………… 162
　　一、正常血压及其生理变化 …………………………… 162
　　二、异常血压的评估与护理 …………………………… 164
　　三、血压的测量 ………………………………………… 165
第四节　呼吸的评估与护理 ……………………………… 168
　　一、正常呼吸及其生理变化 …………………………… 168

二、异常呼吸的评估与护理 …………………………………… 169
　　三、呼吸的测量 …………………………………………………… 171
　　四、促进呼吸功能的护理技术 …………………………………… 172

185　第九章　冷热疗法

　第一节　概述 ……………………………………………………… 185
　　一、冷热疗法的概念 ……………………………………………… 185
　　二、冷热疗法的效应 ……………………………………………… 186
　　三、影响冷热疗法效果的因素 …………………………………… 186
　第二节　冷疗法的应用 …………………………………………… 187
　　一、目的 …………………………………………………………… 188
　　二、禁忌证 ………………………………………………………… 188
　　三、方法 …………………………………………………………… 189
　第三节　热疗法的应用 …………………………………………… 196
　　一、目的 …………………………………………………………… 197
　　二、禁忌证 ………………………………………………………… 197
　　三、方法 …………………………………………………………… 198

205　第十章　饮食护理

　第一节　概述 ……………………………………………………… 206
　　一、人体对营养的需要 …………………………………………… 206
　　二、饮食、营养与健康的关系 …………………………………… 208
　第二节　医院饮食 ………………………………………………… 209
　　一、基本饮食 ……………………………………………………… 209
　　二、治疗饮食 ……………………………………………………… 210
　　三、试验饮食 ……………………………………………………… 211
　第三节　饮食护理 ………………………………………………… 212
　　一、营养状况的评估 ……………………………………………… 212
　　二、一般饮食护理 ………………………………………………… 214
　　三、特殊饮食护理 ………………………………………………… 216

224　第十一章　排泄护理

第一节　排尿护理 …… 225
一、排尿的评估 …… 225
二、排尿异常的护理 …… 227
三、与排尿有关的护理技术 …… 228
第二节　排便护理 …… 236
一、排便的评估 …… 236
二、排便异常的护理 …… 238
三、与排便有关的护理技术 …… 240

250　第十二章　药物疗法

第一节　概述 …… 251
一、护士在执行药物疗法中的角色和职责 …… 251
二、给药的基本知识 …… 253
三、药物疗法的护理程序 …… 255
第二节　口服给药法 …… 257
第三节　注射给药法 …… 259
一、注射原则 …… 259
二、注射前的准备 …… 261
三、常用注射法 …… 263
第四节　药物过敏试验 …… 277
一、药物过敏反应的特点 …… 278
二、常用药物过敏试验与过敏反应的处理 …… 278
第五节　其他给药法 …… 283
一、雾化吸入给药法 …… 283
二、其他局部给药法 …… 291

294　第十三章　静脉输液和输血

第一节　静脉输液 …… 295
一、静脉输液目的及常用溶液 …… 295
二、静脉输液原则 …… 296
三、常用静脉输液法 …… 296
四、静脉输液速度及时间的计算 …… 309

五、常见的输液故障及处理 …………………………………… 311
　　六、静脉输液反应及护理 ……………………………………… 312
　　七、静脉输液微粒污染及防护 ………………………………… 316
第二节　静脉输血 …………………………………………………… 318
　　一、静脉输血的目的及血液制品种类 ………………………… 318
　　二、静脉输血原则 ……………………………………………… 319
　　三、血型和交叉配血试验 ……………………………………… 319
　　四、静脉输血法 ………………………………………………… 320
　　五、自体输血 …………………………………………………… 324
　　六、静脉输血反应及护理 ……………………………………… 325

第十四章　标本采集

第一节　标本采集的意义和原则 …………………………………… 330
　　一、标本采集的意义 …………………………………………… 330
　　二、标本采集的原则 …………………………………………… 331
第二节　各种标本的采集 …………………………………………… 331
　　一、痰标本采集 ………………………………………………… 331
　　二、咽拭子标本采集 …………………………………………… 333
　　三、血液标本采集 ……………………………………………… 334
　　四、尿液标本采集 ……………………………………………… 339
　　五、粪便标本采集 ……………………………………………… 342

第十五章　病情观察和危重病人的抢救与护理

第一节　病情观察 …………………………………………………… 346
　　一、病情观察的意义 …………………………………………… 346
　　二、病情观察的方法 …………………………………………… 347
　　三、病情观察的内容 …………………………………………… 348
第二节　危重病人的抢救与护理 …………………………………… 352
　　一、抢救工作的组织管理及抢救设备 ………………………… 352
　　二、常用抢救技术 ……………………………………………… 355
　　三、危重病人的支持性护理 …………………………………… 366

370 第十六章 临终护理

第一节 概述 ……… 371
一、临终与死亡 ……… 371
二、临终关怀 ……… 373

第二节 临终病人和家属护理 ……… 376
一、临终病人的护理 ……… 376
二、临终病人家属的护理 ……… 379

第三节 死亡后的护理 ……… 381
一、尸体护理 ……… 381
二、丧亲者的护理 ……… 383

386 第十七章 医疗与护理文件记录

第一节 医疗与护理文件记录的意义及原则 ……… 386
一、记录的意义 ……… 386
二、记录的原则 ……… 387

第二节 医疗与护理文件的书写 ……… 388
一、体温单 ……… 388
二、医嘱单 ……… 389
三、护理病历 ……… 391
四、病室交班报告 ……… 392

第三节 医疗与护理文件的管理 ……… 393
一、保管要求 ……… 393
二、病案的排列顺序 ……… 393

395 附 录

403 中英文名词对照索引

412 参考文献

第一章

绪 论

案例

李同学即将进入基础护理学的课程学习,为此,她找到了学姐王某想了解该门课程学习的有关情况。可学姐说:"学习基础护理学你可要常去操练室,主要把注射、输液、发药、测体温、铺床、口腔护理等操作练习好就可以了;我现在在医院实习,病房推行'优质护理服务',就是强化基础护理,成天也是为病人提供这些操作服务。"听了学姐一番话,李同学对该门课程、对护理专业产生了新的困惑。

问题:
1. 王某对《基础护理学》课程的认识妥当吗?
2. "优质护理服务"就是强化基础护理的观点正确吗?

本章学习目标

1. 掌握基础护理学的基本任务。
2. 熟悉基础护理学的学习目的、学习方法及效果评价。
3. 了解临床护理实践标准的基本内容、临床护理服务的发展现状。
4. 正确认识护理专业,以认真、务实的态度对待课程学习。

护理学(nursing)是一门以自然科学和人文社会科学为理论基础,研究有关预防保健、治疗疾病、恢复健康过程中的护理理论、知识、技术及其发展规律的综合性应用学科。随着人类对健康认识的深入以及健康需求的增加,护理学已由简单的医学辅助学科逐渐发展成为医学科学中的一门独立学科,其研究内容和范畴涉及影响人类健康的生物、心理、社会等各个方面的因素。护理学的范畴包括理论范畴与实践范畴两个方面,基础护理学(fundamental nursing science)是护理学实践范畴的基础,其阐述的是护理学的基本理论、基础知识和基本技术,对培养具有执业资格的护理专业人才起着举足轻重的作用。

第一节　学习基础护理学的意义

护理学与人类的生存繁衍、文明进步息息相关，并随着社会的进步、科学技术的发展、健康观念的更新而不断地发展。基础护理学是护理学科的基础，学习基础护理学，为护理人员提供执业必须掌握的基础知识和基本技能，也为发展专科护理和提高护理质量提供重要保证。

一、基础护理学在护理专业课程中的作用

基础护理学是护理专业课程体系中的一门主干课程，也是护理专业学生必修的专业基础课程。它为学生提供从事临床护理实践、社区保健、家庭护理等必须具备的基础理论、基本知识和基本技能，在护理专业课程中具有奠基的作用。它将护理学的基本概念、现代整体护理观、相关人文社会科学的基本理论和概念有机地融入学科知识体系中，并在各项护理技术中加以运用。它将通过实验室训练及临床实践为学生提供初步的整体护理实践经验和技能。通过这门课程的学习，学生将确立护理是运用专门知识和技术使病人获得最佳健康水平的独特专业信念。

由于基础护理学是护理专业的起始课程，是学生学习临床护理课程（如内科护理学、外科护理学、妇产科护理学、儿科护理学等）的基础，因此在基础护理学教学中要注意激发学生对护理专业的积极情感，帮助学生认识作为一名合格护士的自身价值，将基础护理的内容与临床专科护理紧密结合，重视学生临床思维能力、交流能力、观察能力、应变能力、操作能力和解决问题能力的训练。

二、基础护理学的基本任务

国际护理学会1973年修订的《护士守则》中提出：全人类都需要护理工作，护理从本质上说就是尊重人的生命，尊重人的尊严和尊重人的权利；护士对个人、家庭和社会提供卫生服务，并与有关的群体进行协作。随着社会经济的发展和人民生活水平的提高，人民群众的健康需求不断增长，要求得到更好的健康服务以获得较高水平的健康，提高生命质量；与此同时，医学模式的转变也丰富了医疗卫生服务的内涵。这些都对医疗卫生服务提出更高要求，对护理工作在医疗卫生事业中的作用与功能、护理服务理念、工作内涵、服务模式以及护理专业人员素质、能力和技术水平等诸多方面产生深远影响。护理学是以人的健康为中心，针对服务对象的生理、心理、社会、精神及文化等各层面的健康问题，采取科学有效的护理决策，满足服务对象的需要，使之处于平衡、协调的最佳身心状态，达到促进健康之目的。基础护理学的基本任务就是以培养学生良好的专业态度为核心，使学生树立整体护理观，掌握基础护理学中的基本理论知识和基本操作技能，并将所学的知识和技能运用于临床护理实践，履行护理人员"增进健康、预防疾病、恢复健康和减轻痛苦"的重要职责。

（一）增进健康

增进健康(health promotion)是帮助个体、家庭和社区获取在维持或增进健康时所需要的知识和技能资源。其目标是帮助人们维持最佳健康水平或健康状态。如通过健康教育等

护理活动增强人们的健康责任感,自觉采取健康的生活方式,提供信息以帮助人们合理、有效地利用健康资源等。

(二)预防疾病

预防疾病(disease prevention)的目标是帮助健康人群或易感人群减少或消除不利于健康的各种因素(包括生物学因素、环境因素、精神心理因素及社会因素等),以维持健康状态,预防疾病的发生。预防疾病的护理实践活动包括:评估环境和机构;建设临床和社区保健设施;开展妇幼、青少年及老年人群的健康教育;免疫接种;指导合理使用药物预防物质成瘾;提供疾病自我检测技术;给予心理支持等。

(三)恢复健康

恢复健康(health restoration)是指当人们在患病或出现健康问题后,通过运用护理学的知识和技能,改善其健康状况。这是护理人员的传统职责,恢复健康的护理实践活动从疾病的早期一直延伸到康复期。如为病人提供生活照顾、安全护理、执行药物治疗、病情监测、康复指导、心理护理等。

(四)减轻痛苦

减轻痛苦(suffering relief)包括减轻个体和群体的痛苦,它是护士从事护理工作的基本责任和任务。通过学习和实践基础护理学的知识和技能,服务于医院、社区家庭和其他卫生保健机构(如临终关怀中心等),帮助个体及其家人减轻因疾病带来的身心痛苦;同时也为临终病人提供心理和精神支持,帮助其应对死亡,在生命的最后阶段能平静、安详、有尊严地离去。

三、基础护理学教学范畴及学习目的

(一)基础护理学教学范畴

以评估、诊断、计划、实施和评价为步骤的护理程序是贯彻整体护理理念,指导护理实践的科学工作方法。基础护理学各章节内容均以护理程序为基本思维框架,并通过与临床案例的紧密结合,增强其对护理各项基本技术的整体性渗透。通过课程学习,学生不仅学习护理的基本知识和技术,还将获得发现问题、分析问题、解决问题、独立思考和批判性思维的能力,并为后续学习各临床专科护理专业课程,应用护理程序开展整体护理服务,促进病人健康奠定坚实的知识、技术和能力基础。

《基础护理学》的教学范畴包括护理基本理论、基本知识、基本技能。由于基础护理工作是临床各专科护理的基础,并贯穿于满足人们健康需求的始终。因此,其教学内容涵盖健康服务各个环节所需要的基本知识和技能,具体内容包括医院环境;病人出入院护理;清洁、安全和舒适护理;饮食护理;排泄护理;病情观察;基本治疗和抢救技术(药物疗法、静脉输液与输血、冷热疗法、常用抢救技术);预防和控制医院感染;危重症病人支持性护理和临终护理;医疗与护理文件的记录等。在学习过程中,要求学生在强化练习护理操作技术时,要理解每一操作步骤的理论基础和原理,辨析和把握各项操作技术的重要原则,结合具体情景或临床案例灵活分析和研究病人的基本需要,学习评估和满足病人各种基本需要所需的基本知识和基本技能。案例中的王某将基础护理学教学范畴片面的认识为护理技术操作,忽略了其作为专业的基础课程,还有丰富的专业基本理论、基本知识。

(二)基础护理学课程学习目的

基础护理是应用护理学的基本理论、基本知识和基本技术来满足病人的基本的生理、心理、治疗和康复需要,提高病人的生命质量。通过基础护理学的学习与实践,既有助于学生树立正确的专业价值观,也有助于养成良好的职业道德与专业情感,在与服务对象交往中、在解决健康问题的过程中感悟和体验护理的科学性和艺术性。其教学宗旨在于帮助学生掌握并灵活运用护理学基础理论与技术,为全面开展"以人为中心"的整体护理服务奠定坚实的基础。

1. 获得护理专业必备的基本理论、基本知识、基本技能　如评估并监测病人的生命体征,为病人提供安全舒适的住院环境,保持病人的清洁舒适,帮助病人进行适当的休息与活动,进行各种治疗性操作并为此提供教育、情感和生理支持,进行饮食与排泄护理、为临终病人及家属提供关怀与照护等。上述基本护理知识和基本护理技能是学生今后从事护理工作的基础,学生应通过系统而勤奋的学习,反复多次进行务实的训练才能全面掌握。

2. 认识护理专业价值,树立正确的价值观　护理是一门艺术,是科学和艺术的结合。科学性体现在护理专业有其相对独立的理论体系,并有一定的理论基础作指导;艺术性则表现为护理的对象是充满不确定性和独特体验的复杂个体,护理不仅要解决病人的病痛,不仅仅是机械精细地操作护理,而是要把伟大的博爱精神、人文关怀、美学原则以及爱的情感,以专业化的、理性而又艺术的方式表现出来。因此,学生在课程学习与实践工作经历中,需要不断总结成功的经验与失败的教训、积极发挥想象力、对生活有深刻的理解、倾听有生命的呼唤,才能逐步认识护理工作的价值和意义,形成正确的护理专业价值观。

3. 培养良好的专业态度　护理服务对象是人,人是生理、心理、社会、精神、文化等方面相统一的有机整体。护理服务对象的特殊性决定了护士在工作中提倡人道主义,积极救死扶伤,重视生命,注重人性,尊重个体,只有这样,才能为服务对象提供优质的护理照顾。所有这些,需要学生在课程学习中、在老师的潜移默化下、在与服务对象的接触中、在每一次的护理活动中激发为护理事业发展而努力学习的热情,历练自己的职业责任感,树立严谨求实的工作作风,提升从事护理工作的敬业精神。

四、基础护理学学习方法

基础护理学是集护理的基本理论、基本技术、护理方法和护理艺术于一体的课程,具有实践性强、操作性强的特点,在护理专业学生核心能力培养中起主导作用。因此,课程的学习场所必须多元化,学习方法多样化,才能达到理论联系实际、学以致用的作用。

(一)情景式学习

基础护理学是一门实践性非常强的课程,其内容的重点是护理技术操作以及操作相关的理论和知识,学生只有在模拟再现的护理情景或完整真实的临床情景中,着眼于解决生活或临床实际问题,才能很好地建构自己的知识和能力。情景式学习正是利用多重感官的学习,将认知活动与情感活动有机结合,引导学生借助情景中的各种资料去发现问题、形成问题、解决问题,并将学习技巧应用到实践中,它是学生学习基础护理学的主要方法,包括实验室情景学习和临床情景学习两种。

1. 实验室情景学习　护理实验室是一个模拟医院病区环境,并再现护士在此环境中的具体工作情景,它是学生进入临床情景学习前的重要学习场所。学生在护理实验室里,通过教师预先的情景设计或学生自主创作的情景,把主题的操作项目与实际情景结合起来,并通过成员间的互动、交流,凭借自己的主动学习、亲身体验完成护理技术操作学习的全过程。因此,学生要把模拟情景当成真实临床环境、把模拟病人看作为真实病人,亲身体验、严肃认真对待每一个环节,循序渐进地进行模拟练习,直至熟练掌握。目前,国内护理院校使用的模型分为简易模拟人、高级组合式基础护理训练模型、智能化护理模拟人以及各类单项操作训练模型等种类,而护理实验室实行定期间断性开放和全程全天候开放等多种管理形式,无论是何种模型、何种实验室管理形式,学生应根据自身情况,积极有效地利用实验室开放时间,严格爱伤观念,自觉遵守实验室规章制度,做到个人训练与小组合作训练相结合,充分结合情景学习与实践各项护理技术操作。

2. 临床情景学习　临床情景学习是学生进行基础护理综合能力训练的有效学习方法。通过临床情景学习,学生能直接与病人、护士及其他医务人员进行沟通,在交流与接触中科学地提出问题、探索问题、并将学习过的知识和技能运用到情景中解决问题;同时由于学生在临床上遇到的实际问题是复杂多变的,他们面临的病人也是具体而又复杂的个体,需要学生整合多学科的知识和技能,解决护理实践中的具体问题。综合起来,临床情景学习不仅能使学生各项操作技能逐渐达到熟练程度,促进学生临床思维能力、护患沟通能力以及变通能力的形成与发展,而且还有助于学生正确认识护理专业价值,养成良好的专业工作态度。目前,临床情景学习形式有课程见习、阶段性集中教学实习、临床毕业实习等,三种学习形式对学生的能力要求逐层递进,需要借助临床教师的指导,逐步过渡到独立为病人提供各种护理服务。

（二）合作性学习

合作性学习是以学习小组为基本形式的一种教学活动,即通过小组内学生之间的沟通、讨论、评价、鼓励、支持、帮助等一系列合作互动过程,共同解决学习中遇到的问题,一起实现学习目标,从而共享探索成就,体验协作快乐。合作学习是目前世界上许多国家普遍采用的一种富有创意和实效的教学理论与策略体系,它的创意性和实效性在于促进教与学动态因素之间的互动,其包括师生之间、生生之间的多边互动。护理学基础是以基本技能操作为主要内容的课程,合作性学习模式的特征和优势适用于护理专业临床技能的教学,当然这些临床技能包括技能知识、技能操作、个性品德、态度及交往技能等方面,它能较好地弥补传统的"教师示教、学生模仿练习"教学模式使学生陷于机械练习操作的缺陷,对学生的认知发展、动机激发及决策技能有着积极影响,对学生的智力与非智力因素均有促进作用。

合作性学习一般将4～5名学生分为一个学习小组,该小组成员组成相对固定,且成员间在性格特征、能力倾向、兴趣爱好、学业水平等方面尽可能做到异质性;教师在课程的组织与设计时,要求必须赋予小组成员与学业有关的任务和利益,而且能体现小组成员间积极地相互依靠,明确个体责任、小组责任、共同领导,即建立"角色互赖"和"任务互赖"教学策略,同时教师也要全程观察与引导,使学生的兴趣、目标和努力达到一致性,从而建立真正的合作关系。由于该学习方法突出了以学生为中心的教学过程,学生的深度认知加工需要较多的时间,教师需要根据整体教学规划和课程内容特性酌情组织、妥善安排,注意平衡学生在思维深度和知识广度方面的需要,注意成绩评价导向的同步配套,达到真正意义上的促进学生积极参与,并从中获益。

(三)以问题为中心的学习

以问题为中心的学习是目前国际医学教育倡导的主流学习方法之一,其宗旨是把学习设置于问题情境中,让学生通过合作解决问题,学习隐含于问题背后的知识,形成解决问题的技能,培养自主学习能力和终身学习能力。基础护理学课程常常将临床案例作为一个问题展现,教师需要将该问题或临床案例提升为一个新的学习议题,学生必须经过分析与确认问题、提出假设、制定学习目标、找寻及整理数据、解答问题与评价结果等步骤,这种学习方法与临床问题处理过程最为接近,它可以促进学生将所学的基础医学、临床医学理论及生活经验等结合起来,应用于临床问题的解决之中,同时可以训练学生的临床思维能力,更重要的是将学习责任交于学生,学生为担负这一责任,必须主动参与讨论和探索,必须学会学习。学生反复运用这种学习方法,最终以临床讨论的形式记忆和储存新知识,形成新的临床技能,发展自我综合临床工作能力。

由于此种学习方法是以现实问题或临床案例作为桥梁,因此恰当的问题设置是一个关键,教师需要注意,提出的问题必须体现学生所学知识和技能内容的精髓;注意缩短课堂与临床的距离,避免课堂与临床脱节;重视指导教师引导的作用和技巧;同时对学生的学习成果予以及时的回馈。

(四)反思性学习

反思性学习是指学生以自身已有的经验、经历、行为过程或自身身心结构为对象,以反身性的自我观察、分析、评价、改造、修炼等方式进行的学习。通过反思提高学生自我认识、自我评价、自我对待以及自我改造和发展的能力,它是提高护理理论学习和实践学习效果的重要方法,既可以应用于课堂学习和实验室学习,也可以应用于临床学习和社区学习。学生在学习中、行动前、行动中和行动后均可以进行反思,具体有以下三个方面的表现。

1.对学习目标和计划的反思 教材所列的学习目标是基于全体学生的平均学习水平,每个学生应综合地根据自身过去的学习经验、现有知识基础、学习能力以及教师规定的学习任务,自己设定符合自身实际的学习目标和学习计划。关于学习目标和学习计划反思的内容,学生可尝试向自我提出如下几个问题:目标和计划是否适合我的情况和现有的学习条件(包括学习时间、学习能力、学习资源等)?目标和计划是否反映了老师规定的学习任务和要求?目标的难度是否在我最近学习发展规划之内?目标的指向是具体还是空泛抽象?

2.对学习过程的反思 对学习过程的反思包括认知层面的反思、态度和行为习惯的反思,例如对学习过程中表现出来的学习品质(技能、能力、习惯)的反思。有效的学习要求学生从自身实际出发,对学习内容进行选择,即重点关注自己不熟悉或有难度的那些内容,并根据自己的情况和需要,选择其他的学习资源,如课外参考书、期刊、网络资源等。同时,根据完成学习任务所规定的时间和学习计划,自主进行学习时间的管理,控制学习过程中付出努力的程度,选择合适的学习方式。例如,某单元的护理技术操作呈现后,学生可根据自身实际选择自主练习、合作练习等实践操作方式,并控制课外练习的时间和次数等。此外,学习过程的反思还应体现在对自我思维方式的运用、认知策略的选择、思维过程的执行等环节进行反思分析。

3. 对学习效果的反思　学生应转变被动等待教师评价学习效果的观念,学会主动对自己的学习结果和效果进行自我反思和评价,通过反思总结成功的经验,可以提高学习的自我效能感,同时也为后续学习提供方向。学习效果的反思内容包括:知识掌握、技能和能力发展、情感态度形成、学习习惯好坏以及其他学习品质养成等,如学习的主动性和自我监控。

反思学习法既可以用于个体学习,也可以用于小组或全班同学等团体性学习,反思过程需要不断的实践和应用,通过分析整理学习作品、使用调查表、记录反思日记、借助讨论会等活动提高自我反思力。

(五)研究性学习

研究性学习是指学生在教师的指导下,从开放的现实生活和临床情境中,以个人或小组合作的方式,从自然、社会、生活和临床中选择和确定专题进行研究,并在研究过程中主动地获取知识、应用知识、解决问题的一种学习方式。研究性学习首先要求教师利用教材内容和学生的求知心理之间的"不协调",把学生引入一种与问题有关的情境中,学生可以用自己的思维方式自由地、开放地独立研究,也可以在小组内或班集体范围内开展讨论分析,揭示知识规律和解决问题的方法和途径。而教师在其中的作用是激发学生学习的兴趣(如利用多媒体展示一些研究性学习成果等),同时还要指导学生基本的研究方法,引导学生开展探究学习,在学习结束后,教师还要帮助学生分析学习的目的和意义、学习的过程以及对学习结果的总结和提升。

基础护理学知识来源于实践,最终又应用于实践之中,研究性学习作为一种综合性实践活动,对于发展学生适应社会需求的专业技术能力、继续学习能力和创新能力方面具有重要作用。学生在学习过程中可以就现实生活中的现象、临床实践中的问题、现有护理器具的方便实用性、操作步骤的原则与变通、护理手段或护理方法的可变性等方面提出疑问,通过开放、自主的探究,在学中思,在思中学,整合或综合已有的知识和经验,最终形成自己的观点和结论,解决新的问题,发展知识和能力。目前基础护理学研究性学习从组织形式和方法上有两个特点:一是以小组合作学习、研究为主要形式,做到个体研究、小组研究、集体探讨相结合。二是采用实验操作、社会调查、现场观察、体验学习、问题讨论、资料查阅等方法。

总之,无论是基础护理学的基本理论、基本知识的学习,还是基础护理基本技能的学习,学生可以积极尝试应用多种学习方法,在学习理论知识和护理技能的同时,发展自己的临床综合能力。案例中的王某仅意识到护理基本技术操作的学习在基础护理学课程中占有重要比例,没有认识到在技能学习中专业价值观以及专业态度形成的重要性,不健全的专业价值观将对以后的临床现象产生片面甚至消极的认识,长此以往必然会影响其工作的主动性、积极性和责任感,更无所谓工作的成就感。

五、基础护理学学习效果评价

教学最终指向学生的有效学习,学习效果评价是学习过程的重要环节,是引导学生树立正确的学习态度,建立良好学习习惯的重要标尺。基础护理学学习效果的评价,其内容以教学大纲要求的学习目标为基准,可采用学习过程评价与终末评价并重,定性评价和定量评价相结合,学生自我评价、小组互评、教师评价等多种形式并存的评价办法。评价中重视理论联系实际,重视跨学科知识和能力的评价,重视一般能力与思维能力的评价,尤其是批判性思维和创造性思维的评价,重视实际操作能力的评价,重视体现专业态度与心理素质的评价。

(一)常规评价

1. **学习过程评价** 课程的学习是一个连续性过程,因此,系统的学习效果评价也应体现其连续性。在课程进行过程中,可通过观察学生的书面表达(完成实验或见习报告、反思日记、调查报告等)、护患沟通交流、讨论发言、小组组织领导和协调、实践操作、临床技能、课时提问、课后练习、测试测验等多途径、全方位的方式方法,判断学生的知识、能力及态度表现。通过对学习过程的评价,教师可及时了解学生对课程的兴趣、参与及掌握情况,便于及时纠正教学过程中的不足;学生也可及时修正其学习目标和学习方法。

2. **终末评价** 这是一种传统且经典的评价方式,通常在学期期末进行,分为理论考核、技能考核两种形式,理论考核有多种题型结构组成的试题和严格的评分标准,技能考核有规范的评价指标体系,两种考核形式分别赋予一定的权重,综合起来,重在评价学生的基础护理学基本理论、基本知识、基本技能和综合素质,评价学生对知识、技能的掌握和实际应用情况。

(二)综合评价

1. **以问题为基础的情景式考核** 以问题为基础的情景式考核是目前普遍推崇的、能反映学生发现问题和解决问题能力的综合性评价方法。学生在模拟临床情景或现实临床情景中,通过情景呈现的综合性问题(通常是一个或多个临床案例),从中发现问题并解决问题,它是评价学生临床能力的重要手段。该情景可通过模拟病人、标准化病人或临床病人体现,考虑到对临床病人的保护,目前主张启用标准化病人投入护理教学中。标准化病人(standardized patients,SP),或称为病人指导者(patient instructor),是指从事非医技工作的正常人或轻症病人,经过培训后,能准确表现病人临床症状、体征和/或病史而接受临床检查者,旨在恒定、逼真地复制真实临床情况,发挥扮演病人、充当评估者和教学指导者三种功能。

该形式可应用于护理教学和评估,可在实验室进行,也可以在临床进行,可个人独立完成,也可小组合作完成。它是顺应以人为中心的护理服务模式,以护理程序为考核框架的综合性评价的有效方式。

2. **客观结构化临床考试** 客观结构化考试(objective structured clinical examination,OSCE),又称为临床技能多站式考试(multiple station examination,MSE),是由一系列模拟临床情景的考站组成,受试者在规定时间内依次通过各个考站,对站内的标准化病人(SP)进行检查和/或接受站内考官的提问,提出诊断结果、处理方法并予以实施,获得考试成绩。它是一种现代临床技能测评工具,测试内容包括:标准化病人、在医学模拟人上实际操作、临床资料的采集、文件检索等,主要考查学生"三基"知识和思维方法,考核学生临床综合能力。OSCE 并不是某一种具体的考核方法,只是提供一种客观、有序、有组织的考核框架,在这个框架中每所医学院、医院、医学机构或考试机构可以根据自己的教学大纲、考试大纲加入相应的考核内容与考核方法。目前在我国医学院校里常应用于课程学习结束后以及毕业考核中,适用于对受试者的知识、技能、态度等方面的综合评价。

考站数量设立与评价目的、考试的信度和效度、可操作性密切有关,各考试单位可视具体情况设立若干个考站,可以是长站或短站,考站数量一般以 8~16 个为宜,考核时间在 20~90min 不等,整个考核过程由主考教师或标准化病人对考生进行评价。基础护理学考核的技能范围包括:①收集资料进行护理评估的能力。②综合应用资料和相关知识进行护理诊断的技能。③制定护理措施的技能。④为病人进行健康教育的技能。⑤实施护理措施的能力。⑥护患沟通交流能力。⑦专业态度、行为道德、团队协助及应变处理能力。

综上所述,考核不仅是对学生学习过程的综合检验,更是一个延伸拓展的学习过程,学生们应以积极、认真的心态对待之;学校和教师也应尽可能应用多元化评价方式,客观、有效地反映教学效果。

第二节 临床护理实践标准

标准化是人类社会实践活动的一部分。护理标准化工作就是在护理工作实践中,通过制订、发布和实施标准达到统一,以获得最佳秩序和效益的活动,它已成为衡量现代护理实践水平的重要标志。1973 年美国护士协会(America Nurses Association, ANA)制订了以护理程序为框架的护理实践标准(standards of nursing practice),并于 1979 年首次向社会发布,其后又进行了两次主要修订,它的修订与完善对促进护理专业化发展、引导护理从业人员实行安全有效的护理服务具有重要的积极意义。我国的护理实践标准化工作起步晚,目前我国的临床护理实践主要有护理技术操作常规,2005 年 6 月卫生部出版了第一版全国统一的技术操作规范《临床技术操作规范》,该规范对指导临床护理实践起到了积极作用;但目前我国的护理实践标准涉及的面还有限,加之尚未形成一个完整的体系,在内容上没有规范护理实践的准则、范畴,对各专科护理的实践水平及层次未制定标准。因此,建立符合我国国情的临床护理实践标准已成为我国护理工作发展的一项紧迫任务。

一、建立临床护理实践标准的意义

临床护理实践标准(standards of clinical nursing practice,SCNP)是随着护理发展成为一门独立的专业而逐渐发展和建立起来的。护理专业通过护理实践标准,阐明护理专业实践者的责任,反映护理专业价值和主要实践活动,为专业化的护理实践确立了方向和评价护理实践的框架,重视和加强护理实践标准化工作,是各国发展护理工作的重要任务。

(一)确立护理程序为护理实践的基础

护理程序是以服务对象为中心和目标引导的提供个体化的整体护理服务的系统方法,

它将护理理论、知识、经验和技术结合起来,通过科学的步骤展现护理专业的实践活动;贯穿于护理程序中的批判性思维和科学逻辑,是护理实践中重要的智力要素,是护理专业化重要标志之一。将护理程序确立为护理实践的基础,可以清楚地向社会民众描述护理作为专业的主要实践活动和范围,指导并规范临床护士按照护理程序这一循环的、系统的科学方法和步骤提供护理服务,同时能促进护士综合理念、科学方法、专业知识和技术,依照标准设计并记录护理的专业服务活动与效果。

(二)提供临床护理管理的框架和准则

护理管理是保证和改良护理服务品质以达到总体目标的活动,一般包括评估、规划、组织、人员管理、控制、评价和决策等。实施这些管理活动,首先要有已经制定好的标准与目标,然后依据标准设计、收集和分析护理实务资料,并研究护理服务的效果和改良策略。基于护理程序的 SCNP,为临床护理管理提供了框架和衡量准则,临床护理管理人员,通过 SCNP 评价和改良临床护士的护理活动与服务品质,同时,SCNP 也为护理管理者提供了政策支持,确保在"临床护理服务"与"临床护理管理"两个层面协调一致地贯彻护理程序。

(三)维护社会民众的健康利益

维护并增进民众的健康,是所有健康服务专业人员最终的目标。护理通过 SCNP 确立其专业性质、范围、责任及其系统管理;护士通过 SCNP 展示和证明其临床护理判断的合理性、批判性思维能力和照顾角色的胜任能力;护理管理者通过 SCNP 保证临床护士多方面的专业素质,使护理对象享受到基于现代护理理念、护理科学知识和合理临床判断的优质护理服务。综上所述,有标准的"专业化"的护理实践,就成为维护社会民众健康利益的根本保障。同时,SCNP 也在护理伦理、合作关系和资源分配等方面,明确了临床护士维护服务对象权益的责任和履行这些责任的准则。此外,SCNP 是护理专业面向社会的专业声明,社会民众也可以借助 SCNP 来监督临床护理服务,要求临床护士负起他们的专业责任,争取和保护其作为消费者的权益。

(四)强化护理的专业自治

SCNP 强化护理专业自治的作用体现在三个方面:一是护理程序通过 SCNP 被确立为护理实践的基础,可以突出显示和提高临床护士独立行动的自由和权利,这是由护理程序所蕴含的批判性思维过程、决策过程、行动过程、问题解决过程和信息处理过程的独立性所决定的;二是护理程序通过 SCNP 提供护理管理的框架和准则,可以加强护理专业实践的自我管理;三是 SCNP 作为评判护理服务中法律问题的准则,还应用于护理立法和处理与法律有关的问题。SCNP 连同建立护理教育制度、提供实施护理服务的组织结构、护士资格认定制度以及护士伦理守则和护理理念等,实现护理的专业自治。

(五)推动护理学科的发展

SCNP 不仅为专业化的护理实践确立了方向和评价护理实践的框架。同时,由于护理教育与护理研究均以临床实践为基础,加之护理教育、护理临床与护理研究三者之间固有的相互依存关系，SCNP的建立将对护理教育和护理研究产生重要的指引作用。为了培养能够在临床贯彻护理程序的护理人员，护理教育必须依据SCNP设计课程，它不仅体现在各专科护理和临床实习课程中增加护理程序教学的深度和广度，还体现在需要强化护理程序在护理理论、护理伦理、护理管理和护理研究等课程的渗透。综合起来，SCNP的建立不仅推动了护理临床专业化的变革，还带动和深化护理教育的改革和护理研究的发展，进而全面推动了护理学科的发展。

总之，SCNP作为护理专业标准和政策性保证，直接或间接指引并且规范护理实践所涉及的临床、教育、管理、研究等领域。

二、临床护理实践标准的基本内容

护理实践标准依据使用范围分为一般护理实践标准和专科护理实践标准。现以美国护士协会（ANA）1998年修订的护理实践标准为例进行介绍，该临床护理实践标准（SCNP）概述了护士在临床护理中的"服务标准"（standards of care）和"专业表现标准"（standards of professional performance）。"服务标准"是基于护理程序的、专注于病人结果的护理服务标准，其中最新发展的护理程序包括评估、诊断、预期结果、计划、实施和评价六个步骤，临床护理实践标准的六项"服务标准"的名称和这六个步骤完全对应。"专业表现标准"是基于护理人员专业责任的、专注于护士行为的专业表现标准，它包括服务的品质、表现评价、教育、同业、伦理、合作、研究、资源利用、领导能力七个方面。在每项标准中，首先是一条核心陈述，然后列出一组具体而详细的准则，用以评价临床护理服务品质和护士行为是否符合相应标准的要求（具体内容见本章附录）。

美国临床护理实践标准由美国护士协会的护理实践与经济学大会负责制定和定期修改。各护理专业委员会依照上述内容为框架建立各专业实践标准并对各专业的实践活动的范畴进行规范。此类专业实践标准又分为高级实践标准与基础实践标准两个水平，到目前为止，专业护理实践标准已出版了29个。此类标准为规范美国临床护理实践起到了积极的作用。

美国护士协会所采用的SCNP，是所有护理专业人员共有的描述护理水平或专业表现的权威性声明，它表明了护理专业人员的责任，反映了护理专业的价值和特有的实践，它连同护理的社会政策声明、护理实践范围和护士伦理守则，全面清楚地向社会显示了护理专业的全貌，同时也增加了护理专业的自我系统管理能力。

三、我国临床护理服务的发展

随着我国工业化、城镇化、人口老龄化进程日益加速，人们的生活方式发生改变，疾病谱更加复杂，疾病负担日趋加大，老年护理需求激增，这些都对护理服务能力的提升、服务方式的转变提出了更高要求，对护理服务的内涵和外延，护理服务项目的数量和质量产生重要影响。为全面加强临床护理，推进护理改革与发展，2010年1月卫生部在全国护理工作会议上，对护理工作提出了"服务改革大局，夯实基础护理，改革护理服务，树立行业新风，促进医患和谐，提高病人满意度"的总体要求，启动全国"优质护理服务示范工程"活动。

(一)启动"优质护理服务示范工程"

"优质护理服务示范工程"活动围绕"夯实基础护理,提供满意服务"的主题,将"以病人为中心"的护理理念和人文关怀融入对病人的护理服务中,不断丰富和拓展对病人的护理服务内容,根据病人需求,提供全程化、无缝隙护理,促进护理工作更加贴近病人、贴近临床、贴近社会,最终达到病人满意、社会满意、政府满意的目标。为规范护理行为,落实基础护理,改善护理服务,保证护理质量,卫生部组织制定了《住院病人基础护理服务项目(试行)》、《基础护理服务工作规范》和《常用临床护理技术服务规范》,从工作目标、工作规范要点、结果标准三个方面分别对整理床单位、面部清洁与梳头、口腔护理、会阴护理、足部清洁、协助病人进食进水、协助病人翻身及有效咳嗽、协助病人床上移动、压疮的预防及护理、失禁护理、床上使用便器、留置尿管护理、温水擦浴、协助更衣、床上洗头、指/趾甲护理、安全管理等17项基础护理服务项目进行了规范;同时对病人入院护理、病人出院护理、生命体征监测、导尿、胃肠减压、鼻饲、灌肠、氧气吸入、雾化吸入、血糖监测、口服给药、密闭式周围静脉输液、密闭式静脉输血、静脉留置针、静脉血标本采集、静脉注射、肌内注射、皮内注射、皮下注射、物理降温、经鼻/口腔吸痰、经气管插管/气管切开吸痰、心电监测、输液泵/微量注射泵使用等24项常用临床护理技术服务项目进行了规范。

(二)推广优质护理服务

2010年12月卫生部和国家中医药管理局联合下达了《医院实施优质护理服务工作标准(试行)》,2011年3月在上年"优质护理服务示范工程"活动的基础上,进一步推广优质护理服务(high-quality nursing service),深化"以病人为中心"的服务理念,紧紧围绕"改革护理模式,履行护理职责,提供优质服务,提高护理水平"的工作宗旨。优质护理服务重在改革护理模式,实施责任制整体护理,倡导人性化服务。临床护理向以注重人文关怀为核心的整体护理转变;责任护士更加注重运用专业技术知识,全面担负起对病人的专业照顾、病情观察、治疗性护理、心理支持、健康教育和康复指导等各项护理任务,为病人提供安全、优质、满意的护理服务。

(三)颁布《临床护理实践指南(2011版)》

随着整体护理的理念日益深化,护理实践的内涵不断丰富,卫生部和中国人民解放军总后勤部卫生部共同组织编写了《临床护理实践指南(2011版)》,并于2011年6月颁布,其目的是用以指导广大护理工作者在临床实践活动中掌握护理技术要点,更加规范、科学地实践护理活动,提高护理技术水平,保障病人安全。《临床护理实践指南(2011版)》是我国首次部颁的规范性文件,简明扼要地阐述了各项临床护理技术、实践知识及技能的重点内容和注意事项,不仅明确了临床护理的技术要点,而且更加注重对病人的专业评估、病情观察、人文关怀和健康指导。该指南共分17章,分别是临床护理工作中的清洁与舒适管理;营养与排泄护理;身体活动管理;常见症状护理;皮肤、伤口、造口护理;气道护理;引流护理;围手术期护理;常用监测技术与身体评估;急救技术;常用标本采集;给药治疗与护理;化学治疗、生物治疗及放射治疗的护理;孕产期护理;新生儿及婴幼儿护理;血液净化专科护理操作;心理护理等,对目前医院临床护理工作中常用的近200项护理基础技术、专科护理技术逐一从以下四个方面进行了规范:一是评估与观察要点,护士在进行护理操作前,对病人进行全面的健康评估和分析,并作出专业判断;二是操作要点,护士根据评估结果,正确实施护理措施和执行医嘱;三是指导要点,护士在操作过程中,对病人及家属或照顾者进行指导或告知;四是注意事项,护士在进行护理实践过程中应当注意的重要问题或环节。

案例中的王某认为"优质护理服务"就是强化基础护理,这种认识是有失偏颇的,优质护理服务强调夯实基础护理,并非单纯强化基础护理,加强基础护理是要以专业能力和专科知识做支撑;以基础护理为基石,使护士的专业能力和专科知识更贴近病人、贴近临床,实现整体护理;在强调临床基础护理落实的同时,还要改变护理分工方式,实行整体护理责任包干、明确工作职责、建立责任护士负责制等一整套护理服务方式、改变护理管理体系。

"优质护理服务"活动犹如在全国范围内掀起新的一轮护理"革命",使我国的临床护理实践活动逐步适应医学科学的发展需求,适应人民群众的健康服务需求。《临床护理实践指南(2011版)》的发布,为临床护理服务更加安全、科学、有效起着重要的促进作用,同时也是我国护理实践标准化工作取得实质性进展的标志。

本章小结

基础护理学是护理学实践范畴的基础,是护理专业课程体系中的一门主干课程,同时也是各临床专科护理学的奠基课程。其基本任务包括增进健康、预防疾病、恢复健康、减轻痛苦四个方面,教学范畴涉及护理学专业的基本理论、基本知识、基本技能。学习基础护理学注意情景式学习、合作性学习、以问题为中心的学习、反思性学习、研究性学习等多种方法的综合运用,在理论学习的同时,重视实践能力的锻炼,逐步认识护理专业的价值,并自觉养成良好的专业态度。

临床护理实践标准反映了护理专业价值和专业对社会及公众的责任,同时也体现了专业的主要实践活动。美国的临床护理实践标准包括服务标准和专业表现标准两大体系。优质护理服务是现阶段我国深化护理服务内涵、提升服务能力、转变服务方式的重要举措,《临床护理实践指南(2011版)》是规范临床护理服务的指导性意见。

本章关键词:基础护理学;客观结构化临床考试;临床护理实践标准;优质护理服务。

课后思考

1. 请结合具体临床案例讨论基础护理学的基本任务。
2. 讨论基础护理学在护理专业课程中的作用和教学范畴,谈谈你的理解和认识。
3. 尝试分析自己的学习习惯与学习能力,结合自身评价制订一份基础护理学课程学习计划。
4. 收集国内外临床护理实践标准的相关资料并加以比较,讨论我国临床护理服务如何适应社会发展以及与国际接轨。

(章新琼)

附 (美国)护理实践标准

(美国护士协会 1998 年修订)

第一部分 服务标准

标 准	说 明	衡量准则
标准 I 评估	护士收集病人的健康资料	资料收集是适当地来自病人、亲属及其他健康服务人员 资料收集的优先顺序是根据病人的现况和需要而定 资料收集是采用了恰当的评估技术和仪器 收集的资料以能查获的形式记录 资料收集的过程是系统的和连续的
标准 II 护理诊断	护士分析评估资料,确立护理诊断	护理诊断是以评估资料为依据 在适当和可能的情况下,护理诊断得到病人、亲属或其他健康服务专业人员的确认 护理诊断是以有利于预期结果和护理照顾计划的方式记录
标准 III 预期结果	护士个别地为病人确立预期结果	预期结果是根据护理诊断制定 在可能与适当的情况下,预期结果是与病人、亲属和其他健康服务专业人员共同制定 预期结果适合于个体病人的文化,符合病人当前的和潜在的能力 预期结果是依据病人能达到的结果和能获得的资源来制定 预期结果包括了达到结果所需要的时间 预期结果提供了继续护理的方向 预期结果是以能测量的目标来记录
标准 IV 计划	护士制订护理计划,详述能达到预期结果的护理措施	护理计划是针对个别病人(如个人的年龄、文化背景等)以及病人的状况和需要而制定 适当地与病人、亲属和其他健康服务专业人员一起制订护理计划 护理计划反映了当前的护理实践 护理计划提供了连续性的护理 护理计划体现了护理的优先次序 护理计划记录在案
标准 V 实施	护士实施护理计划中的各项护理措施	各项护理措施与计划相互一致 护理措施应以安全、适时和适当的方式实施 护理措施记录在案
标准 VI 评价	护士评价病人达到预期结果的进展情况	评价是系统的、连续的,并且是依照基准的评价 适当地与病人、亲属和其他健康服务专业人员一起进行评价过程 用连续评估所获得的资料,对护理诊断、预期结果和护理计划进行必要的修改 修改的护理诊断、预期结果和护理计划做了记录 对照预期结果评价护理措施的效果 病人对护理措施的反应做了记录

第二部分　专业表现的标准

标　准	说　明	衡量准则
标准Ⅰ 服务的品质	护士对护理实务的效率和品质进行系统的评价	护士参与有关护理品质评价的活动并与其教育的职位相符合 护士应用护理品质评价的结果来引导护理临床的改良 护士适当地应用护理品质评价的结果引导整个健康服务系统的改良
标准Ⅱ 表现评价	护士根据专业标准和有关规定对自己的护理实践进行评价	护士应定期对自己的表现进行评价,确定个人的长处以及有利于个人专业发展的项目 护士寻求与自己护理实务有关的建设性的反馈意见 护士应有行动以达到其个人在审评时所确定的目标 护士适当地参与同事之间的审评 护士的实务体现了当前专业的实务标准、法律和规定
标准Ⅲ 教育	护士获得并保持个人工作所需要的知识和能力	护士参加与临床知识和专业有关的继续教育活动 护士寻求能维持现代的临床实务技术与能力的经验 护士获得适当的专科知识和技能
标准Ⅳ 同业	护士对同业和其他健康专业人员以学者相待并为专业发展做出贡献	护士与同业分享知识和技能 护士给予同业的工作提出建设性反馈 护士与同业交流,提高个人的专业护理实践水平 护士适当地为护生、其他健康专业学生以及工作人员创造有利于临床教育的环境 护士为建立一个相互支持和健康的工作环境做出贡献
标准Ⅴ 伦理	护士为病人做出的决策和行动是合乎伦理的	护士的临床实务以"护士守则"为指导 护士依法律和规章制度保护病人的隐私 护士维护病人的利益,并且帮助病人学会维护其个人利益 护士无偏见、无歧视地为不同背景的病人提供照顾 护士提供服务时要保护病人的自主权、尊严和权利 护士寻求可利用的资源做出对伦理问题的抉择
标准Ⅵ 合作	护士与病人、亲属和其他健康服务人员合作,共同提供照顾	护士与病人、亲属和其他健康服务人员沟通有关病人照顾和护理的职责 护士与病人、亲属和其他健康服务人员合作,共同策划病人的照顾目标、计划、决策和实施 护士根据病人照顾的需要与其他健康服务人员相互咨询 护士根据病人继续照顾的需要提供必要的转诊
标准Ⅶ 研究	护士应把研究结果运用于临床实务	护士利用最好的证据、最可靠的研究报告来制订护理计划和措施 护士积极参加与自己的教育水平和职位相当的研究活动

续表

标　准	说　明	衡量准则
标准Ⅷ 资源利用	护士在计划和实施护理时，要考虑有关安全、效率和成本因素	若有两个或两个以上的选择都能达到同样的预期结果，护士应考虑安全、效率、可利用的资源和成本等方面的因素
		护士帮助病人和亲属确认并探索适当的服务，以满足与健康有关的需要
		护士根据州立的护士法规、照顾者的知识和技术水平安排或分配任务
		护士安排或分配工作时要考虑病人的需要与情况、可能受伤的危险、病情的稳定性、工作任务的复杂性以及能预期的结果等因素
		护士帮助病人和亲属，使他们成为理解治疗与照顾的价格、危险因素和利益的消费者
标准Ⅸ 领导能力	护士在专业实践环境中体现领导能力	护士有团队协作精神
		护士有良好的诚信观念
		护士具有创新能力、精力充沛、忠于护理职业
		护士能营造一个良好的、健康的工作环境
		护士能在专业组织的帮助下推动护理专业的发展

第二章 医院环境

案例

张某,男,25岁,车祸,急诊入院3h,拟在全麻下行"颅内血块清除术"。

问题:
1. 如果你是值班护士,应为该手术病人准备何种床单位?
2. 为预防术后并发症,护士还应做好哪些必要的准备工作?

本章学习目标

1. 掌握备用床、暂空床、麻醉床、卧床病人更换床单法的目的及铺床方法。
2. 熟悉医院物理与社会环境的调控内容。
3. 了解病人单位及设备。
4. 按需为病人准备合适的床单位,在操作中注意运用人体力学原理,做到省时、节力。

第一节 医院环境

医院是为病人提供医疗卫生保健的服务机构,是专业人员为病人创造的适合病人身心健康恢复的治疗性环境。医院环境的建设应体现"以病人为中心"的人性化设计理念,布局上不仅要适合于医疗、护理的功能,还要兼顾病人的舒适、安全,满足病人多方位的需求,促进病人的康复。

一、医院环境的特点和分类

(一)医院环境的特点

1. 服务专业性 医院服务的对象是病人,病人是复杂的生命有机体,具有生理、心理、社会、精神文化等不同的需求。医务人员应具有全面而扎实的专业理论知识、精湛的技术和丰富的临床经验,为病人提供专业方面的照顾,并在新技术、新专业发展的同时,进一步满足病人多方位的健康需求。

2.安全舒适性　安全是病人身心恢复的基本保障,也是良好的医院环境最基本的要求。

(1)治疗性安全　安全舒适感首先来源于医院的物理环境。医院的建筑、布局有安全保障设施,医院的空间、温度、湿度、空气、光线、音响、清洁卫生等应符合有关标准。如病室地面不湿滑、卫浴室设有扶手杆、安全标志醒目等。

(2)生物环境安全　医院是病原微生物聚集的地方,而病人抵抗力较低,极易发生医院感染和传染性疾病的传播。医院必须成立医院感染管理组织,健全并执行医院感染管理有关制度,确保生物环境的安全。

(3)医患、护患关系和谐　在医疗服务中医务人员应树立"以人为本"的服务意识,加强医患间的交流与沟通,重视病人的心理护理,使其被尊重的需要及爱与归属的需要得到满足,以增加心理安全感。

3.管理统一性　医院医疗服务面广,临床科室、医技科室、后勤等部门繁多而复杂,为确保病人及医院工作人员的安全,提高医疗工作效率和服务质量,医院应制定相关的管理规定或制度,实行统一管理。

(二)医院环境的分类

医院环境分为物理环境和社会环境两大类,社会环境又包括医疗服务环境及医院管理环境。

1.物理环境　指医院的硬环境,即医院的建筑设施、环境布局、场地、医疗设备等物质环境。通常是指有形的、具体的事物,物理环境是医院存在和发展的基础。

2.社会环境　指医院的人文环境,又称软环境,包括医院服务环境和医院管理环境。

(1)医疗服务环境　指医疗护理技术及水平、人际关系(医患关系、护患关系)、精神面貌、医德医风及服务态度等人文社会环境。它是无形的、抽象的,医疗服务环境的优劣关系着医院的发展。

(2)医院管理环境　指医院的规章制度、监督机制及各部门协作的工作关系等。医院管理应以人为本,体现医院文化,满足病人舒适与安全的需求。

医院环境建设是一项系统工程,需要软、硬环境相互促进、共同发展,二者相辅相成。

二、医院环境的调控

医院能否为病人提供良好的治疗性环境,不仅影响着病人的心理感受,还影响着病人疾病恢复的程度与进程。护理人员应采取适当的措施调节和控制医院环境,以保证病人在安全、舒适、优雅的环境中接受诊疗和休养。

(一)医院物理环境的调控

医院的物理环境是影响病人身心舒适的重要因素,它可以决定病人的心理状态,从而影响治疗效果及疾病的转归。因此,为病人创造一个安静、整洁、温湿度适宜、通风和光线良好、舒适而安全的医院环境是护士的重要职责。

1.空间　每个人都需要一个适合其成长、发展及活动的空间。为了保证病人有适当的活动空间,以及方便治疗和护理,病床之间的距离一般不得少于1m。床与床之间应有围帘遮挡,以使病人拥有较为私密的空间,保护病人隐私。

2. 温度　一般病室温度应保持在18～22℃。新生儿及老年病人,室温应保持在22～24℃。室温过高不利于机体散热,影响体力恢复,同时会抑制神经系统,从而干扰消化和呼吸系统的功能;室温过低则因冷的刺激,使人肌肉紧张,缺乏活力,病人也容易着凉。病室应备有室温计,及时观察和调节室温。夏季炎热,可用空调或电扇。冬季寒冷,病室应采用暖气设备,保持适当的室温。此外,应根据气温变化为病人增减衣服及被褥。

3. 湿度　病室适宜的湿度一般为50%～60%。湿度过高,蒸发作用减弱,抑制出汗,病人会感到潮湿、憋闷;湿度过低,室内空气干燥,人体蒸发大量水分,引起病人口干舌燥、咽痛、烦渴等表现。尤其是对呼吸道疾病或气管切开的病人不利。病室内应备有湿度计,以便观察和调节病室的湿度。湿度过高时,可通风换气或使用除湿器;湿度过低时,可通过加湿器、热蒸汽增加湿度或在地面上洒水。

4. 通风　通风是降低室内空气污染,减少呼吸道疾病传播的有效途径,同时可以调节室内的温湿度,增加病人的舒适感。不通风会使室内空气污浊,二氧化碳浓度增加,氧气不足,病人会出现烦躁、疲乏、头晕、食欲不振等,故病室应定时通风换气。通风时间可根据温差和风力大小适当掌握,一般开窗30min即可达到置换室内空气的目的。通风时应避免病人吹对流风,防止着凉。

5. 音响　噪声使人感到疲倦不安,影响休息和睡眠。WHO规定的噪声标准,白天病室较理想的强度是35～40分贝(dB)。噪声强度在50～60dB时,即可对人产生相当的干扰。为保证病室安静,要严格控制声源。病室的门及桌椅脚应加橡胶垫,推车的轮轴定时滴注润滑油,以减少噪声发生。工作人员要做到"四轻":说话轻、走路轻、操作轻、关门轻。同时护士应向病人及其家属、探视者做好宣传工作,自觉遵守安静制度,减少噪声污染。

6. 光线　病室的采光有自然光源及人工光源。适当的日光照射能够改善皮肤和组织的营养,增加人的食欲,让人感觉舒适愉快。日光中的紫外线有强大的杀菌作用,并能促进机体内部合成维生素D。因此,要增进病人的身心舒适,病室应经常开启门窗,让日光直接射入,或协助病人到户外接受日光照射。人工光源是病室必备的光源,每个床单元都有一盏照明灯供病人使用,夜间一般只开壁灯或地灯,以便护士夜间巡视病房。

7. 装饰　室内的装饰应从人与健康的和谐关系的角度进行人性化的设计。病室布置应简洁、美观,赏心悦目并体现人性化特点。如在色彩方面,急诊室和一些抢救用房,宜采用令人情绪稳定的蓝色;住院病房,采用令人心情平和的暖色调。在病室内可以适当摆放一些花卉、盆景,生机盎然的植物使病人感到希望和充满信心。

(二)医院社会环境的调控

1. 人际关系　在医院环境中,和谐的人际关系是使病人保持良好心理状态的重要条件。病人在所处的医院社会环境中重要的人际关系包括医患关系、护患关系及病友之间的关系。下面主要介绍护患关系和病友之间的关系的调控。

(1)护患关系　指护士与病人之间在提供和接受护理服务过程中自然地形成一种帮助与被帮助的人际关系。护患关系的好坏直接影响着病人的身心康复程度。护士在具体的护理活动中,应不分民族、信仰、性别、年龄、职业、职位高低、远近亲疏,一视同仁。一切从病人的利益出发,满足病人的身心需求,尊重病人的权利和人格。病人也应该尊重护理人员的职业和劳动,积极与护理人员合作。要建立并维系良好的护患关系,护理人员应注意以下几个方面:

1)语言:语言是人际交往中主要的沟通手段,它能清楚且迅速地将信息传递给对方。在护患之间,护理人员的语言表达既可对病人产生积极的影响,也可产生消极的影响,这就要求护理人员的语言应具有规范性、情感性和保密性。在护理活动中,护士的言语要温和、真诚、富有情感,措辞要严谨、准确、达意,发挥语言的积极作用,让病人感受到护士的诚恳、友善与好意,赢得病人的信任,从而建立良好的护患关系。

2)行为举止:行为是人在思想支配下的活动,是思想的外在表现,也是人际间沟通交流的另一种方式。护理人员的行为举止常受到病人的关注,从中所传达的信息也会影响病人的心理状态。因此,护理人员行为举止要端庄稳重,遇事要沉着冷静、机敏果断,操作技术应娴熟精湛,以取得病人的信赖,使病人有安全感。

3)情绪:护士应具有健康的心理,乐观、开朗、稳定的情绪,积极的情绪会感染病人消极的情绪则会使病人变得悲观焦虑。

4)工作态度:护理人员的工作态度会直接影响病人对其的信任程度。护士应保持严肃认真、一丝不苟的工作态度,这样会增加病人的安全感和信赖感。

(2)病友关系 指住同一病室的病人,自然地构成一个群体,这个群体有着共同的心理倾向,即群体气氛。和谐的病友关系,有利于病人的康复。护士应鼓励病人间多沟通交流,相互帮助、相互鼓励,引导病室内的群体气氛向积极的方向发展,调动病人的乐观情绪,更好地配合医疗护理工作的开展。

2. 医院规则 每个医院都根据自身的具体情况制定了院规,如入院须知、探视制度、陪护制度、作息制度等,以保证医院诊疗护理工作的有序开展和利于病人休养的医疗环境。医院规则既是对病人行为的指导,也是对病人行为的一种约束。因此,医护人员在接待每一位新入院病人时,应耐心向病人及其家属解释医院规则的内容和执行院规的必要性,以取得病人的理解与配合,使其自觉遵守医院各项规章制度。此外,医护人员还应主动了解并满足病人的合理需求,如安排病人家人、朋友在规定的探视时间内来访,满足病人爱与归属的需要;晨间护理整理病人单位时,委婉地征求病人的意见,满足病人尊重的需要。

3. 帮助病人适应环境 每一病人进入医院这个陌生环境里都会产生不同程度的焦虑情绪,护理人员应及时了解并满足病人的心身需求,使病人尽快适应医院环境,向病人角色转变,积极地配合医疗护理活动,尽早康复。

第二节 病人单位

一、病人单位及设备

病人单位(patient's unit)是医疗机构提供给病人使用的家具和设备,是病人在住院期间睡眠、休息、饮食、活动、排泄、接受治疗和护理的最基本的生活单位,也是病人活动的最小单位。医院应为病人提供舒适、安全的活动空间。病人单位的固定设施包括：床、床垫、床褥、棉胎、大单、被套、枕芯、枕套、橡胶单和中单（必要时）、床旁桌、床旁椅、床上桌，墙上有照明灯、呼叫装置、供氧和负压吸引管道等设施（图2-1）。

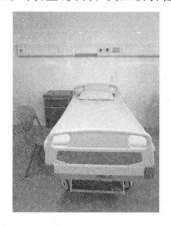
图2-1　病人单位

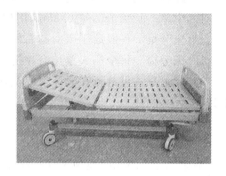
图2-2　不锈钢床手摇式折床

1. 床　床是病室中的主要设备。病人住院期间需要静心休养，大部分时间都在床上度过，因此，病床一定要符合舒适、安全的要求。

病床的规格一般为长2m、宽0.9m、高0.5m。有手摇式折床（图2-2）、电动控制多功能床（图2-3）等类型。手摇式折床是通过床尾的手摇柄摇高床头、床尾，方便病人卧位的改变；电动控制多功能床是通过电动按钮摇高床头、床尾以及调节床的高度，控制按钮在病人可触及的范围内，方便病人自行调节。病床的四脚一般有脚轮装置，方便床的移动，同时脚轮也设有制动装置，防止病床的移动。

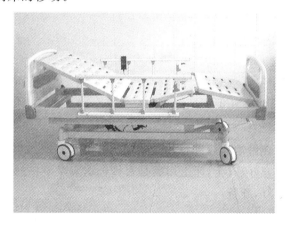
图2-3　电动控制多功能床

2. 床垫　床垫的长宽与床的规格相当，厚10cm，垫芯多选用棕丝、海绵，垫面多用质厚、结实的布料制作。

3. 床褥　长、宽与床垫的规格相同，铺在床垫上，一般用棉花做褥芯，棉布做褥面。

4. 棉胎　长2.3m，宽1.6m，胎芯多用棉花制作，也可用人造棉或羽绒。

5. 大单　长2.5m，宽1.8m，用棉布制作。

6. 被套　长 2.5m，宽 1.7m，用棉布制作，开口在尾端，有系带。

7. 枕芯　长 0.6m，宽 0.4m，内装木棉、荞麦皮或人造棉，用棉布做枕面。

8. 枕套　长 0.65m，宽 0.45m，用棉布制作。

9. 橡胶单　长 0.85m，宽 0.65m，两端各加棉布 0.4m。

10. 中单　长 1.7m，宽 0.85m，用棉布制作。

11. 床旁桌　一般放于床头的右侧，供病人摆放日常生活用品。

12. 床旁椅　每个病人单位有一把椅子，供病人或探视者使用。

13. 床上桌　可放置在病床上或横跨在床上，方便卧床病人在床上进食、阅读、休息或从事其他活动等。

二、铺床法

铺床(bed making)是为了保持床单位整洁，满足病人休息的需要。常用的铺床法有备用床(图 2-4)、暂空床(图 2-5)、麻醉床(图 2-6)。铺床须符合实用、耐用、舒适、安全的原则。

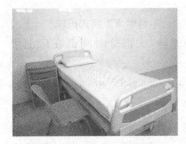

图 2-4　备用床

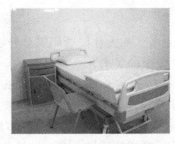

图 2-5　暂空床

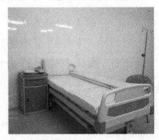

图 2-6　麻醉床

(一)备用床(closed bed)

【目的】

1. 保持病室整洁、美观。
2. 准备迎接新病人。

【评估】

1. 病室内有无病人在做治疗或进餐。
2. 病床及床垫是否完好、安全，床上用品是否符合季节需要。
3. 床旁设施是否完好、齐备。

【计划】

1. 护士准备　着装整洁，洗手，戴口罩。
2. 用物准备　护理车上按用物使用顺序摆放：床刷、床褥、大单或床褥罩、被套、棉胎、枕套、枕芯。
3. 环境准备　病室清洁、通风，无病人进餐或者治疗。

【实施】
1. 操作步骤

操作步骤	要点
1. **携用物至床旁** 移开床旁桌,距床的一侧20cm,移开床旁椅,距床尾正中15cm,用物按使用顺序放于床尾椅上	• 留有空间,方便操作 • 便于取用
2. **检查、翻转床垫** 再次检查床垫,根据需要更换或者翻转床垫	• 避免床垫局部受压过久而凹陷 • 从床头向床尾或反向翻转床垫
3. **铺床褥** 床褥齐床头平铺于床垫上	
4. **铺大单**	
◆ **大单法**	
(1) 将大单放在床褥上,其横、纵中线分别与床的横、纵中线对齐,分别向床头、床尾展开	• 护士两脚左右稍分开,站在床中央展大单,减少走动,节省体力
(2) 先打开近侧的大单,再打开远侧的大单	• 护士身体靠近床边,上身保持直立,使用肘部力量,以前臂肌肉群做功
(3) 护士移至床头将床头大单平铺于床头	• 铺大单顺序:先床头,再床尾;先近侧,后远侧
(4) 护士一手将床头的床垫托起,一手伸过床头中线,将大单塞入垫下	
(5) 铺床角(见图2-7):在离床头约30cm处,向上提起大单边缘使其与床沿垂直,呈一横置等腰三角形。以床沿为界,将三角形分为两半,先将下半三角平整地塞于床垫下,再将上半三角翻下塞于床垫下	• 使大单平紧,不产生褶皱,使病人睡卧舒适
(6) 至床尾拉紧大单,同法铺好床尾床角	
(7) 护士移至床中间,拉紧大单中部边沿,平铺于床垫下	
(8) 转至对侧,同法铺好对侧床头、床尾、中部的大单	
◆ **床褥罩法**	
(1) 床褥罩的横、纵中线与床的横、纵中线对齐,放于床褥上展开	• 床褥罩角与床褥、床垫角要吻合
(2) 从床头到床尾分别拉紧四个角并套于床垫和床褥的四个角上	• 床褥罩平整、紧扎
5. **铺被套**(见图2-8)	
(1) 被套正面向外,齐床头平铺于大单上,其中线与床中线对齐,开口端向床尾	• 被套中线与床中线、大单中线对齐
(2) 将被套尾部开口端的上层打开至1/3处	
(3) 将"S"形折叠的棉胎放入被套尾端的开口处,底边与被套开口边缘平齐	• 将棉胎纵向三折,再横向S形三折,方便棉胎在被套内展开
(4) **套被套** 拉住棉胎上缘的中部至被套中部,对好被套头端的两角,将棉胎向两侧展开,平铺于被套内,至床尾逐层拉平盖被。系好被套尾端的系带	• 展开棉胎的顺序:先对侧,后近侧,逐层展平 • 棉胎上端与被套封口处紧贴,保持被头充实
(5) **折被筒** 盖被上端与床头平齐,由床头至床尾将盖被与床缘平齐内反折,护士移至对侧同法内折盖被,再将尾端塞于床垫下或内折与床尾平齐	• 盖被平整,两边内折对称 • 床面整齐、美观
6. **套枕套** 将枕套套在枕芯上,开口端背门放置	• 枕头平整,四角要充实
7. **移回床旁桌、床旁椅**	• 保持病室整洁
8. **洗手**	• 操作前后应洗手

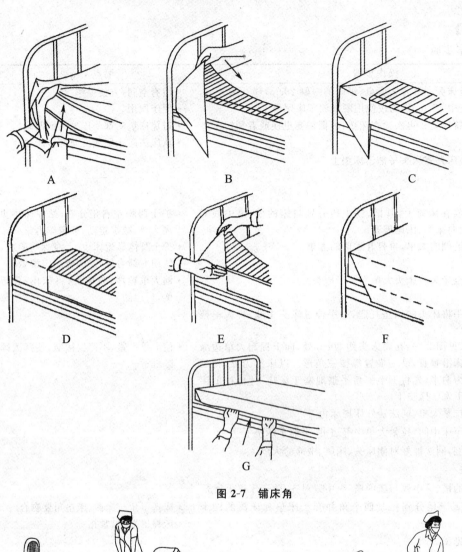

图 2-7 铺床角

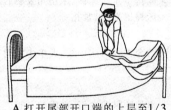

A. 打开尾部开口端的上层至1/3

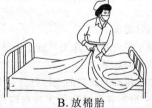

B. 放棉胎

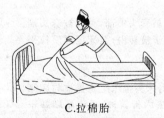

C. 拉棉胎

图 2-8 套被套

2. 注意事项

(1) 铺床时应避开病人进餐或治疗时间。

(2)操作用物应按使用顺序放置,减少护士的走动次数,提高工作效率。

(3)操作中正确应用节力原则:①可以升降的床,应将床调节至合适的高度,避免操作者腰部过度弯曲或伸展。②铺床时,身体应靠近床边,上身保持直立,两腿前后分开稍屈膝,这样有助于扩大支撑面,降低重心,增加身体的稳定性。③应用臂部肌肉力量,手和臂的动作要协调配合,尽量用连续动作。④遵循"先铺床头,后铺床尾;铺好一侧,再铺另一侧"的原则,以减少来回走动,节省体力的消耗。

【评价】

1. 病床符合实用、耐用、舒适、安全的原则。
2. 大单中线对齐,四角平整、紧扎。
3. 被头充实,盖被平整,两边内折对称。
4. 枕头平整、充实,开口侧背门放置。
5. 操作流畅,动作连贯,注意省时和节力。

(二)暂空床(unoccupied bed)

【目的】

1. 供新住院病人或暂时离床病人使用。
2. 保持病室整洁、美观。

【评估】

1. 新入院病人的病情、诊断。
2. 住院病人的病情是否可以暂时离开病床。

【计划】

1. 护士准备　着装整洁,洗手,戴口罩。
2. 用物准备　同备用床。必要时另备橡胶单、中单。
3. 环境准备　病室清洁、通风,无病人进餐或治疗。

【实施】

1. 操作步骤

操作步骤	要点
◆铺暂空床	
1. 携用物至床旁	
2. 检查床垫、翻转床垫　同备用床	
3. 铺床褥　同备用床	
4. 铺近侧大单　同备用床	
5. 铺近侧橡胶单、中单　取橡胶单放于床上,上缘距床头40～50cm,中线与床中线对齐,用同样的方法把中单铺在橡胶单上,将其边缘平整地塞于床垫下	• 根据病情选用橡胶单、中单,保护床褥免受污染;中单要盖住橡胶单,避免橡胶单对皮肤的刺激 • 先铺近侧大单、橡胶单、中单,再至对侧同法铺各单
6. 铺对侧大单、橡胶单、中单　至对侧同上法铺好对侧的大单、橡胶单、中单	• 床面平整

续表

操作步骤	要点
7.**套被套** 同备用床	
8.**折被筒** 将盖被床头向内纵折1/4,再扇形三折于床尾,并与床尾平齐	• 便于病人上床
9.**套枕套** 同备用床	• 枕头开口端背门放置
10.**移回床旁桌、椅**	• 保持病室整洁、美观
11.**洗手**	
◆ **改备用床为暂空床**	
1.**移床旁椅** 移开床旁椅放于床尾处,将枕头放于椅面上	
2.**折盖被** 将备用床的盖被上端向内纵折1/4,并扇形三折于床尾,使其平齐	• 便于病人上床
3.**放回枕头** 枕头平放回床头	
4.**移回床旁桌、椅,洗手**	• 同铺暂空床法

2.注意事项

(1)同备用床。

(2)用物准备满足病人病情需要。

3.健康教育

(1)让病人了解铺暂空床的目的。

(2)指导病人安全上下床。

【评价】

1.同备用床。

2.用物准备满足病人病情需要。

3.病人上、下床方便,躺卧时感觉舒适。

(三)麻醉床(anesthetic bed)

【目的】

1.便于接收和护理手术麻醉后的病人。

2.保护床上用物不被血液或呕吐物等污染。

3.使病人安全、舒适,预防并发症。

【评估】

1.病人的诊断、病情、手术部位、手术和麻醉方式、术后急救及治疗用物。

2.病室内有无病人在做治疗或进餐。

3.病床及床垫是否完好、安全,床上用品是否符合季节需要。

4.床旁设施是否完好、齐备。

【计划】

1.护士准备 着装整洁,洗手,戴口罩。

2.用物准备

(1)床上用物 同备用床,另备橡胶单和中单各两块。
(2)麻醉护理盘
1)治疗巾内:开口器、舌钳、通气导管、牙垫、治疗碗、氧气导管或鼻塞管、吸痰管、棉签、压舌板、镊子、纱布等(上述用物按需备用)。
2)治疗巾外:血压计、听诊器、手电筒、弯盘、胶布、护理记录单、笔等。
(3)另备输液架,必要时备吸氧、吸痰装置,胃肠减压器,心电监护仪,热水袋等。
4.环境准备 病室清洁、通风,无病人治疗或进餐。

【实施】
1.操作步骤

操作步骤	要点
1.携用物至床旁	
2.检查床垫、翻转床垫 同备用床	
3.铺床褥 同备用床	
4.铺近侧大单 同备用床	
5.铺近侧橡胶单、中单 (1)根据手术及麻醉方式,按需准备橡胶单和中单 (2)按暂空床铺法铺好床中部的橡胶单和中单,然后取另一橡胶单和中单铺于床头,使上端平齐床头,下端压在中部橡胶单和中单上,下垂边缘部分平整地塞入床垫下	• 避免呕吐物、分泌物或伤口渗液污染床褥 • 全麻手术:橡胶单和中单铺在床头和床中部;非全麻手术:铺在床中部,若是下肢手术,另在床尾加铺橡胶单和中单 • 中单要盖住橡胶单,避免橡胶单对皮肤的刺激
6.铺对侧大单、橡胶单、中单 移至对侧铺好对侧大单、橡胶单、中单	• 逐层绷紧各单,平铺于垫下,保证床面平整
7.套被套、折被筒 同备用床铺法,盖被折成被筒后,将被尾内折与床尾平齐,再将盖被纵向三折于背门的一侧,开口处向门	• 便于病人术后平移到床上
8.套枕套 套好枕套,开口端背门横立于床头	• 全身麻醉或椎管内麻醉病人术后应去枕平卧,防止术后麻醉并发症 • 枕头横立于床头,防止病人因躁动而撞伤头部
9.移床旁桌、椅 移回床旁桌,将床尾椅放于背门一侧的床尾	• 便于病人术后平移到床上
10.放麻醉护理盘 麻醉护理盘放于床旁桌上,其他物品按需要放置妥当	• 便于急救和护理
11.洗手	• 操作前后应洗手

2.注意事项
(1)同备用床。
(2)铺麻醉床时应更换洁净的被服,以保证术后病人舒适及减少感染的机会。
(3)根据病人手术种类、麻醉方式准备麻醉护理盘及术后所需的抢救、治疗用物。
(4)橡胶中单不可与病人皮肤接触,以免引起病人不适。

(5)全身麻醉未清醒病人应去枕平卧,头偏向一侧,防止误吸而窒息。

3.健康教育　向病人家属解释病人术后卧位安置的意义、时间及注意事项。

【评价】

1.同备用床。

2.病人感觉舒适、安全。

4.护理术后病人的物品齐全、摆放合理,病人能及时得到抢救和护理。

案例中的张某被推送到手术室后,病区护士应撤去床上的被服,准备一套洁净的被服铺好麻醉床。因病人是全身麻醉方式,手术部位在头部,麻醉床上的橡胶单和中单各两块应分别置于床头(防止呕吐物、伤口渗液污染床褥)和床中部(防止排泄物玷污床褥)。护士除准备麻醉床外,为防止术后病人窒息、脑疝、吸入性肺炎等并发症的发生,护士还需准备麻醉护理盘、输液装置、氧气瓶或中心供氧装置、电动吸引器或中心负压吸引装置、急救车和抢救药品,必要时备心电监护仪以监测病人生命体征、心电活动及动脉血氧饱和度等变化。

三、卧床病人更换床单法(change an occupied bed)

【目的】

1.保持病人清洁,使病人感觉舒适。

2.预防压疮等并发症。

【评估】

1.病人的年龄、病情、意识状态、治疗情况等。

2.病人身上有无伤口、导管;皮肤受压情况;活动能力及肢体受限程度;病人是否需要便器等。

3.病人的心理反应、情绪状态及合作程度。

4.床单位的清洁程度,环境的安全、温度。

【计划】

1.护士准备　着装整洁,洗手,戴口罩。

2.用物准备　护理车上按用物使用顺序摆放:床刷、大单、中单、被套、枕套,必要时备清洁衣裤、皮肤护理用物。

3.环境准备　病室内无人进餐或治疗,室温适宜,酌情关门窗,屏风或围帘遮挡。

4.病人准备　病人了解更换床单的目的及配合方法。

【实施】

1.操作步骤

操作步骤	要点
1.携用物至床旁　备齐用物携至床旁,再次向病人解释操作目的和方法	·取得病人的理解与合作
2.关闭门窗　酌情关闭门窗,放平床头和膝下支架	·保护病人,避免受凉;方便操作
3.移开床旁桌、椅　同备用床	
4.移病人至对侧　松开床尾盖被,将枕头移向对侧,协助病人背向护士侧卧	·病人卧位安全,必要时安放床档

续表

操作步骤	要点
5.松近侧污单 从床头至床尾松开近侧的各层床单	
6.清扫近侧橡胶单和床褥 上卷近侧中单至床中线处,塞于病人身下,清扫近侧橡胶单,将橡胶单搭于病人身上,再将近侧大单上卷至床中线处,塞于病人身下,清扫近侧床褥(见图2-9)	• 中单、大单污染面向内翻卷 • 清扫顺序:从床头至床尾,从床中线至床外缘 • 应扫净床褥上的碎屑
7.铺清洁大单、中单 按铺床法铺好近侧大单,对侧大单正面向内翻卷,塞于病人身下;放下近侧橡胶单,铺清洁中单于橡胶单上,对侧中单正面向内翻卷塞于病人身下,将近侧橡胶单、中单一起塞入床垫下铺平	• 大单从远侧向近侧卷至中线,再塞入病人身下 • 注意节力
8.转至对侧 协助病人平卧,护士转至对侧,移枕头于对侧,协助病人背向护士侧卧于已铺好的一侧	• 注意观察、询问病人有无不适 • 注意卧位安全
9.松对侧污单 松开对侧的各层污单,取出污中单放于床尾,扫净橡胶单,搭于病人身上;取下污大单和中单放于护理车下层或污衣袋内	• 污单的污染面向内翻卷 • 污单不可扔于地上
10.铺好对侧清洁床单 扫净床褥,逐层拉出清洁床单,按铺床法铺好,并协助病人平卧	
11.更换被套 铺清洁被套于盖被上,打开被套尾端开口,从污被套里取出棉胎(S形折叠)放于清洁被套内,套好被套,撤出污被套	• 清醒病人可抓住被头两角,配合操作 • 防止清洁被套与原被套污面接触,棉胎不要接触病人
12.折被筒 按铺床法折好被筒,床尾盖被平铺在床垫下	• 嘱病人屈膝,以使病人的足部处于功能位置,防止足下垂
13.更换枕套 同备用床	• 避免病人头部悬空过久
14.移回床旁桌、椅	
15.协助病人取舒适卧位 根据病情摇起床头和膝下支架。开窗通风	• 使病人躺卧舒适 • 保持病室空气清新
16.洗手	• 操作前后应洗手

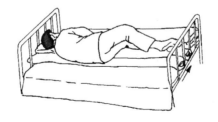

图2-9 为卧床病人更换床单

2.注意事项

(1)同备用床。

(2)操作中勿暴露病人,注意保暖,保护病人隐私。

(3)观察病人生命体征、病情变化、皮肤情况,避免牵拉管道。

(4)操作中注意病人卧位的安全,必要时可使用床档,避免坠床。

3.健康教育

(1)向病人说明操作目的、意义及操作过程,使病人能理解并配合操作。

(2)告知病人在更换床单过程中若有不适,应向护理人员说明,防止发生意外。

(3)向病人及其家属解释床上活动的意义及注意事项,防止肌肉萎缩、肺不张、压疮等并发症的发生。

【评价】

1.同备用床。

2.病人感觉舒适、安全。

3.操作中护患沟通良好,病人身心需要得到满足。

4.床单元整洁,病室空气新鲜。

本章小结

医院环境的建设应体现出"以病人为中心",满足病人的需求,有利于病人治疗、休养和康复。医院环境包括医院的物理环境和社会环境。物理环境指医院的硬环境,即医院的建筑、布局、设备等物质环境。社会环境是指医院的软环境,包括医疗服务环境及医院管理环境。其中,医院的物理环境是影响病人身心舒适的重要因素,护理人员应努力为病人创造一个安静、整洁、温湿度适宜、通风和光线良好、舒适而安全的疗养环境。

铺床是为病人提供舒适、安全的病人单位。铺床法是学生学习的第一项护理技术,也是基础护理操作中最基本的操作技术之一。学生应熟练掌握备用床、暂空床、麻醉床、卧床病人更换床单法铺床技术,操作中注意应用人体力学原理,做到省时、节力。

本章关键词:医院环境;物理环境;社会环境;备用床;暂空床;麻醉床;卧床病人更换床单法。

课后思考

1.如何为病人创造一个良好的医院环境?其意义何在?

2.对于下列病人,我们在物理环境方面如何调控才有利于病人疾病的恢复?为什么?

早产儿、气管切开病人、高热病人、急性肾炎病人、慢性支气管炎病人、失眠症病人、老年病人

3.试比较备用床、暂空床、麻醉床的异同点,并在课后操作练习中,讨论如何正确运用人体力学原理,做到省时、节力。

4.病人李某,男,47岁,"胆总管切开取石"术后第1天。病人主诉切口疼痛,切口处有T型引流管,敷料上有渗液,导尿管在位通畅。此时,病人大单上有污渍,需及时更换。

请问:如何为病人更换被服?需注意哪些问题?

(华影 李玉红)

第三章
病人入院和出院的护理

案例

王某,男性,40岁,在建筑工地不慎摔伤,呼吸急促,意识模糊,工友拨打120将其送入医院,医生拟诊:颈椎骨折。

问题:
1. 该病人入院后的初步护理工作包括哪些内容?
2. 住院期间,该病人应该采取何种运送方法?

本章学习目标

1. 掌握分级护理的适用对象及护理要求。
2. 掌握轮椅、平车运送病人法。
3. 熟悉病人入院、出院护理工作的主要内容。
4. 了解病人入院一般程序。
5. 根据病人病情和活动能力选择适宜的运送工具,运用人体力学原理,能安全、平稳地运送病人。

第一节 病人入院的护理

入院护理(admission nursing)是指病人入院后,护士对病人所进行的一系列护理活动的安排。其目的是协助病人熟悉并适应医院环境,消除紧张、焦虑等不良情绪;满足病人的身心需要,以调动病人配合治疗、护理的积极性;进行健康教育,为病人提供有关健康的信息。

一、入院程序

(一)办理入院手续

病人经门诊或急诊医生诊查,作出初步诊断,如果需要住院进一步检查或治疗时,由医生签发住院证,病人至住院处办理住院相关手续,如填写病历首页相关信息、缴纳住院保证金等。住院处护士接收病人后,立即通知病区值班人员做好接纳新病人的准备。

(二)实施卫生处置

为防止交叉感染,病人在入病室前应进行卫生处置,如沐浴、更衣、理发、剪指甲等。急、重症病人应根据病情酌情免浴;有体虱或头虱者,应先行灭虱措施,再沐浴更衣;传染病或疑似传染病病人应送隔离室处置。病人不需用的衣物及贵重物品可交家属带回。

(三)护送病人入病区

卫生处置后,住院处护士根据病人病情可选用步行、轮椅、平车等方式护送病人入病区。护送时应保证病人安全,注意保暖,不能中断必要的治疗,如输液、给氧等。入病区后,与病区护士详细交接病人的病情、治疗及物品等。

二、病人入病区后的初步护理

(一)一般病人的入院护理

1. 准备病人单位　病区护士接到住院处通知后,立即根据病人病情需要准备床单位,将备用床改为暂空床,并备好必需的生活用品。

2. 迎接新病人　病人新入院进入陌生环境中,会感到迷茫、无助,所以希望被认识、接纳、尊重。护士应以热情的态度、亲切的语言接待病人,做好入院指导。主动向病人作自我介绍,说明自己的职责;为病人介绍同室病友;介绍病区环境及医院规则、规章制度;解释病区设施的使用方法及注意事项等。

3. 测量病人的生命体征及体重,必要时测量身高,并将测量的结果记录于体温单上。

4. 通知医生诊视病人,并予以协助。

5. 执行医嘱　根据医嘱执行各项治疗、护理措施,并通知营养室为病人准备膳食。

6. 填写住院病历和有关护理表格:①用蓝钢笔逐页填写住院病历眉栏及有关表格。②用红钢笔在体温单40～42℃之间的相应时间栏内纵行填写入院时间。③填写入院登记本、诊断卡(插在病人住院一览表上)、床头(尾)卡。④住院病历按下列顺序排列:体温单、医嘱单、入院记录、病史及体格检查、病程记录(手术、分娩记录单及特殊治疗记录单等)、各项检验检查报告单、护理病历、住院病历首页、门诊病历。

7. 指导病人次日留取大、小便标本,说明留取的目的、方法、时间及注意事项。

8. 入院护理评估　病人入院后,按护理程序收集病人的有关健康资料,了解其基本情况和身心需要,填写病人入院护理评估单(见《护理学导论》有关章节),确定护理问题,拟订护理计划。

(二)急症、危重病人的入院护理

急症、危重症病人多因病情重、情况紧急而急诊入院,因此,病区护士接到通知后立即做好以下工作:

1. 准备床单位　将病人安置在抢救室或危重病室,根据病情将备用床改为暂空床或麻醉床,床上按需加铺橡胶中单和中单。

2. 准备好急救物品及药品,如氧气、吸引器、输液器具、急救车等,并通知医生做好抢救准备。

3. 病人入病室后,护士应密切观察病情变化,积极配合医生进行抢救,并做好护理记录。

4. 对意识不清、躁动不安的病人或婴幼儿,安置床档加以保护,并暂留陪送人员,以便询问病史。

本案例中的病人属于急症、危重病人,入病区后应给予以下护理:①安置病人于抢救室或危重病室。病人疑为颈椎骨折,因此,须卧于硬板床上,颈部予以固定并保持中立位,避免或加重脊髓损伤。②积极配合医生进行抢救,及时、准确地执行医嘱。若需手术,做好术前准备工作。③病人属外伤,并可能合并脊髓损伤,故需要密切观察病情变化,同时做好护理记录,备好急救物品及药品等。④病人意识不清,需安置床档加以保护,防止坠床等意外发生。⑤及时联系病人家属,暂留陪送人员,以便询问病史。

三、分级护理

分级护理(grading nursing)是指病人在住院期间,医护人员根据病人病情和生活自理能力,确定并实施不同级别的护理,见表 3-1。

表 3-1 分级护理

护理级别	适用对象	护理内容
特级护理	①病情危重,随时可能发生病情变化需要进行抢救的病人。②重症监护病人。③各种复杂或者大手术后的病人。④严重创伤或大面积烧伤的病人。⑤使用呼吸机辅助呼吸,并需要严密监护病情的病人。⑥实施连续性肾脏替代治疗(CRRT),并需要严密监护生命体征的病人。⑦其他有生命危险,需要严密监护生命体征的病人	①严密观察病人病情变化,监测生命体征。②根据医嘱,正确实施治疗、给药措施。③根据医嘱,准确测量出入量。④根据病人病情,正确实施基础护理和专科护理,如口腔护理、压疮护理、气道护理及管路护理等,实施安全措施。⑤保持病人的舒适和功能体位。⑥实施床旁交接班。
一级护理	①病情趋向稳定的重症病人。②手术后或者治疗期间需要严格卧床的病人。③生活完全不能自理且病情不稳定的病人。④生活部分自理,病情随时可能发生变化的病人	①每小时巡视病人,观察病人病情变化。②根据病人病情,测量生命体征。③根据医嘱,正确实施治疗、给药措施。④根据病人病情,正确实施基础护理和专科护理,如口腔护理、压疮护理、气道护理及管路护理等,实施安全措施。⑤提供护理相关的健康指导。
二级护理	①病情稳定,仍需卧床的病人。②生活部分自理的病人。③行动不便的老年病人	①每 2h 巡视病人,观察病人病情变化。②根据病人病情,测量生命体征。③根据医嘱,正确实施治疗、给药措施。④根据病人病情,正确实施护理措施和安全措施。⑤提供护理相关的健康指导。
三级护理	①生活完全自理且病情稳定的病人。②生活完全自理且处于康复期的病人	①每 3h 巡视病人,观察病人病情变化。②根据病人病情,测量生命体征。③根据医嘱,正确实施治疗、给药措施。④提供护理相关的健康指导。

第二节 出院病人护理

出院护理(discharge nursing)是指护理人员对出院病人所进行的一系列护理工作。其目的是:①评估病人身心需要,使其尽快转换角色,重返社会。②指导病人及家属顺利办理出院手续。③对病人出院后的遵医用药、饮食、活动、康复锻炼等进行指导。④消毒床单位,准备迎接新病人。

一、出院方式

1.**医生同意出院** 病人经过一段时间的治疗、护理,疾病痊愈或好转,由医生开具"出院"医嘱,主动通知病人出院,或由病人提议经过医生同意出院。

2.**病人自动出院** 疾病未痊愈病人仍需住院治疗,但因经济、个人、家庭等因素,病人或家属要求出院。必须由病人或家属签署"自动出院"字据,然后由医生开出"自动出院"医嘱。

3.**转院** 病人因病情需要需转往其他医院继续诊治,医生同意并开具"转院"医嘱。

4.**死亡** 病人因病垂危,经抢救无效而死亡,由医生开具"死亡"医嘱,病人家属办理死亡相关手续。

二、出院护理

(一)病人出院前的护理

1.**通知病人和家属** 护士根据医生开具的出院医嘱,提前告知病人及家属出院日期,并协助病人做好出院准备。

2.**评估病人身心需要** 病人出院前护士应评估其身心状况,适时进行健康教育,通过多种教育方法对病人出院后的服药、饮食、休息、功能锻炼和定期复查等进行指导,必要时可为病人或家属提供健康教育处方或有关书面资料,指导其掌握疾病的家庭护理、康复方面的知识。同时,注意病人出院前的心理变化并给予安慰及鼓励,以增进其信心,减轻因离开医院所产生的恐惧与焦虑。

3.**征求病人及家属意见** 出院前护士应征求病人及家属对医院工作的意见及建议,以便不断提高医疗、护理工作质量。

(二)病人出院当日的护理

1.**执行出院医嘱**

(1)在体温单40~42℃相应时间栏内,用红钢笔纵行填写出院时间。

(2)停止一切医嘱,注销所有治疗、护理执行单,如服药单、注射单、治疗单、饮食单等。

(3)撤去《住院病人一览表》上的诊断卡及床头(尾)卡。填写出院病人登记本。

(4)填写《出院通知单》,通知病人或家属至出院处办理出院手续,结算住院费用。

(5)病人出院后需继续服药时,护士凭医生开具的处方到药房领取药物,交给病人或家属,并指导服药的方法及注意事项。

2.协助病人整理用物　护士应收回病人住院期间所借的物品,按有关规定进行消毒处理,并归还病人寄存的物品,必要时协助病人整理用物。

3.护送病人出院　病人或家属办理完出院手续后,将出院证交给病区护士,护士根据病人具体情况,采取不同方式护送病人出病区。

(三)病人出院后的护理

1.病人单位的处理

(1)床单位

1)撤去床上大单、被套、枕套、中单,送洗衣房清洗。

2)用紫外线灯照射或臭氧灭菌灯消毒床垫、床褥、枕芯、棉胎,或在日光下暴晒6h,定时翻动以保证消毒效果。

3)用消毒液擦拭床及床旁桌、椅。

4)病室开窗通风。

5)铺备用床,准备迎接新病人。

6)传染病病人的床单位及病室消毒按照终末消毒法处理。

(2)病人单位的其他家具和设备,如床头设备带上的照明灯、呼叫装置、中心负压、中心供氧装置等用消毒液擦拭,并检查其性能。

2.整理病案,交病案室保存。出院病历按以下顺序排列:住院病历首页、出院记录或死亡记录、入院记录、病史及体格检查、病程记录(手术、分娩记录单及特殊治疗记录单等)、各项检验检查报告单、护理病历、医嘱单和体温单。

第三节　运送病人法

凡不能行走的病人在入院、出院以及在医院内进行检查、治疗时,护士应根据病人病情选用轮椅、平车等工具运送。

一、轮椅运送法(wheelchair transportation)

【目的】

1.护送不能行走但能坐起的病人入院、出院、检查、治疗或户外活动。

2.帮助病人下床活动,促进其运动能力和体力恢复。

【评估】

1.病人生命体征、病情、意识状态、体重、活动耐力及合作程度。

2.自理能力、治疗及各种管路情况等。

【计划】

1.护士准备　衣帽整洁,洗手。

2.病人准备　了解轮椅运送的方法和目的,能够主动配合。

3.用物准备　轮椅(性能完好),根据季节备外衣或毛毯、别针,需要时备软枕。

4.环境准备　环境宽敞,无障碍物,地面防滑。

【实施】

1. 操作步骤

操作步骤	要点
1. **评估解释** 检查轮椅性能,推轮椅至床边,核对病人,向病人说明操作目的、配合方法	• 仔细检查轮椅的车轮、椅座、脚踏板、刹车等部件的性能,确保病人安全
2. **放置轮椅** 使轮椅面向床头,靠背与床尾平齐,制动车闸,翻起脚踏板	• 缩短距离,便于病人入座 • 制动车闸,防止轮椅滑动
3. **铺好毛毯** 天冷用毛毯保暖,可将毛毯单层两边平铺在轮椅上,使毛毯上端高过病人颈部约15cm	
4. **扶助起床** 扶病人坐于床缘,嘱其以手掌撑在床面维持坐姿,协助其穿外衣及鞋袜	• 询问和观察病人有无眩晕和不适,防止直立性低血压
5. **协助坐椅** 护士站在轮椅背后,固定轮椅,嘱患者扶着轮椅的扶手,坐在椅座中部身体向后靠坐稳。对于不能自行下床的病人,护士面朝患者双脚分开站立,将病人双手置于肩上,然后双手环抱病人腰部,协助病人下床,告知患者用其近轮椅侧的手,抓住轮椅外侧的把手,转身坐入轮椅中;或由护士环抱病人,协助患者坐入轮椅(见图3-1)。翻下脚踏板,让病人双脚置于其上	• 随时观察病人病情变化
6. **包裹毛毯** 将毛毯上端边缘向外翻折约10cm围在病人颈部,用别针固定,并用毛毯围裹两臂做成两个袖筒,各用一别针在腕部固定,再用毛毯围好上身,将双下肢和两脚包裹(见图3-2)	• 保暖,防止着凉
7. **推送病人** 松开车闸,嘱病人扶住轮椅扶手,尽量靠向椅背坐稳,不可前倾,推送病人至指定地点	• 推行中注意观察病人情况,下坡应倒转轮椅,减速下行,并嘱病人抓紧扶手;过门槛时,翘起前轮,避免过大的震动
8. **回至病房** 下轮椅时,将轮椅推至床尾,将闸制动,翻起脚踏板	• 制动轮椅,防止轮椅移动
9. **协助卧床** 护士立于病人面前,两脚前后分开,屈膝屈髋,两手置于病人腰部,病人双手放于护士肩上。助病人站立,坐于床缘,脱去鞋和外衣	• 两脚前后分开利用"重力线必须通过物体的支撑面才能保证稳定"的力学原理
10. **归位整理** 助病人取舒适卧位,盖好盖被,整理床单位;轮椅放回原处,必要时记录	• 注意保暖 • 保持病室整洁

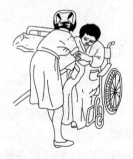

图3-1 协助病人坐轮椅

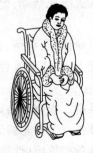

图3-2 轮椅上包裹毛毯法

2.注意事项
(1)定期检查轮椅的性能,确保使用安全。
(2)寒冷季节注意保暖,防止病人受凉。
(3)上、下轮椅时首先要制动车闸;病人坐不稳或轮椅下斜坡时,用束腰带保护病人。
(4)下坡时,倒转轮椅,缓慢下行,嘱病人抓紧扶手,头及背部向后靠。
(5)如有下肢水肿、溃疡或关节疼痛,可将足踏板抬起,并垫软枕。
3.健康教育　向病人介绍运送的过程、配合方法及注意事项。鼓励病人积极配合,以维持及锻炼肌肉的张力。告知病人若有不适,应立即说明,防止发生意外。

【评价】
1.护士动作轻稳、协调,遵循节力原则。
2.病人坐姿舒适,运送安全。
3.护患沟通有效,病人主动配合。

二、平车运送法(flatcar transportation)

【目的】
运送病情较重的卧床病人入院、出院、检查、治疗、手术和转运。

【评估】
1.病人年龄、体重、生命体征、病情、意识状态、活动耐力及合作程度。
2.自理能力、治疗及各种管路情况等。

【计划】
1.护士准备　衣帽整洁,洗手。
2.病人准备　了解搬运和平车的运送方法及配合事项。
3.用物准备　平车(上铺床单,按季节加铺褥垫),枕头,毛毯或棉被,必要时备中单。如为骨折病人,应备木板垫于平车上。
4.环境准备　环境宽敞,无障碍物。

【实施】
1.操作步骤

操作步骤	要点
1.**评估解释**　检查平车性能,将平车推至床旁,核对病人,向病人或家属说明操作目的、配合方法	·确认病人,取得合作
2.**安置导管**　妥善固定病人身上的导管	·避免导管脱落、受压或液体逆流
3.**搬运病人**	·根据病人病情、体重选择搬运方式
◆挪动法	·适用于病情轻,能适当配合者
(1)移开床旁桌、椅,松开盖被,嘱病人自行移至床边	
(2)将平车靠紧床边,大轮端靠床头,轮闸制动	·平车贴近床边便于操作
(3)协助病人按上半身、臀部、下肢的顺序依次向平车挪动,让病人头部卧于大轮端(见图3-3)	·搬运者应固定平车,防止平车移动 ·自平车移回床上时,先助病人移动下肢,再移动上半身

续表

操作步骤	要点
◆一人搬运法 (1)移床旁椅至对侧床尾,推平车至床尾,使平车头端即大轮端与床尾成钝角,将闸制动 (2)松开盖被,协助病人穿衣 (3)搬运者一臂自病人腋下伸至对肩外侧,一臂在同侧伸入病人大腿下至对侧;嘱病人双臂交叉环抱于搬运者颈后,然后搬运者抱起病人移步转向平车,放低前臂将病人轻放于平车上,使之卧于平车中央,盖好盖被(见图3-4)	• 适用于小儿或体重较轻,不能自行挪动者 • 缩短搬运距离 • 两脚一前一后,可扩大支撑面,并降低身体重心,以利于转身 • 搬运病人时,应将病人重心移在支撑面内,同时使病人身体尽量靠近护士,可缩短力臂以省力
◆二人搬运法 (1)同一人搬运法(1)~(2) (2)搬运者甲、乙站在同侧床边,将病人双手交叉于胸、腹前,协助其移至床边 (3)搬运者甲一手臂托住病人头、颈、肩部,一手臂托住腰部;乙一手臂托住病人臀部,一手臂托住膝部。二人同时抬起,使病人身体向搬运者倾斜,同时移步将病人放于平车中央(见图3-5)	• 适用于病情较轻,但不能活动者 • 身高者站立前面,托起病人上半身,使病人头处于高位,以减轻头部不适 • 病人尽量靠近搬运者,缩短阻力臂,以减轻身体重力线的偏移程度,达到节力
◆三人搬运法 (1)同一人搬运法(1)~(2) (2)搬运者甲、乙、丙站在同侧床边,将病人双手交叉于胸、腹前,协助其移至床边 (3)搬运者甲托住病人的头、颈、肩和腰部;乙托住病人的背、腰、臀部;丙托住病人的膝及脚部。三人同时用力将病人抬起,轻轻放于平车中央(见图3-6)。	• 适用于病情较轻,但不能活动而体重又较重者 • 搬运者按身高顺序排列,高者在病人头侧,使患者头位于高处,以减轻不适 • 一人喊口令,三人同时用力,以保持动作协调、平稳
◆四人搬运法(帆布兜法) (1)移开床旁桌椅,松开盖被,使病人腰臀下铺帆布中单 (2)将平车靠紧床边,大轮端靠床头,轮闸制动 (3)搬运者甲站在床头托住病人的头、颈、肩部;乙站于床尾托住病人的两腿;丙、丁二人分别站于病床及平车的两侧,抓住中单四角。四人同时用力抬起,将病人轻放于平车上(见图3-7) (4)盖好盖被　用盖被包裹病人,露出头部,反折盖被边缘,上层边缘向内折叠(见图3-8)	• 适用于颈椎、腰椎骨折或病情较重的病人(如案例中所示) • 中单一定要能承受住病人 • 骨折病人车上需垫木板,并固定好骨折部位 • 动作须协调一致,站立于病人头侧的护士,注意观察病情变化 • 对颈椎损伤或怀疑颈椎损伤的病人,搬运时要使头部处于中立位,以免加重损伤 • 保暖、舒适,整齐美观
5.**整理床铺**　整理床单位,铺成暂空床	• 保持病室整齐、美观
6.**推送病人**　打开车闸,推送病人至指定地点	• 运送过程中确保病人安全、舒适

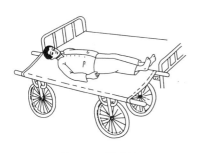
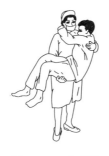
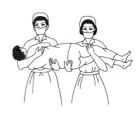

图3-3 挪动法　　　　　图3-4 一人搬运　　　　　图3-5 二人搬运法

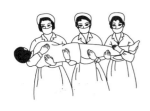
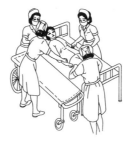
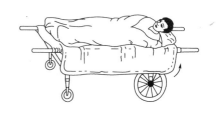

图3-6 三人搬运法　　　　图3-7 四人搬运法　　　　图3-8 平车上病人包盖法

2.注意事项

(1)搬运病人时,动作需轻稳、协调一致,尽量让病人身体靠近搬运者,使重力线通过支撑面,保持平衡及省力。

(2)推车时,护士应站在病人头侧,便于观察病情和病人面色、呼吸等变化。

(3)推车上下坡时,病人头部应位于高处。如平车一端为小轮,一端为大轮,病人头部应卧于大轮端。因小轮转动灵活,大轮转动次数少,可减轻病人在运送过程中的不适。推车速度要适宜,确保病人安全、舒适。

(4)寒冷季节注意保暖;搬运骨折病人,首先固定好骨折部位,并使患肢处于功能位置,平车上需垫木板;病人身上有各种管路,应妥善固定,避免牵拉;推车进出门时,应先将门打开,再推病人进门,不可用车撞门,以免引起病人不适及损坏设施。

3.健康教育　告知病人搬运和平车运送的安全要点和配合方法,以及在搬运过程中如果遇到不适时,及时向护士说明,以达到护患之间的最佳配合程度。

【评价】

1.护士动作轻稳、协调,遵循节力原则。

2.在搬运和运送过程中,病人安全。

3.护患沟通有效,病人主动配合。

本章小结

本章主要介绍了病人入院、出院护理及运送病人法。在入院、出院护理学习中,学生要熟悉入院、出院的一般程序及护理工作内容,其中分级护理的概念、适用对象、分级护理内容是本章重要的知识点。在运送病人法的技能学习中,要学会根据病人的病情、活动耐力等选择适宜的运送工具、搬运方法,并将人体力学原理正确运用于其中,操作中做到节力、轻稳、高效,保障病人安全,体现人文关怀精神。

本章关键词:入院护理;出院护理;分级护理;轮椅运送;平车运送;搬运法。

课后思考

1. 什么是分级护理?确定护理级别的依据是什么?不同的护理级别其护理内容有何异同点?

2. 王某,男,38岁,因从高空坠落致多发性骨折,伴创伤性休克,急诊来院。急诊室医生、护士已给予吸氧、静脉补液、止血、固定骨折处等初步处理后,需立即送往手术室实行手术。请问:

(1)应选用哪种运送工具运送病人?在运送过程中,需注意哪些问题?

(2)怎样搬运病人?需注意哪些问题?

(3)病区护士应做好哪些接收病人的准备工作?

3. 请同学分小组互扮护士与病人,练习轮椅和平车运送(挪动法、单人法、二人法、三人法和四人法搬运)病人技术,在操作过程中,注意运用人体力学原理,做到动作轻稳、节时省力、配合协调。

(林波 李玉红)

第四章 舒适与安全

案例

张某,女,35岁,转移性右下腹部疼痛13h前往门诊就诊。医生拟诊"急性阑尾炎"收住院。入院后即在硬膜外麻醉下行"阑尾切除术"。术后5h,病人主诉:切口疼痛、口渴、躺卧姿势不适等。

问题:
1. 该病人术后应安置何种卧位?为什么?
2. 引起该病人不舒适的原因有哪些?

本章学习目标

1. 掌握常用卧位的适用范围、安置方法及临床意义。
2. 熟悉下列概念:舒适、不舒适、主动卧位、被动卧位、被迫卧位、疼痛。
3. 熟悉不舒适的原因及护理原则。
4. 熟悉疼痛病人的评估方法及护理措施。
5. 熟悉医院常见不安全因素及防范措施。
6. 了解舒适卧位的要求。
7. 了解疼痛的原因及发生机制。
8. 运用人体力学原理为病人安置卧位及变换卧位,做到动作轻稳,病人安全舒适。
9. 根据病人病情,正确选择和使用保护用具,在操作中体现对病人的尊重与爱伤观念。

第一节 舒 适

舒适是人类的基本需要,其所涉及的范围包括个体的生理、心理、社会及其周围环境等各个方面。当个体处于健康状态时,会通过自身生理及心理的动态调节来达到对于舒适需求的满足;但当个体处于疾病状态时,动态平衡被打破,舒适的需求受到威胁,个体便会处于不舒适状态。作为护理人员,应着眼整体护理的理念,运用护理程序的方法来寻找与分析影响病人舒适的各种因素,从而给予病人相应的护理措施,满足其对于舒适的需求,促进病人疾病的康复。

一、概　念

(一)舒适

舒适(comfort)是指个体身心处于轻松、自在、满意、无焦虑、无疼痛的健康、安宁状态中的一种自我感觉。舒适为个体的主观感受,由于自我生理、心理、社会、环境等背景特点的不同,个体对于舒适有着不同的理解与体验。以整体护理观分析,舒适涉及四个相关联的方面。

1. 生理舒适　指个体身体上的舒适感觉。
2. 心理舒适　指个体信仰、信念、自尊、生命价值等精神需求得以满足的主观感觉。
3. 环境舒适　指个体外在物理环境中适宜的温度、湿度、声音、颜色、光线等使其产生舒适的感觉。
4. 社会舒适　指个体人际关系、家庭与社会关系的和谐为其带来的舒适感觉。

以上四个方面相互关联,若某一方面出现失衡,个体即会感到不舒适。

(二)不舒适

不舒适(discomfort)是指个体身心处于不健全或存有缺陷、周围环境具有不良刺激、对生活不满意、身心负荷过重的一种自我感觉。主要临床表现为紧张烦躁、精神萎靡、失望消极、周身乏力、失眠、身体疼痛等,从而使个体难以维持正常的生活与工作。其中疼痛为不舒适中最为严重的表现形式。

舒适与不舒适之间无明显界限,个体总是处在舒适与不舒适两者间连线的某一点上,且保持动态变化。当个体体力充沛、精神饱满,周围环境适宜,个体感觉安全、放松,生理、心理各方面需求得到满足时,个体便达到最高水平的舒适。而当个体身心某一方面需求得不到满足时,舒适的程度便会逐渐下降,直到被不舒适状态所代替。在护理工作中,护士应根据病人个体差异,动态评估其不舒适的因素,进而提供相应护理措施,为病人建立舒适环境。

二、不舒适的因素

影响个体不舒适的因素,主要包括身体因素、心理因素、环境因素、社会因素等,这些因素间往往相互关联、互相影响。

(一)身体因素

1. 疾病影响　疾病相应带来身体上的不适,如疼痛、头晕、发热、恶心、呕吐、咳嗽、呼吸困难、腹痛、腹胀等。
2. 个人卫生　长期卧床、身体虚弱、昏迷等病人生活往往不能自理,若得不到有效的护理,往往会出现口臭、皮肤污垢、瘙痒等不适。
3. 姿势或体位不当　若病人四肢缺乏适当支托、关节过度屈曲或牵拉、身体某部位长期受压或疾病导致的强迫体位,都可引起肌肉与关节的疲劳、麻木、疼痛,从而引起不适。

4.活动受限　如使用约束带、石膏、绷带、夹板等,限制了病人活动或造成局部皮肤组织受压,引起不适。

(二)心理因素

1.焦虑、恐惧　疾病一方面带给病人身体上的不适,同时也给病人带来心理上的压力,如疾病的预后、疾病治疗的痛苦、对于疾病或死亡的惧怕等。

2.自尊受损　如在治疗期间,被医护人员疏忽、冷落,担心得不到医护人员的关心与照顾或在治疗护理过程中,身体隐私部位过分暴露,引起病人不被重视的感觉,自尊心受损。

(三)社会因素

1.角色适应不良　在逐步适应病人角色的过程中,可能出现角色冲突、角色行为紊乱等。如担心家庭、孩子、工作等,不能安心养病,给自我带来不舒适感。

2.生活习惯改变　入院后,各种生活习惯发生改变,生活作息的时间改变,通常给病人带来不适,特别是老年病人。

3.支持系统缺乏　住院后,与家人或朋友缺乏联系,感觉被忽视,缺乏经济支持等。

(四)环境因素

1.住院环境不适应　新入院病人对于周围环境感到陌生,缺乏安全感,从而产生紧张焦虑感。

2.物理环境不适宜　包括周围环境中的温度、湿度、光线、声音等不适宜。如室内空气污浊、温湿度不适宜、光线过强或过暗、噪音过大或干扰过多等都可引起病人不适。

案例中张某因切口疼痛、术后去枕平卧、禁食、不能正常排尿等原因造成其不舒适。

三、舒适护理

(一)舒适护理原则

1.预防为主,促进舒适　护士应熟悉舒适的类型及引起不舒适的相关因素,从病人身心两方面进行全面评估,做到预防为先、积极促进其舒适。如协助重症者保持个人卫生、采取舒适卧位、保持良好病室环境等;同时护士应有良好的服务态度,尊重病人,满足其心理需求,在护理中注意病人的反馈,鼓励其积极主动参与到护理活动中,进而促进疾病的恢复。

2.加强观察,发现诱因　不舒适作为自我主观感受,通过客观指标很难评价。但可通过作为心理反应外在表现形式——语言及行为的反应,来加以评估。如认真倾听病人主诉及家属提供的线索;同时仔细观察病人的面部表情、姿势、体态、活动的能力、饮食、睡眠、皮肤的状况等,来判断病人的舒适程度及其影响因素。

3.采取措施,去除诱因　对于身体不适的病人,可采取针对诱因的有效护理措施。如对于腹部手术后的病人,可给予半坐卧位以缓解切口疼痛、减轻不适;对于尿潴留的病人,可采取相应物理措施诱导其排尿或必要时导尿,以解除膀胱因高度膨胀所带来的不适。

4.相互信任,给予心理支持　相互信任是医护人员与病人、家属进行有效沟通的基础。

在护理中,护士可采取倾听的方式,使病人的心理压抑得以宣泄;通过有针对性的沟通,正确指导病人调节情绪;与病人家属取得联系,共同做好病人的心理护理,促进病人身心康复。

(二)舒适护理措施

以充分评估影响病人不舒适因素为基础,以舒适护理的原则为基本,有针对性地提供有效的护理措施,满足病人对于舒适的需求,进而促进病人身心健康的恢复。

1.生理舒适

(1)皮肤的清洁　保持皮肤清洁,可促使病人感到身体上的舒适,同时还可以增强皮肤抵抗力,减少压疮的发生。如在护理中,为病人进行床上擦浴、清扫床单位、更换清洁衣物等。

(2)卧位的调整　根据病人的病情,调整适宜的卧位。护士可协助病人每2h更换一次卧位,并按卧位要求在身体的局部进行必要的支撑,避免肌肉、关节、韧带、过度屈曲或伸张,增加病人的舒适感。

(3)适当的活动　护士应指导病人在身体允许的情况下,进行适当的活动(详细内容见第七章第二节)。

2.心理舒适　护士应根据病人的文化程度、社会背景、个人经历、价值观念等不同情况,实施个性化的心理护理,消除因疾病所带来的焦虑、恐惧心理,尊重病人,增强病人面对心理压力的信心。

3.社会舒适　协助病人生活习惯的改变,适应住院期间的作息时间;协调病人与家庭、朋友间的关系,从而获得情感上的支持;协助病友间进行良好的情感交流,营造病室内的群体积极气氛,满足病人对于社会舒适的需求。

4.环境舒适　协助病人尽快适应周围环境,消除病人不安的情绪;努力为其创造一个温馨舒适的住院环境,保持室内清洁、温湿度适宜,减少干扰等。

第二节　卧　位

一、概　述

卧位(lying position)是指病人休息和满足诊疗、护理需要所采取的卧床姿势。正确的卧位对治疗疾病、进行各种检查与护理操作、预防并发症、减少疲劳和增进安全均有重要的作用。护士应熟悉各种卧位的要求及安置方法,指导并协助病人取正确、舒适和安全的卧位。

(一)舒适卧位的基本要求

舒适卧位(comfortable lying position)是指病人卧床时,身体各部位处于轻松、合适的位置。护士要协助病人维持正确舒适的卧位,必须掌握舒适卧位的基本要求。

1.卧位姿势　应符合人体力学的要求,维持身体各部位良好的功能与位置。

2.更换体位　至少每2h变换一次卧位,并加强受压部位的皮肤护理,避免局部组织长期受压致压疮。

3. 适当活动　根据病情,每天应有计划地协助病人活动身体各部位,指导病人或帮助病人做关节活动度练习。

4. 保护隐私　适当地遮盖病人的身体,以维持病人隐私,注意保暖,促进其身心舒适。

(二)卧位的类型

根据卧位的自主性通常可分为主动卧位、被动卧位和被迫卧位三种。

1. 主动卧位(active lying position)　指病人根据自己的意愿和习惯采取最舒适、最随意的卧位,并能随意改变卧床姿势。见于轻症病人、术前及恢复期病人。

2. 被动卧位(passive lying position)　指病人自身无力变换卧位能力,卧于他人安置的卧位。见于昏迷、瘫痪、极度衰弱者。

3. 被迫卧位(compelled lying position)　指病人意识清晰,也有变换卧位的能力,但疾病所致的痛苦或因治疗所需而被迫采取某种卧位。如肺源性心脏病、支气管哮喘发作病人,因呼吸极度困难而被迫采取端坐位。

二、常用卧位

(一)仰卧位

又称平卧位,为一种自然的休息姿势,适用于胸部检查时。病人仰卧,头下放一枕,两臂置身体两侧,两腿伸直自然放置。根据治疗或检查的需要,仰卧位可分为去枕仰卧位、中凹卧位(休克卧位)、屈膝仰卧位三种。

1. 去枕仰卧位

【操作方法】

协助病人去枕仰卧,头偏向一侧,两臂放于身体两侧,两腿自然伸直。枕横立于床头(见图4-1)。

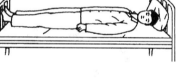

图 4-1　去枕仰卧位

【适用范围】

(1)昏迷或全身麻醉未清醒的病人采取此卧位,以避免呕吐物误入呼吸道而引起窒息或肺部感染。

(2)椎管内麻醉或脊髓腔穿刺后的病人采取此卧位,以预防颅内压减低而引起的头痛。

2. 中凹卧位(休克卧位)

【操作方法】

抬高病人头胸部10°~20°,抬高其下肢20°~30°(见图4-2)。

【适用范围】

适用于休克病人。抬高头胸部,保持气道通畅,有利于通气,改善缺氧症状。抬高下肢,可促进静脉血回流,增加心输出量,缓解休克症状。

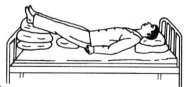

图 4-2　中凹卧位

3. 屈膝仰卧位

【操作方法】

协助病人仰卧,头下垫一枕,两臂放于身体两侧,两腿屈膝并稍向外分开。胸腹检查或操作时注意保暖及保护病人隐私(图4-3)。

【适用范围】

(1)胸腹部检查。该体位能使腹部肌肉放松,便于检查。

(2)导尿术、会阴冲洗等。该体位可较好地暴露操作范围。

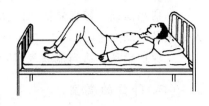

图4-3 屈膝仰卧位

(二)侧卧位

【操作方法】

协助病人侧卧,两臂屈肘,一手放于胸前,一手放于枕旁,下腿稍伸直,上腿弯曲,在两膝之间、胸腹部、背部应放置软枕支撑病人以稳定卧位,使病人感到舒适(见图4-4)。

【适用范围】

1.灌肠、肛门检查及配合胃镜检查等。

2.臀部肌内注射(为使臀部肌肉放松则应下腿弯曲,上腿稍伸直)。

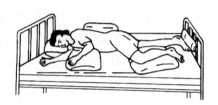

图4-4 侧卧位

3.预防压疮发生(侧卧位与仰卧位交替使用,避免局部受压过久)。

(三)半坐卧位

【操作方法】

1.摇床法 病人仰卧,先摇起床头支架成30°～50°,再摇起膝下支架,以防病人下滑。必要时,床尾可置一软枕,垫于病人足底,使其舒适,以免足底触及床尾栏杆;放平时,先摇平膝下支架,再摇平床头支架(见图4-5)。

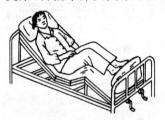

图4-5 半坐卧位(摇床法)

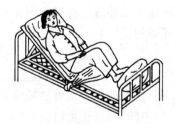

图4-6 半坐卧位(靠背架法)

2.靠背架法 先将病人扶坐起,在床头垫褥下放一靠背架后助病人向后倚靠,病人下肢屈膝,用中单包裹软枕,垫在膝下,中单两端的带子固定于床缘下,以防病人下滑,床尾足底垫软枕。放平时,先撤膝下垫枕,再取出靠背架放平床头(见图4-6)。

【适用范围】

1.某些面部及颈部手术后病人 采取半坐卧位,可减少局部出血。

2.急性左心衰竭病人 取半坐卧位,可利用重力作用,使部分血液滞留在下肢和盆腔,减少回心血量,减轻肺淤血和心脏负担。

3.心肺疾病所引起的呼吸困难病人 半坐卧位时,由于重力作用,使膈肌下降,胸腔容积扩大,同时腹腔内脏器对心肺的压力也减轻,使呼吸困难得到改善。

4. 胸腔、腹腔、盆腔手术后或有炎症的病人　取半坐卧位,可使腹腔渗出液流入盆腔,促使感染局限。因盆腔腹膜抗感染性较强,而吸收性较弱,从而达到减少炎症扩散和毒素吸收的作用,减轻中毒反应。同时可防止感染向上蔓延引起膈下脓肿。此外,采取半坐卧位使腹肌松弛,减轻腹部切口缝合处的张力,促进舒适,避免疼痛,有利于切口愈合。

5. 疾病恢复期体质虚弱的病人　取半坐卧位,使病人逐渐适应体位改变,利于向站立过渡。

案例中的病人因手术施行硬膜外麻醉,手术后返回病房 6h 内应取去枕仰卧位,以防颅内压减低而引起头痛。术后第 2d 病人可采取半坐卧位以利于降低腹部切口缝合处的张力,减轻切口疼痛,并使腹腔感染局限,防止术后并发症。

（四）端坐位

【操作方法】

扶病人坐起,身体稍向前倾,床上放一跨床小桌,桌上放一软枕,让病人伏桌休息,并用床头支架或靠背架将床头抬高 70°～80°,使病人背部也能向后倚靠,同时,膝下支架抬高 15°～20°。必要时加床档,以保证病人安全(见图 4-7)。

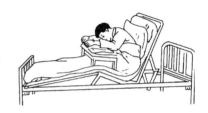

图 4-7　端坐位

【适用范围】

适用于心力衰竭、心包积液、支气管哮喘发作时病人。病人因呼吸极度困难,被迫端坐。

（五）俯卧位

【操作方法】

协助病人俯卧,头偏向一侧,两臂屈曲放于头的两侧,两腿伸直,胸下、髋部及脚踝部各放一软枕,酌情在腋下用一小软枕支托(见图 4-8)。

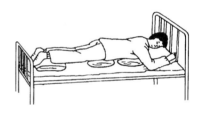

图 4-8　俯卧位

【适用范围】

1. 腰背部检查或配合胰、胆管造影检查者。
2. 脊椎手术后或腰、背、臀部有伤口,不能平卧或侧卧的病人。
3. 缓解胃肠胀气所致腹痛,俯卧时,腹腔容积增大,可缓解胃肠胀气所致的腹痛。

（六）头高足低位

【操作方法】

病人仰卧,床头脚用支托物垫高 15～30cm 或根据病情而定,枕头横立于床尾,以防止足部触及床尾栏杆。或使用电动床直接调节,使整个床面向床尾倾斜即可(见图4-9)。

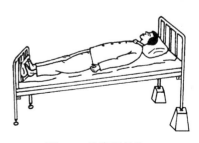

图 4-9　头高足低位

【适用范围】

1. 颈椎骨折的病人作颅骨牵引时,利用人体重力作为反牵引力。

2.减轻颅内压,预防脑水肿。
3.颅脑手术后的病人。

(七)头低足高位

【操作方法】

病人仰卧,枕头横立于床头,以防碰伤头部。床尾脚用支托物垫高15～30cm。这种体位使病人感到不适,不宜长时间使用。颅内压增高病人禁用(见图4-10)。

【适用范围】

1.肺部分泌物引流,使痰易于咳出。
2.十二指肠引流术,有利于胆汁引流。
3.妊娠时胎膜早破,防止脐带脱垂。
4.跟骨或胫骨结节牵引时,利用人体重力作为反牵引力。

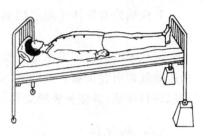

图4-10 头低足高位

(八)膝胸位

【操作方法】

病人跪卧,两小腿平放于床上,稍分开,大腿和床面垂直,胸部贴于床面,腹部悬空,臀部抬起,头转向一侧,两臂屈肘,放于头的两侧(见图4-11)。

【适用范围】

1.肛门、直肠、乙状结肠镜检查及治疗。
2.矫正胎位不正或子宫后倾,如臀先露。
3.促进产后子宫复原。

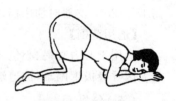

图4-11 膝胸位

(九)截石位

【操作方法】

病人仰卧于检查台上,两腿分开,放于或踩于支腿架上,臀部齐台边,两手放在身体两侧或胸前。注意遮挡病人及保暖(见图4-12)。

【适用范围】

1.会阴、肛门部位的检查、治疗或手术,如膀胱镜检查、妇产科检查、阴道灌洗等。
2.产妇分娩。

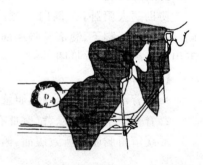

图4-12 截石位

三、变换卧位法

(一)协助病人翻身侧卧

【目的】

1.变换卧姿,增进舒适。

2.预防因长期卧床所致的并发症。
3.满足诊疗、护理的需要。

【评估】

1.病人的年龄、病情、体重、自理能力、变换卧位的原因。

2.病人的生命体征、意识状况、身体活动能力。局部皮肤受压情况、各种导管及伤口引流情况,有无骨折固定、牵引等情况存在。

3.病人及家属对变换卧位的作用和操作方法的了解程度、配合能力等。

【计划】

1.护士准备　衣帽整洁、洗手、戴口罩。

2.用物准备　备好软枕、翻身记录本等物品。

3.病人准备　病人了解翻身的目的和方法,愿意配合翻身。

4.环境准备　病室整洁,温湿度适宜,酌情关闭门窗,屏风遮挡。

【实施】

1.操作步骤

操作步骤	要点说明
1.**核对解释**　核对病人并解释	• 确认病人,建立安全感,取得配合
2.**安置导管**　妥当安置各种导管及输液装置,必要时将盖被折叠至床尾或一侧	• 保持导管通畅,翻身时需检查导管是否脱落、扭曲移位,防止受压折叠
3.**安置病人**　病人仰卧,两手放于腹部,两腿屈膝	
4.**协助翻身**　根据病人病情、体重选择翻身方法	• 翻身间隔时间视病情及局部受压情况而定
◆一人协助侧卧翻身法(见图4-13)	• 适用于体重较轻的病人
(1)枕移近侧　将枕头移向近侧	
(2)移近床缘　将病人肩部、腰部及臀部移向床缘,再将下肢移近并屈膝	• 使病人尽量靠近护士,缩短重力臂,可省力 • 不可拖拉,以免擦伤皮肤
(3)协助翻身　一手托肩,一手托膝,轻轻将病人转向对侧,背对护士,用枕头将病人背部、胸前和膝部垫好,使其舒适安全	• 扩大支撑面,确保卧位稳定、安全,增进舒适 • 必要时使用护栏
◆二人协助侧卧翻身法(见图4-14)	• 适用于体重较重或病情较重的病人
(1)枕移近侧　将枕头移向近侧	
(2)移近床缘　护士两人站在病人的同一侧,一人托住病人颈肩部和腰部,另一人托住病人臀部和腘窝,两人同时将病人移向近侧	• 两人注意动作协调、轻稳
(3)协助翻身　分别托扶病人的肩、腰、臀和膝等部位,轻轻将病人转向对侧,用软枕将病人背部、胸前和膝部垫好	
5.**整理记录**　整理床单位,洗手,记录	• 记录翻身时间及皮肤情况　并做好交接班

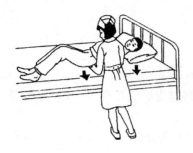

图 4-13　一人协助病人翻身侧卧(A)

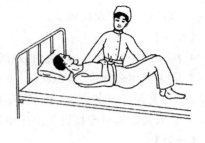

图 4-13　一人协助病人翻身侧卧法(B)

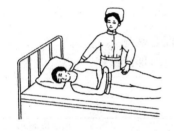

图 4-13　一人协助病人翻身侧卧法(C)

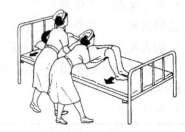

图 4-14　二人协助病人翻身侧卧法

2．注意事项

(1)动作协调、轻稳,不可拖、拉,以防擦伤皮肤。翻身后,调整好卧位,保证舒适。

(2)根据病情及皮肤受压状况,调整翻身时间。一般每 2～3h 翻身一次,如发现皮肤红肿、破损等情况,应及时处理,同时做好记录,做好交接班。

(3)若有导管装置,应妥善安置,翻身后检查导管有无脱落、挤压等,保持导管通畅。

(4)若为术后病人翻身时,先检查伤口状况,必要时先换药后翻身;骨牵引病人,翻身时不可放松牵引;石膏固定、伤口较大的病人,翻身后应将病人放置于舒适卧位,防止受压;颅脑术后病人,一般取健侧卧位或平卧位,以防头部翻转剧烈,引起脑疝导致死亡。

(5)注意节力原则。两脚分开,扩大支撑面;让病人尽量靠近操作者,以减少阻力臂,做到平稳、省力。

【评价】

1．病人能配合操作。

2．病人安全舒适、皮肤受压状况得到改善。

3．动作轻稳、无并发症发生。

(二)协助病人移向床头

【目的】

1．协助滑向床尾而不能自行移动的病人移向床头,使病人卧位舒适。

2．满足病人身心需要。

【评估】

1．病人意识状态、体重、身体下移的情况、距离床头的距离。

2．病人身体活动的情况,心理状态,配合翻身的程度。

3.病人病情及治疗的需求:有无输液、引流装置、骨折固定、牵引等。

【计划】

1.护士准备　着装整齐、洗手、戴口罩。

2.病人准备　病人了解移向床头的目的和方法,愿意配合移动。

3.环境准备　病室整洁,温湿度适宜,酌情关闭门窗,屏风遮挡。

【实施】

1.操作步骤

操作步骤	要点说明
1.**核对解释**　核对病人床号、姓名,向病人及家属解释操作的目的、过程及注意事项	• 确认病人,建立安全感,病人及其家属了解方法和目的,取得合作
2.**安置准备**　视病情摇平床头或放平床头支架,枕头横立于床头;将各种导管及输液装置安放妥当,必要时将盖被折叠至床尾或床的另一侧	• 避免撞伤病人 • 保持引流管通畅
3.**移动病人**	• 根据病情、合作程度选择移动方法
◆一人协助移向床头法(见图4-15)	• 用于部分自理、体重较轻的病人
(1)病人仰卧屈膝,双手上举握床头栏杆或用手肘与前臂于身体两侧支撑床面,双脚平放于床面	
(2)护士一手托病人肩部,一手托臀部,抬起病人的同时,嘱病人用脚蹬床面,挺身上移	• 尽量减少病人与床之间的摩擦力,避免组织受损
◆二人协助移向床头法	• 用于不能自理、病情较重或体重较重的病人
(1)病人仰卧屈膝	
(2)将病人移向床头	
1)两侧法:两名护士分别站于床两侧,交叉托住患者颈肩部和臀部,同时抬起病人移向床头	• 不可在床上拖拉病人,以免擦伤皮肤
2)同侧法:两人站同侧,一人托住颈、肩及腰部,另一人托住臀部及双下肢,同时移向床头	
4.**整理归位**　放回枕头,整理床单位,洗手,记录	

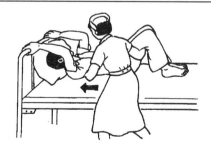

图4-15　一人协助病人移向床头法

2.注意事项

(1)协助病人移向床头时,注意保护病人头部,防止头部碰撞。

(2)若有导管装置,应先妥善安置,移动后检查导管有无脱落、挤压等,保持导管通畅。

(3)两人协助移动病人时,注意动作的协调、平稳。

【评价】
1. 护患沟通有效,病人配合操作。
2. 移动病人时动作轻稳,病人的病情及治疗未受到影响,病人安全。
3. 变换卧位后病人的身体各部位处于功能位置,病人感觉舒适。
4. 在变换卧位过程中,护士运用人体力学原理,做到节时、省力。

(三)人体力学在卧位中的应用

人体力学指运用力学原理研究维持和掌握身体的平衡,以及人体从一种姿势变成另一种姿势时身体如何有效协调的一门科学。正确的姿势有助于维持人体正常的生理功能,且会起到事半功倍的效果;而不正确的姿势易使肌肉产生疲劳,甚至损伤。护理人员在工作中,恰当地运用人体力学原理一方面可使病人保持正确的姿势,满足其对于舒适的要求;另一方面也可减轻自身肌肉紧张疲劳,提高工作效率。

1. 利用杠杆作用　护士协助病人变换卧位时,应先将病人移近自己,使两肘紧靠身体两侧,上臂下垂,因阻力臂缩短,故能省力。

2. 扩大支撑面　护士在操作中,应根据实际需要两脚前后或左右分开,以扩大支撑面,增加稳定性。协助或为病人摆放体位时,应尽量扩大支撑面,如病人侧卧位时,应两臂屈肘,一手放于枕旁,一手放于胸前,两腿前后分开,上腿弯曲在前,下腿稍伸直,以扩大支撑面,稳定病人的卧位,使病人舒适。

3. 降低重心　如果病人所卧床面较低时,护士在协助或为病人摆放体位时,双下肢应随身体动作的方向前后或左右分开,以增加支撑面,同时屈膝屈髋,由于身体取下蹲姿势,降低了重心,重力线在支撑面内,保持了身体的稳定性,利于省力。

4. 减少身体重力线的偏移程度　护士在抱起或抬起病人时,应将病人靠近自己,以使重力线落在支撑面内。

5. 用最小的肌力作功　移动病人前计划好所要移动的位置和方向,以直线方向移动,尽可能减少无效动作。

将人体力学的原理正确地运用到护理操作中,可有效地减轻护士工作中力的付出,起到省时省力的作用,提高工作效率;同时,运用力学原理保持病人良好的姿势和体位,增进病人的舒适,促进其康复。

第三节　疼　痛

疼痛是临床常见的症状之一,同时也是不舒适中最为常见、最为严重的表现形式。对于疼痛,每个人都有自身的切身感受,疼痛的发生提示个体身体健康受到威胁,为疾病诊断、治疗、护理提供重要的指征和评价标准。作为护理人员,应掌握疼痛的相关知识及缓解疼痛的措施,做好疼痛病人的护理,提高其生活质量。

一、概　　述

(一)疼痛的概念

1986年国际疼痛研究学会对疼痛所下的定义是：疼痛(Pain)是组织损伤或与潜在的组织损伤相关的一种不愉快的躯体感觉和情感经历。

疼痛包含两重含义：痛觉和痛反应。痛觉是个体的主观反应，是一种意识现象，属于个人的主观知觉体验，很难确切形容。痛反应是指机体对疼痛刺激产生的一系列生理病理变化，即由伤害性刺激导致的具有保护性的反射活动。如血压升高、呼吸急促、瞳孔扩大、出汗、肌肉收缩及血液中某些化学成分的变化。总之，疼痛具有以下三种共同特征：

1. 疼痛提示个体的防御功能或人的整体性受到侵害。
2. 疼痛是一种身心不舒适的感觉。
3. 疼痛常伴有生理、行为和情绪反应。

(二)疼痛的发生机制

迄今为止，尚无某一学说能够全面合理地解释疼痛发生的机制，随着科技的发展，人们已从神经生理学、神经病理学、神经内分泌学、受体分子生物学、精神心理行为学等诸多方面对疼痛进行深入研究，以下为几种具有代表性的疼痛学说。

1. 特异学说　该学说认为，对于疼痛而言，特异的感受器是游离的神经末梢，触觉和冷热觉有各自的感受器，各有生理特征，对某种特定的刺激最为敏感。痛觉的产生是由于机体组织的特意感受器，经痛纤维和痛通路投射到脑的痛中枢。该学说尽管较为清楚地阐明了疼痛的生理特点，但缺乏痛觉信息传递神经元的解剖生理特性证据，同时也难以圆满解释外周或中枢病变所致的躯体深部痛和内脏等慢性疼痛。

2. 刺激增强学说　此学说认为感觉器官受到过度刺激即可导致疼痛，即当刺激逐渐增加或积聚到一定水平方可诱发疼痛。同时还有试验证实当感觉刺激达到足够的强度也可导致痛觉。如眼、耳是视觉和听觉的器官，当受到过强刺激时(强光、噪音)也可诱发疼痛。

3. 型式学说　该学说认为，疼痛的关键性决定因素是刺激强度与中枢总和，在正常情况下受非伤害性温度或触摸刺激所激活的感受器，当受到过度刺激时，或者发生了可引起冲动总和的病理情况时，中枢细胞的发放便会超过一定的临界水平从而产生疼痛。其核心是把刺激的强度与中枢对痛觉信息的调整作用看做是疼痛产生与否的决定性因素。

4. 疼痛第四学说　此学说的核心是将特异学说与精神因素相融合。学说认为机体存在对于疼痛的感知与反应两大系统，疼痛的感知具有特殊结构功能和识别特性，借助于较简单、原始的神经感受和传导机制即可完成；而疼痛的反应涉及个体认知功能的复杂的心理活动过程，受既往的体验、文化和各种心理状态的影响，并可使个体间反应性痛阈产生差异。

5. 闸门控制学说　闸门控制学说认为脊髓背角内存在一种类似闸门的神经机制，能减弱和增强从外周向中枢神经的冲动，减弱或增强的程度由粗纤维和细纤维的相对活动以及脑的下行性影响所决定。认为疼痛的产生决定于刺激所兴奋的传入纤维种类和中枢的功能结构特征。此学说尽管仍有缺陷，但在一定程度上推动了疼痛机制、生理、药理、心理学的研究和发展,也是近年来人们广为引用的理论。

(三)疼痛的原因

1. 温度刺激　过高或过低的温度作用于组织,会引起组织损伤,如烧伤或冻伤。受伤的组织会释放组胺等化学物质,刺激神经末梢,引起疼痛。

2. 化学刺激　化学物质如强酸、强碱等一方面直接刺激神经末梢,导致疼痛;另一方面受到化学刺激的组织细胞释放化学物质,作用于痛觉感受器,加剧疼痛。

3. 物理损伤　如针刺、刀割伤、碰撞、身体组织受到牵拉、肌肉受压、挛缩等,均可使局部组织受损,刺激神经末梢引起疼痛。而大部分物理损伤所致的组织缺血、淤血、炎症等均可使组织释放化学物质,加剧疼痛、延长疼痛时间。

4. 病理改变　病变可能引起体内某些管腔堵塞、组织缺血缺氧、空腔脏器过度扩张、平滑肌痉挛、局部炎症侵润等,均可引起疼痛。

5. 心理因素　目前认为疼痛可能的心理机制有:其一,纯心理机制,心理压力与矛盾在无意识状态下转换成躯体疼痛,以试图减轻心理压力,而本身未发现器质性损害病因,往往也被称作为心因性疼痛。其二,心理躯体机制,潜在的局部躯体不适和异常在某些负性心理因素作用下成为疼痛,如病人有明确的躯体病变为基础,但其疼痛的程度难以用单纯的躯体病变所解释,病人多伴有焦虑、紧张、恐惧等不良情绪。也被称作为躯体疾病的增敏性疼痛。其三,精神疾病类疼痛,如疑病性疼痛、抑郁症性疼痛、焦虑症性疼痛、癔症性疼痛等。

(四)疼痛对机体的影响

疼痛是一种刺激,因此会导致机体各系统产生应激反应,主要表现在以下几方面:

1. 精神情绪　急性疼痛可引起病人紧张、焦虑、烦躁,甚至哭闹不安。长期慢性疼痛可使人精神抑郁、表情淡漠。

2. 内分泌系统　疼痛可促使体内释放多种激素,如儿茶酚胺、皮质激素、血管紧张素、抗利尿激素、促肾上腺皮质激素、醛固酮、生长激素和甲状腺激素等,从而导致相应的临床表现。

3. 循环系统　剧痛可兴奋交感神经,血中儿茶酚胺和血管紧张素水平升高可使病人血压升高、心动过速和心律失常,对伴有高血压、冠状动脉供血不足的病人极为不利。而醛固酮、皮质激素和抗利尿激素的增多,又可引起病人体内水钠潴留,进一步加重心脏负荷。剧烈的深部疼痛有时可引起副交感神经兴奋,使血压下降,脉率减慢,甚至发生虚脱、休克。

4. 呼吸系统　疼痛可以引起呼吸肌张力增加,使肺顺应性下降;病人呼吸浅快,肺活量、潮气量和功能残气量均降低,肺泡通气/血流比值下降,易产生低氧血症。同时病人可因疼痛而不敢深呼吸和用力咳嗽,不利于肺泡和支气管内分泌物排出,易并发肺炎或肺不张。

5. 消化系统　慢性疼痛常引起食欲不振,消化功能障碍。较强的深部疼痛可引起恶心、呕吐。

6. 凝血机制　急性疼痛产生的应激反应可改变血液黏稠度,使血小板黏附功能增强,纤溶功能降低,使机体处于一种高凝状态,促进血栓形成。

7. 其他　疼痛可引起免疫功能下降以及肾血管反射性收缩,垂体抗利尿激素分泌增加,尿量减少等。

二、疼痛的评估

(一)内容

1.病人的一般情况　姓名、性别、年龄、职业、民族、住址、婚姻、生活习惯、嗜好、文化程度、社会背景、性格等。

2.疼痛的部位　是否明确、部位是否固定？有无转移痛、放射痛？是否局限于某一部位？如有多处疼痛应评估疼痛是否同时发生，是否对称，它们之间有无因果联系？

3.疼痛的时间　疼痛开始发作时间、持续时间、疼痛变化的规律性、停止的时间。6个月以内可缓解的疼痛为急性疼痛；持续6个月以上的疼痛为慢性疼痛，慢性疼痛具有持续性、顽性和反复发作性特点。

4.疼痛的性质　是否为刺痛、灼痛、钝痛、锐痛、绞痛、麻痛、剧痛、牵涉痛、痉挛痛；疼痛是否为突发性、阵发性、持续性、周期性。

5.疼痛的程度　可用疼痛评估工具判定病人疼痛的程度，疼痛可分为无痛、轻度、中度、重度疼痛等。WHO将疼痛程度分为4级：

0级：无痛级。

1级(轻度疼痛)：有疼痛但不严重、可忍受、睡眠不受影响。

2级(中度疼痛)：疼痛明显、不能忍受、睡眠受干扰、要求用镇痛药。

3级(重度疼痛)：疼痛剧烈、不能忍受、睡眠严重受干扰，需要用镇痛药。

6.疼痛的表达方式　不同病人对疼痛的表达方式不一，可通过对病人的面部表情、身体动作的观察，了解病人对疼痛的感受、疼痛程度及疼痛的部位等。儿童常用哭泣、面部表情和身体动作表达疼痛，成人多用语言描述。疼痛病人常见的身体动作有：

(1)静止不动　病人维持在某一种最舒适的体位或姿势，四肢或外伤疼痛的病人一般不喜欢移动他们的身体。

(2)无目的乱动　有些病人在严重疼痛时常会无目的乱动，以分散对疼痛的注意力。

(3)保护动作　病人对疼痛的一种逃避性反射动作。

(4)规律性或按摩动作　病人使用这种动作常是为了减轻疼痛的程度和感受。如头痛时用手指按压头部，内科性腹痛按揉腹部。

7.影响疼痛的因素　了解可引起、加重、减轻或改变疼痛的因素，如温度、食物、紧张、运动、休息、姿势、月经、排尿、性生活等。

8.疼痛对病人的影响　疼痛是否伴随有呕吐、便秘、头晕、发热、虚脱等症状；是否影响睡眠、食欲、活动等；疼痛对病人的生活、工作、娱乐、运动、睡眠等是否有影响；疼痛是否引起病人的生活形态发生改变；疼痛是否影响与他人的沟通和交流，以及社交关系发生变化；是否出现愤怒、抑郁、退缩、自杀等情绪的改变等。

9.疼痛的处理方法　疼痛时曾使用过何种止痛药物、效果如何，是否有过药物依赖或成瘾性。

(二)方法

1. 询问病史　护士应认真听取病人的主诉,让病人用自己的语言来描述疼痛,切不可根据自己对疼痛的理解和体验来主观判断病人疼痛的程度。当护士所观察到的疼痛表现与病人自己的描述有差异时,护士应分析原因,并与病人讨论,达成共识。

2. 观察和体格检查　注意观察病人疼痛时的生理行为和情绪反应,检查疼痛的部位是否局限于某一特定区域,是否有牵涉痛。病人剧烈疼痛时,常有面色苍白、出汗、皱眉、咬唇等痛苦表情,有呻吟或哭闹,烦躁或在床上辗转不安、无法入睡等,这些都是评估疼痛的客观指标。

3. 阅读和回顾既往病史　了解病人以往疼痛的规律以及使用止痛药物的情况。

4. 使用疼痛评估工具　用评分法测量疼痛程度,比询问病人对疼痛的感受较为客观。根据病人的年龄和认知水平选择合适的评估工具。

(1) 数字评分法(numerical rating scale, NRS)　用数字代替文字表示疼痛的程度。即在一条直线上分10个线段,按0～10分次序评估疼痛的程度。0分表示无痛,10分表示极度疼痛,中间次序表示疼痛的不同程度(见图4-16)。数字评分较为直观,病人易于理解,临床上多用于疼痛治疗前后效果测定对比。

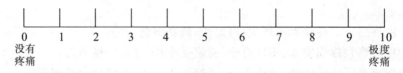

图4-16　数字评分法

(2) 文字描述评分法(verbal descriptor scale, VDS):即把一直线分成五等分,每个点均有相应描述疼痛的文字,其中一端表示"没有疼痛",另一端表示"无法忍受的疼痛",病人可选择其中之一表示自己疼痛程度(见图4-17)。

0级:无疼痛。
1级(轻度疼痛):可忍受,能正常生活、睡眠。
2级(中度疼痛):轻度干扰睡眠,需用止痛药。
3级(重度疼痛):干扰睡眠,需用麻醉止痛剂。
4级(剧烈疼痛):干扰睡眠较重,伴有其他症状。
5级(无法忍受疼痛):严重干扰睡眠,伴有其他症状或被动体位。

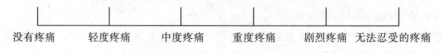

图4-17　文字描述疼痛量表

(3) 视觉模拟评分法(visual analogue scale, VAS):用一条直线,不作任何划分,仅在直线的两端分别注明"不痛"和"剧痛",病人根据自己对疼痛的实际感觉在直线上标记疼痛程度。此方法使用灵活方便,病人有很大的选择自由,不需要选择特定的数字或文字(见图4-18)。

不痛   剧痛

图 4-18　视觉模拟疼痛量表

(4) 面部表情疼痛测量图　适用于 3 岁以上的儿童。六个面部表情图示代表不同疼痛程度时的面孔,儿童可从中选择一个图示来代表自己疼痛时的感受(见图 4-19)。

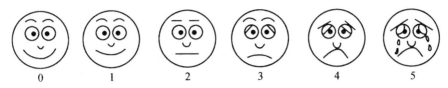

图 4-19　面部表情疼痛测定图

0 图:表示面带笑容全无疼痛;1 图:极轻微疼痛;2 图:疼痛稍明显;3 图:疼痛显著;4 图:重度疼痛;5 图:最剧烈疼痛。

三、疼痛的护理

(一)疼痛护理的基本原则

1. 鼓励病人表达自己的疼痛,护士应教会病人对疼痛的准确描述。
2. 医疗服务机构应该给予病人实施镇痛治疗,且配合其他止痛干预。
3. 护士应对病人的疼痛定期评估,及时监测止痛措施的有效性。
4. 鼓励病人及家属参与治疗护理的决策,协助家属对病人做出积极反应。
5. 按需要给予病人常规的及临床必要的镇痛药物,出院时制定护理指导计划。

(二)疼痛护理措施

1. **去除诱因**　减少或消除引起疼痛的原因。如外伤引起的疼痛,应酌情给予止血、包扎、固定、处理伤口等措施;胸腹部手术后,病人会因咳嗽或呼吸引起伤口疼痛,术前应对病人进行健康教育,指导病人有效咳嗽、深呼吸,协助病人按压伤口等来缓解病人的疼痛。

2. **缓解或解除疼痛**

(1) 药物止痛　药物止痛仍然是目前常用的解除疼痛重要措施之一。护理人员应掌握药理知识,了解病人身体状况和有关疼痛治疗的情况,正确使用镇痛药物。在疼痛原因未明确前不能随意使用镇痛药,以免掩盖症状,延误病情。

1) 预防性用药:对于疼痛性质明显、原因清楚的病人,如外伤性疼痛的病人,应采取预防用药、定时用药,控制疼痛。预防性用药投药量小,24h 用药量比疼痛发作时用药的剂量小。镇痛效果明显,起到事半功倍的效果。

2) 慢性疼痛用药:应掌握疼痛发作的规律,最好在疼痛发作前用药,给药 20~30min 后评估并记录镇痛药物的效果及不良反应,同时还应将护理活动安排在药物起效的时间内使病人容易接受。当疼痛缓解或停止时应立即停药,以减少和防止不良反应及耐药性的产生。对于长期应用可致成瘾性的药物,更要慎重使用。

3) 癌症疼痛的处理:目前临床普遍推行 WHO 所推荐的三阶梯止痛疗法。目的是根据

疼痛程度,合理使用不同级别的止痛药物,达到缓解疼痛和减少药物不良反应的目的。其方法是:

第一阶段:主要针对轻度疼痛的病人。选用非麻醉类(非阿片类)药物、解热镇痛药、抗炎类药,如阿司匹林、布洛芬、对乙酰氨基酚等。

第二阶段:主要针对中度疼痛的病人。当病人使用非麻醉类(非阿片类)药物止痛无效时,可选用弱麻醉类(弱阿片类)药物,如可待因、安芬待因和曲马朵等。

第三阶段:主要针对重度和剧烈性疼痛的病人。当病人使用弱麻醉类药物止痛无效时,选用强麻醉类(强阿片类)药物,如吗啡、哌替啶、二氢埃拖啡等。

在癌痛治疗中,常采取联合用药的方法,即加用一些辅助药以减少主药的用量和副作用。常用辅助药物有:非甾体抗炎药、抗焦虑药和抗抑郁药,如阿司匹林、地西泮、氯丙嗪和阿米替林等。

为了取得最佳镇痛效果,近年来出现了许多给药的新方法。例如,改变传统的按需要给药而根据药物的半衰期按时给药,使血药浓度维持在一定水平以持续镇痛;提倡口服给药;药物剂量个体化;应用 PCA 装置(病人自控镇痛法,Patient-Controlled Analgesia)给药,即采用数字电子技术,通过编制一定的程序和使用输液泵来控制止痛剂的单位时间用量。且可由病人控制,能通过缩短给药间隔和小剂量给药来减少药物的副作用。采用硬膜外注射法将吗啡或芬太尼等药物注入椎管内,提高脑脊液中止痛剂的浓度,以获得药物的持久作用。这种方法适用于剧烈疼痛。

(2)物理止痛 运用冷、热疗法,如冰袋、冷水浸泡、冷湿敷或热湿敷、热水袋、热水坐浴等物理方法,可有效减轻局部疼痛(详见第九章)。此外,推拿、按摩也是临床常用的物理止痛方法。

(3)针灸止痛 根据疼痛的部位,针刺不同的穴位达到止痛的目的。针灸对神经性疼痛的效果甚至优于药物治疗。

(4)其他止痛疗法 如经皮神经电刺激疗法、神经阻滞术、硬膜外与蛛网膜下腔给药止痛、神经外科手术止痛等。

3.促进舒适 通过护理活动促进舒适是减轻或解除疼痛的重要护理措施。帮助病人采取正确姿势、提供舒适整洁的病室环境是促进舒适的必要条件。此外,一些简单的技巧,如帮助病人适当活动、改变姿势、变换体位;确保病人所需的物品都伸手可及;在各项治疗前,给予清楚、准确的解释,都能减轻病人的焦虑,使其感到身心舒适,从而有利于减轻疼痛。

4.心理护理 疼痛作为一种主观感觉,受心理社会因素影响较大,很多研究证实,心理性成分对疼痛性质、程度和反应以及镇痛效果都会产生影响,因此疼痛的心理护理具有其特有的重要地位。

(1)减轻病人心理压力 紧张、焦虑、恐惧,或对康复失去信心等,均可加重疼痛的程度,疼痛的加剧又反过来影响病人的情绪,形成不良循环。护士应以同情、安慰和鼓励的态度支持病人,建立相互信赖的友好关系;鼓励病人表达其疼痛的感受及对适应疼痛所做出的努力;尊重病人在疼痛时的行为反应。病人情绪稳定、心境良好、精神放松,可以增强对疼痛的耐受力。

(2)介绍有关疼痛的知识 帮助病人学习有关疼痛的知识,有助于减轻病人对疼痛的焦虑和其他影响因素,增强病人的安全感。根据病人情况,选择教育内容。一般应包括:疼痛的机制、疼痛的原因、如何面对疼痛、减轻疼痛的各种措施等。

(3)分散注意力　网状激动系统在接受充足的或过度的感觉输入时可阻断疼痛刺激的传导。因此,通过向病人提供愉快的刺激,可以使病人的注意力转向其他事物,从而减轻对疼痛的意识,甚至增加对疼痛的耐受性。这种方法最适用于持续几分钟的短促剧烈的疼痛。组织集体活动、听音乐、愉快的交谈、下棋和做游戏等都是分散注意力的方法。

1)活动疗法:组织病人参加有兴趣的活动,能有效地转移其对疼痛的注意力。如唱歌、做游戏、看电视、阅读报纸杂志、下棋、画画等。护理患儿时,护士的爱抚、微笑、有趣的故事、玩具、糖果都能有效地转移其注意力。

2)音乐疗法:选听病人喜爱的音乐能有效地分散其注意力。如戏曲、古典音乐或流行音乐等。优美的旋律对减慢心率、减轻焦虑和抑郁、缓解压力和疼痛、降低血压都有很好的效果。一般需聆听15min以上才有治疗作用。

3)诱导想象疗法:指导想象是利用一个人对特定事物的想象而达到特定的正向效果,可引导松弛,减轻疼痛。如回忆某一次有趣的活动、一次难忘的聚会、一次愉快的旅行等。作指导性想象之前,可先作规律性的呼吸运动和渐进性松弛运动,使效果更好。

4)躯体放松疗法:中国的气功、印度的瑜伽功、自我催眠、自我暗示以及心理治疗中的催眠与暗示疗法等都有助于机体的放松,使肌肉张力减小,从而减轻疼痛。松弛术对于缓解慢性疼痛所引起的疲劳及肌肉紧张效果明显。具体方法是:首先使病人保持一种舒适自然的坐位或卧位;然后令其依照治疗者的指令从头到脚依次放松全身肌肉,或用录音带播放指导语指引病人;继之病人闭目凝神,驱除杂念,平静地呼吸。

5)节律性按摩疗法:嘱病人双眼凝视一个定点,引导病人想象物体的大小、形状、颜色等。同时在病人疼痛部位或身体某一部分皮肤上作环形按摩。

5.健康教育　根据病人的具体情况,选择教育内容。一般包括:疼痛的机制,疼痛的原因,指导病人面对疼痛时如何应用分散注意力、参加有益活动、音乐欣赏、放松疗法、有节律的按摩等各种技巧,减轻或解除疼痛。指导病人及家属合理选用止痛药,正确评估药物的疗效、副作用,出现不良情况的应急措施等。

第四节　病人安全护理

安全(safe)需要是人类生存的基本需要之一,无论健康人或是身心状态失衡者,安全都是不可或缺的。医院除应为病人提供舒适的环境外,更需提供保障病人安全的设施。护士应具有评估影响个体及环境安全的知识和能力,积极主动地为病人提供安全的护理措施。

一、影响病人安全的因素

(一)年龄因素

年龄可影响人们对周围环境的感知和理解,因而也影响个人所采取的自我保护行为。如新生儿、婴幼儿需依赖他人保护;儿童在成长期,由于好奇、喜欢探索新鲜事物,而发生意外伤害；老年人由于器官功能的逐渐老化及感觉功能的减退,也易发生意外。

(二)环境因素

陌生的环境易使人产生紧张、恐惧、焦虑等心理反应,因而缺乏安全感且难以获得应对措施和帮助。熟悉的环境使人能够较好地与他人进行沟通和交流,从中获得信息和帮助,同时,周围熟悉的事物也可增加其安全感。

(三)身心状态因素

良好的感觉功能可以帮助人们了解周围环境,识别和判断自身行为的安全性。任何一种感觉障碍,都会使人因无法辨清周围环境中存在或潜在的危险因素而受伤。如脑出血后所致的一侧肢体的感觉障碍,可使该侧肢体对过高的温度或长时间的压力等不敏感而致受伤；白内障的病人由于视物不清,可能发生撞伤、跌倒等意外伤害。患病致身体虚弱、行动不便,易发生跌伤；疾病使免疫功能下降,易遭受感染；同时,疾病严重时可影响人的意识程度,从而易致伤害,如昏迷病人不能进行自我保护,精神障碍病人容易发生自伤等。有焦虑或其他情绪障碍时,由于注意力分散而无法警觉到环境中的危机,也易受到伤害。

(四)医源性因素

在诊断与治疗疾病的过程中,常需要使用一些特殊的诊疗方法,这些方法在帮助诊断与治疗疾病、促进康复的同时也可能给病人带来伤害,如一些侵入性的诊断检查,外科手术治疗所造成的皮肤损伤及潜在的感染等。

二、医院常见不安全因素及防范

(一)物理性损伤及防范

物理性损伤包括机械性、温度性、压力性、放射性损伤等。其中病区常见的不安全因素多为机械性损伤和温度性损伤。

1. 机械性损伤　最常见的机械性损伤是跌倒、坠床。躁动、意识不清、谵妄、昏迷以及年老体弱者、婴幼儿等易出现坠床。护士首先应评估病人是否容易出现上述问题,以便及时采取有效防护措施,确保病人的安全以及护理工作的顺利完成。具体防范措施如下：

(1)对于视力或平衡感有缺陷、活动不便、年老虚弱、长期卧床的病人初次下床活动时可采用辅助器或扶助行走,以维持身体平衡避免病人跌倒。

(2)浴室和洗手间是病人较易发生跌倒的区域,应在坐便器、浴缸、淋浴附近安装扶手；走廊及浴室、厕所应设置呼叫系统；地面使用防滑砖或防滑垫。

(3)病室地板保持整洁、干燥,在进出的地方,如走廊、楼梯处应避免堆放杂物,保持通畅以及光线明亮。

(4)躁动不安的病人必要时使用床档。精神科护士要将锐利物品,如剪刀等收藏好,防止病人自伤或伤人。

2. 温度性损伤　常见的是使用易燃、易爆品、各种电器如烤灯、高频电刀或使用冷热疗

法不慎引起损伤。护理人员应熟悉各种设备,安全操作,密切注意病人主诉及皮肤变化。具体防范措施如下:

(1)对易燃易爆品,如病室内氧气、乙醇等要安全妥善保管,护士要严格按照操作规程进行操作。

(2)电路及电器应定期检查维修,加强烟火管理、禁止吸烟。

(3)正确使用冷热疗用具如烤灯、热水袋、冰袋,避免因操作不当引起的烫伤或冻伤。

(4)对于儿童或容易受伤的病人,应做到治疗期间专人陪护。

(二)化学性损伤及防范

通常因误食药物、油剂、清洁剂以及吸入有害气体所造成。化学性物质可能造成人体烧伤、中毒或出现刺激性反应。因此,护士应具备药物的基本知识,掌握药物的保管原则及药疗原则,严格执行"三查七对"制度,注意药物配伍禁忌,及时观察用药后的反应;对于有心理障碍的病人(有自杀倾向、意识模糊等)或滥用药物者,要加强防范意识。

(三)生物性损伤及防范

主要包括微生物及昆虫的伤害。病原微生物可传播疾病,致使病人与病人之间发生交叉感染;昆虫可携带病原微生物作为疾病传播的中间宿主传播疾病,因此,护士应加强消毒隔离管理,预防和控制医院感染的发生。

(四)心理性损伤及防范

病人对疾病的认识和态度及医护人员对病人的行为和态度等均可影响病人的心理,甚至导致病人心理性损伤的发生。护士应以良好的医德、精湛的技术取得病人的信任,与病人建立良好的关系,并帮助病人与他人建立和谐的人际关系;对病人进行有关疾病知识的健康教育,并引导病人采取积极乐观的态度对待疾病。

(五)医源性损伤及防范

医源性损伤是指由于医务人员言谈及行为上的不慎而造成病人心理或生理上的损害。如个别医务人员对病人不够尊重,在交谈时用语不礼貌而冒犯了病人,侵犯了病人的隐私权,或使用语言不够准确,造成病人对疾病、治疗等产生误解或情绪波动,加重病情;或工作不负责任,发生医疗差错事故而给病人心理及生理上造成痛苦,甚至危及生命;或违反操作常规,造成医院内的交叉感染,增加病人的痛苦与经济负担。因此,医院需重视医务人员的职业道德教育,加强素质培养,突出以病人为中心的服务理念,并制定相应的规章制度,杜绝医疗纠纷的发生。

三、保护病人安全的措施

(一)保护具的应用

保护具(protective device)是用来限制病人身体或机体某部的活动,以达到维护病人安全与治疗效果的各种器具。

【目的】

1. 防止小儿、高热、谵妄、昏迷、躁动及危重病人因虚弱、意识不清或其他原因而发生坠床、撞伤、抓伤等意外,确保病人安全。

2. 制约病人身体或肢体的活动,确保治疗、护理的顺利进行。

【评估】

1. 病人的病情、年龄、意识;生命体征、肢体活动度;约束部位皮肤色泽、温度和完整性。

2. 需要使用的保护具类型和时间。

3. 病人及家属对保护具使用目的及方法的了解与合作程度。

【准备】

1. 护士准备　着装整洁,修剪指甲、洗手、戴口罩。

2. 用物准备　按需要备床档、约束带、棉垫及支被架。

3. 病人准备　病人或家属了解使用保护具的重要性和方法,愿意配合使用。

4. 环境准备　环境宽敞,必要时移开床旁桌椅。

【实施】

1. 操作步骤

操作步骤	要点说明
1. 检查核对　携用物至床旁,核对病人并解释	• 确认病人,取得合作
2. 酌情选用保护用具	
◆床档的使用	• 预防病人坠床
(1) 木制床档　使用时将床档安放于床的两侧,固定(见图4-20)	• 操作时将中间的活动门打开,操作完成,将门关闭
(2) 半自动床档　按需要升降,不用时固定在床侧(见图4-21)	
(3) 多功能床档　使用时插入两侧床缘,不用时插于床尾(见图4-22)	• 抢救时取下垫于病人背部,可作胸外心脏按压垫板
◆约束带的使用	• 保护躁动病人,限制失控的肢体活动,防止病人坠床或伤害他人
(1) 平置衬垫　在需约束的部位放置衬垫	
(2) 妥善固定	
1) 宽绷带约束法:用宽绷带打成双套结,套在棉垫外稍拉紧,使肢体不脱出,松紧以不影响血液循环为宜,然后将绷带系于床缘上(见图4-23、4-24)	• 宽绷带常用于固定手腕及踝部 • 松紧要合适,以能容一指为宜,不宜过紧
2) 肩部约束法	
◆约束带约束法:病人腋窝衬棉垫。两袖筒上的细带在胸前打结固定,将两条宽长带系于床头(见图4-25、4-26)	
◆大单约束法:用大单斜折成长条,将斜折成的长条大单放在病人的肩背部,将带的两端由腋下经肩前绕至肩后再从横在肩下的带子上穿出,再将两端系于床头横栏上(见图4-27)	
3) 膝部约束法	• 用于固定膝部,限制病人下肢活动

续表

操作步骤	要点说明
◆约束带约束法:将约束带横放于两膝上,两头带各固定一侧膝关节,然后将宽带系于床缘(见图4-28、4-29)	• 膝部约束带用布制成,宽10cm,长250cm,宽带中相距15cm,分别钉两条两头带
◆大单约束法:将大单斜折成30cm宽的长条,横放在两膝下,从两膝间拉起横带,两侧大单从相反方向绕过横带,固定于床缘(见图4-30)	
4)尼龙搭扣约束带约束法:将约束带置于约束关节处,对合尼龙搭扣,松紧适宜,将系带系于床缘(见图4-31)	• 用于固定手腕、上臂、膝部、踝部
◆支被架的使用 将支被架罩于防受压部位,盖好盖被(见图4-32)	• 用于肢体瘫痪或极度衰弱者,防止足下垂、压疮,也用于烧伤者的暴露疗法需要保暖时
3.整理归位 整理用物,协助病人取适当卧位	• 向病人及家属交代注意事项
4.观察记录 观察约束部位皮肤有无损伤、皮肤颜色、温度、活动及约束肢体的末梢循环情况等,询问病人感受,记录相关内容	• 如发现肢体苍白、麻木、冰冷时,立即松开约束带,并及时报告医生

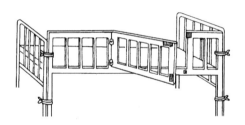

图 4-20 木制床档

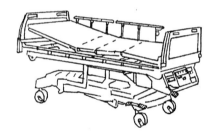

图 4-21 半自动床档

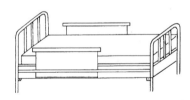

图 4-22 多功能床档

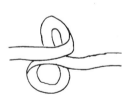

图 4-23 双套结

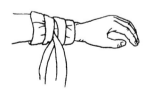

图 4-24 宽绷带约束法

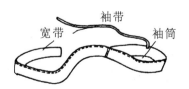

图 4-25 肩部约束带

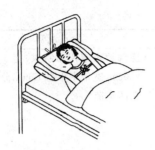

图4-26 肩部约束带固定法

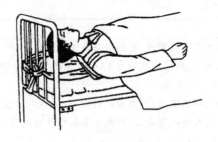

图4-27 肩部大单约束法

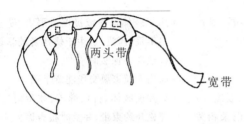

图4-28 膝部约束带

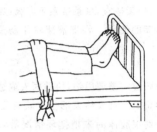

图4-29 膝部约束带固定法

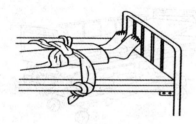

图4-30 膝部大单约束法

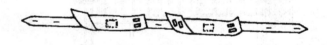

图4-31 尼龙搭扣约束带

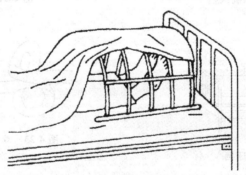

图4-32 支被架

2.注意事项

(1)严格掌握保护具应用的适应证,维护病人的自尊。使用前要取得病人及家属的理解,使用时做好心理护理。

(2)保护具只能短期使用,使用时应置病人肢体于功能位置,并经常协助病人翻身,加强生活护理,保证病人安全、舒适。

(3)使用约束带时,带下必须垫衬垫,固定时应松紧适宜。注意经常观察约束部位皮肤颜色、温度、活动及感觉,若发现肢体苍白、麻木、冰冷时,应立即放松约束带。约束带要每隔2h放松一次,同时进行局部按摩,促进血液循环。

(4)记录使用保护具的原因、时间、部位、每次观察结果、相应的护理措施、解除约束的时间等。

3.健康教育

(1)向病人及家属说明使用保护具的操作要领、注意事项及使用期间应密切观察的内容,防止并发症的发生。

(2)向病人及家属介绍保护具使用的必要性、使用时间,消除其心理障碍。

【评价】

1.病人及家属能理解并配合使用保护具。

2.保证了病人的各项检查、治疗和护理顺利进行。

3.满足使用保护具病人的基本需要,无血运不良、皮肤破损、功能障碍、骨折等并发症发生。

(二)辅助器的应用

是为病人提供保持身体平衡的身体支持物,是维护病人安全的护理措施之一。

【目的】 保障病人的安全,辅助身体有残障者、骨折病人或高龄老人行动。

【评估】

1.病人的病情、年龄、意识状态及肢体残障的程度。

2.病人及家属对辅助器材选用方法的了解程度。

【计划】

1.护士准备　着装整洁,修剪指甲、洗手、戴口罩。

2.用物准备　酌情备好拐杖或手杖。

3.病人准备　病人及家属了解辅助器材选用的方法,并能熟练、安全使用。

4.环境准备　周围环境宽阔,无障碍物。

【实施】

1.操作方法

(1)拐杖(见图4-33)　拐杖是提供给短期或长期残障者离床时使用的一种支持性辅助用具。使用拐杖最重要的是长度合适、安全稳妥。拐杖的长度(包括腋垫和杖底橡胶垫)以使用者身高减去 40cm 为宜。初次使用时护士指导使用者双肩放松身体挺直站立,腋窝与拐杖顶垫间距 2~3cm,双手握住拐杖手柄来支撑体重,避免腋窝顶在拐杖上。因腋窝有重要的血管神经丛通过,以免受压损伤。拐杖底端应该离足跟约 15cm。握紧把手时,手肘部可以弯曲。拐杖底面应较宽并有较深的凹槽,且具有弹性。协助病人使用拐杖走路的方法:①两点式:先迈出右拐和左脚,再迈出左拐和右脚。②三点式:两拐杖和患肢同时迈出,再迈出健肢。③四点式:右拐－>左脚－>左拐－>右脚,始终为三点着地,此为最安全的步法。④跳跃法:双拐－>双脚。这种步法行进较快,常见于永久性残疾人使用。

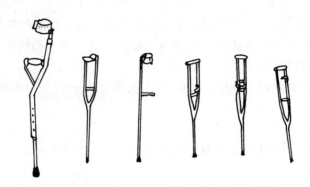

图 4-33 拐杖

(2)手杖(见图 4-34) 一种手握式的助步用具,常用于不能完全负重的残障者或老年人。手杖的长度要求肘部在负重时能稍微弯曲,弯曲部与髋部同高,握手柄时感觉舒适,易于抓握,高度可随意调整。协助病人使用手杖走路的方法:一般病人把手杖拿在健侧,如平常走路般,手杖与患肢一起向前迈步。而在上楼梯时,健侧先上,下楼梯时,患侧先下,即所谓的好上坏下。对于步伐慢及稳定度差的脑卒中病人可以选用下面的三种走法:

第一种步态:健侧—>患侧—>手杖。

第二种步态:手杖—>健侧—>患侧。

第三种步态:手杖—>患侧—>健侧,病人比较容易适应这种步态。

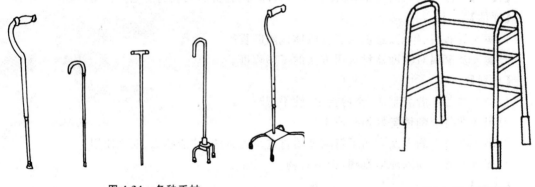

图 4-34 各种手杖　　　　　　　　图 4-35 助行架

(3)助行架(见图 4-35) 助行架分为步行式和轮式两类。

1)步行式助行架:用铝合金管制造,高度可调。适用于下肢功能有轻度损害的病人。其四条腿的长度应能根据病人的身高随意调节。

2)轮式助行架:适用于上下肢功能均较差的病人,行走时助行架始终不离开地面,靠架腿的轮子向前推移动,不够稳定。选用时病人应先进行检查,以确定选择助行架的种类。

2. 注意事项

(1)使用辅助器的病人应意识清楚,身体状态良好、稳定,并在护士的指导下熟悉辅助器的使用。

(2)使用前调整拐杖和手杖高度,全面检查辅助器,消除安全隐患。

(3)使用者的手臂、肩部或背部无伤痛,活动不受限制,以免影响手臂的支撑力。

(4)使用辅助器时,病人应穿有适度阻力的平底鞋,鞋子要合脚;衣服要宽松合身。

3. 健康教育　向病人及家属介绍拐杖或手杖的选用原则、使用方法、注意事项及相关知识,防止意外或不良反应的发生。

本章小结

舒适与安全是人类最基本的需要之一。导致病人不舒适的原因包括生理、心理社会及环境因素。满足病人舒适需求的主要措施:促进病人身体舒适(皮肤清洁、卧位适宜、适当活动)、心理社会舒适(积极心理疏导、良好的人际关系)及环境舒适(适宜的温湿度、安静整洁的病室、光线符合病人要求、空气清新)。影响病人的安全因素包括:物理性损伤、化学性损伤、生物性损伤及医源性损伤,护士应对各种可能影响病人安全的因素加以分析,采取有效的防范措施,保证病人的安全。

安置正确的卧位与恰当的使用保护具是满足病人舒适与安全的需要,护士应掌握各种卧位的适用范围、安置方法及临床意义,熟知保护具的使用指征及注意事项,在为病人安置卧位及变换卧位中要运用人体力学的原理,做到省时、节力、轻稳,保证病人安全与舒适,同时在操作中注意人文关怀精神的体现。

本章关键词:舒适;安全;卧位;疼痛;保护具。

课后思考

1. 以下各种病情应安置何种卧位?

胆囊摘除术后;急性左心衰竭;支气管哮喘;休克;右侧气胸;骶尾部压疮;产妇胎膜早破;颈椎骨折;胎儿臀位;产妇分娩

2. 李某,女,72岁,脐周部深Ⅱ°烧伤,为防止其翻身成俯卧位及搔抓伤口,应采取哪些护理措施?

3. 林某,男,77岁,因肺原性心脏病收住入院,现出现肺性脑病症状,为确保病人安全,应采取哪些措施?

4. 殷某,女,55岁,患子宫颈癌晚期,频繁主诉疼痛难忍。

问题:(1)如何评价其疼痛程度?

(2)采取哪些护理措施可缓解病人的疼痛?

(3)需要向病人和家属进行健康教育的内容有哪些?

(4)如果病人需要手术,在术前是否可以使用止痛药?为什么?

(陈素琴、张凤凤)

第五章 医院感染的预防与控制

案例

程某,男,47岁,因高热、咳嗽3天,来院急诊,以"发热待查"收住留观室。次日,该病人被确诊为"非典型肺炎"转入隔离病室。几日后,与程某同住观察室的3名病人和1名接诊护士出现了与程某相同的疾病症状,并被确诊为"非典型肺炎"。

问题:
1. 观察室的其他3名病人和接诊护士所患的疾病是否属于医院感染?
2. 对"非典型肺炎"病人应予以何种隔离预防措施?

本章学习目标

1. 掌握下列概念:医院感染、内源性感染、外源性感染、清洁、消毒、灭菌、无菌技术、无菌区、无菌物品、隔离、清洁区、半污染区、污染区、手卫生、标准预防。
2. 掌握预防与控制医院感染的措施。
3. 掌握洗手和卫生手消毒技术。
4. 掌握无菌技术的原则及其基本操作方法。
5. 掌握隔离的原则及其基本操作方法。
6. 熟悉医院感染形成的基本条件。
7. 熟悉常用的消毒、灭菌方法,医院常见的清洁、消毒、灭菌工作。
8. 熟悉隔离预防系统。
9. 了解隔离区域的划分及隔离要求。
10. 了解消毒供应中心在预防和控制医院感染中的作用、布局及工作内容。
11. 学习医院感染的基本知识及预防、控制医院感染的基本技术,明确护士在医院感染中的作用与职责,增强预防与控制医院感染的自觉意识。

医院感染是现代医学领域中的一门新兴学科。随着现代医学科学技术的迅猛发展,各种新的诊疗仪器和抗菌药物的使用以及病原微生物类型的不断变更,医院感染已成为世界各国所面临的重大的公共卫生问题,也是当前临床医学和预防医学研究领域中的重要课题。

第五章 医院感染的预防与控制

第一节 医院感染

一、医院感染的概念、诊断与分类

(一)医院感染(nosocomial infections)的概念

广义的概念是指任何人员(住院、门诊病人,医院工作人员,陪护和探视者等)在医院内遭受病原体侵袭,而引起的诊断明确的感染或疾病。狭义上是特指住院病人在医院内获得的感染,包括在住院期间发生的感染和在医院内获得出院后发生的感染,但排除病人入院前已开始或者入院时正处于潜伏期的感染。

(二)医院感染的诊断标准

医院感染的诊断主要依据病人的临床表现、实验室检查结果,结合医院感染的流行病学特征而确定。我国卫生部2001年印发的《医院感染诊断标准(试行)》对医院感染的诊断标准进行了明确界定。

1. 下列情况属于医院感染
(1)无明确潜伏期的感染,规定入院48h后发生的感染为医院感染;有明确潜伏期的感染,自入院时起超过平均潜伏期后发生的感染为医院感染。
(2)本次感染直接与上次住院有关。
(3)在原有感染基础上出现其他部位新的感染(除外脓毒血症迁徙灶),或在原感染已知病原体基础上又分离出新的病原体(排除污染和原来的混合感染)的感染。
(4)新生儿在分娩过程中和产后获得的感染。
(5)由于诊疗措施激活的潜在性感染,如疱疹病毒、结核杆菌等的感染。
(6)医务人员在医院工作期间获得的感染。

2. 下列情况不属于医院感染
(1)皮肤黏膜开放性伤口只有细菌定植而无炎症表现。
(2)由于创伤或非生物性因子刺激而产生的炎症表现。
(3)新生儿经胎盘获得(出生后48h内发病)的感染,如单纯疱疹、弓形体病、水痘等。
(4)病人原有的慢性感染在医院内急性发作。

本案例中,医院观察室的3名病人在住院期间与"非典型肺炎"病人程某同居一室,因此而感染上由冠状病毒引起的传染性非典型肺炎,此类情况属于医院感染。张护士的"非典型肺炎"是否属于医院感染,则要看感染是否是在医院工作期间获得的。如果,在张护士患病前所接触的家人及周围人群未发现"非典型肺炎"病人,程某是其唯一接触过的"非典型肺炎"病人,那么,这种情况也属于医院感染。

(三)医院感染的分类

根据病人在医院中获得病原体的来源不同,分为外源性和内源性感染两大类。

1. **外源性感染(exogenous infections),亦称交叉感染(cross infections)** 指病原体来自于病人以外的个体、环境等,通过直接或间接的传播途径使病人遭受感染。感染源是其他住院病人、医院环境、医务人员、探视者、陪护者等。

2. **内源性感染(endogenous infections),亦称自身感染(autogenous infections)** 指病原体来自于病人自身,感染源是病人。定植于人的口腔、肠道、呼吸道、泌尿生殖道及皮肤等部位的正常菌群通常是不致病的,只有当人体的免疫功能受损、抵抗力下降或细菌发生易位时,原有的生态平衡失调,即可发生感染。如气管插管时可将上呼吸道细菌带至下呼吸道引起肺部感染;定植于皮肤上的葡萄球菌,因动、静脉插管而被带入血液,引起严重菌血症。

二、医院感染形成的基本条件

医院感染的发生与流行必须具备三个基本条件:感染源、传播途径和易感宿主。当这三者同时存在并相互联系,就构成了感染链(infection chain),发生感染。

(一)感染源(source of infection)

指病原微生物自然生存、繁殖并排出的宿主(人或动物)或场所。

1. **病人及病原携带者** 处于临床症状期的病人和病原携带者是外源性感染中的主要感染源。病人及病原携带者不断从体内排出大量病原微生物,尤其是从病人的感染部位排出的病原微生物具有较强的毒力和耐药性,且容易在其他病人体内定植。

2. **病人自身正常菌群** 人体的皮肤、口咽、肠道、呼吸道、泌尿生殖道等均可成为"贮菌库",只要有适当机遇或途径,就可能转移到易感部位,而引发内源性感染。

3. **医院环境** 医院是病原微生物聚集的场所,医院的医疗设备、物体表面、空气、水源等都可以成为感染源传播疾病。

4. **动物** 受感染的动物也可成为感染源。如流行性出血热可通过鼠类传播,疟疾可通过携带疟原虫的蚊子传播。

(二)传播途径(mode of transmission)

指病原微生物从感染源传播到易感者的途径。感染性疾病可通过一种或几种途径传播,如案例中的非典型肺炎,其传播途径有飞沫传播、空气或接触传播。

1. **接触传播** 指病原体通过手、媒介物直接或间接接触导致的传播,是医院感染主要而常见的传播途径,一般有下列三种形式。

(1)直接传播 已遭受感染的病人不通过媒介直接将病原体传递给易感者。如母婴之间的疱疹病毒感染。

(2)间接传播 病原体须经过一定的媒介物传递给易感者。医务人员的手、医疗器具常作为病原体的传播媒介,造成交叉感染。

(3)飞沫传播 带有病原微生物的飞沫核(>5μm),在空气中短距离(1m内)移动到易感者的口、鼻黏膜或眼结膜等导致的传播。如患有上呼吸道病毒感染的病人在咳嗽、打喷嚏或谈笑时,携带病毒的飞沫从其口、鼻喷出,当易感者距离较近时,会直接由黏膜(鼻黏膜或眼结合膜)"吸入"而感染。

2.空气传播 带有病原微生物的微粒子(≤5μm)通过空气流动导致的疾病传播。

(1)飞沫核传播 从感染源排出的带菌飞沫,粒径较大(>100μm)的随即降落,粒径小的(<5μm)在降落前表层水分蒸发,形成含有病原体的飞沫核,其在空气中能长时间浮游,远距离传播。

(2)菌尘传播 病原菌附着于细小的尘粒上,随气流飘动。如开放性结核病人的痰液干燥后形成带菌尘埃,可通过吸入而引起直接感染或降落于物体表面,后经易感者接触而导致间接感染。

(3)医源性气溶胶感染 医院中常见的医源性呼吸道感染的传播因素,如吸入治疗装置中的雾化液、氧气湿化液、空调系统的冷凝水受到微生物污染,带菌的气溶胶被病人吸入可引起呼吸道感染或细菌定植。此外,微生物实验可产生微生物气溶胶,导致实验人员受染。

3.共同媒介传播 又称共同途径传播,常可导致医院感染暴发流行。

(1)饮水和食物传播 是造成肠道传染病的主要传播途径。如污染的水源和食物可传播细菌性痢疾、伤寒、甲型肝炎和戊型肝炎等疾病。

(2)血液及血液制品传播 输注含有病原体(HBV、HCV、HIV、疟原虫等)的血液或血液制品,可感染乙型肝炎、丙型肝炎、艾滋病、疟疾等传染性疾病。

(3)注射、输液制品的传播 注射、输液用具及药品在生产、运输、贮存以及使用过程中若受到病原微生物的污染,可导致医院感染的流行或散发。

(4)医疗设备和器具 医院的侵入性诊疗设备和器具,如各种内镜、植入物、血液透析装置以及各种管路等,如果消毒不严可致外源性感染,而侵入性操作又可使病人自身的细菌易位引发内源性感染。

4.生物媒介传播 指携带病原微生物的某些动物作为传播疾病的中间宿主,如蚊子叮咬疟疾病人,再叮咬健康人,则易传播疟疾。

(三)易感宿主(susceptible host)

易感宿主指对病原体缺乏免疫力或免疫力低下而易感染的人。常见的易感人群包括:

1.患有严重影响或损伤机体免疫机能疾病的病人。如淋巴细胞白血病病人、恶性肿瘤病人、获得性免疫缺陷综合征病人等。

2.接受侵入性诊疗或损伤皮肤黏膜屏障的病人。如气管切开及机械通气病人、大面积烧伤病人等。

3.接受免疫抑制治疗者。如行放射治疗、化学治疗、糖皮质激素类治疗的肿瘤病人等。

4.长期大量使用抗生素者。大量而长期使用抗生素,易造成体内微生态失衡,且会促进耐药菌株的产生、繁殖。

5.老年、婴幼儿及营养低下者。

三、医院感染的预防与控制

为提高医疗质量,保障医疗安全,避免不必要的经济损失和医疗资源浪费,必须有效地预防与控制医院感染。

(一)建立医院感染管理体系

健全的管理组织是开展医院感染管理工作的首要前提。卫生部2006年颁布的《医院感染管理办法》中规定,100张床位以上的医院应当成立医院感染管理委员会和独立的医院感染管理部门;100张床位以下的医院应当指定分管医院感染管理工作的部门;其他医疗机构应当有医院感染管理专(兼)职人员。各级各类医院应根据本院的规模、性质设置医院感染管理机构或专职人员,由兼任医院感染管理委员会主任的院长或副院长直接领导。

医院感染管理有独立完整的管理体系,实行分级管理。一级管理:临床科室感染管理小组。实行科室主任、护士长负责制,科室监控医生、护士开展医院感染控制的具体工作。二级管理:医院感染管理科。医院感染管理专职人员负责全院医院感染预防与控制方面的管理和业务工作的开展。三级管理:医院感染管理委员会。其职责是依据有关政策法规,制定全院控制医院感染规划、管理制度,并组织实施;对医院感染管理工作进行考评等。

(二)健全医院感染管理职责与管理制度

1. 医院感染管理职责　医院各级部门、各级人员在医院感染管理中的具体职责,如医院感染管理委员会职责、科室医院感染管理监控小组职责、兼职医院感染监控护士职责等。

2. 医院感染管理制度　临床科室消毒隔离制度、医院感染病例报告管理制度、医院感染管理知识在职教育制度、医疗废物管理制度等。

3. 医院感染监测制度　医院感染病例监测、消毒灭菌效果监测、医院感染病原体及其耐药性监测、环境卫生学监测等。通过监测分析医院感染的危险因素,并针对导致医院感染的危险因素采取有效的预防与控制措施。

(三)落实医院感染管理措施

医院建筑设计和环境布局合理,有利于消毒隔离;加强手卫生;做好清洁、消毒、灭菌工作及其效果监测;正确处理医疗废物;加强手术室、消毒供应中心、血液净化中心、产房、新生儿室、ICU等重点部门的消毒隔离;严格执行无菌技术、隔离预防技术;合理使用抗生素等。

(四)开展医院感染知识培训

为有效控制医院感染,医院应将医院感染管理知识的培训纳入医务人员的继续教育中,学习医院感染的基本知识及预防、控制医院感染的基本技术,明确护士在医院感染中的作用与职责,增强预防与控制医院感染的自觉意识。

第二节　清洁、消毒、灭菌

清洁、消毒、灭菌工作是预防和控制医院感染的重要手段。

一、基本概念

1. 清洁(cleaning)　是指用物理方法清除物体表面的污垢、尘埃和有机物,其目的是减少微生物,而非杀灭微生物。在医院环境中常用于家具、地面、墙壁、医疗器械等物体表面的处理,同时又是消毒、灭菌必要的前期处理工作,是决定消毒、灭菌质量的关键步骤。

2.消毒(disinfection)　是指用化学或物理方法杀灭或清除传播媒介上除细菌芽孢以外的病原微生物,使之达到无害化。消毒只是杀灭病原微生物,而非一切微生物。

3.灭菌(sterilization)　是指用化学或物理方法杀灭或清除传播媒介上的所有微生物,包括细菌芽孢和真菌孢子,使之达到无菌水平。经灭菌处理后的媒介物不存活任何微生物。

二、消毒与灭菌方法

医院消毒与灭菌方法主要包括物理消毒灭菌、化学消毒灭菌两大类。

(一)物理消毒灭菌方法

1.热力消毒灭菌法　利用热力破坏微生物的蛋白质、核酸、细胞壁和细胞膜,从而导致其死亡。分为干热法和湿热法。

(1)干热法

1)燃烧法:适用于无保留价值污染物品的处理,如破伤风、气性坏疽、铜绿假单胞菌等特殊感染的敷料及病理标本、污染锐器物的焚烧等;也可用于紧急情况下器械类物品(锐利刀剪除外)的灭菌。器械可在火焰上烧灼20s,或在容器内盛放95%乙醇进行燃烧处理。

2)干烤法:利用热力通过空气对流和介质传导进行灭菌。灭菌条件为:160℃,2h,或170℃,1h;或180℃,30min。适用于耐热、不耐湿、蒸汽或气体不能穿透物品的灭菌,如油脂、粉剂、玻璃器皿等。

注意事项:①无菌物品包体积不应超过 10cm×10cm×20cm,油剂、粉剂的厚度<0.6cm,凡士林纱布厚度<1.3cm。②物品装载时勿与灭菌器内腔底部及四壁接触,高度不应超过灭菌器内腔高度的 2/3,物品间留有空隙。③有机物品灭菌时,温度应≤170℃。④灭菌后温度降到40℃以下再开灭菌器,以防玻璃器皿等物品炸裂。

(2)湿热法

1)煮沸消毒法:适用于耐湿、耐高温物品的消毒,不能用于外科手术器械的灭菌。

方法:将物品清洗干净,浸没在水中。待水沸后开始计时,5~10min 可杀灭细菌繁殖体,若加入 1%~2%碳酸氢钠,可提高沸点,增强消毒效果,并对金属有防锈作用。

注意事项:①待消毒的物品必须全部浸没在水中,物品的轴节及盖打开,空腔导管内灌水,相同形状、大小的容器不能重叠。②玻璃类物品要用纱布包裹,冷水或温水时放入。③橡胶类物品应水沸时放入。④消毒中途添加物品,待再次水沸后重新计时。⑤高原地区,需适当延长消毒时间,海拔每增高 300m,消毒时间延长 2min。

2)压力蒸汽灭菌法:是临床应用最广泛、效果最为可靠的首选灭菌方法。适用于耐湿、耐热的器械和物品的灭菌。分为下排气式压力蒸汽灭菌和预真空压力蒸汽灭菌两种类别。

下排气式压力蒸汽灭菌是利用重力置换原理,通过热蒸汽的输入将灭菌器内的冷空气置换出来,从下排气孔排出,排出的冷空气由饱和蒸汽取代,利用蒸汽所释放的潜热使物品达到灭菌。其灭菌参数:压力达到 102.9kPa,温度121℃,所需最短时间 30min(敷料类)或 20min(器械类)。

预真空压力蒸汽灭菌是利用机械抽真空的方法,先将灭菌器内的冷空气抽出使之形成负压,再输入热蒸汽,使热蒸汽迅速穿透物品内部进行灭菌。其灭菌参数:压力达到205.8kPa,温度132℃～134℃,所需最短时间4min(敷料类、器械类)。预真空压力蒸汽灭菌器因其工作效率高、灭菌效果可靠成为目前消毒供应中心的主要灭菌设备(见图5-1)。

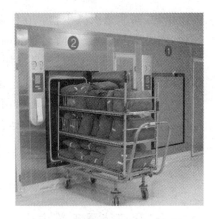

图5-1　预真空压力蒸汽灭菌器

注意事项:①无菌包体积不宜过大,下排气式压力蒸汽灭菌器不宜超过30cm×30cm×25cm,预真空压力蒸汽灭菌器不宜超过30cm×30cm×50cm。包与包之间应留有间隙,利于灭菌介质的穿透。②宜将同类材质的器械和物品,置于同一批次进行灭菌。材质不相同时,纺织类物品置于上层、竖放,金属器械类置于下层。③手术器械包、硬式容器应平放;盆、盘、碗类物品应斜放,玻璃瓶等底部、无孔的器皿类物品倒立或侧放,纸袋、纸塑包装应侧放,利于蒸汽进入和冷空气排出。④下排气式压力蒸汽灭菌器的装载量不应超过柜室容积80%,预真空压力蒸汽灭菌器的装载量不得超过柜室容积90%,同时不小于柜室容积10%和5%。⑤观测并记录灭菌时温度、压力和时间等参数及设备运行状况。⑥定期监测灭菌效果。

灭菌效果监测:①物理监测:每灭菌批次进行物理监测。监测并记录灭菌时的温度、压力和时间等参数,预真空压力蒸汽灭菌器还应在每日开始灭菌运行前空载进行B－D测试,排气系统正常方可使用。②化学监测:每个灭菌包进行化学监测。灭菌物品的包装外贴化学指示胶带(见图5-2)、包内置化学指示卡(见图5-3),经灭菌后观察两者颜色的改变,以分别指示是否经过灭菌处理和是否达灭菌合格要求。高度危险性物品包内必须放置化学指示卡,以监测灭菌效果。如果透过包装材料(如纸塑袋)可直接观察到包内化学指示物的颜色变化,则不必放置包外化学指示物。③生物监测:利用耐热的非致病性嗜热脂肪杆菌芽孢作为指示菌株,灭菌后取出培养,指示菌片上若无指示菌生长,表示灭菌合格,是最可靠的监测法。生物监测应每周进行。如果灭菌植入型器械时,每灭菌批次都要做生物监测。

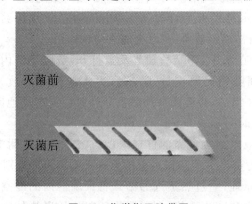

图5-2　化学指示胶带图

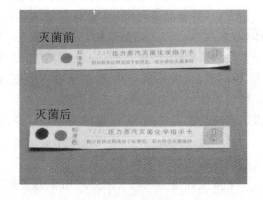

图5-3　化学指示卡

3)低温甲醛蒸汽灭菌法:适用于各种内镜、导管、电切电凝导线等不耐高温器械的灭菌。利用甲醛溶液为灭菌介质,在预设可控的浓度、温度、压力、作用时间条件下,借助饱和蒸汽的穿透作用,在预真空压力蒸汽灭菌器内完成灭菌的过程。其灭菌参数:气体甲醛作用浓度3~11mg/L,蒸汽压力应达到2.5bar~2.7bar(g)(bar为压力单位,1bar=0.987标准大气压),灭菌温度50~80℃,相对湿度80%~90%,灭菌时间30~60min。

注意事项:灭菌前应将物品洗涤干净,并干燥处理;包装袋选用低温蒸汽甲醛灭菌专用纸塑袋,以利物品内部空气的排出和蒸汽的穿透;包内化学指示物应选用低温蒸汽甲醛灭菌专用甲醛灭菌指示卡。灭菌效果监测同压力蒸汽灭菌法。

2.低温过氧化氢(H_2O_2)等离子体灭菌法　适用于不耐高温、湿热,如电子仪器、光学仪器等诊疗器械的灭菌。其灭菌参数:过氧化氢作用浓度>6mg/L,灭菌腔壁温度45~65℃,灭菌周期28~75min。

注意事项:灭菌前应将物品洗涤干净,并干燥处理;选用低温等离子体灭菌专用纸塑袋和专用灭菌指示卡。物理监测、化学监测同压力蒸汽灭菌法,但应每天至少进行一次灭菌循环的生物监测。

3.辐射消毒灭菌法　主要通过紫外线的杀菌作用,使菌体蛋白发生光解、变性,导致细菌死亡。

(1)日光曝晒法　适用于棉胎、床垫、衣服、书籍等物品的消毒。将物品放在日光下曝晒6h,每2h翻动一次,以利紫外线的穿透,达到消毒目的。

(2)紫外线灯管消毒法　紫外线属于电磁波辐射,消毒使用的是C波紫外线,其杀菌作用最强的波段是250~270nm。

使用方法:1)对物品表面的消毒:①照射方式:使用便携式紫外线消毒器近距离移动照射,或采取紫外线灯悬吊式照射。②照射剂量和时间:不同种类的微生物对紫外线的敏感性不同,紫外线消毒时必须使照射剂量达到杀灭目标微生物所需的照射剂量。杀灭细菌繁殖体,照射剂量应达到$10000\mu w \cdot s/cm^2$;杀灭细菌芽孢,照射剂量应达到$100000\mu w \cdot s/cm^2$。辐照剂量是所用紫外线灯在照射物品表面处的辐照强度和照射时间的乘积,因此,根据紫外线光源的辐照强度,可计算出需要照射的时间,一般消毒照射时间不少于30min。2)对空气的消毒:①直接照射法:在室内无人情况下,可用紫外线灯悬吊式或移动式直接照射。紫外线强度不少于$70\mu w/cm^2$,照射时间不少于30min。②间接照射法:首选高强度紫外线空气消毒器,室内有人活动时也可使用,照射30min可达到消毒。

注意事项:①保持紫外线灯管清洁,每2周用95%乙醇棉球擦拭1次。②紫外线消毒适宜的温度为20~40℃,适宜的湿度为40%~60%。③紫外线穿透力弱,消毒物体表面时不应遮挡,消毒的物品尽可能悬挂或摊开,必要时按时翻动,使其表面受到紫外线的照射。④紫外线对眼睛及皮肤有刺激作用,应做好防护。⑤建立时间记录卡,灯管使用超过1000h应更换。⑥定期测定紫外线照射强度,监测消毒效果。

(3)臭氧灭菌灯消毒法　利用臭氧强大的氧化作用杀菌。用于空气、医院污水、诊疗用品、物品表面的消毒等。使用时,关闭门窗,人员离开,消毒结束后20~30min方可进入。

4.微波消毒灭菌法　微波是一种频率高、波长短、穿透性强的电磁波,可以杀灭各种微生物,包括细菌繁殖体、真菌、病毒和细菌芽孢、真菌孢子等。近年来,广泛用于食品餐具、医疗用品的消毒灭菌。

5.过滤除菌法　是以物理阻留的方法去除介质中的微生物,用于液体或空气的洁净、消毒处理。液体过滤除菌常用于工业和制药行业，对一些不耐热或不能以化学方法除菌的液体、制剂、血清制品进行过滤等。空气过滤除菌对医院临床的应用意义更大，主要应用于手术室、烧伤病房、器官移植病房、静脉药物配制中心的配药间等空气的净化处理。

(二)化学消毒灭菌方法

指利用化学药物杀灭病原微生物的方法。所用的化学药物称为化学消毒剂。

1. **化学消毒剂的作用原理** 利用液体或气体的化学药物渗透到菌体内，使菌体蛋白凝固变性，酶蛋白失去活性，抑制细菌代谢和生长，或破坏细菌细胞膜的结构，改变其通透性，使细胞破裂、溶解，从而达到消毒灭菌的作用。

2. **化学消毒剂种类** 化学消毒剂按其作用的效力不同分为四类。

    (1)灭菌剂(sterilant) 指可杀灭包括细菌芽孢在内的各种微生物，使其达到灭菌水平的制剂。如甲醛、戊二醛、环氧乙烷、过氧乙酸等。

    (2)高效消毒剂(high-efficiency disinfectant) 指可杀灭一切细菌繁殖体(包括分枝杆菌)、病毒、真菌及其孢子，对细菌芽孢有显著杀灭作用的制剂。如部分含氯消毒剂、邻苯二甲醛等。

    (3)中效消毒剂(moderate-efficiency disinfectant) 指杀灭细菌繁殖体、真菌、病毒，但不能杀灭芽孢的制剂。如乙醇、碘伏等。

    (4)低效消毒剂(low-efficiency disinfectant) 指杀灭细菌繁殖体、部分真菌和亲脂性病毒，不能杀灭结核杆菌、亲水性病毒和芽孢的制剂。如新洁尔灭、氯已定等。

3. **化学消毒剂使用原则**

    (1)凡穿过皮肤或黏膜而进入无菌的组织或器官内部的高危器材，必须选用灭菌剂；凡仅与破损的皮肤、黏膜接触而不进入无菌的组织内的中危器材，可选用高效或中效消毒剂；直接或间接地和健康无损的皮肤接触的低危器材，可选用低效消毒剂。

    (2)根据物品性能及病原微生物的特性，选择适宜消毒剂、作用时间及有效使用浓度。

    (3)准确配制消毒剂使用浓度，并定期监测其有效浓度。

    (4)消毒物品上微生物污染严重或存有较多有机物时，应加大消毒剂的使用剂量和(或)适当延长消毒作用时间。

    (5)了解消毒剂的理化特性，对于性质不稳定，易挥发或分解者，宜现用现配，避光密闭保存。

    (6)消毒剂在使用中应注意温度、湿度、酸碱度、化学拮抗物质等因素的影响。

    (7)在使用气体和液体消毒剂时，应注意个人防护。

4. **方法**

    (1)浸泡法(immersion) 将被消毒的物品完全浸没于消毒液内，在有效的浓度和时间内达到消毒、灭菌。如体温计在70%~75%乙醇溶液内浸泡30min以达到消毒作用。

    (2)擦拭法(rubbing) 用消毒剂擦拭物品表面或进行皮肤消毒。

    (3)喷雾法(nebulization) 用喷雾器均匀喷洒消毒剂于空气中和物体表面，如地面、墙壁、周围环境的消毒。

    (4)熏蒸法(fumigation) 将消毒液加热或加入氧化剂，使消毒剂呈气体，在密闭的空间或容器内，对污染的物品进行消毒灭菌。

5. 常用的化学消毒剂

表 5-1　常用化学消毒剂

消毒剂名称	消毒水平	适用范围	使用方法	注意事项
37%～40%甲醛	灭菌剂	适用于对湿、热敏感，不耐高温、高压的医疗用品灭菌	①液体浸泡：10%甲醛溶液用于病理标本的固定 ②熏蒸消毒：取 40%甲醛 40～60ml/m³，加入高锰酸钾 20～40g/m³，柜内熏蒸，6～12h	①使用甲醛气体消毒灭菌，必须在甲醛消毒灭菌箱中进行，消毒灭菌箱必须有良好的甲醛定量加入和气化装置，并有可靠的密闭性能 ②消毒效果易受环境温、湿度影响，温度要求在 18℃以上，相对湿度 70%～90%为佳 ③其气体穿透性差，消毒物品应摊开，污染面暴露在外 ④甲醛对人体及皮肤、黏膜有一定毒性和刺激性，使用时应注意防护 ⑤甲醛有致癌作用，不宜用于室内空气消毒
戊二醛	灭菌剂	适用于不耐热的医疗器械和精密仪器的消毒、灭菌	①浸泡法 ②常用灭菌浓度为 2% ③常用的剂型：2%碱性戊二醛和 2%强化酸性戊二醛 ④消毒时间 20～45min，灭菌时间 10h	①对碳钢类制品有腐蚀性，浸泡前需加 0.5%亚硝酸钠防锈 ②灭菌效果受 pH 值的影响，pH 值为 7.5～8.5 时杀菌作用最强 ③盛放消毒剂的容器应加盖，定期检测浓度 ④灭菌后的物品使用前用无菌蒸馏水冲洗 ⑤消毒剂对皮肤、黏膜有刺激，使用中注意防护
环氧乙烷	灭菌剂	适用于不耐高温、湿热，如电子仪器、光学仪器等诊疗器械的灭菌	在密闭的环氧乙烷灭菌器内进行，医院多使用 100%纯环氧乙烷的小型灭菌器处理少量医疗器械和用品。其灭菌参数：环氧乙烷作用浓度为 450～1200mg/L，灭菌温度 37～63℃，相对湿度 40%～80%，灭菌时间 1～6h。	①易燃、易爆，且对人体有毒，操作者应持证上岗，严格执行操作规程 ②环氧乙烷消毒间应设置专用的排气系统，保证灭菌后残留环氧乙烷的排放以及足够的时间进行灭菌后的通风换气 ③环氧乙烷灭菌器及气瓶或气罐应远离火源和静电。气罐不应存放在冰箱中 ④灭菌后的物品，在清除环氧乙烷残留量后方可使用 ⑤每次消毒灭菌后，均应进行效果检测

续表

消毒剂名称	消毒水平	适用范围	使用方法	注意事项
过氧乙酸	灭菌剂	适用于耐腐蚀物品、环境及皮肤等消毒、灭菌	①浸泡法：一般污染物品，用0.05%（500mg/L）过氧乙酸溶液浸泡，细菌芽孢污染物品用1%（1000mg/L）过氧乙酸溶液浸泡5min，灭菌时需浸泡30min ②擦拭法：手部消毒用0.2%溶液，作用1~2min ③喷洒法：0.2%~0.4%过氧乙酸喷洒，作用30~60min ④1%~2%溶液用于室内空气消毒，8ml/m³，加热熏蒸，密闭门窗30~120min	①过氧乙酸性质不稳定，易氧化分解，应用现配，并在使用前测定其有效含量 ②储存于阴凉通风处，配制时，忌与碱或有机物相混合，以免其剧烈分解发生爆炸 ③对金属类制品有腐蚀性，对纺织物有漂白作用 ④高浓度有刺激性和腐蚀性，防止浓溶液溅入眼内或皮肤、黏膜上，一旦溅上，及时用清水冲洗
碘酊	高效	多用于皮肤消毒	①手术、注射部位的皮肤消毒：2%的碘酊涂擦，待干，用75%乙醇脱碘 ②2.5%溶液用于脐带断端的消毒，擦后待干，再用70%乙醇脱碘	①不能用于黏膜的消毒 ②对金属有腐蚀性 ③对碘过敏者禁用
含氯消毒剂（常用的有液氯、漂白粉、次氯酸钠、优氯净、"84"消毒液等）	高、中效	适用于餐具、环境、水、疫源地等消毒	①浸泡法：细菌繁殖体污染的物品，用含有效氯500mg/L的消毒液浸泡至少10min；经血传播病原体、结核分枝杆菌和细菌芽孢污染物品，用含有效氯2000~5000mg/L的消毒液浸泡30min以上 ②擦拭法：药物浓度和作用时间参照浸泡法 ③喷洒法：在浸泡法所需的有效氯含量、作用时间基础上加倍 ④干粉消毒法：对排泄物的消毒，用含氯消毒粉剂（含有效氯10000mg/L）加入排泄物中，加以搅拌混匀，作用时间2~6h；对医院污水的消毒，用干粉按有效氯50mg/L用量加入污水中，搅拌均匀，作用2h后排放	①应于阴凉、避光处密封保存 ②配制的溶液性质不稳定，应现用现配，配制时应测定有效含氯量 ③对金属制品有腐蚀性，对织物有漂白作用

续表

消毒剂名称	消毒水平	适用范围	使用方法	注意事项
乙醇	中效	适用于皮肤、环境表面及医疗器械的消毒等	①浸泡法：细菌繁殖体污染的医疗器械等物品，在75%的乙醇溶液中浸泡消毒10min，体温计浸泡消毒需30min ②擦拭法：用75%的乙醇棉球擦拭消毒皮肤或物品表面	①乙醇杀菌浓度最强为60%~80%，高于或低于此范围均会降低消毒效果 ②有刺激性，不宜用于黏膜及创面消毒 ③易挥发，置于有盖容器内保存，定期检测其有效浓度 ④易燃，忌明火
碘伏	中效	适用于皮肤、黏膜的消毒	①浸泡法：细菌繁殖体污染的物品，用含有效碘500mg/L的消毒液作用30min ②擦拭法：外科洗手用含有效碘2500~5000mg/L的消毒液擦拭，作用3min；手术部位及注射部位的皮肤消毒，用含有效碘2500~5000mg/L的消毒液擦拭2遍，作用2min；口腔黏膜及创口黏膜创面消毒，用含有效碘500~1000mg/L的消毒液擦拭，作用3~5min ③冲洗法：用含有效碘250mg/L的消毒液冲洗阴道及伤口黏膜创面，作用3~5min，可达到消毒作用	①应避光密闭保存，置于阴凉处，注意防潮 ②稀释后稳定性较差，应现用现配 ③不宜用于二价金属类制品的消毒
苯扎溴铵（新洁尔灭）	低效	适用于皮肤、黏膜的消毒	①皮肤消毒：500~1000mg/L，3~5min ②黏膜消毒：500mg/L，3~5min	①不宜与肥皂、洗衣粉等阴离子表面活性剂合用 ②不宜用于灭菌器械的消毒 ③现配现用
洗必泰（氯己定）	低效	外科洗手、手术部位皮肤及黏膜的消毒	①擦拭法：手术及注射部位的皮肤消毒，用5000mg/L醋酸氯己定－乙醇溶液擦拭2遍，作用2min；伤口创面消毒，用5000mg/L醋酸氯己定水溶液擦拭，作用2min ②冲洗法：用500~1000mg/L醋酸氯己定水溶液冲洗阴道及伤口黏膜创面。	同苯扎溴铵（新洁尔灭） ①不宜与肥皂、洗衣粉等阴离子表面活性剂合用 ②不宜用于灭菌器械的消毒

三、医院常见的清洁、消毒、灭菌工作

（一）医疗用品对人体的危险性分类

医疗用品对人体的危险性是指物品污染后造成危害的程度。根据其危害程度分为三类：

1. 高度危险性物品　指穿透皮肤或黏膜进入无菌组织、器官内部，或与破损的组织、皮肤、黏膜有密切接触的器具和用品。如手术器械、移植物、穿刺针、透析器等。

2. 中度危险性物品　指与破损的皮肤或黏膜相接触，但未进入无菌组织内的器具和用品。如呼吸机管道、内镜、体温计、压舌板等。

3. 低度危险性物品　指仅直接或间接地和健康无损的皮肤接触的器具和用品。如血压计、听诊器、病人的生活用品等。

（二）选择消毒、灭菌方法的原则

医院消毒灭菌的总原则：凡进入人体组织、无菌器官的医疗器械、器具和物品必须达到灭菌水平；凡接触皮肤、黏膜的医疗器械、器具和物品必须达到消毒水平。在遵循总原则的基础上，充分考虑以下情况选择适宜的消毒、灭菌方法。

1. 根据物品污染后的危险程度选择消毒、灭菌方法

（1）高度危险性物品，必须选用灭菌方法处理。

（2）中度危险性物品，选择高水平或中水平消毒法。

（3）低度危险性物品，选用低水平消毒法或作清洁处理。

2. 根据物品受污染的微生物种类、数量选择消毒、灭菌方法

（1）受到细菌芽孢、真菌孢子、分枝杆菌、经血传播病原体等污染的物品，选用灭菌法或高水平消毒法。

（2）受到真菌、亲水病毒、螺旋体、支原体、衣原体等污染的物品，选用高水平或中水平消毒法。

（3）受到一般细菌繁殖体、亲脂病毒等污染的物品，选用中水平或低水平消毒法。

（4）消毒物品上有较多有机物或微生物污染严重时，应适当加大消毒剂的剂量和（或）延长消毒时间。

3. 根据物品的性能选用物理或化学方法进行消毒灭菌

（1）耐热、耐湿物品灭菌首选物理灭菌法；手术器械及物品、穿刺针、注射器等首选压力蒸汽灭菌；油、粉、膏类制品等首选干热灭菌。

（2）不耐热物品可选用化学灭菌法，如精密仪器、内镜、人工移植物等可选用环氧乙烷灭菌或2%戊二醛溶液浸泡灭菌。

（3）消毒首选物理方法，不能用物理方法消毒的可选用化学方法。

（三）影响消毒与灭菌效果的主要因素

在医院消毒灭菌工作中，无论是物理法或化学法，其效果均受诸多因素的影响。

1. 处理剂量　消毒、灭菌的处理剂量包含强度和作用时间两个因素。强度,是指热力消毒灭菌中的温度,紫外线消毒中的照射剂量,化学消毒灭菌中的消毒剂浓度等。时间,是指消毒、灭菌处理方法对微生物作用的时间。一般而言,处理强度越大,作用时间越长,杀灭微生物的几率越大。但在实际消毒工作中,不能盲目地增加处理强度和作用时间,以免造成资源浪费和物品的损坏,应根据不同的消毒方法控制好有效的消毒强度和作用时间。

2. 微生物的种类和污染程度　不同种类的微生物因其抗力不同所选择的消毒灭菌方法及其处理剂量也应不同。微生物抗力由强到弱的排序为:朊毒体＞细菌芽孢＞分枝杆菌＞亲水性病毒＞真菌孢子＞细菌繁殖体＞亲脂性病毒。同时,微生物的污染程度也影响着消毒效果,微生物污染严重,菌体易发生重叠形成保护屏障,增加了物理和化学因子穿透时能量的消耗。所以,污染严重的物品应加大消毒或灭菌的强度和作用时间。

3. 温度、湿度　温度是决定热力消毒灭菌效果的重要因素,其他物理和化学消毒法亦受温度变化的影响。空气消毒、紫外线消毒、熏蒸消毒法对空气中相对湿度都有一定的要求。

4. 酸碱度　酸碱度(pH 值)的变化主要影响化学消毒剂的作用效果。不同化学消毒剂,对 pH 值的要求不尽相同。如 2% 碱性戊二醛杀菌效果增强,季铵盐类化合物在碱性溶液中作用较大,而酚类则在酸性溶液中效果较好。

5. 有机物　物品表面上的有机物(油脂类、蛋白质等)可妨碍物理因子、化学因子的穿透,在消毒、灭菌前对物品做清洁处理,其目的是减少微生物的数量及去除表面的有机物,消除或减少这些因素对消毒、灭菌效果的影响。

(四)医院日常的清洁、消毒、灭菌

医院的病原微生物来源广泛,种类繁多,易于在潮湿的环境中生长、繁殖,成为医院感染的重要感染源,加强医院清洁、消毒、灭菌工作是预防与控制医院感染的重要措施。

1. 医院环境消毒

(1)医院环境的分区　根据卫生部颁布的《医院消毒卫生标准》,医院环境划分为四类:

Ⅰ类:指层流洁净手术室、层流洁净病房,这类环境要求空气中的细菌菌落总数≤ 10 cfu/m^3,物体表面菌落总数≤ 5 cfu/cm^2。

Ⅱ类:指普通手术室、产房、婴儿室、早产儿室、普通保护性隔离室、供应室无菌区、烧伤病房、重症监护病房,这类环境要求空气中细菌菌落总数≤ 200 cfu/m^3,物体表面菌落总数≤ 5 cfu/cm^2。

Ⅲ类:指儿科病房、妇产科检查室、注射室、换药室、治疗室、供应室清洁区、急诊室、化验室、各类普通病房,这类环境要求空气中细菌菌落总数≤ 500 cfu/m^3,物体表面菌落总数≤ 10 cfu/cm^2。

Ⅳ类:指传染科及病房,此类环境未对空气的洁净度作出要求,但物体表面菌落总数应≤ 15 cfu/cm^2。

(2)医院环境的消毒

1)空气消毒:Ⅰ类环境采用层流通风法使空气净化;Ⅱ类环境可采用循环风紫外线空气消毒器或静电吸附空气消毒器消毒;Ⅲ类环境除采用Ⅱ类环境空气消毒法外,还可用臭氧消毒、紫外线消毒、熏蒸或喷雾消毒法;Ⅳ类环境可采用Ⅱ、Ⅲ类的空气消毒方法。

2)物体表面消毒:①地面:无明显污染,通常采用湿式轻扫或清水拖地每日1~2次,受到病原微生物污染时,用消毒液擦拭或喷洒消毒。②墙面:通常不需常规消毒,受到病原微生物污染时,用化学消毒剂喷洒或擦拭。③各类物品表面的消毒:病床、床头柜、椅子、卫生间、门窗及把手等,每日擦拭或消毒液喷洒,也可用紫外线灯照射消毒。

2. **被服类消毒** 医院被服需分类清洗、消毒。工作人员的工作服与值班室被服应与病人被服分开清洗和消毒,感染科病人的被服应与普通科室病人的被服分开清洗和消毒。此外,病人使用过的棉胎、枕芯、垫褥可通过日光曝晒或紫外线灯照射消毒。

3. **器械物品的消毒、灭菌** 使用过的医疗器材和物品,应先清洁,再消毒或灭菌;被朊毒体、气性坏疽及突发不明的传染病病原体污染的诊疗器械、器具和物品,则应先消毒,再清洗,最后进行灭菌处理。

4. **医疗废物、污水的处理** 根据卫生部与环境保护总局共同颁布的《医疗废物分类目录》,我国将医疗废物分为:感染性废物、病理性废物、损伤性废物、药物性废物、化学性废物。医疗废物应分类收集,置于符合《医疗废物专用包装物、容器的标准和警示标识的规定》的包装物或容器内,实施集中处置。损伤性废物(针头、穿刺针、刀片等)应放入防渗漏、耐刺的锐器盒中,严禁将使用后的一次性针头重新套上针头保护套,禁止用手直接接触使用后的针头、刀片等锐器。

医院污水应做到无害化处理,排放标准符合国家《污水排放标准》。

四、手卫生

手卫生(hand hygiene)为洗手、卫生手消毒和外科手消毒的总称。医务人员在为病人诊疗、护理过程中手会受到不同程度的污染,手卫生是为了清除或杀灭手上的微生物,切断通过手的传播感染途径,是预防医院感染最简单、有效的措施。

(一)洗手

洗手(handwashing)是指用肥皂(皂液)和流动水洗手,去除手部皮肤污垢、碎屑和部分致病菌的过程。

1. **洗手指征**

(1)接触病人前后,特别是在接触有破损的皮肤、黏膜和侵入性操作前后。

(2)进行无菌技术操作前后,进入和离开隔离病房、ICU、母婴室、新生儿病房、烧伤病房、感染性疾病病房等重点部门时,戴口罩和穿脱隔离衣前后。

(3)接触血液、体液和被污染的物品后。

(4)脱手套后。

2. **洗手方法** 按"六步洗手法"(见图5-4)认真揉搓双手至少15s,注意指尖、指缝、拇指、指关节等处清洗干净。

第1步:掌心相对,手指并拢,相互揉搓;第2步:手心对手背沿指缝相互揉搓,交换进行;第3步:掌心相对,双手交叉沿指缝相互揉搓;第4步:弯曲各手指关节,在另一手掌心旋转揉搓,交换进行;第5步:一手握另一手大拇指旋转揉搓,交换进行;第6步:指尖在掌心中转动搓洗,交换进行。必要时增加对手腕的清洗,即在六步基础上再以螺旋式擦洗手腕,范围至腕上 10cm。

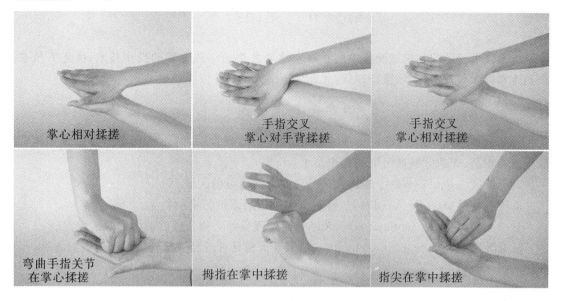

图 5-4　六步洗手法

（二）卫生手消毒

卫生手消毒（hand antisepsis）是指医务人员用速干手消毒剂（alcohol-based hand rub）揉搓双手，以减少手部暂居菌的过程。

1. 卫生手消毒指征

(1) 进入和离开隔离病房、穿脱隔离衣前后。

(2) 接触血液、体液和被污染的物品后。

(3) 接触特殊感染病原体后。

2. 卫生手消毒方法

(1) 速干手消毒剂　指含有醇类和护肤成分的手部消毒剂。当手部无血液或其他体液等肉眼可见的污染时，可使用速干手消毒剂快速、有效地消毒双手以代替洗手；当手部有可见的污染或接触传染病人、被感染性物质污染后，应先洗手，然后使用速干手消毒剂消毒手。

(2) 速干手消毒剂使用方法　取适量的速干手消毒剂于掌心；揉搓双手，使速干手消毒剂完全覆盖手部皮肤，直至手部干燥。

3. 卫生手消毒合格的标准　监测的方法见附录，检测的细菌菌落总数应 ≤ 10 cfu/cm^2。

（三）外科手消毒

外科手消毒（surgical hand antisepsis）指外科手术前医务人员用肥皂（皂液）和流动水洗手，再用手消毒剂清除或杀灭手部暂居菌和减少常居菌的过程（见《外科护理学》）。

第三节　无菌技术

无菌技术是医疗和护理操作中防止医院感染发生的一项重要的操作技术,医务人员必须熟练掌握无菌技术,严守操作规程,才能保证病人的医疗安全。

一、基本概念

1. 无菌技术(aseptic technique)　指在医疗、护理操作中,防止一切微生物侵入人体和防止无菌物品、无菌区域被污染的操作技术。

2. 无菌区(aseptic area)　经过灭菌处理而未被污染的区域。

3. 无菌物品(aseptic supplies)　经过灭菌处理后未被污染的物品。

4. 非无菌区(non-aseptic area)　未经灭菌处理或经灭菌处理后被污染的区域。

5. 非无菌物品(non-aseptic supplies)　未经灭菌处理或经灭菌处理后被污染的物品。

二、无菌技术操作原则

(一)操作环境清洁、用物布局合理

无菌操作的环境要清洁、宽敞,操作前30min通风,停止清扫工作,减少人员走动。操作台须洁净、干燥,用物要合理布局。

(二)操作人员着装规范

无菌操作前,操作人员衣帽穿戴整洁,修剪指甲,洗手,戴口罩。必要时穿无菌衣,戴无菌手套。

(三)无菌物品管理有序

1. 无菌物品和非无菌物品应分开放置,且有明显标志。

2. 无菌物品须存放在无菌容器或无菌包内,其外要注明物品名称、灭菌日期,并按有效期先后顺序摆放。

3. 无菌物品在未被污染的情况下有一定的保存期限。棉质包布包装的无菌物品,有效期7~14d;医用一次性纸袋包装,有效期1个月;医用无纺布包装,有效期6个月。

4. 无菌物品过期或无菌包包布受潮、破损均应重新灭菌。

(四)操作过程保持无菌

1. 操作人员操作时应面向无菌区,并与无菌区保持适当距离,不可面对无菌区讲话、咳嗽、打喷嚏。

2. 操作人员的手臂应保持在胸部以下、腰部或操作台面以上的视野范围内,不可跨越无菌区域。

3. 无菌物品必须用无菌持物钳夹取,一旦取出,即使未用,也不可放回无菌容器内。

4. 无菌物品疑有污染或已被污染,应予以更换或重新灭菌。
5. 一套无菌物品只供一位病人使用。

三、无菌技术基本操作法

(一)无菌持物钳的使用

【目的】
夹取、传递无菌物品,使无菌物品不被污染。

【评估】
1. 无菌持物钳及盛放容器符合灭菌要求。
2. 操作环境清洁、宽敞,操作台洁净、干燥。

【计划】
1. 护士准备　衣帽整洁,修剪指甲,洗手,戴口罩。
2. 用物准备
(1)无菌持物钳的种类(见图5-5)。
1)镊子:分为长、短镊子。因其钳端较细,适用于夹取棉球、棉签、针头、缝针等细小物品。
2)卵圆钳:钳端为两个卵圆环,用于夹取刀片、剪刀、钳子、镊子、治疗碗、弯盘等物品。
3)三叉钳:钳的下端呈弧形向内弯曲,钳端为三叉,用于夹取盆、盒、罐等圆形较重物品。

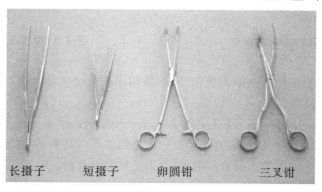

图 5-5　无菌持物钳的种类

(2)无菌持物钳的存放　根据无菌持物钳的大小选择合适的无菌有盖容器存放(见图5-6)。每个无菌容器只存放一把无菌持物钳,防止取、放时发生碰撞造成污染。无菌持物钳有湿式和干式两种保存方法,因细菌易在潮湿环境中滋生、繁殖,故目前临床已较少采纳湿式保存法。干式保存法是指无菌持物钳干置于带盖的无菌容器内,每4～6h更换一次。

3. 环境准备 符合无菌技术操作环境要求。

【实施】

1. 操作步骤

操作步骤	要点
1. 检查 检查无菌持物钳及存放容器有效日期、化学指示物灭菌效果	• 首次开启使用需注明开启日期和时间,再次使用应检查有效期限
2. 取持物钳 打开容器盖,手持持物钳上 1/3 段,将钳移至容器中央,闭合钳端,垂直取出(见图 5-7)	• 取、放持物钳时避免触及容器口沿,以防污染
3. 传递无菌物品 夹取无菌物品进行传递	• 操作者手持持物钳在胸、腹部视线范围内平移,用后立即放回容器内,避免在空气中暴露过久
4. 放回持物钳 闭合钳端,垂直放回容器内,关闭容器盖	

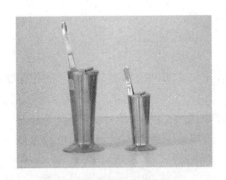

图 5-6 无菌持物钳干式保存

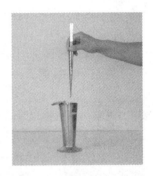

图 5-7 取放无菌持物钳

2. 注意事项

(1)无菌持物钳只能用于夹取无菌物品,不能用于夹取无菌油纱布(如凡士林纱布),也不可用作换药、消毒皮肤。

(2)取、放无菌持物钳时,不可从存放容器的盖孔中取、放,也不可将手伸入无菌容器内。

(3)需夹取远处无菌物品时,应将无菌持物钳连同容器一起搬移,就地取钳使用。

(4)无菌持物钳一经污染或疑有污染,应立即更换重新灭菌。

(5)无菌持物钳和存放容器须定期灭菌,初次开启使用应注明开启日期和时间,每次使用前应检查有效时间。

【评价】

1. 符合无菌技术操作原则,操作规范。

2. 无菌持物钳使用方法正确,持物钳、无菌物品在传递过程中未被污染。

(二)无菌容器的使用

【目的】

盛放无菌物品,使之保持无菌状态。

【评估】

1. 无菌容器、无菌持物钳及存放容器符合灭菌要求,无菌容器名称符合操作目的。

2.操作环境清洁、宽敞,操作台洁净、干燥。

【计划】

1.护士准备　衣帽整洁,修剪指甲,洗手,戴口罩。

2.用物准备

(1)无菌持物钳及容器。

(2)无菌容器　无菌盒、无菌罐等。

3.环境准备　符合无菌技术操作环境要求。

【实施】

1.操作步骤

操作步骤	要点
1.检查　检查无菌容器名称、有效日期、化学指示物灭菌效果	·首次开启使用应注明开启日期和时间,再次使用应检查有效时间在24h内
2.开盖　打开容器盖,盖的内面向上(见图5-8)置于稳妥处或拿在手中	·手不可触及无菌容器盖边缘和内面
3.取无菌物品　用无菌持物钳从容器中夹取无菌物品	
4.关盖　取完无菌物品,立即关闭容器盖	·避免容器内无菌物品在空气中暴露过久

2.注意事项

(1)手持无菌容器(如治疗碗)时,应托住容器底部,手指不可触及容器内面及口沿(见图5-9)。

(2)从无菌容器内取出的无菌物品,即使未用,也不得再放回无菌容器内。

(3)无菌物品(棉签、棉球、纱布、治疗碗等)宜采用小包装一次性使用完,避免无菌物品的污染。

【评价】

1.符合无菌技术操作原则,操作规范。

2.无菌容器使用方法正确,无菌物品未被污染。

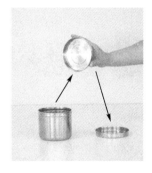

图 5-8　打开无菌容器　　　　　　　　图 5-9　手持无菌容器

(三)无菌包的使用

【目的】

使无菌包内的无菌物品保持无菌状态。

【评估】
1.无菌包、无菌持物钳及存放容器符合灭菌要求,无菌包名称符合操作目的。
2.操作环境清洁、宽敞,操作台洁净、干燥。

【计划】
1.护士准备　衣帽整洁,修剪指甲,洗手,戴口罩。
2.用物准备
(1)无菌持物钳及容器。
(2)无菌包。
1)包布:选用质厚、致密、未脱脂的棉布制成的双层包布或一次性无纺布(双层)。
2)包扎法:将待消毒物品放于包布中央,近侧的包布一角先覆盖,左右两角再折盖(角尖向外翻折),最后远侧的包布一角折盖后,用化学指示胶带粘贴封口,并注明物品名称及灭菌日期,灭菌后备用(见图5-10)。

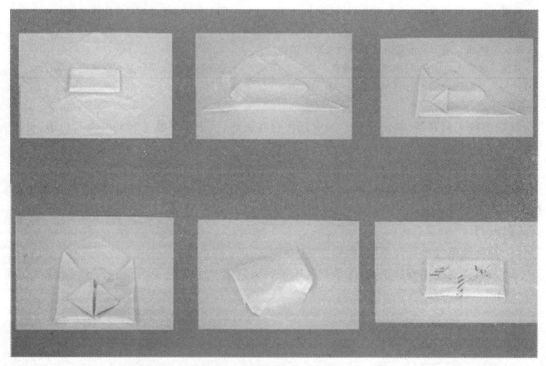

图5-10　无菌包包扎法

3.环境准备　符合无菌技术操作环境要求。

【实施】

1. 操作步骤

操作步骤	要点
1.**检查** 检查无菌包名称、灭菌日期、化学指示胶带、包布外观	• 无菌包符合灭菌要求,在有效日期内,外观无潮湿、破损
2.**开包** 先捏住包布外角向远侧端打开上层包布,再揭开左右两角,最后打开近侧一角	• 手不可触及包布的内面
3.**取无菌物品** 用无菌持物钳取出所需无菌物品;如需将包内物品一次性全部取出,可将无菌包托在手上逐层打开包布,另一只手抓住包布四角,面朝向无菌区递送无菌物品(见图5-11)	• 若包内无菌物品未取完,应按原折痕折叠,包外需注明开启日期和时间,24h内有效

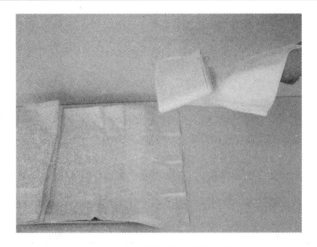

图5-11 一次性取出无菌包内物品

2. 注意事项

(1)打开无菌包时,不可跨越无菌区域,不可触及包布内面。

(2)无菌包应保持干燥,无潮湿、污染。

【评价】

1. 符合无菌技术操作原则,操作规范。

2. 无菌包使用方法正确,无菌物品未被污染。

(四)铺无菌盘

【目的】

构成一无菌区域,放置无菌物品,以供治疗用。

【评估】

1. 无菌治疗巾、无菌持物钳及存放容器符合灭菌要求。

2. 操作环境清洁、宽敞,操作台及治疗盘洁净、干燥。

【计划】

1.护士准备　衣帽整洁,修剪指甲,洗手,戴口罩。

2.用物准备

(1)无菌持物钳及容器。

(2)治疗盘。

(3)无菌治疗巾包　无菌治疗巾的两种折叠方法:①纵折法:将治疗巾纵折两次,再横折两次,开口边向外。②横折法:将治疗巾横折后再纵折,再重复一次。

3.环境准备　符合无菌技术操作环境要求。

【实施】

1.操作步骤

操作步骤	要点
1.检查　检查无菌包名称、灭菌日期、化学指示胶带,无菌包外观	• 无菌包符合灭菌要求,在有效日期内,外观无潮湿、破损
2.开包　打开无菌包,用无菌持物钳取治疗巾,放于治疗盘内	• 若包内治疗巾未用完,按原折痕折叠,包外需注明开启日期和时间,24h内使用有效
3.铺盘　将治疗巾双层平铺于治疗盘内,双手捏住治疗巾的上层外角向远端扇形折叠,开口边向外,治疗巾内面构成一无菌区(见图5-12)	• 手不可触及治疗巾内面,不可跨越无菌区
4.放置无菌物品　放无菌物品于无菌区域内,扇形折叠层覆盖于其上,将开口处向上反折两次,两侧边缘分别向下反折一次(见图5-13)	• 避免跨越无菌区 • 治疗巾上下层边缘对齐
5.记录　注明铺盘名称及时间	• 无菌盘4h内有效

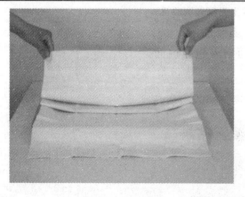

图5-12　铺无菌盘

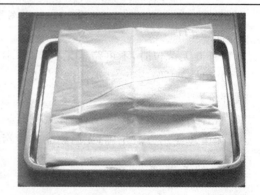

图5-13　无菌盘

2.注意事项

(1)操作时,身体应与无菌盘保持适当距离,不可触及或跨越无菌区。

(2)无菌巾应保持干燥,避免潮湿、污染。

(3)无菌盘不宜放置过久,有效期不超过4h。

【评价】

1.符合无菌技术操作原则,操作规范。

2.无菌盘铺法正确,无菌巾干燥,无菌面无污染。

(五)无菌溶液的取用

【目的】
供治疗操作使用。

【评估】
1.无菌溶液符合灭菌要求,名称符合操作目的。
2.操作环境清洁、宽敞,操作台洁净、干燥。

【计划】
1.护士准备　衣帽整洁,修剪指甲,洗手,戴口罩。
2.用物准备
(1)无菌溶液。
(2)无菌容器。
(3)启瓶器、2%碘酊、70%乙醇、消毒棉签、弯盘。
3.环境准备　符合无菌技术操作环境要求。

【实施】
1.操作步骤

操作步骤	要点
1. **查对**　查对无菌溶液的名称、剂量、浓度和有效期,检查瓶盖有无松动,瓶体、瓶底有无裂痕,溶液的颜色有无异常、溶液的澄清度等	· 检查瓶签、瓶盖、瓶体、瓶底、溶液质量
2. **开瓶**　启瓶器去除瓶口铝盖,消毒瓶塞及边缘,捏住瓶塞边缘拉出瓶塞	· 手不可触及橡胶塞的内面,减少污染
3. **倒溶液**　手握瓶签面,倒出少许溶液旋转冲洗瓶口(见图5-14),再由原处倒出所需液量于无菌容器内	· 倾倒溶液时,瓶口距无菌容器高度适当,防止液体溅出或瓶口触及容器
4. **盖回瓶盖**　塞上橡胶塞,消毒边缘后盖紧	
5. **记录**　注明开瓶日期、时间	· 开启过的无菌溶液有效期24h

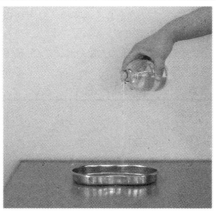

图5-14　冲洗瓶口

2.注意事项

(1)不可从无菌溶液瓶内直接蘸取溶液或接触瓶口倒液。

(2)无菌溶液取出后不可再倒回瓶内,以防污染剩余的无菌溶液。

【评价】

1.符合无菌技术操作原则,操作规范。

2.无菌溶液取用方法正确,溶液未被污染,液量准确。

(六)无菌手套的使用

【目的】

在执行某些无菌操作时,保护病人免受感染。

【评估】

1.无菌手套符合灭菌要求且大小合适。

2.操作环境清洁、宽敞,操作台洁净、干燥。

【计划】

1.护士准备　衣帽整洁,修剪指甲,取下手表,洗手,戴口罩。

2.用物准备

(1)无菌手套。

(2)弯盘。

3.环境准备　符合无菌技术操作环境要求。

【实施】

1.操作步骤

操作步骤	要点
1.**检查**　检查无菌手套尺码、灭菌日期、灭菌效果	• 无菌手套大小合适且符合灭菌要求,在有效期内
2.**取手套**　拎起两只手套的翻折部分垂直取出手套	• 手不可触及手套的外面(无菌面)
3.**戴手套**　两只手套掌心相对,先戴一只手套,再以带好手套的手指插入另一只手套的翻折处,同法戴好另一只手(见图5-15)	• 带好手套的大拇指(无菌面)注意不要接触手套的翻折外面(非无菌面)
4.**调整**　将手套的翻边扣套在工作服衣袖外面,调整手套与手指间的贴合度	• 戴好手套两手保持在腰部或操作台面以上视线范围内的水平
5.**操作**　操作前用无菌蒸馏水冲净手套上的滑石粉	
6.**脱手套**　戴手套的手捏住另一手套口翻转脱下,已脱手套的手插入另一手套内口,向外翻转脱下	• 脱手套前洗净血渍、污渍 • 手套外面(污染面)不可接触皮肤
7.**处置、洗手**　手套放入医用垃圾袋,按医疗废物处理,洗手	

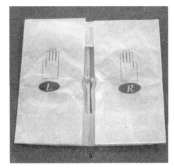
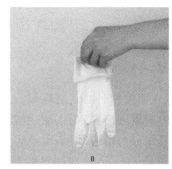
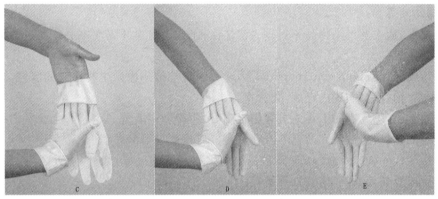

图 5-15　戴无菌手套法

2.注意事项

(1)戴手套时,未戴手套的手不可触及手套外面。

(2)已戴手套的手不可触及未戴手套的手及另一只手套的内面。

(3)手套有破损或疑有污染,应立即更换。

【评价】

1.符合无菌技术操作原则,操作规范。

2.无菌手套使用方法正确,戴手套时,无菌手套无污染;脱手套时,污染手套未污染清洁物品或区域。

第四节　隔离技术

医院感染的发生是因为感染链存在,控制感染发生的主要手段就是利用各种医疗措施来阻止感染链的形成,而最直接、最有效的阻断感染链的手段就是通过隔离技术切断感染途径。

一、隔离的概念

隔离(isolation)是将传染病病人、高度易感人群安置在指定的地方,暂时避免和周围人群接触。对前者采取传染源隔离,防止传染病病原体向外传播;对后者采取保护性隔离,保护高度易感人群免受感染。

二、隔离区域的设置和划分

（一）隔离区域的划分

隔离区应设在医院相对独立的区域，远离普通病区、生活区。隔离区内设有"两通道"，工作人员、病人分通道进出，避免人流、物流造成的交叉感染。根据有无受到病原微生物的污染，隔离区域可划分为清洁区、半污染区、污染区。

1. 清洁区（clean area）　未被病原微生物污染的区域，如工作人员的值班室、更衣室以及配餐间、储物间等。

隔离要求：病人及污染物品不得进入清洁区；工作人员离开隔离室必须经过消毒处理后方可进入清洁区。

2. 半污染区（cleaning-contaminated area）　有可能被病原微生物污染的区域，如医生办公室、护士站、治疗室、病区内走廊、化验室等。

隔离要求：穿隔离衣的工作人员穿越走廊时，不得触碰墙壁、家具等；化验室的检验标本应放在指定的存放盘，检验完的标本及存放容器应按要求消毒处理。

3. 污染区（contaminated area）　被病原微生物污染的区域，如病室、处置室、污物间、病区的外走廊以及病人入院、出院处理室等。

隔离要求：工作人员进入污染区，应按疾病传播途径的隔离要求戴好防护用品；离开污染区，须消毒手、脱去隔离衣及鞋方能进入清洁区域；污染区物品未经消毒处理，不得外送。

（二）隔离室的设置

设置隔离室的目的是将感染源与易感宿主从空间上隔开，减少或消除任何途径的传播机会。不同病种病人应分室隔离，同一病种病人可同居一室，每室以不超过4人为宜，床间距不少于1.1m；疑似病人、具有高度传染性或毒力强的菌株所致的感染病人应安置在单人隔离室。

1. 隔离室适用对象　隔离室主要适用以下三类病人：

(1) 高度传染性疾病病人。

(2) 卫生习惯无法维持的病人，如婴幼儿、智障者。

(3) 细菌培养分离出具有流行病学意义或多重耐药微生物感染的病人。

2. 隔离室设施条件　隔离室除普通病房应有的设施外，还必须增设以下设施。

(1) 隔离室外备有隔离防护用品，如口罩、帽子、手套、隔离衣、避污纸等。

(2) 非手触式的洗手设备。

(3) 通风换气设施，室内空气的交换次数应达到每小时6次以上。

(4) 有条件的医院安装正压、负压装置空调。保护性隔离室采用正压通风，感染源隔离室采用负压通风。

三、隔离原则

(一) 一般消毒隔离

1. 隔离病室外设有明显的隔离标志,入口设缓冲间,卫生设施应齐全。
2. 工作人员进出隔离室须遵循隔离规程,严格执行隔离技术规范
(1) 进入隔离室,应按照疾病传播途径的隔离要求穿戴好防护用品;离开隔离室,必须进行手的消毒,脱去隔离衣及鞋方能进入清洁区域。
(2) 诊查、护理不同病种的病人间应严格洗手与手消毒、更换隔离衣;接触隔离病人的血液、体液、分泌物、排泄物等物质时,应戴手套,脱去手套应洗手和/或手消毒。
3. 分类处理隔离室内物品
(1) 病人用过的医疗器械、用品等均应先消毒、后清洗,然后根据要求再消毒或灭菌。
(2) 接触过的或落地的物品应视为污染,污染物品必须经消毒后方可外送或给他人使用。若需送出消毒的物品,污染的物品应置于污物袋内,袋外有明显标记。
(3) 病人排泄物、分泌物及病房污水须经消毒处理后方可排放;固体污物应进行无害化处理。
(4) 隔离室产生的生活垃圾应视为医疗垃圾,置双层黄色塑料袋中,封口后密闭运送。
4. 隔离室环境每日消毒　病室空气、物体表面如床、床旁桌、椅、门窗及地面每日应常规消毒。
5. 严格陪住探视制度　陪住、探视者应遵守隔离规定,穿隔离衣、鞋套进入隔离室。
6. 隔离解除标准　传染性分泌物连续三次培养结果均为阴性或已度过隔离期,医生下达医嘱后,方可解除隔离。

(二) 终末消毒处理

对出院、转科或死亡病人及其所住病室、用物、医疗器械等进行消毒处理。
1. 病人的终末处理
(1) 出院或转科病人　出隔离室前应沐浴、更衣,个人物品消毒处理后方可带出。
(2) 死亡病人　用消毒液擦拭尸体,棉球、纱布浸湿消毒液后填塞口、鼻、耳、肛门等腔道,尸体用一次性尸单包裹。
2. 病人单位的终末处理　关闭病室门窗,打开室内柜门、抽屉,摊开床上用品,进行熏蒸消毒或紫外线照射;家具、地面用消毒液擦拭;被服类制品先消毒后清洗;床垫、棉胎、枕芯用日光曝晒法或紫外线照射消毒。

四、隔离预防系统

随着传染病的流行病学的发展,隔离措施也因此不断地被更新与充实。1996年,美国疾病预防控制中心(CDC)和医院感染控制顾问委员会(HICPAC)对隔离系统进行了修订,推出新的隔离预防系统,即针对住院的所有病人应实施"标准预防";针对有传染性或疑似有传染性的病人或有重要流行病学意义的病原体,在标准预防的基础上,按其传播途径(空气、

飞沫、接触传播)采取相应的隔离。该类隔离预防系统已被世界各级医院普遍采纳。

(一)标准预防

1. 标准预防(standard precaution)　是指针对医院所有的病人不必考虑其诊断,将病人的血液、体液、分泌物、排泄物(不含汗液)、破损的皮肤、黏膜和被这些物质污染的物品均视为具有传染性而采取的标准水平的隔离预防,以降低病人与病人、医务人员与病人之间的微生物传播的危险性。

2. 隔离措施要求

(1)接触病人的血液、体液、分泌物、排泄物及其污染物品后,不论是否戴手套,都应严格洗手。

(2)接触或可能接触到病人的血液、体液、分泌物、排泄物以及破损的皮肤、黏膜时应戴手套,脱手套后必须洗手。

(3)衣服或面部可能会受到病人的血液或其他体液喷溅时,应当穿隔离衣,戴护目镜、口罩,必要时戴面罩。

(4)医疗仪器或环境被病人的血液、体液、分泌物、排泄物污染时,必须按要求进行消毒或灭菌处理。

(5)锐器小心处置。用过的针头不必套回针头套,严禁直接用手取下、折弯、破坏针头,用过的各种穿刺针头、刀片等其他锐器应放入耐刺、防渗透的锐器盒内,集中回收处理。

(6)需要对病人实施复苏时,应备有简易呼吸囊(复苏袋)或其他通气装置代替口对口人工呼吸。

(二)基于传播途径的预防

基于传播途径的预防是指对于已确诊或疑似的感染病人在标准预防的基础上,增加的基于传播方式的隔离预防。

1. 空气隔离(airborne isolation)

(1)隔离对象　已诊断或怀疑由空气传播的疾病,如结核、水痘、麻疹等。

(2)隔离措施　在标准预防的基础上,采用以下隔离措施。

1)应单间安置,无条件时,同一病原体感染病人可同居一室;不同病原体感染病人应分室安置。

2)负压通风,空气严格消毒。

3)病人病情允许时,应戴外科口罩,并限制其活动范围。

2. 飞沫隔离(droplet isolation)

(1)隔离对象　已诊断或怀疑由飞沫传播的疾病,如百日咳、白喉、流行性感冒、病毒性腮腺炎、脑膜炎等。

(2)隔离措施　在标准预防的基础上,采用以下隔离措施。

1)应单间安置,无条件时,同一病原体感染病人可同居一室;不同病原体感染病人应分室安置。

2)自然通风,不需专门的空气处理系统和通风设备。

3)病人病情允许时,应戴外科口罩,并限制其活动范围。
4)病人之间、病人与探视者之间相隔距离在1m以上,探视者应戴外科口罩。
5)操作者与病人近距离(1m以内)接触,应戴帽子、医用防护口罩。

3.接触隔离(contact isolation)

(1)隔离对象　已诊断或怀疑由接触传播的疾病,如肠道感染、多重耐药菌感染、皮肤感染等。

(2)隔离措施　在标准预防的基础上,采用以下隔离措施。

1)应单间安置,无条件时,同一病原体感染病人可同居一室;不同病原体感染病人应分室安置。

2)限制病人的活动范围。

3)减少不必要的转运,如需要转运时,应尽量减少对其他病人、医务人员和环境表面的污染。

当一种疾病可能有多种传播途径时,应在标准预防的基础上,联合采取多种传播途径的隔离与预防。案例中病人为非典型肺炎,其病原体的传播途径有空气传播、飞沫传播和接触传播,医务人员在诊疗、护理该类病人时,除实施标准预防外,还应进行空气隔离、飞沫隔离和接触隔离。具体措施为:①安置病人(感染源)于单独隔离室,严禁探视、陪客。②进入隔离室的工作人员应穿戴防护服、防护面罩、护目镜、手套、隔离鞋等防护用品。③离开隔离室应严格手消毒,逐层脱去防护用具。④隔离室的空气定时消毒,保持负压通风;⑤室内污染物品分类装袋并标记后按规定处理。

五、隔离技术

(一)口罩的使用

1.口罩的种类

(1)纱布口罩　保护呼吸道免受有害粉尘、气溶胶、微生物及灰尘伤害的防护用品,适用于一般诊疗活动。

(2)外科口罩　能阻止血液、体液和飞溅物的传播,除适用于一般诊疗活动外,也适用于进行手术、体腔穿刺等有创操作或护理免疫功能低下病人时佩戴。

(3)医用防护口罩　能阻止经空气传播的感染因子(直径≤$5\mu m$)或近距离(<1m)接触经飞沫传播的疾病而发生的感染。护理这类病人时,应佩戴医用防护口罩。

2.佩戴方法

(1)外科口罩的佩戴方法

1)将口罩罩住鼻、口及下巴,口罩下方带系于颈后,上方带系于头顶中部。

2)将双手指尖放在鼻夹上,从中间位置开始,用手指向内按压,并逐步向两侧移动,根据鼻梁形状塑造鼻夹。

3)调整系带的松紧度。

(2)医用防护口罩的佩戴方法(见图5-16)

1)一手托住防护口罩,有鼻夹的一面背向外(见图5-16-A)。

2)将其罩住鼻、口及下巴,鼻夹部位向上紧贴面部(见图 5-16-B)。
3)用另一手将下方系带拉过头顶,放在颈后双耳下(见图 5-16-C)。
4)再将上方系带拉至头顶中部(见图 5-16-D)。
5)将双手指尖放在金属鼻夹上,从中间位置开始,用手指向内按鼻夹,并分别向两侧移动和按压,根据鼻梁的形状塑造鼻夹(图 5-16-E)。

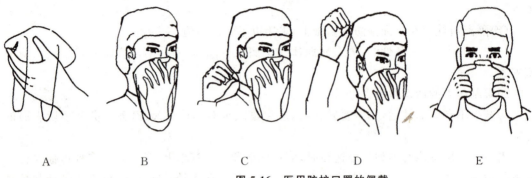

A   B   C   D   E

图 5-16 医用防护口罩的佩戴

(3)摘口罩方法

勿接触口罩前面(污染面)。先解下面系带,再解上面系带。手仅捏住口罩的系带丢至医疗废物容器内。

3. 注意事项

(1)不应一只手捏鼻夹。

(2)医用外科口罩只能一次性使用。

(3)口罩潮湿后,受到病人血液、体液污染后,应及时更换。

(4)每次佩戴医用防护口罩进入工作区之前,应进行密合性检查。检查方法是将双手完全盖住防护口罩,快速呼气,若鼻夹附近有漏气应调整鼻夹,若漏气位于四周,应调整到不漏气为止。

(二)防护面罩、护目镜的使用

1. 适用情况 护目镜、防护面罩主要用于防止病人的血液、体液等具有感染性的物质溅入眼部或溅到面部,适用于下列情况。

(1)在进行诊疗、护理操作,可能发生病人血液、体液、分泌物等喷溅时。

(2)近距离接触经飞沫传播的传染病病人时。

(3)为呼吸道传染病病人进行气管切开、气管插管等近距离操作,可能发生病人血液、体液、分泌物等喷溅时,应使用全面型防护面罩。

2. 佩戴方法

(1)戴护目镜或面罩的方法 戴上护目镜或防护面罩,调节舒适度。

(2)摘护目镜或面罩的方法 捏住靠近头部或耳朵的一边摘掉,放入回收或医疗废物容器内。

3. 注意事项 佩戴前应检查有无破损,佩带装置有无松懈。

（三）手套的使用

1. 适用情况　手套的使用可以防止病原体通过医务人员的手传播疾病和污染环境，医务人员在接触病人的血液、体液、分泌物、排泄物、呕吐物等感染性物质时应戴清洁手套；进行有创操作时或接触病人破损皮肤、黏膜时，则应戴无菌手套。

2. 使用方法　见第三节"无菌技术"中"无菌手套戴脱法"。

3. 注意事项

(1) 诊疗、护理不同的病人之间应更换手套。

(2) 当从同一位病人污染的身体部位转移到干净部位时，要更换手套。

(3) 戴手套不能替代洗手，脱手套后应按六步洗手法洗手，必要时进行手消毒。

(4) 一次性手套应一次性使用，不能重复使用。

（四）避污纸的使用

在做某些简单操作时，使用避污纸可保持双手或物品不被污染，以省略消毒程序。如用清洁的手垫着避污纸取用污染物品，可避免手被污染；用污染的手垫着避污纸取用清洁物品，可避免物品被污染。

取避污纸时，只能从页面抓取。避污纸用后即丢入污物袋，集中焚烧处理。

（五）隔离衣的使用

隔离衣(isolation gowns)可提供保护和屏蔽微生物减少感染的传播。在接触经接触传播的感染性疾病病人时；对病人实行保护性隔离时；可能受到病人血液、体液、分泌物、排泄物喷溅时，应穿隔离衣。

【目的】

保护医务人员避免受到血液、体液和其他感染性物质污染，或保护病人避免交叉感染。

【评估】

1. 病人的病情、治疗情况、隔离种类、隔离措施、操作目的等。
2. 病人对隔离措施的接受、合作程度及心理反应。
3. 病人及其家属对疾病的认知以及对疾病防治、消毒隔离知识的了解程度。
4. 操作环境符合隔离要求。

【计划】

1. 护士准备　衣帽整洁，修剪指甲，取下手表，洗手，戴口罩，卷袖过肘。
2. 用物准备
(1) 隔离衣　长短合适，无破损。
(2) 挂衣架、消毒手的设备。
(3) 操作物品　备齐操作用物放于治疗车上。
3. 病人准备　了解操作目的，愿意配合。
4. 环境准备　环境符合隔离要求。

【实施】
1. 操作步骤

操作步骤	要点
◆穿隔离衣	
1. 取隔离衣　手持衣领取下隔离衣(见图5-17),将衣领的两端向外折齐,露出衣袖内口,使清洁面朝向自己(见图5-18)	• 衣领及隔离衣内面为清洁
2. 穿衣袖　右手持衣领,左手伸入袖内,右手将衣领向上拉,露出左手(见图5-19);同法穿另一只手(见图5-20)	• 衣袖勿触及面部
3. 扣领扣　双手持衣领,由领子中央向后捋顺领边,系好颈后带子(见图5-21)	• 扣领扣时,袖口不可触及衣领、面部和帽子
4. 扣袖口　扎好袖口(见图5-22)	• 此时手已被污染
5. 折襟系带　将隔离衣一边(约在腰下5cm)处渐向前拉,见到边缘捏住(见图5-23);同法捏住另一侧边缘(见图5-24)。双手在背后将衣边对齐(见图5-25),向一侧折叠(见图5-26),将腰带在背后交叉,回到前面将带子系好(见图5-27)	• 手不可触及隔离衣的内面 • 隔离衣在身后对折时,应遮盖背面的工作服,且边缘对齐
6. 执行操作	
◆脱隔离衣	
1. 松腰带、解袖扣　解开腰带,在前面打一活结(见图5-28);解开袖带,在肘部将部分衣袖塞入工作服袖内,露出前臂及双手(见图5-29)	• 勿使隔离衣衣袖外面塞入工作服内
2. 消毒双手	
3. 解领扣　解开颈后带子	
4. 脱衣袖　右手伸入左手腕部袖内,拉下衣袖过手(见图5-30);用遮盖着的左手握住右手衣袖的外面,拉下右侧衣袖(见图5-31);双手轮换从袖管中退至衣肩(见图5-32)	• 清洁的手不可接触隔离衣的衣袖外面
5. 挂隔离衣　双手持衣领,将隔离衣开口边对齐,悬挂在隔离衣架上(见图5-33)	• 挂在半污染区,隔离衣的清洁面向外;挂在污染区,则污染面向外 • 不再穿的隔离衣清洁面向外卷好置于污衣袋 • 隔离衣每日更换

2. 注意事项
(1)隔离衣的长度须遮盖工作服,无破损。
(2)穿隔离衣后,只能在规定区域内活动,不得进入清洁区。
(3)消毒手时,不能沾湿隔离衣,隔离衣也不能触及其他物品。
(4)隔离衣的衣领和内面始终保持清洁,穿、脱时避免污染。

【评价】
1. 操作中严格执行隔离技术规程,消毒隔离观念强,护患之间未造成交叉感染。
2. 隔离衣穿、脱方法正确、无污染。
3. 手的消毒方法正确。

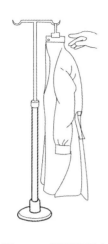

图 5-17　取下隔离衣

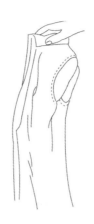

图 5-18　清洁面朝向操作者

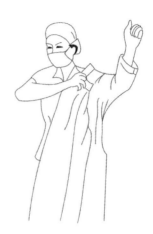

图 5-19　穿左袖

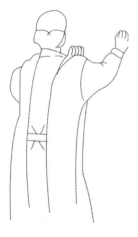

图 5-20　穿右袖

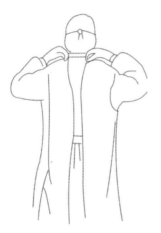

图 5-21　系领口

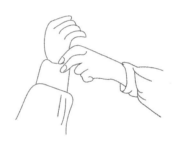

图 5-22　系袖口

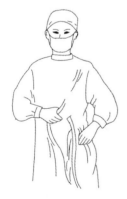

图 5-23　捏一侧衣缝

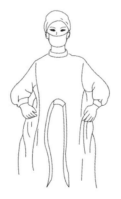

图 5-24　捏两侧衣缝

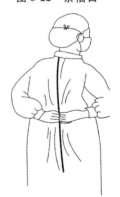

图 5-25　身后衣边对齐

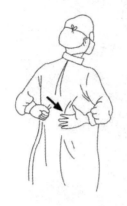

图 5-26　身后衣边折叠

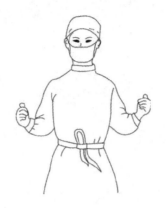

图 5-27　系腰带

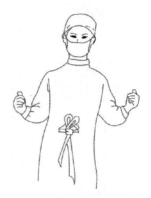

图 5-28　解腰带并在腰前打活结

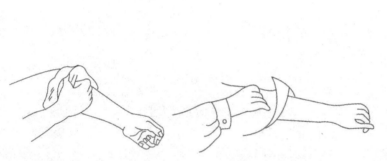

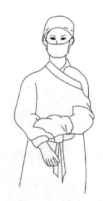

图 5-29　套塞衣袖　　　　图 5-30　拉左侧衣袖　　　　图 5-31　拉右侧衣袖

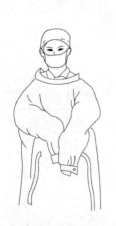

图 5-32　退衣袖

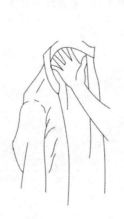

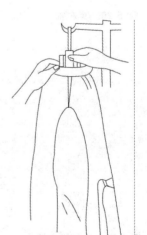

图 5-33　挂隔离衣

第五节 消毒供应中心

一、消毒供应中心在预防和控制医院感染中的作用

消毒供应中心(central sterile supply department,CSSD)是承担医院各科室重复使用诊疗器械、器具和物品清洗、消毒、灭菌以及无菌物品供应的部门,其工作质量与医院感染控制工作密切相关,并直接影响到医疗与护理质量的成效以及病人的安全。因此,保证无菌物品的质量是消毒供应中心的工作核心,更是控制医院感染的重要环节。

二、消毒供应中心的布局

消毒供应中心合理的建筑设计与布局、规范的作业流程是工作中避免交叉感染,保障无菌物品质量的首要前提条件。消毒供应中心应邻近临床科室和手术室,周围环境清洁、无污染源。内部布局要合理,各区域间相对独立、通风、采光良好。污染区、清洁区、无菌区划分明确,区域间应设有实际屏障,分别设人员出入缓冲间(带);路线及人流、物流实行由污到洁,采取强制性的通行路线,不交叉,不逆流;空气流向由洁到污,去污区保持相对负压,检查、包装及灭菌区保持相对正压。

1. **去污区**(decontamination area) 对重复使用的诊疗器械、器具和物品进行回收、分类、清洗、消毒(包括运送器具的清洗、消毒等)的区域,为污染区域。

2. **检查、包装及灭菌区**(inspection and packing sterilization area) 对去污后的诊疗器械、器具和物品进行检查、装配、包装及灭菌(包括敷料制作等)的区域,为清洁区域。

3. **无菌物品存放区**(sterilized articles store area) 存放、保管、发放无菌物品的区域,为清洁区域。

三、消毒供应中心的工作内容

(一)重复使用的诊疗器械、器具和物品的消毒供应

重复使用的诊疗器械、器具和物品的再处理是消毒供应中心的主要工作内容,其基本工作流程是:回收、分类、清洗、消毒、检查、包装、灭菌、储存与发放等。

1. **物品回收、分类** 临床科室使用的诊疗器械和物品由消毒供应中心派专人、专车按指定的回收路线上门回收,收集箱或回收车采用封闭式;回收工具应有明显标志,每次使用后应清洗消毒,干燥备用。收回的诊疗器械、器具和物品,应在去污区进行核查清点并分类。

2. **物品清洗、消毒** 根据物品的材质、精密程度及污染状况不同,选择适宜的清洗方法。清洗方法分为机械清洗和手工清洗。机械清洗适用于大部分常规器械的清洗;手工清洗适用于精密、复杂器械的清洗和有机物污染较重器械的初步处理。清洗后的器械、器具和物品应进行消毒和干燥处理,由器械检查、包装区工作人员通过传递窗接收。

3. **器械检查保养、包装** 器械、器具和物品干燥处理后需检查清洗质量和器械功能,器械使用润滑剂保养,符合要求者再行包装。包装包括装配、包装、封包、注明标志等步骤,包

装必须严密,包外应贴有化学指示胶带,高度危险性物品灭菌包内还应放置化学指示卡;灭菌物品包装的标志应注明物品名称、包装者、灭菌器编号、灭菌批次、灭菌日期和失效日期,使用化学指示胶带贴封。

4. 灭菌　耐湿、耐热的器械、器具和物品的灭菌首选压力蒸汽灭菌;不耐高温、湿热的精密仪器等的灭菌选用低温甲醛蒸汽灭菌、环氧乙烷灭菌、过氧化氢等离子体低温灭菌。

5. 无菌物品的储存与发放　经灭菌处理的无菌物品应分类、分架存放在无菌物品存放区内,放置位置固定,并有标志。无菌物品储存的有效期限与环境的温、湿度和包装材料有关。纺织品材料包装的无菌物品在储存环境温度低于24℃、湿度低于70%的条件下,有效期为14d;未达到此环境标准,有效期则为7d。医用一次性纸袋包装的无菌物品,有效期为1个月;医用无纺布、一次性医用皱纹纸、一次性纸塑袋包装的无菌物品,有效期为6个月。无菌物品发放时,应遵循"先进先出"的原则,通过无菌物品传递窗向外发送,或由消毒供应中心专人、专车按指定的清洁通道送到使用科室。运送无菌物品的器具有明显标志,使用后应清洁处理,干燥存放在清洁区。

(二)一次性无菌医疗用品的供应

一次性无菌医疗用品的供应流程包括:物品采购、审核验收、储存、发放。一次性使用无菌医疗用品,必须由医院设备部门统一集中采购,并对质量进行认真验收。消毒供应中心作为一次性无菌医疗用品发放部门,应设置专库储存,放入无菌物品存放间的一次性用品,须拆除外包装,以中、小包装进入无菌物品存放间单独存放,存放标准同高压灭菌物品。

本章小结

医院感染是指住院病人、医务人员以及在医院内活动的任何人员在医院内遭受病原体侵袭,而引起的诊断明确的感染或疾病。医院感染之所以会发生与流行是因为感染链(感染源、传播途径和易感宿主)的存在。预防与控制医院感染的关键性措施就是阻断感染链,即控制或消灭感染源、切断传播途径、保护易感宿主或增强其免疫力。

清洁、消毒、灭菌是预防与控制医院感染的主要措施之一。清洁是消毒、灭菌必要的前期处理工作,是决定消毒、灭菌质量的关键步骤。进入人体组织、无菌器官的医疗器械、器具和物品必须经过灭菌处理,接触皮肤、黏膜的医疗器械、器具和物品必须经过消毒处理。

无菌技术和隔离技术是防止医院感染发生的重要操作技术。在执行治疗操作中必须遵守无菌技术操作原则,严守操作规程。凡是住院病人均应实行标准预防,有传染性或疑似有传染性的病人或有重要流行病学意义的病原体,在标准预防的基础上,按其传播途径(接触隔离、飞沫隔离、空气隔离)采取相应的隔离。

消毒供应中心承担了医院各科室重复使用诊疗器械、器具和物品清洗、消毒、灭菌以及无菌物品供应的工作任务,是医院感染控制的重要部门。

本章关键词:医院感染;清洁;消毒;灭菌;无菌技术;隔离技术;标准预防。

课后思考

1. 请判断下列病例是否属于医院感染？为什么？
(1) 张某，因"急性阑尾炎"在普外科行阑尾切除术，术后因切口感染，延期出院。
(2) 心内科，有几位病人先后患上"细菌性结膜炎"，小李是5床王老先生的全天陪护，昨日也自觉眼部不适，结膜充血，刺痒，分泌物增多，诊断为"细菌性结膜炎"。
(3) 王某，因"急性胃肠炎"收住院。入院第三天，病人出现低热、食欲不振、全身乏力、皮肤、巩膜轻度黄染，经检查诊断为"甲型病毒性肝炎"。
(4) 陈某，70岁，因"肺部感染"长期使用抗生素治疗。今晨护士在为该病人做口腔护理时，发现病人的口腔内颊黏膜出现白色膜状物，经细菌培养为真菌感染。
2. 试分析医院感染的主要危险因素有哪些？如何预防和控制？
3. 清洁、消毒、灭菌三者概念间有何区别？
4. 什么是标准预防？标准预防的具体措施有哪些？

(李玉红)

附　手卫生效果的监测方法

1. **采样时间**　在接触病人、进行诊疗活动前采样。
2. **采样方法**　被检者五指并拢，用浸有含相应中和剂的无菌洗脱液浸湿的棉拭子在双手指曲面从指跟到指端往返涂擦2次，一只手涂擦面积约$30cm^2$，涂擦过程中同时转动棉拭子；将棉拭子接触操作者的部分剪去，投入10ml含相应中和剂的无菌洗脱液试管内，及时送检。
3. **检测方法**　将采样管在混匀器上振荡20s或用力振打80次，用无菌吸管吸取1.0ml待检样品接种于灭菌平皿，每一样本接种2个平皿，平皿内加入已溶化的45～48℃的营养琼脂15ml～18ml，边倾注边摇匀，待琼脂凝固，置36℃±1℃温箱培养48h，计数菌落数。

细菌菌落总数计算方法：

细菌菌落总数(cfu/cm^2) ＝ 平板上菌落数 × 稀释倍数 / 采样面积(cm^2)

第六章 清洁护理

案例

李某,男,67岁,工人,初中文化,因患脑梗塞右侧肢体偏瘫入院。入院时病人神志清醒,体质瘦弱,大小便失禁,入院两天后患大叶性肺炎,持续高热10天,给予大量抗生素治疗。近日发现其口腔黏膜破溃,创面上附着白色膜状物,拭去膜状物可见创面轻微出血。

问题:
1. 李某的病情信息说明了什么?
2. 应该为病人做哪些处理?

本章学习目标

1. 掌握口腔、头发、皮肤护理的目的及注意事项。
2. 掌握特殊口腔护理的操作。
3. 掌握压疮发生的原因,各期的临床表现,压疮的预防、治疗与护理措施。
4. 熟悉特殊口腔护理常用漱口液的作用、义齿的护理及口腔健康维护。
5. 熟悉背部按摩方法、晨晚间护理的目的与内容。
6. 正确认识清洁护理的意义,在实施清洁护理时应注意保持病人的独立性,保护病人的隐私;培养尊重和关爱病人的良好职业情感。

清洁、舒适是病人的基本需要,清洁护理的内容包括口腔护理、头发护理、皮肤护理、晨晚间护理等。通过护理可以帮助病人清除身体表面的微生物及污垢,促进血液循环,预防并发症;改善病人自我形象,维护其自尊;增强舒适感,促进睡眠。

第一节 口腔护理

口腔是病原微生物侵入人体的途径之一。口腔的温度、湿度以及食物残渣适宜微生物的生长繁殖,因此,口腔内会有大量的致病菌和非致病菌生存。健康的人,机体的抵抗力强,加之饮水、进食、刷牙、漱口等活动起到减少和清除细菌的作用,一般不会引起口腔问题。当个体患病时,机体抵抗力下降,饮水、进食减少,自我清洁能力减弱,为细菌在口腔内繁殖创造了条件,可引起口腔健康问题。

一、口腔卫生指导

(一)口腔护理评估

1. 口腔卫生状况　评估病人口唇、口腔黏膜、牙龈、牙齿、舌苔、腭以及唾液、气味等方面。

2. 自护能力状况　了解病人每日清洁口腔的情况及其自理程度。对于自我照顾能力表示怀疑的病人,应鼓励其发挥自己的潜能,减少其对他人的依赖,以达到不断提高自我照顾能力的目的。

3. 口腔健康维护认知情况　评估病人对保持口腔卫生重要性及预防口腔问题的认知情况。如个人的刷牙习惯、刷牙方法;口腔清洁用具的选用,包括经常使用的牙膏、牙刷及其他口腔清洁用品;是否使用牙线和义齿;如有义齿如何护理等。

(二)口腔健康维护

1. 清洁用具的使用　牙刷应尽量选用外形较小、表面平滑、质地柔软的尼龙牙刷,柔软的牙刷可刺激牙龈组织,且不会损伤牙龈。外形较小的牙刷可保证在刷牙时能刷到牙齿的各个部位。不可使用已磨损或硬毛牙刷。牙刷在使用间隔时应保持清洁、干燥。牙刷应每3个月更换一次。勿选用含腐蚀性成分的牙膏,以防损伤牙齿。药物牙膏一般能抑制细菌的生长、预防龋齿和治疗牙齿过敏,可根据需要选用。

2. 刷牙方法　刷牙通常在晨起和就寝前进行,每次餐后也应刷牙。正确的刷牙方法每次至少 3min,口腔的每个部分应不少于 30s(见图 6-1)。

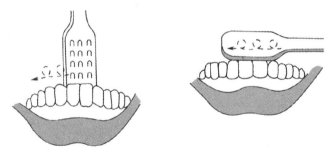

图 6-1　正确的刷牙方法

(1)上下颤动刷牙法　刷牙时将牙刷毛面放于牙齿及牙龈沟上,牙刷与牙齿成 45°,快速环形来回震颤,每次只刷 2～3 颗牙,刷完一处再刷邻近部位;牙齿的内表面可用牙刷毛面的顶端环形震颤刷洗,再将刷毛与牙齿平行,来回刷洗牙齿咬合面,最后轻轻刷洗舌面,注意不要触及咽部,以免引起恶心。

(2)上下竖刷法　沿牙齿纵向刷,上牙从上向下刷,下牙从下向上刷,牙齿的内、外、咬合面都应刷到。刷牙后应彻底漱口,彻底漱口对清除口腔内的食物碎屑和残留牙膏十分重要。必要时重复刷洗和漱口,直到口腔完全清洁为止。

3.牙线使用法

(1)牙线的材料 尼龙线、丝线、涤纶线等可作为牙线材料。

(2)剔牙方法 取出一段约40cm长的牙线,将线的两端分别在两手的示指第一节上绕2~3圈,两示指间的距离约5cm。再用大拇指或中指支撑着将牙线拉直,引导牙线沿牙齿侧面缓慢地进入牙缝内,同时带出食物嵌渣。将牙线贴紧牙齿的邻接牙面并使其成C型,以增加接触面积,然后上下左右缓和地刮动,清洁牙齿的表面、侧面以及牙龈深处的牙缝。刮完牙齿的一边邻面后,再刮同一牙缝的另一边,直至牙缝中的食物嵌渣、牙菌斑及软牙垢随牙线的移动被带出为止。换一截干净的牙线,用同样的方法,逐个将全口牙齿的邻面刮净最后漱口,漱去刮下的食物嵌渣、牙菌斑及软牙垢(见图6-2)。

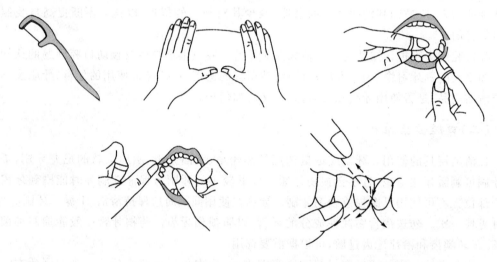

图6-2 牙线使用方法

4.义齿的清洁护理 使用义齿者白天持续佩戴,对增进咀嚼功能、说话与保持面部形象均有益处;晚间应卸下,可以减少对软组织与骨质的压力。卸下的义齿清洁后浸泡在冷水中,以防遗失或损坏。不能自理者由护士协助,操作前洗净双手,戴手套帮助病人取下义齿。暂时不用的义齿,可泡于贴有标签的冷水杯中加盖,每日换水一次。病人在戴义齿前应用牙刷刷洗义齿的各面,用冷水冲洗干净,清洁口腔后戴上义齿。

二、特殊病人口腔护理

【目的】

1.保持口腔清洁、湿润、舒适,预防口腔感染等并发症。

2.防止口臭、口垢,增进食欲,维持口腔正常功能。

3.观察口腔黏膜、舌苔的变化及有无特殊口腔气味,为诊断和治疗疾病提供信息。

【适应证】

对于高热、昏迷、危重、禁食、鼻饲、口腔疾患、术后、生活不能自理的病人,护士应给予特殊口腔护理(special oral care),一般每天2~3次。

【评估】

1.病人的年龄、病情、意识、治疗、活动与自理能力状况。

2.病人心理状况、对口腔护理的认知与合作程度。

3.口腔基本情况 使用口腔护理评估表(见表 6-1)对其局部及全身情况进行全面评估。该表各项目累加计分,分值从 12 至 36 分,分值越高,表示病人越需要加强口腔护理。

表 6-1 口腔护理评估表

部位/分值	1	2	3
唇	润滑、质软、无裂口	干燥,有少量痂皮,有裂口,有出血倾向	干燥,有大量痂皮,有裂口,有分泌物,易出血
黏膜	湿润、完整	干燥、完整	干燥、黏膜损伤或有溃疡面
牙龈	无出血,无萎缩	轻微萎缩,出血	有萎缩,容易出血、肿胀
牙/义齿	无龋齿,义齿适合	无龋齿,义齿不适合	有较多空洞,有裂缝,义齿不适合,齿间流脓液
牙垢/牙石	无牙垢或有少许牙石	有少至中量牙垢或中量牙石	大量牙垢或牙石
舌	湿润,少量舌苔	干燥,有中量舌苔	干燥,有大量舌苔或覆盖黄色舌苔
腭	湿润,无或有少量碎屑	干燥,有少量或中量碎屑	干燥,有大量碎屑
唾液	中量,透明	少量或过多量	半透明或黏稠
气味	无味或有味	有难闻气味	有刺鼻气味
损伤	无	唇有损伤	口腔内有损伤
自理能力	全部自理	部分自理	完全不能自理
健康知识	大部分知识来自于实践,刷牙有效,使用牙线清洁牙齿	有错误认识,刷牙有效,未使用牙线清洁牙齿	有较多错误认识,很少清洁口腔,刷牙无效,未使用牙线清洁牙齿

【计划】

1.护士准备 衣帽整洁,修剪指甲,洗手、戴口罩。

2.用物准备

(1)治疗盘内 治疗碗(内盛含有漱口液的棉球若干、弯血管钳、镊子、压舌板、治疗巾、纱布)、棉签、吸水管、弯盘、石蜡油(或病人自备唇膏)。或使用一次性口腔护理包。

治疗盘外备手电筒、漱口杯,必要时备张口器。

(2)常用外用药 常用漱口液(见表 6-2)、冰硼散、锡类散、新霉素、制霉菌素甘油、西瓜霜、金霉素甘油和口腔薄膜等(根据医嘱选用)。

3.病人准备 了解口腔护理的目的、方法及配合要点。愿意配合操作,取舒适体位。

4.环境准备 环境安静、整洁、舒适、安全、光线充足或有足够照明。

表 6-2　常用漱口溶液及作用

溶液名称	作用及使用范围
0.9%氯化钠溶液	清洁口腔、预防感染
1%～3%过氧化氢溶液	防腐、防臭，适用于口腔有溃疡、坏死组织者
2%～3%硼酸溶液	除臭、抑制细菌
0.02%呋喃西林溶液	清洁口腔，广谱抗菌
1%～4%碳酸氢钠溶液	用于真菌感染
0.1%醋酸溶液	用于铜绿假单胞菌感染
0.08%甲硝唑溶液	用于厌氧菌感染
朵贝尔液（复方硼砂水）	轻微抑菌、除臭
0.5%聚维酮碘	较强的氧化作用，对细菌、芽孢、真菌和病毒有杀灭作用

【实施】

1. 操作步骤

操作步骤	要点
1. **核对解释**　备齐用物携至床旁，核对病人，解释操作目的及配合方法	• 取得病人的合作，便于护士操作
2. **取合适体位**　助病人侧卧或仰卧（头偏向一侧，面向护士）（见图6-3）	• 便于分泌物及多余水分从口腔流出，防止误吸
3. **打开口腔护理包**　倒漱口液于治疗碗中，注意棉球不宜过湿	• 避免多余水分误吸
4. **放治疗巾**　取治疗巾围于病人颌下，置弯盘于口角旁	• 保护床单位，避免弄湿
5. **漱口**　助病人用吸水管吸水漱口	• 用于清醒合作者
6. **观察口腔**　护士一手持手电筒，一手用压舌板轻轻撑开颊部观察口腔。如果口唇干裂，应用棉球湿润口唇	• 昏迷病人可用张口器协助张口 • 观察口腔状况，长期使用抗生素病人，应观察有无真菌感染 • 动作轻柔，防止口唇干裂者张口时破裂出血
7. **擦洗口腔** (1) 嘱病人咬合上下牙齿，用压舌板轻轻撑开一侧颊部，用弯血管钳夹取含漱口液的棉球，纵向擦洗磨牙至门齿。同法擦洗对侧 (2) 嘱病人张口，依次擦洗牙的上内侧面、上咬合面、下内侧面、下咬合面，然后弧形擦洗颊部。同法擦洗对侧 (3) 嘱病人张口，伸舌，弧形擦洗硬腭，由内向外擦洗硬腭	• 擦洗顺序是先上后下 • 避免弯钳触及牙龈及黏膜，擦洗动作轻柔，勿损伤牙龈及黏膜 • 每次更换一个棉球，一个棉球擦洗一个部位 • 勿触及软腭、咽部，以免引起恶心
8. **再次漱口**　助病人漱口，用治疗巾擦净口唇	• 必要时协助病人佩戴义齿
9. **再次观察口腔**	• 口腔有溃疡者，涂药于患处，口唇干裂涂石蜡油或唇膏
10. **整理、处置用物**　撤去治疗巾及弯盘，帮助病人取舒适卧位，整理床单位，按要求处理用物	• 保持病人舒适
11. **洗手，记录**	• 观察护理效果，记录口腔的卫生状况

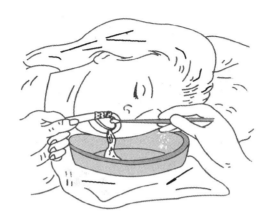

图 6-3 特殊病人口腔护理

2.注意事项

(1)根据病人病情准备合适的漱口溶液。

(2)擦拭动作要轻柔,避免损伤口腔黏膜和牙龈,尤其对凝血功能较差的病人更应谨慎,防止出血。

(3)昏迷病人护理时禁忌漱口,擦拭棉球不宜过湿,以防误吸;擦拭时夹紧棉球,每次一个,操作前后认真清点棉球,防止棉球遗留口腔;需要张口器时,应从臼齿放入,不可使用暴力。

3.健康教育

(1)向病人解释保持口腔卫生的重要性。

(2)介绍口腔护理的相关知识,如牙刷、牙线的使用方法、刷牙的方法及义齿的清洁与护理方法,让病人能够做到有效清洁口腔,保持口腔卫生,预防各种并发症的发生。

【评价】

1.病人口唇湿润,口腔清洁、舒适,口腔疾患得到治疗。

2.护士操作规范,病人无操作性损伤。

3.病人及家属获得口腔卫生知识和技能。

案例中的李某因疾病卧床时间较长、体质虚弱,且肺部感染、持续高热、大量使用抗生素,作为责任护士应敏感地意识到这些因素易导致机体的正常菌群被破坏,真菌开始繁殖。而近日的口腔局部表现进一步提示局部可能发生真菌感染。护士应加强口腔护理,每日2~3次,选择3%碳酸氢钠溶液作为漱口液,同时在口腔局部轻取一些分泌物标本作细菌培养,操作时手法轻、稳,防止损伤。

第二节 头发护理

头发护理(hair care)是病人清洁护理的一项重要内容。对于病情严重、日常生活自理能力下降的病人,护士应予以适当的协助,以维持其头发的清洁和健康,维护其个人良好形象,增强恢复健康的信心。

一、床上梳发

【目的】
1. 使头发整齐、清洁、舒适,去除头屑,减少感染的机会。
2. 按摩头皮,促进头部血液循环,促进头发的生长和代谢。
3. 维护病人的自尊,增加病人的自信,建立良好的护患关系。

【评估】
1. 病人的一般情况、年龄、病情、自理能力等。
2. 病人对于头发护理的了解、心理反应、情绪状态、自身仪表的重视及合作程度等。
3. 病人头发的生长状态、头皮清洁度、皮脂分泌情况,有无虱、虮等。

【计划】
1. 护士准备 衣帽整洁,修剪指甲,洗手、戴口罩。
2. 用物准备 治疗盘内备梳子、治疗巾、30%的乙醇、纸袋或纸巾。必要时备发夹、橡皮圈(套)。
3. 病人准备
(1) 了解梳头的目的、方法、注意事项及配合要点。
(2) 病情允许时,可坐起或取半坐卧位。病情较重,可取侧卧位或平卧位头偏向一侧。
4. 环境准备 环境整洁,根据季节需要关窗或开窗,室温调节至22~26℃。

【实施】
1. 操作步骤

操作步骤	要点
1. **核对解释** 备齐用物携至床旁,核对病人,解释操作目的及配合方法	• 确认病人,取得配合,便于操作
2. **安置体位** 助病人取坐位或半坐卧位	
3. **铺治疗巾** 将治疗巾铺于病人肩上。如病人只能平卧,铺治疗巾于枕上,将病人头转向一侧	• 避免碎发和头皮屑掉落在枕头或床单上
4. **梳头** 将头发从中间分成两股,护士一手握住一股头发,一手持梳子,由发梢向发根梳理,同法梳理另一侧	• 梳发时尽量使用圆钝齿的梳子,以防损伤头皮;如发质较粗或烫成卷发,可选用齿间较宽的梳子;如遇长发或头发打结不易梳理时,可将头发绕在手指上,也可用30%乙醇湿润打结处,再慢慢梳理;避免过度牵拉,使病人感到疼痛
5. **整理头发** 酌情将长发编成辫或扎成束	• 发辫不可扎得太紧,以免产生疼痛
6. **撤巾** 将脱落的头发置于纸袋中,撤去治疗巾	
7. **整理** 助病人取舒适卧位,整理床单位	• 促进病人舒适,保持病室整洁
8. **洗手,记录**	• 防交叉感染 • 记录执行时间及护理效果,以利于评价

第六章 清洁护理

2.注意事项

(1)护士在为病人进行头发护理过程中,注意病人的个人喜好,尊重病人的习惯。

(2)对于将头发编成辫的病人,每天至少将发辫松开一次,经梳理后再编好。

(3)头发梳理过程中,可用指腹按摩头皮,促进头部血液循环。

3.健康教育

(1)告知病人经常梳理头发的重要性及正确梳理头发的方法。

(2)指导病人保持病人良好的个人外观,以改善其心理状态,保持乐观的心情。

【评价】

1.病人感到清洁、舒适、自信心增强。

2.护士操作正确,动作轻柔,正确运用节力原则。

二、床上洗头

长期卧床的病人,可每周洗发一次。洗发的次数取决于个人的日常习惯和头发的卫生状况。洗头应以确保病人安全、舒适、不影响治疗为原则。

【目的】

1.使头发整齐、清洁,去除头屑,减少感染的机会。

2.按摩头皮,促进头部血液循环,促进头发的生长代谢,增强病人的舒适感。

3.维护病人的自尊,增加病人的自信,建立良好的护患关系。

【评估】

1.病人的年龄、病情、意识、自理能力等一般情况。

2.病人对头发护理知识的了解、心理反应、卫生习惯、自身仪表的重视及合作程度等。

3.病人生命体征状况,目前现状是否允许进行此项操作。

【计划】

1.护士准备 护士衣帽整洁,洗手、戴口罩,修剪指甲。

2.用物准备

(1)治疗盘内备 大、小橡胶单、浴巾、毛巾、别针、纱布、棉球(以不吸水棉球为宜)或耳塞、量杯、洗发液、梳子(自备)、弯盘。

(2)治疗盘外备 橡胶马蹄形垫或自制马蹄形垫(或脸盆、搪瓷杯、毛巾 2 条)、水壶(内盛 43~45℃热水或按病人习惯调节)、脸盆或污水桶,需要时可备电吹风机。有条件时采用洗头车洗头。

3.病人准备 了解洗头目的、方法及配合要点;按需给予便器,助病人排便。

4.环境准备 移开床头桌、床旁椅,关好门窗,调节室温 22~26℃。

【实施】

1.操作步骤

操作步骤	要点
1.**核对解释** 携用物至病人床旁,核对并解释	• 确认病人,取得理解和配合,便于操作
2.**围毛巾** 将衣领松开向内折,将毛巾围于颈下,用别针别好	• 保护衣服不被沾湿
3.**安置体位** 安置舒适体位	
◆**马蹄形垫法**(见图6-4、图6-5、图6-6)	• 如无马蹄形垫,可自制马蹄形卷代替,上覆橡胶单
(1)助病人斜角仰卧、屈膝	
(2)将盖有小橡胶单及大毛巾的枕头移于肩下,将头置于马蹄形垫内	
(3)马蹄形垫开口处下方接污水桶	• 利用虹吸原理,将污水引入污水桶内
◆**扣杯法**(见图6-7)	
(1)助病人仰卧、屈膝	
(2)将盖有小橡胶单及大毛巾的枕头移于肩下	
(3)铺大橡胶单和治疗巾于病人头部大单上,其上放脸盆1只,盆内底部放毛巾1块,其上倒扣搪瓷杯,杯上垫外裹隔水薄膜的毛巾	
(4)病人头枕于毛巾上。脸盆内置1根血管钳夹着的橡胶管,下接污水桶	
◆**洗头车法**(见图6-8)	
(1)将洗头车推至床旁,助病人斜角仰卧、屈膝	
(2)将盖有小橡胶单及大毛巾的枕头移于肩下	
(3)头部枕于洗头车的头托上,或将接水盆置于病人头下	
4.**保护眼耳** 用棉球塞好双耳,用纱布盖好双眼	• 防止操作中水流入眼部和耳部
5.**洗发**	
(1)调试水温	• 确保水温合适(43~45℃,或符合病人习惯)
(2)湿润头发,直至全部润湿	
(3)均匀涂洗发液,由发际至脑后部反复揉搓,同时用指腹轻轻按摩头皮,方向由发际向头顶部	• 揉搓力度适中,不可用指甲抓挠,以防抓破头皮
	• 按摩可促进头部血液循环
(4)一手抬起头部,另一手洗净脑后部头发	
(5)用温水冲洗头发,直至冲净	• 头发上若残留洗发液,会刺激头发和头皮
6.**擦干头发** 解下颈部毛巾,擦去头发上的水分。取下眼部的纱布和耳内的棉球。用毛巾包好头发,擦干面部	• 及时擦干头发,避免病人着凉
7.**操作后处理**	
(1)撤去马蹄形垫,或脸盆,或洗头车	
(2)将枕从病人肩下移向床头,助病人仰卧于床正中,枕于枕上	
(3)解下包头的毛巾,再用浴巾擦干头发,可用电吹风吹干头发,再用梳子梳理整齐	
(4)助病人取舒适卧位,整理床单位	• 确保病人舒适、整洁
(5)清理用物	
8.**洗手,记录**	• 记录执行时间及护理效果,以利于评价

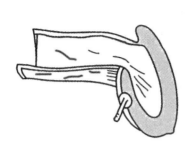
图6-4 马蹄形垫

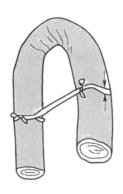
图6-5 自制马蹄形垫

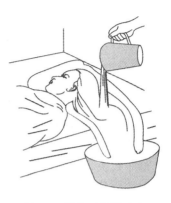
图6-6 马蹄形垫洗头法

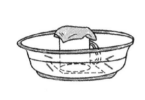
图6-7 扣杯法A

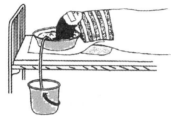
图6-7 扣杯法B

图6-8 洗头车

2.注意事项

(1)洗头时间不宜过长,以防头部充血和疲劳,引起不适,极度衰弱病人不宜洗头。

(2)护士为病人洗头时,身体尽量靠近床边,以节力,保持良好的姿势,避免疲劳。

(3)洗头中,注意观察病人的病情变化,如面色、脉搏、呼吸等,有异常应停止操作,并给予处理。

3.健康教育

(1)指导病人了解洗发护发用品的选择方法及饮食平衡对头发保养的重要性。

(2)告知病人经常清洁头发的目的及重要性。

(3)指导家属掌握为卧床病人洗头的知识和技能。

【评价】

1.操作时动作轻柔,保证病人安全,正确运用节力原则。

2.洗头过程中病人无不适,无病情变化;病人感到清洁、舒适。

三、灭头虱、虮法

头虱生长于头发和头皮上,体形很小,呈卵圆形,浅灰色。其卵(虮)很像头屑,系固态颗粒,紧紧地黏在头发上,不易去掉。虱子可传播流行性斑疹伤寒、回归热等疾病,并能导致皮肤瘙痒,抓伤后可导致感染。虱子可通过衣服、床单、梳子、刷子等传播疾病。

【目的】

消灭头虱和虮,预防病人相互间传染和疾病传播,还可增强病人舒适感。

【评估】

1.病人的一般情况情况,头发长短、多少,头发上虱、虮的分布,头皮有无损伤。

2.病人认知反应,对灭虱、虮处理的理解与合作程度,对头发清洁卫生知识的了解程度。

【计划】

1.护士准备　修剪指甲,洗手,戴口罩,穿好隔离衣,戴手套。

2.用物准备

(1)治疗盘内备　洗头用物、治疗巾2～3块、箅子(齿内嵌少许棉花),治疗碗内盛灭虱药液、纱布数块、塑料帽子、隔离衣、布口袋(或枕套)、纸袋、清洁衣裤、清洁被服类一套。

(2)治疗盘外备　常用灭虱、虮药液。

1)30%含酸百部酊剂:取百部30g放入瓶中,加50%乙醇100ml(或65°白酒100ml),再加入纯乙酸1ml,盖严,48h后即可使用。

2)30%百部含酸煎剂:取百部30g,加水500ml煎煮30min,以双层纱布过滤,将药液挤出。将药渣再加水500ml煎煮30min,再以双层纱布过滤,挤出药液。将两次的药液合并浓缩至100ml,冷却后加入纯乙酸1ml(或食醋30ml),即制得30%百部含酸煎剂。

3.病人准备

(1)了解灭头虱、虮的目的、方法、注意事项及配合要点。

(2)尽量剪短头发,剪下的头发应用纸袋包裹焚烧。

4.环境准备　移开床头桌、床旁椅,关好门窗,调节室温22～26℃。

【实施】

1.操作步骤

操作步骤	要点
1.核对解释　携用物至病人床旁,核对病人并解释	·取得理解及配合
2.安置体位　按洗头法安置体位或坐位,治疗巾铺于肩上	·根据病人需要取舒适体位
3.擦拭药液　将头发分成若干小股,用纱布蘸灭虱药液,按顺序擦遍头发,并反复揉搓10min,使之湿透全部头发	·彻底发挥灭虱药的作用
4.戴帽子　包住头发	·避免挥发,保证药物作用
5.蓖虱和虮　24h后取下帽子,用缠绕棉花的箅子箅去死虱和虮卵,并清洗头发	·操作中防止药液污染面部及眼睛
6.消毒　灭虱完毕,助病人更换衣裤被服,将污衣裤、被服及护士的隔离衣放入布口袋内,扎紧袋口,送压力蒸汽灭菌	·观察病人用药后有无局部及全身反应 ·如发现仍有活虱须重复用药
7.整理清洁　整理床单位,清理用物	·除去箅子上的棉花,用火焚烧,将梳子和箅子消毒后用刷子刷净
8.洗手,记录	·记录灭虱时间及效果

2.注意事项

(1)操作中应注意防止药液溅入病人面部及眼部,必要时面部盖毛巾。

(2)护士在操作过程中,应严格执行消毒隔离制度,防止医院感染的发生。

(3)用药后应注意病人局部及全身反应情况。

3.健康教育

(1)告知头发清洁卫生对预防虱、虮寄生和被感染的重要性。

(2)指导病人日常生活中应避免与有虱、虮的人接触。如本身有虱、虮,应及时清除,其用物应单独使用,并应经常洗头,做好自身用物的清洁消毒,注意个人卫生。

【评价】

1.操作时动作轻柔,保证病人安全,正确运用节力原则。

2.灭头虱、虮法过程中病人无不适感,无病情变化;灭虱后,病人感到清洁、舒适。

第三节 皮肤护理

皮肤的新陈代谢迅速,其代谢产物如皮脂、汗液及表皮碎屑等能与外界的细菌及尘埃结合形成污垢,黏附于皮肤表面,可刺激皮肤,降低皮肤抵抗力,甚至破坏其天然屏障作用,成为细菌入侵的门户,引起各种感染。

皮肤护理(skin care)可以促进皮肤的血液循环,增强排泄功能,维持其完整性,不仅能够给人体带来舒适感,而且能预防感染,防止发生压疮及其他并发症,同时还维护了病人的自我形象,满足病人生理和心理两方面的需求。

一、皮肤卫生指导

(一)清洁方法

护理人员应根据情况指导病人经常淋浴。一般情况良好的病人,可自行淋浴或盆浴;体质虚弱或活动受限的病人可采用床上擦浴的方法。

(二)清洁用品

(1)浴皂 应根据病人的喜好来选择适当的浴皂。皮肤容易过敏的病人应选择低过敏的浴皂,皮肤过于干燥或皮肤破损者,可选择中性浴皂或无刺激性浴皂,或只用温水清洗即可。

(2)润肤剂 可在体表形成一层油脂膜,防止水分蒸发,起到软化皮肤的作用。常用的润肤剂有羊毛脂和凡士林类护肤品。

(3)爽身粉 爽身粉撒于皮肤上,可减少皮肤摩擦,并能吸收多余水分,也可阻碍细菌的生长。

二、皮肤护理技术

(一)淋浴和盆浴

病人一般情况良好,能够自行完成沐浴过程的,可采用淋浴或盆浴。护士协助病人的程度取决于病人的自理能力。

【目的】

1.促进病人皮肤的血液循环,增强皮肤的排泄功能,预防感染和压疮等并发症的发生。

2.去除皮肤污垢,保持皮肤清洁,促进病人生理和心理上的舒适,增进健康。

3. 促进病人身体放松,增加病人活动机会。
4. 为护理人员提供观察病人并与其建立良好护患关系的机会。

【评估】

1. 病人的病情、意识状态、治疗情况及自理能力。
2. 病人的皮肤情况,有无异常变化,局部受压状况及有无皮肤损伤的危险因素存在。
3. 病人的清洁习惯、对皮肤清洁卫生知识的了解需求程度。
4. 病人接受沐浴的心理反应及合作程度。

【计划】

1. 护士准备　着装整齐,洗手修剪指甲,戴口罩。
2. 用物准备　面盆2个、毛巾2条、浴巾1条、浴皂、洗发液、清洁衣裤、拖鞋。
3. 病人准备　助病人了解沐浴的目的及注意事项;根据需要协助病人排便。
4. 环境准备　浴室内环境清洁,光线充足,调节室温至24～26℃,水温按病人习惯调节,注意环境的隐蔽性。

【实施】

1. 操作步骤

操作步骤	要点
1. **核对解释**　备齐用物携至床旁,核对病人并解释操作目的及配合方法	·确认病人,取得配合
2. **备齐用物**　助病人备齐沐浴用物,送病人入浴室	·嘱病人走路小心,以防滑倒
3. **沐浴**　病人淋浴时,浴室不闩门,门外挂牌示意;盆浴时,应助病人进、出浴盆,防止滑倒	·协助病人调节水温,防止病人受凉和烫伤 ·保存好贵重物品如首饰、钱包等 ·交代信号铃的使用方法,嘱病人勿用手触摸电源开关,感到虚弱无力、眩晕时,应及时呼叫帮助
4. **观察**　随时观察病人的一般情况,病人是否发生晕厥、烫伤、滑倒等现象	·注意病人沐浴时间,时间过久应询问 ·盆浴水位不可超过心脏水平,以免引起胸闷 ·浸泡时间不可超过20min,防止意外发生
5. **整理**　清理用物及浴室	
6. **洗手,记录**	·记录沐浴时间及效果

2. 注意事项

(1) 应在进食1h后进行,空腹时不宜沐浴。
(2) 妊娠7个月以上的孕妇禁用盆浴。
(3) 传染病病人的沐浴应根据病情、病种按隔离原则进行。

3. 健康教育

(1) 指导病人经常检查皮肤卫生情况,确定沐浴的方法及次数。
(2) 指导病人正确选择清洁用品和护肤用品。

【评价】

1. 病人沐浴过程安全,无意外发生。
2. 病人感觉清洁、舒适,精神愉快。

(二)床上擦浴(bath in bed)

【目的】
1. 促进病人皮肤的血液循环,增强皮肤的排泄功能,预防感染和压疮等并发症的发生。
2. 观察病人的一般情况,并与病人建立良好的护患关系。
3. 促进病人身体放松、活动肢体,防止肌肉挛缩和关节僵硬等并发症的发生。
4. 去除皮肤污垢,保持皮肤清洁,促进病人生理和心理上的舒适,增进健康。

【适应证】
适用于病重、必须卧床、活动受限、衰竭及生活不能自理的病人。

【评估】
1. 病人的病情、意识状态、治疗情况及配合能力。
2. 病人皮肤的清洁度,有无异常改变。
3. 病人的清洁习惯以及清洁知识的了解程度。
4. 病人是否需要排尿(便)。

【计划】
1. 护士准备 着装整齐,洗手,戴口罩。
2. 用物准备

治疗车上备面盆2个、水桶2个(一桶盛50~52℃的热水,一桶盛污水)、浴巾、浴皂、毛巾2条、梳子、小剪刀、50%乙醇、护肤用品、清洁衣裤和被服,另备便盆、屏风等。

3. 病人的准备 病情稳定、全身情况良好,愿意配合操作。
4. 环境准备 室内环境清洁,光线充足,调节室温24℃以上,用屏风遮挡,关闭门窗。

【实施】
1. 操作步骤

操作步骤	要点
1. **核对解释** 备齐用物携至床旁,核对病人并解释操作目的及配合方法。用屏风遮挡,关闭门窗	• 确认病人,取得配合,便于操作 • 避免病人受凉,保护病人的隐私
2. **安置体位** 根据病情放平床头或床尾支架,松开床尾盖被;将病人身体移向床缘,尽量靠近护士	
3. **备水** 将面盆放于床旁桌上,倒入热水约2/3满,测试水温	
4. **洗脸及颈部** 将毛巾叠成手套状包于手上(见图6-9)。顺序为先擦一侧眼睛(由内眦擦向外眦)、额部、鼻翼、面部、耳后直至颏下、颈部;同法擦洗另一侧	• 避免指甲损伤病人皮肤。注意洗净耳郭、耳后及颈部皮肤皱褶部位
5. **擦洗上双肢、胸腹部** 为病人脱去上衣(先脱近侧,后脱对侧;若有外伤或活动障碍,先脱健侧,后脱患侧),浴巾一半铺在擦洗部位下面,另一半盖在病人身上,先用涂浴皂的毛巾擦洗,再用湿毛巾擦净浴皂,清洗拧干毛巾后再擦洗,最后用浴巾边按摩边擦干	• 注意工作中的节力原则 • 每擦洗一处,均应在其下铺浴巾,避免沾湿床单 • 擦洗上肢,由指端往近心端向上擦洗,擦洗动作用力适当,边擦洗边按摩 • 注意洗净腋窝、指间等皮肤皱褶部位

续表

操作步骤	要点
6.**擦洗后颈部、背部** 助病人侧卧，背向护士，依次擦洗后颈、背、臀部。擦洗后用50%乙醇按摩受压部位。为病人换上清洁上衣，助病人平卧	• 擦洗的过程中尽量减少翻身和暴露，以免着凉
7.**擦洗下肢、足部** 助病人脱裤，更换面盆及热水，擦洗两下肢，由腹股沟、大腿、小腿至踝处；协助病人屈膝，用温水泡脚后擦干	• 先擦洗近侧肢体后，再擦洗远侧肢体，注意洗净腹股沟等皱褶处皮肤
8.**擦洗会阴** 更换面盆、热水、毛巾后擦洗会阴部，并为病人穿清洁裤子	• 先穿患侧，再穿健侧；先穿对侧，再穿近侧 • 保持病人良好的形象
9.**整理用物** 协助病人取舒适卧位，整理床单位或更换床单位 10.**洗手，记录**	• 按需为病人修剪指(趾)甲、梳发 • 促进病人舒适，维持病室整齐、清洁 • 记录病人皮肤清洁及受压部情况，有无不适反应

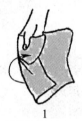 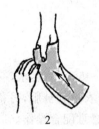 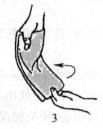 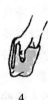

1　　　　　　2　　　　　　3　　　　　　4

图6-9　小毛巾包手法

2.注意事项

(1)护士在操作时，应遵循节力原则，减少体力消耗。

(2)操作时要关心病人，动作敏捷、轻柔，注意遮挡，保护病人的自尊。

(3)擦洗中应观察病情有无变化，如出现寒战、面色苍白等应立即停止擦浴，并给予处理。

(4)注意室温、水温的调节，防止病人着凉或烫伤，床上擦浴时间应在15～30min内完成，减少翻动和暴露次数。

3.健康教育

(1)告知病人及其家属皮肤护理的意义、方法及进行床上擦浴时应注意的事项。

(2)指导病人及其家属应经常观察皮肤，可预防感染和压疮的发生。

【评价】

1.病人感到清洁、舒适，身心愉快。

2.病人皮肤清洁无破损。

(三)背部按摩(back rub)

【目的】

1.促进皮肤血液循环，预防压疮等并发症的发生。

2.促进舒适,满足病人身心需要。

【评估】同床上擦浴。

【计划】

1.护士准备　着装整齐,修剪指甲,洗手。

2.用物准备　浴巾、毛巾、清洁衣裤、50%乙醇、脸盆(内盛50～52℃温水1/2～2/3满)、润滑剂、屏风。

3.病人准备　病情稳定,全身状况较好;了解背部按摩的目的、方法及配合要点。

4.环境准备　关闭门窗或用屏风遮挡,减少暴露,调节室温为22℃～26℃。

【实施】

1.操作步骤

操作步骤	要点
1.**核对解释**　备齐用物携至床旁,核对病人并解释操作目的及配合方法	• 确认病人并取得病人配合
2.**环境准备**　关闭门窗,调节室温22～26℃,将脸盆放置在床旁桌上,用屏风遮挡	• 防止病人受凉
3.**安置体位**　助病人俯卧位或侧卧,大毛巾一半铺在病人身下,一半盖于病人的躯干部	• 避免床单沾湿和病人受凉
4.**清洁背部**　用小毛巾依次擦洗病人的颈部、背部及臀部	• 护士操作时,注意省时省力
5.**按摩背部**　护士站于病人右侧,双手掌蘸少许50%乙醇,从骶尾部开始,沿脊柱两侧向上按摩;至肩部以环状动作向下按摩直至腰部、骶尾部。如此反复按摩几次。再用拇指指腹蘸50%乙醇,由骶尾部开始沿脊柱按摩至第7颈椎处(见图6-10)	• 按摩力量适当,以达到刺激肌肉、促进血液循环作用
6.**按摩局部受压处**　手掌蘸少许50%乙醇,一手固定病人,另一手以手掌部的大、小鱼际肌紧贴骨突处进行按摩,顺序为左、右肩胛部至左、右髂部至骶尾部至脊柱突起处	• 压力均匀环形按摩局部 • 按摩时间一般为3～5min
7.**按摩完毕**　用毛巾擦净皮肤上残留的乙醇,撤去大浴巾,协助病人穿好清洁衣裤,并取舒适卧位	• 增加病人的舒适感
8.**整理床单位及用物**	• 保持病室清洁
9.**洗手,记录**	

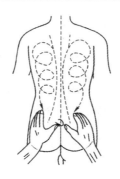

图6-10　背部按摩

2.注意事项

(1)在操作中,护士注意监测病人的心率、血压及呼吸情况,如有异常,立即停止操作。

(2)操作时,应符合人体力学原理,注意省时节力。

3.健康教育

(1)向病人及其家属进行健康宣教,告知背部按摩对预防压疮的重要性。

(2)告知病人及其家属应经常检查病人的皮肤情况,并学会在卧位或坐位时采用减轻压力的方法,同时对受压处进行按摩,避免压疮的发生。

(3)告知病人及家属保持病人皮肤及床褥的清洁卫生,并鼓励病人积极参与自我护理。

(四)会阴部护理

会阴护理包括清洁会阴及其周围的皮肤部分。会阴护理往往与沐浴操作结合进行。为异性病人进行会阴部护理时,可另请人员在旁陪同,以免引起意外。

【目的】

1.去除会阴部异味,预防和减少感染。

2.防止皮肤破损,促进伤口愈合。

3.增进舒适,指导病人清洁局部的原则。

【评估】

1.了解病人会阴部清洁情况,确定其是自行完成、他人协助完成以及他人协助的程度。

2.观察病人会阴部有无感染症状,皮肤完整性及分泌物情况。

3.病人对会阴部清洁卫生重要性的了解程度以及清洁方法是否正确。

【计划】

1.护士准备　着装整齐,修剪指甲,洗手。

2.用物准备

(1)治疗盘内备　毛巾、浴巾、清洁棉球、无菌溶液、大量杯、镊子、橡胶单、中单、一次性手套、浴毯、卫生纸。

(2)治疗盘外备　水壶(内盛50～52℃的温水)、便器、屏风。

3.病人准备　了解会阴部护理的目的、方法、注意事项及配合要点。取屈膝仰卧位。

4.环境准备　关闭门窗或用屏风遮挡,减少暴露,调节室温为24℃以上。

【实施】

1.操作步骤

操作步骤	要点
1.**核对解释**　备齐所需用物,携至床旁;核对病人并解释	·取得病人配合,便于操作
2.**遮挡病人**　拉好隔帘或使用屏风,关闭门窗	·照顾病人隐私,防止病人受凉
3.**安置体位**　助病人取仰卧位。将盖被折至会阴部以下,将浴毯盖于病人胸部,戴一次性手套,助病人脱裤,暴露会阴部	·注意保护病人隐私
4.**备水**　温水倒入脸盆,脸盆置于床旁椅,手纸置于床边,将毛巾放于脸盆内	·水温合适,避免烫伤病人
5.**擦洗会阴部**	

续表

操作步骤	要点
(1)男性病人会阴部护理(见图6-11) 1)擦洗大腿上部:将浴巾的上半部反折,暴露阴茎部,用病人衣服盖于胸部。清洗并擦干两侧大腿上部	• 铺浴巾可防止操作中多余的水分流入腹股沟处;擦洗的方向为从污染最小的部位至污染最大的部位,防止细菌向尿道口传播
2)擦洗阴茎头部:轻轻提起阴茎,将浴巾铺于下方。由尿道口向外环形擦洗阴茎头部。更换毛巾,反复擦洗,直至擦净阴茎头部	• 力量柔和、适度、避免过度刺激
3)擦洗阴茎体部:沿阴茎体由上向下擦洗,应特别注意阴茎下面的皮肤	
4)擦洗阴囊部:小心托起阴囊,擦洗阴囊下面的皮肤皱褶处	• 轻柔擦拭,阴囊部位及受压容易引起病人疼痛;皮肤皱褶处容易有分泌物蓄积
(2)女性病人会阴部护理(见图6-12) 1)体位:助病人取仰卧位,屈膝,两腿分开	• 保护病人的隐私,便于暴露会阴部
2)擦洗大腿上部:同男病人擦洗法	
3)擦洗阴唇部位:左手轻轻合上阴唇部位,右手擦洗阴唇外的黏膜部分,从会阴部向直肠方向擦洗(从前向后)	
4)擦洗尿道口和阴道口部位:左手分开阴唇,暴露尿道口和阴道口。右手从会阴部向直肠方向轻轻擦洗各个部位。彻底擦净阴唇、阴蒂和阴道口周围的部分	• 皮肤皱褶处易存留会阴部的分泌物,造成致病菌繁殖 • 减少粪便中的致病菌向尿道口传播的机会 • 女性月经期或留置导尿管时,可用棉球清洁 • 每擦一处,更换毛巾的不同部位 • 动作轻柔,注意与病人沟通,减轻其焦虑
6.会阴冲洗 (1)置便器 如果病人使用便器,铺橡胶单、中单于病人臀下,再置便器于病人臀下	• 便于护理肛门部位 • 必要时在擦洗肛门前,可先用卫生纸擦净肛门部位
(2)冲洗 护士一手持装有温水的量杯,一手持夹有棉球的镊子,边冲水边擦洗会阴部。从会阴部冲洗至肛门部,冲洗后,将会阴部彻底擦干	• 防止皮肤受到尿液和粪便中有毒物质的浸润,以保护皮肤
(3)整理 撤去便器、中单和橡胶单。助病人放平腿部,取舒适卧位	
7.取侧卧位 将浴巾放回原位,盖于会阴部位。助病人侧卧位	
8.擦洗肛门 应特别注意肛门部位的皮肤情况	
9.涂药膏 如果病人有大、小便失禁,可在肛门和会阴部位涂凡士林或氧化锌软膏	
10.助病人穿好衣裤 脱去手套,助病人穿好衣裤	
11.整理用物 助病人取舒适卧位,整理床单位,撤去浴毯和脏单,用物放回原处	
12.洗手,记录	• 记录执行时间及护理效果,以利于评价

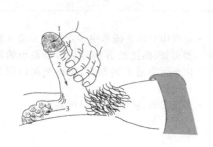

图6-11 男性病人会阴擦洗

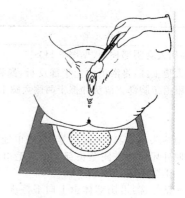

图6-12 女性病人会阴擦洗

2.注意事项

(1)进行会阴部擦洗时,每擦洗一处均需变换毛巾的部位或更换棉球。

(2)护士在操作时,应符合人体力学原则,保持良好的身体姿势,注意节时省力。

(3)如病人有会阴或直肠手术,应使用无菌棉球轻轻擦净手术部位及会阴部周围。

3.健康教育

(1)告知病人应经常检查会阴部的卫生情况,及时做好清洁卫生,预防感染。

(2)指导病人掌握会阴部清洁的方法。

(五)便器使用法

便器应清洁、无破损,用便器巾覆盖。金属便器使用前需倒入少量热水加温,避免引起病人不适。部分病人不习惯于躺卧势排便,在病情允许时可适当抬高床头。

使用便器前,将橡胶单及中单置于病人臀部,另一手将便器置于病人臀下,使便器开口端朝向病人的足部。对于不能自主抬高臀部病人,护士先帮助病人侧卧,或两人协力抬起病人臀部放置便器。检查病人是否坐于便器中央。护士在离开前,将卫生纸、呼叫器等置于病人身边易取处(见图6-13、图6-14)。

排便完毕,嘱病人屈膝、脚蹬床面,将臀部抬起,护士一手抬高病人的腰和骶尾部,一手取出便器,遮上便器布。处理和清洁便器,注意观察病人大、小便情况。

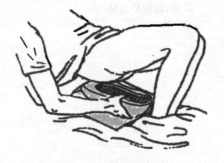

图6-13 便器使用法

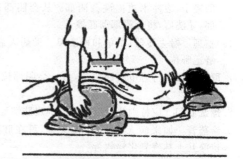

图6-14 便器使用法

第四节 压疮的预防和护理

压疮(pressure ulcer)又称"褥疮",是指身体局部组织长时间受压,血液循环障碍,局部持续缺血、缺氧、营养不良而致皮肤失去正常的功能,引起软组织溃烂和坏死。压疮一旦发生,不仅给病人带来痛苦,加重病情,延长疾病康复的时间,严重时还会因继发感染引起败血症而危及生命。因此,必须加强对病人皮肤的护理,预防减少压疮的发生。

一、压疮发生的原因

(一)压力的因素

压疮的形成由垂直压力、摩擦力和剪切力等引起,通常是由2～3种力联合作用的结果(见图6-15)。

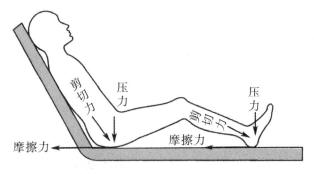

图6-15 压疮形成的力学因素

1.垂直压力　对局部组织的持续性压力是引起压疮最重要的原因。压疮的形成与压力的大小、持续的时间有密切的关系。压力越大,持续的时间越长,发生压疮的几率就越高。一般情况下,当组织承受持续性压力超过毛细血管压(正常16～32mmHg),即可阻断毛细血管对组织的灌注;压力超过30～35mmHg,持续2～4h,组织就会发生缺氧,血管塌陷,形成血栓,出现压疮。

2.摩擦力　是由两层相互接触的表面发生相对运动而产生的。摩擦力作用于皮肤时,易损害皮肤的角质层。病人在床上活动或坐轮椅时,皮肤随时都可受到床单和轮椅表面的逆行阻力的摩擦,使皮肤抵抗力下降,如再受潮湿、污染等刺激即产生压疮。

3.剪切力　是由两层相邻组织表面间的滑行,产生的进行性相对移位所引起,是由摩擦力和压力相加而成,与体位有密切关系。两层组织间发生剪切力时,血管被拉长、扭曲、撕裂而发生深层组织坏死。如病人平卧抬高床头时,身体下滑,皮肤与床铺之间出现摩擦,加上身体垂直方向的重力,从而导致剪切力的产生,引起局部皮肤血液循环障碍而发生压疮。

(二)皮肤受潮湿或排泄物的刺激

皮肤经常受到汗液、尿液、各种渗出引流液等物质的刺激会变得潮湿,使皮肤的酸碱度改变,致使表皮角质层的保护能力下降,皮肤组织破溃,且易继发感染。

(三)营养状况

营养状况是影响压疮形成的一个重要因素。当机体出现营养障碍时,蛋白质合成减少,出现负氮平衡,皮下脂肪减少,肌肉萎缩。如果合并局部长时间受压,受压处缺乏肌肉和脂肪组织的保护,容易引起血液物质循环障碍,形成压疮。过度肥胖者卧床时体重对皮肤的压力较大;机体脱水时皮肤弹性变差,在压力或摩擦力的作用下容易变形;水肿的皮肤由于弹性、顺应性下降,更易受损伤,同时组织水肿使毛细血管与细胞间距离增加,氧和代谢产物在组织细胞的溶解和运送速度减慢,皮肤出现营养不良,这些病人均易引发压疮。

(四)年龄

老年人皮肤松弛、干燥、缺乏弹性,皮下脂肪萎缩、变薄,皮肤易损性增加。如果因疾病导致活动受限、不能自由改变体位等,则更易引发压疮。

(五)体温升高

体温升高时,机体的新陈代谢率增高,组织细胞对氧的需求增加。如果合并有身体局部组织受压,则使组织缺氧加重。因此,伴有高热的严重感染病人有组织受压的情况时,发生压疮的几率加大。

(六)矫形器械使用不当

应用石膏固定和牵引时,限制了病人的身体活动。尤其是夹板内衬垫放置不当、石膏内不平整或有渣屑、矫形器械固定过紧或有水肿,易使肢体血液循环受阻,而导致压疮发生。

二、压疮的评估

(一)压疮的高危人群

1. 老年病人　身体活动减少,皮肤干燥、弹性缺乏,皮下脂肪萎缩变薄,皮肤易受损。
2. 发热病人　体温升高可致排汗增多,汗液刺激皮肤。
3. 肥胖病人　过重的身体使承重部位的压力增加。
4. 水肿病人　水肿降低了皮肤的抵抗力,并增加了对承重部位的压力。
5. 身体衰弱、营养不良病人　受压处缺乏肌肉、脂肪组织的保护。
6. 疼痛病人　为避免疼痛而处于强迫体位,机体活动减少。
7. 石膏固定病人　翻身、活动受限。
8. 大小便失禁病人　皮肤经常受到污物、潮湿的刺激。
9. 神经系统疾病病人　如昏迷、瘫痪者,自主活动丧失,身体局部组织长期受压。
10. 使用镇静药病人　自主活动减少。

(二)压疮的好发部位

压疮多发生于受压及缺乏脂肪组织保护、无肌肉包裹或肌层较薄的骨隆突处。病人的卧位不同,受压点不同,好发部位亦不同(见图 6-16)。

仰卧位:好发于枕骨粗隆、肩胛部、肘部、椎体隆突处、骶尾部、足跟部。

俯卧位:好发于面部、耳郭、肩部、肋缘突出部、乳房、男性生殖器、髂前上棘、膝部、脚趾处。

侧卧位:好发于耳郭、肩峰、肘部、髋部、膝关节内外侧、内外踝处。

坐位:好发于坐骨结节处。

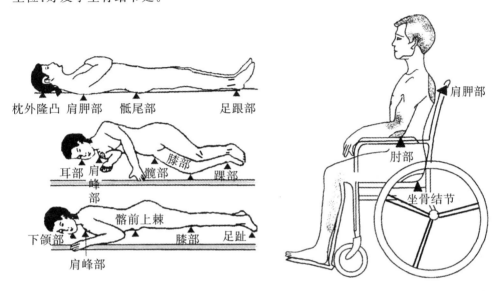

图 6-16 压疮的好发部位

(三)压疮的评估工具

(1)Braden 评分法　是目前国内外用来预测压疮发生的最常用的方法之一,其分值越少,发生压疮的危险性越高。评分≤18 分,提示病人有发生压疮的危险;评分≤12 分,属于高危病人,应积极采取相应的护理措施,实施重点预防(见表 6-3)。

表 6-3 Braden 评分法

项目	1 分	2 分	3 分	4 分
感觉	完全受限	非常受限	轻度受限	未受损
潮湿	持续潮湿	潮湿	有时潮湿	很少潮湿
活动力	限制卧床	可以坐椅子	偶尔行走	经常行走
移动力	完全无法移动	严重受限	轻度受限	未受限
营养	非常差	可能不足够	足够	非常好
摩擦力和剪切力	有问题	有潜在问题	无明显问题	无问题

(2)Norton 评分法　也是预测压疮发生的有效评分方法,特别适用于评估老年病人,其分值越少,发生压疮的危险性越高。评分≤14 分,提示易发生压疮(见表 6-4)。

表 6-4 Braden 评分法

项目/分值	4	3	2	1
1.意识状态	清醒	淡漠	模糊	昏迷
2.营养状况	好	一般	差	极差
3.运动	运动自如	轻度受限	重度受限	运动障碍
4.活动	活动自如	扶助行走	依赖轮椅	卧床不起
5.排泄控制	能控制	尿失禁	大便失禁	大小便失禁
6.循环	毛细血管再灌注迅速	毛细血管再灌注减慢	轻度水肿	中度至重度水肿
7.体温	36.6～37.2℃	37.2～37.7℃	37.7～38.3℃	>38.3℃
8.药物使用	未使用镇静药和类固醇类药物	使用镇静药	使用类固醇药物	使用镇静药和类固醇类药物

三、压疮的预防

预防压疮的关键在于消除诱发因素。因此，综合评估压疮的高危病人、危险因素及易患部位对压疮的预防非常重要。评估应经常进行，同时应做到"六勤"，即勤观察、勤翻身、勤按摩、勤擦洗、勤整理、勤更换。

(一)避免局部组织长期受压

1.定时翻身，间歇性解除局部组织承受的压力 鼓励和协助病人经常更换卧位，翻身的间隔时间视病情及受压处皮肤状况而定。一般每 2h 翻身一次，必要时 30min 翻身一次，并建立床头翻身记录卡。经常翻身，可使骨隆突部位轮流承受身体的重量。有条件的医院，可使用电动翻转床帮助病人变换多种体位。

2.保护骨隆突处和支持身体空隙处 病人处于各种卧位时，应采用软枕或其他设施垫于骨突处，以减少所承受的压力，保护骨突处皮肤。对易发生压疮的病人，可使用气垫褥、水褥、羊皮褥等或用软枕垫在身体的空隙处，使支撑体重的面积加大，降低骨隆突处皮肤所受的压强。羊皮垫具有减小剪切力及高度吸收水蒸气的性能，适用于长期卧床病人。需要注意的是，尽管采用各种设施，仍须经常为病人更换卧位。因为即使较小的压力，如果压迫时间过长，也可阻碍局部的血液循环，导致组织损伤。

3.正确使用石膏、绷带及夹板固定 观察温度的变化，认真听取病人的反映，适当调节松紧。衬垫应平整、柔软，如发现石膏绷带过紧或不平整，应立即通知医生，及时调整。

(二)避免摩擦力和剪切力的作用

病人平卧位时，如需抬高床头，一般不应高于 30°。如需半坐位时，为防止身体下滑移动，可在足底部放一木垫，并屈髋 30°，在腘窝下垫软枕。长期坐椅时，应适当给予约束，防止病人身体下滑。协助病人翻身、变换体位或搬运病人时，应将病人的身体抬离床面，避免拖、拉、推等动作，以免形成摩擦力而损伤皮肤。使用便器时，尽可能选用塑料材质，若用搪瓷便器，便器不应有损坏，使用时，应协助病人抬高臀部，不可硬塞、硬拉，必要时在便器边缘垫以软纸、布垫或撒滑石粉,防止擦伤皮肤。

（三）保护病人皮肤

保护病人皮肤和床单的清洁干燥是预防压疮的重要措施。根据需要每日用温水清洁病人皮肤。清洁皮肤时应避免使用肥皂或含酒精的清洁用品,以免引起皮肤干燥。擦洗过程中,动作应轻柔,不可过度用力,防止损伤皮肤。清洁完皮肤,待其干燥后适当使用润肤品,保持皮肤湿润。对皮肤易出汗部位如腋窝、腘窝、腹股沟等,可使用爽身粉。对有大小便失禁者,应及时擦洗皮肤,及时更换床单及衣服,局部皮肤可涂凡士林软膏,以保护、润滑皮肤,但严禁在破溃的皮肤上涂抹。皮肤一旦擦伤,受到汗、尿、便或渗出液的浸渍,极易发生压疮,因此应积极处理,促进伤口尽快愈合。床单位应保持清洁、干燥、平整、无碎屑。

（四）促进皮肤血液循环

对于长期卧床的病人,应每日进行主动或被动的全范围关节运动练习,以维持关节的活动性和肌肉张力,促进肢体的血液循环,减少压疮发生。此外,通过为病人行温水浴、变换体位、全背和局部受压部位按摩等,促进皮肤血液循环,达到预防压疮的作用。对于因受压力而出现反应性充血的皮肤组织则不主张按摩,因此时软组织已受到损伤,实施按摩可造成深部组织的损伤。

（五）给予营养支持

营养不良既是导致压疮发生的原因,也是直接影响压疮愈合的因素。因此,对压疮高危人群应酌情给予高蛋白、高热量、高维生素的饮食,保证正氮平衡,促进创面愈合。适当补充维生素C及锌,促进伤口愈合。另外,对有水肿的病人应限制水和盐的摄入,脱水病人应及时补充水和电解质。

（六）重视健康教育

为压疮高危人群及其家属开展健康教育,告知有关压疮发生、发展及预防和护理知识,如经常改变体位、定时翻身、经常自行检查皮肤及保持身体及床褥的清洁卫生等,使其能有效地参与或独立地采取预防压疮的措施。

通过评估,案例中的李某是一位压疮高危病人,因此,应全面加强预防压疮的护理措施。但要注意在疾病初期,翻身间隔时间可适当延长,并尽量减少头部的频繁移动;待病情平稳后,缩短翻身间隔时间,每1~2h翻身一次,使用软垫支撑身体空隙处,加强骨隆突处按摩,加强大小便管理,经常进行皮肤清洁工作,保持床单位平整,进行营养评估并给予支持等。

四、压疮的临床分期、治疗与护理

（一）压疮临床分期

1.Ⅰ期（淤血红润期） 此期为压疮初期。身体受压部位因血液循环障碍,皮肤出现红、肿、热、痛或麻木,解除压力30min后,皮肤颜色不能恢复正常,此期皮肤完整性没有破坏,为可逆性改变,如及时去除致病原因,则可阻止压疮进一步发展。

2. Ⅱ期(炎性浸润期)　红肿部位继续受压,血液循环仍得不到改善,静脉回流受阻,局部静脉淤血,致使损伤延伸到真皮层及皮下组织。受压部位呈紫红色,皮下产生硬结,常有水疱形成,且易破溃,病人感觉疼痛。

3. Ⅲ期(浅度溃疡期)　此期全层皮肤破坏,深及皮下组织和深层组织。水疱继续扩大,表皮破溃,露出创面,有黄色渗出液,感染后创面有脓性分泌物覆盖,致使浅层组织坏死,溃疡形成,病人疼痛加剧。

4. Ⅳ期(坏死溃疡期)　坏死组织侵入真皮下层和肌肉层,感染严重者,可向深部和周围组织扩展,脓性分泌物增多,有臭味,坏死组织呈黑色。如不及时控制感染,可引起脓毒败血症,危及病人生命。

(二)压疮的治疗与护理

尽管压疮的预防措施非常有效,但是一些高危个体仍然可能发生压疮。治疗措施包括局部伤口护理和全身治疗。

1. 压疮的全身治疗　包括积极治疗原发病,增进营养和全身抗感染治疗等。良好的营养是创面愈合的重要条件。应注意饮食护理,给予平衡饮食,增加蛋白质、维生素和微量元素的摄入。遵医嘱抗感染治疗,预防败血症发生,同时加强心理护理。

2. 局部治疗和护理

(1)淤血红润期　此期护理原则是加强护理措施,及时去除压疮危险因素,避免压疮继续发展。主要的护理措施有保持床单平整、干燥、无碎屑,避免摩擦、潮湿和排泄物对皮肤的刺激;加强营养的摄入,以增强机体抵抗力;增加翻身次数,避免局部组织受压过久。

(2)炎性浸润期　此期护理原则是保护皮肤,防止感染发生。除继续加强上述护理措施外,应注意对出现水疱的皮肤进行护理,未破的小水疱应尽量减少摩擦,防止水疱破裂、感染,使其自行吸收;大水疱可以在无菌操作下用注射器抽出泡内液体,不必剪去表皮,局部消毒后,用无菌敷料包扎;遵医嘱给予紫外线或红外线照射,有消炎和干燥作用。

(3)浅度溃疡期　此期护理原则是保持局部疮面的清洁,促进愈合。

(4)坏死溃疡期　此期护理原则是清洁创面,去除坏死组织,保持引流通畅,促进肉芽组织生长。

溃疡期创面有感染时,可用0.9%NaCl或1:5000呋喃西林溶液清洗创面,再用无菌凡士林纱布及敷料包扎,1~2d更换一次。还可以采用甲硝唑湿敷或用生理盐水清洗创面后涂以磺胺嘧啶银、呋喃西林等治疗。对于溃疡较深、引流不畅者,应用3%过氧化氢溶液冲洗,以抑制厌氧菌生长。感染的创面应每周采集分泌物作细菌培养及药敏试验,根据检查结果选用治疗药物。

此外,还可采用高压氧疗、高频电疗、中草药外敷疮面、手术清除疮面坏死组织后植皮等手段促进创面愈合。

第五节　晨、晚间护理

一、晨间护理

晨间护理(morning care)是基础护理的重要组成部分,一般于清晨诊疗工作前完成。

(一)目的

1. 保持病人身体清洁,满足病人身心舒适。
2. 促进病人受压部位的血液循环,预防压疮的发生。
3. 保持病床和病室的整洁,增加病人舒适感。
4. 观察和了解病人病情,为诊断治疗和调整护理计划提供依据。

(二)护理内容

1. 鼓励或协助病人刷牙(病重者行口腔护理)、洗脸、洗手、梳发、排便。
2. 检查皮肤受压情况,用湿热毛巾擦洗背部,并用50%乙醇按摩骨隆突处皮肤。
3. 按需要更换衣服和床单,整理好床铺。
4. 了解病人的睡眠情况,鼓励病人下床活动,增强其信心。
5. 根据室温适当开窗通风,保持病室空气清新。
6. 观察病情,进行心理指导和健康教育。

二、晚间护理

晚间护理(evening care)是基础护理的重要内容,可促进病人睡眠,一般于小夜班进行。

(一)目的

1. 保持病人身体清洁,促进舒适。
2. 观察病人病情,预防并发症的发生
3. 保持病床整洁,病室安静、空气流通,使病人容易入睡。

(二)护理内容

1. 协助病人刷牙、漱口(危重病人给予口腔护理),洗脸、洗手,擦洗背部,用热水泡脚。协助病人就寝前排便,并进行会阴擦洗。
2. 了解病人的病情和睡眠情况,睡眠不佳时,应及时给予处理。
3. 检查病人全身皮肤受压情况,按摩背部和骨隆突部位。
4. 整理床单位,根据情况更换衣被,必要时添加毛毯或盖被。
5. 保持病室安静,减少噪声,调节室温及光线,开窗通风后,应放下窗帘。
6. 夜班各项护理技术操作尽量集中,动作轻柔。巡视病人开关门时要轻。

本章小结

本章主要叙述了口腔护理、头发护理、皮肤护理、压疮的预防和护理、晨晚间护理等理论知识及特殊口腔护理、床上洗头、床上梳发、灭头虱、虮、淋浴和盆浴、床上擦浴、背部按摩等操作的目的、用物准备、操作步骤,还有操作中的注意事项。

通过理论学习、技能实训能运用所学知识为病人正确地进行口腔护理、头发护理、皮肤护理和晨晚间护理,同时还能正确地对病人进行各种清洁卫生的健康教育。"三分治疗,七分护理",可见护理的重要性,做好病人的清洁护理也是很重要的。我们应该多关爱病人一些,多尊重病人一些,使他们感觉清洁、舒适,这样才有利于病人早日康复。

学习本章节后,了解护士的工作既辛苦又光荣。要想成为一名优秀护士必须具有良好的敬业精神和服务意识,以及吃苦耐劳、乐于奉献的精神,同时还要具备良好的沟通和健康教育的能力和技巧。

本章关键词:口腔护理;压疮;皮肤护理;晨间护理;晚间护理;结合所给病案正确实施清洁卫生护理。

课后思考

1. 从哪些方面教会病人养成良好的口腔卫生习惯?
2. 为什么要对病人进行头发护理?
3. 在为案例中的李某进行床上擦浴时有哪些方面是需要注意的?
4. 如何使病人避免局部组织长期受压?
5. 一男性65岁病人,因长期卧床,骶尾部皮肤呈紫红色,触之局部有硬结,并在表面有数个大小不等的水疱,请问该病人出现了哪些并发症?应如何进行护理?

(黄安莉)

第七章 休息与活动

案例

李某,女,68岁,高血压。主诉睡眠差,每天只能睡眠4h左右,且难以入睡、睡中多梦、睡后易醒。虽然躺卧在床的时间较住院前增加,但仍感休息不好、疲乏。入院前睡眠尚可。病人向家属诉说夜间病室温度低,被子单薄觉得冷,枕头较高不舒服;同病室病人的晚间护理操作多,病室有时不熄灯,护士和病友的交谈声、开关门声较大。病人患病后因担心病情加重,精神紧张、焦虑,对护士不敢提要求。

问题:
1. 病人出现了何种睡眠障碍?
2. 应如何护理?

本章学习目标

1. 掌握休息的概念、条件、睡眠的评估以及促进休息和睡眠的护理。
2. 掌握病人活动能力的评估和促进病人活动的措施。
3. 熟悉睡眠的生理,睡眠失调、活动受限的原因及对机体的影响。
4. 了解休息和活动的意义。
5. 正确评估病人的休息和活动状态,并采取有效措施满足其休息和活动的需要。

休息与活动是人的基本生理需要,也是维持健康的必要条件。休息可使个体获得体力和精力的恢复;活动能满足个体的多种需要,增强机体各系统的功能。适当的休息与活动,对健康人来说,可消除疲劳,促进身心健康;对患病的人来说,可减轻病痛,促进康复。因此,护理人员应为病人创造一个良好的休息环境,并根据具体情况,发现、解决病人休息与活动方面存在的健康问题,满足病人需要,促进疾病康复。

第一节 休 息

休息(rest)是指通过改变当前的活动方式,使身心放松,处于一种没有紧张和焦虑的松弛状态。

休息包括身体和心理两方面的放松,即在没有任何情绪压力之下的身心松弛状态。休息的方式很多,获得休息的方法也因人因时而异,应根据每个人的工作性质、强度和日常爱好,科学地加以选择。如长时间脑力劳动后,散步、游泳、打太极拳等是有益的休息方式;长时间体力劳动后,可由静坐、卧床、阅读等得到放松和休息。无论采取何种方式,只要能达到缓解疲劳、减轻压力、促进身心舒适和精力恢复的目的,就是有效的休息。

一、休息的意义

休息是维持人体健康,使其处于最佳的生理和心理状态的必要条件,也是促进康复的必要手段。对于健康人来说,经过一段较长时间的体力或脑力劳动后,若得不到适当的休息,则会产生一系列的身心症状,如疲乏、无力、头昏脑涨、精神懒散、反应迟钝、记忆力下降、紧张焦虑、神经质和易激动。若这种情况持续存在,易导致机体免疫力下降,引发疾病。对儿童、青少年来说,还会影响其正常的生长发育。因此,适当的休息能够维持生理调节的规律性,促进生长发育,减少紧张,舒缓情绪,恢复体力和精力,保持健康的体魄。

对于患病的人来说,不仅要承受生理上的不适和痛苦,还面临着不同程度的心理压力,容易出现紧张、焦虑,这些都会导致病人的休息受到影响。休息是康复的必要手段,对病人来说意义重大,具体表现为:①消除疲劳,缓解紧张,促进体力和精力的恢复;②减少机体能量的消耗,促进蛋白质的合成及组织修复;③提高治疗效果,促进机体康复。

二、休息的条件

要实现有效的休息,必须满足下面三个条件:

(一)身体舒适

身体上的舒适对于促进放松有重要作用,是良好休息的前提。因此,在休息之前必须采取多种措施将病人身体上的不舒适减至最低程度。如减轻或消除疼痛、协助做好睡前个人卫生、安置舒适的体位、提供舒适的卧具等。

(二)心理放松

要得到良好的休息,必须有效地控制和减少紧张焦虑的情绪,获得心理上的放松。患病时,对疾病的诊断和治疗的担心、家庭经济负担的加重、事业发展受到影响以及对陌生的医院环境和制度的不适应等,常会导致病人紧张和焦虑。护理人员应耐心地与病人沟通,评估其心理状态,发现心理问题,提供适宜的个性化的心理支持,帮助病人心理平衡、放松。

(三)环境适宜

医院环境可以决定病人的心理状态,是影响病人休息的重要因素。环境的空间距离、温度、湿度、光线、色彩、空气、声音等对病人的休息、疾病康复均有不同程度的影响。医疗卫生服务机构在设计病室时应全面考虑这些因素,积极为病人创造一个和谐、舒适的环境。

(四)良好的睡眠

获得休息的最基本的先决条件是良好的睡眠。睡眠的质量将直接影响到休息的质量。

优质、充足的睡眠可促进个体精力和体力的恢复,尤其在病人康复过程中,睡眠具有十分重要的作用。个体每天的睡眠时数因人而异,但至少应保证最低限度的睡眠时数,否则无法达到真正的休息,将会出现身心疲惫症状,甚至导致疾病。住院病人常会出现睡眠问题,因此护理人员应了解有关睡眠的生理知识,采取有效措施解决病人的睡眠问题,促进康复。

三、睡 眠

睡眠(sleep)是一种周期性发生的知觉的特殊状态,人对周围环境的反应能力降低,但并未完全消失,只是对周围环境相对地不做出反应。睡眠是各种休息形式中最重要、最自然的方式,是人类的基本生理需要,对于维持健康,尤其是促进疾病的康复具有重要意义。通过睡眠,人体各系统得到休整,人的体力和精力恢复,从而能以良好的状态投入到生活、学习和工作中。

(一)睡眠的生理

1. 睡眠的原理 睡眠不是大脑活动的简单抑制,而是一个主动过程。睡眠由睡眠中枢控制,目前认为在脑干尾端存在一个能引起睡眠和脑电波同步化的中枢,称为"上行抑制系统"。此中枢向上传导冲动作用于大脑皮质,与控制觉醒状态的脑干网状结构上行激动系统的作用相拮抗,从而调节睡眠与觉醒的相互转化。睡眠时有多种中枢神经介质的参与,如5-羟色胺、去甲肾上腺素。

2. 睡眠的分期 通过脑电图、眼电图、肌电图分别记录睡眠时大脑皮质的电波活动、眼球运动和肌肉张力,发现睡眠过程由两种不同的时相交替进行,即慢波睡眠(slow wave sleep,SWS)和快波睡眠(fast wave sleep,FWS)。慢波睡眠又称为"正相睡眠"或"非快速动眼睡眠"(non rapid eye movement sleep,NREM sleep),是脑电波呈现同步化慢波的时相;快波睡眠又称"异相睡眠"或"快速动眼睡眠"(rapid eye movement sleep,REM sleep),是脑电波呈现去同步化快波的时相。无论慢波睡眠或快波睡眠,都是正常人必需的。

(1)慢波睡眠 全身肌肉松弛,但仍保持一定的紧张度,可伴有慢速眼球运动。肌电图显示其肌张力高于快波睡眠但低于清醒时。慢波睡眠有利于体力的恢复,分为四个时期:

第一期(入睡期):是睡眠最浅的阶段,只持续数分钟,为清醒与睡眠之间的过渡期,易被唤醒。生理活动开始减慢,脑电图显示低电压 α 节律,频率为 8～12 次/s。

第二期(浅睡期):进入中等深度睡眠,持续 10～20min,仍然易被唤醒。机体进行性放松,功能继续降低,可有短暂的、片段的思维活动。脑电图出现快速宽大的梭状波,频率为 14～16 次/s。

第三期(熟睡期):进入沉睡阶段,持续 15～30min,难唤醒。肌肉完全放松,身体很少移动,心跳缓慢,呼吸均匀,血压下降,但均在正常范围内。脑电图显示梭状波与 δ 波交替。

第四期(深睡期):是睡眠最深的阶段,持续 10min,极难唤醒。全身完全松弛无任何活动,基础代谢率进一步下降。生长激素分泌增加,蛋白质分解减少,受损组织愈合加快。脑电图出现缓慢而高的 δ 波,频率为 1～2 次/s。此期可发生遗尿和梦游。

(2)快波睡眠 在入睡后大约 90min 开始,睡眠更深,极难唤醒。眼球出现阵发性的快速运动,心率加快,心输出量增加,血压升高,呼吸加快且不规则。脑电波活跃,脑的耗氧量、血流量增多,脑内蛋白质合成加快,与幼儿神经系统的成熟密切相关。但生长激素分泌减少,感觉功能进一步减退,肌张力是整个睡眠过程中最低的。常出现梦境,且都是生动、充满感情色彩的,能使人忘记不愉快的事情,减轻和舒缓精神压力,有助于个体精力的恢复。但是,快波睡眠期间断出现的阵发性表现也容易引起某些疾病在夜间发作,如心绞痛、哮喘、阻塞性肺气肿、脑血管疾病等。

3.睡眠的周期　人的睡眠周期性发生,慢波睡眠的四个时期与快波睡眠不断重复。一旦入睡,在成人每次6～8h的睡眠中将经历4～6个睡眠周期(见图7-1)。每一睡眠周期时间大约为60～120min,平均90min。

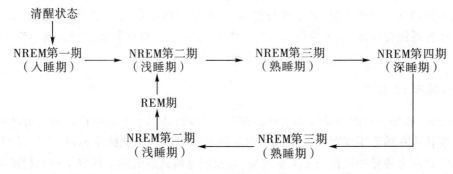

图7-1　睡眠周期

并非所有个体在睡眠中均会完全按照上述顺序进行睡眠阶段的转换。在进入 REM 阶段前,有人会在 NREM 第二、三和第四期之间有短期的波动。在睡眠的不同阶段转换时,还常伴有躯体活动。在每个睡眠周期中,每一时相所占的时间比例也会发生变化。随着睡眠周期的增加,REM 期时间逐渐延长,而 NREM 期将会缩短,尤其是 NREM 第三期和第四期。

如果在睡眠周期的任何一期将个体唤醒后再继续睡眠,并不会从被唤醒的那个睡眠时相开始,而是从睡眠的最初状态开始。因此,夜间执行护理措施时,应尽量间隔90min,以保证睡眠周期的完整,否则病人的深度睡眠减少,容易发生睡眠紊乱。

4.睡眠的需要　睡眠需要受年龄、个体健康状况、职业、性格等多种因素的影响。出生一周内的新生儿几乎整天都处于睡眠状态;婴儿每天的睡眠时间平均为 15h,而且常常清晨早醒;6～7 岁孩子平均每天睡眠 11～12h,可以通过进行安静的活动而入睡;青少年则通常每天睡 9h,但常因学习或其他活动使睡眠时间减少;老年人的睡眠时间短,睡眠深度逐渐降低,每天只需 6～7h,早睡、早醒且中途觉醒较多,睡眠失调多见。各睡眠时相所占时间的比例也随年龄的变化而变化,快波睡眠在婴儿期占很大比例,而在青年期、成年期和老年期所占比例则逐渐减少。

(二)睡眠的评估

1.影响睡眠因素的评估

(1)生理因素

1)年龄:通常个体的睡眠时间与年龄成反比,随年龄增长,睡眠时间逐渐减少。

2)内分泌变化:女性在月经期有嗜睡现象,而在更年期因雌激素水平下降容易出现失眠,补充激素可以改善睡眠质量。

3)昼夜节律性:每个人的睡眠与觉醒都具有生物的节律性,睡眠与昼夜性节律破坏会影响正常睡眠,白天昏昏欲睡,夜间失眠、易醒,继而出现焦虑、沮丧、烦躁等情绪体验。机体会重新适应,但需3d以上,同时伴倦怠和不适。

4)活动:适量的活动、适度的疲劳有助于入睡,过度的精力耗竭反而无法入睡。

5)寝前习惯:如洗热水澡、听音乐、阅读书报等,若无法满足就可能影响睡眠。

(2)病理因素　许多疾病及其症状均可引起入睡困难或睡眠质量改变。疼痛、心悸、呼吸困难等常常引起入睡困难,抑郁症、焦虑症等精神疾病的常见症状为失眠,而精神分裂症、强迫症、恐惧症等病人常处于过度觉醒状态。从减少消耗、促进康复的角度来说,患病的人需要更多的睡眠,但是往往因为某些原因而无法实现。

(3)环境因素　在熟悉、安全、舒适的环境中有利于入睡并保持睡眠状态,反之,则会干扰睡眠。医院对病人来说是陌生的环境,加之医疗护理工作的昼夜连续性、环境的复杂性都会影响病人的正常睡眠。

(4)心理因素　来自于疾病的压力和生活中的矛盾、困难所造成的任何强烈的情绪变化及不良的心理反应,如紧张、恐惧、悲哀、喜悦等均可影响正常睡眠。心理因素也是失眠症状最难以治疗、最关键的原因。

(5)药物因素　安眠药、镇静剂、止痛药等被认为是REM期睡眠的抑制剂;巴比妥类药物会减少REM期睡眠,增加NREM第二期的睡眠时间。安眠药虽然能够加速睡眠,但不可长期使用,以免产生对药物的依赖使睡眠障碍更加严重。

(6)食物因素　一些食物及饮料的摄入也会影响睡眠状况。饱饭后易发困,但过饱则会因胃肠不适而影响睡眠。肉类、乳制品、豆类是天然的催眠剂。浓茶、咖啡及可乐中含有咖啡因,饮用后使人兴奋而干扰睡眠,因此在睡前4～5h应避免饮用。少量饮酒有助于放松和入睡,但饮酒过量则会使精神亢奋,难以入睡。

2.睡眠型态的评估

护理人员可向病人或家属进行下列提问评估病人的睡眠型态:

(1)每晚何时就寝?入睡需要多久?

(2)夜间睡眠时间一般多长?

(3)有无寝前习惯?是哪些?有无特殊的方法帮助入睡,如用药等?

(4)睡眠过程中有无异常情况,如失眠、梦游等?

(5)夜间觉醒的次数和原因?

(6)早晨常何时醒来?醒来后何时起床?

(7)晨起后是否会觉得精力充沛?

(8)白天是否小睡?小睡的次数和时间?

(三)睡眠失调

1.失眠(insomnia)　是一种个体长期存在难以入睡、睡眠中多醒和(或)低质量睡眠的症状。失眠是临床上最为常见的睡眠障碍,主要表现为入睡困难、多梦、易醒、早醒和通宵不眠,总的睡眠时间减少。失眠会导致日间体倦乏力、精神不振、反应迟钝、头晕目眩、心烦懊恼、健忘、注意力下降等,严重影响身心健康及工作、学习、生活。大多数病人的失眠症是由生理、心理、社会等多方面因素共同作用形成的,其中心理因素最重要。

案例中的病人睡眠时间减少,难以入睡,睡中多梦,睡后易醒,睡眠质量下降,表明发生了失眠,是因环境改变、不适应,以及对疾病担忧所致。

2. 睡眠过度(hypersomnia) 指长期处于想睡的状态或睡眠时间过长,对睡眠的要求控制不住。病人睡眠的总时间延长,但睡眠周期及各时相所占比例正常。睡眠过度可见于进食失调和病态肥胖、各种脑部疾病、糖尿病、甲状腺功能减退、尿毒症以及镇静药过量等。急性的、持续时间相对短暂的睡眠过度通常是急性全身性疾病的伴发症状,如流行性感冒。严重的忧郁、焦虑等心理疾病时,有些病人会通过增加睡眠来逃避日常生活的紧张和压力。

3. 发作性睡眠(narcolepsy) 由于睡眠与觉醒调节功能不良导致病人日间过度想睡,表现为突发的不可控制的嗜睡和入睡,而且很快就进入 REM 期睡眠。一天可发作数次至数十次不等,一般持续十余分钟。发作时,病人可因肌张力丧失而猝倒,导致严重的跌伤或其他伤害,这是发作性睡眠最危险的并发症。有些病人有生动逼真的梦,很难与现实相区别,称做"催眠样幻觉"。发作后,病人常感精力得到恢复。如果不了解这种病症,很容易把病人误解为懒惰、缺乏活动兴趣、不负责任或醉酒等。

4. 睡眠呼吸暂停(sleep apnea) 以睡眠中呼吸反复停顿为特征的一组综合征,伴有动脉血氧饱和度下降和高血压。一般分为中枢性睡眠呼吸暂停和阻塞性睡眠呼吸暂停两种。目前认为中枢性睡眠呼吸暂停是由于中枢神经系统功能不良造成的,见于颅脑损伤、药物中毒等。阻塞性睡眠呼吸暂停最常见的原因是上呼吸道阻塞,常出现在大声打鼾、身体抽动或手臂甩动之后。长期上呼吸道阻塞后也可引起中枢性睡眠呼吸暂停,称为混合性。引起睡眠呼吸暂停的危险因素包括肥胖、颈围增加、颜面部畸形、甲状腺功能减退和肢端肥大症等。

5. 睡眠剥夺(sleep deprivation) 是睡眠时间和睡眠时相的减少或损失。根据对睡眠时相和睡眠时间的剥夺程度不同,将睡眠剥夺分为总睡眠剥夺、部分睡眠剥夺、选择性睡眠剥夺和睡眠片段。睡眠被剥夺之后常常会出现的精神症状是:易怒,困倦,注意力难以集中,学习和记忆力显著下降,反应迟缓,在需要做出迅速反应时容易出现错误。长期的睡眠剥夺,会引起心情不佳、情绪不稳、容易冲动,特别是儿童、青少年,对良好个性的形成危害很大。

6. 梦游(sleep walking) 又称"夜游症"、"梦行症"或"睡行症",即在睡梦中无意识地起床行走或从事某些活动。大多数梦游者睡醒后对自己夜间的行动一无所知,少部分记忆清晰,但不敢确定是梦游,以为只是做梦。梦游者大多是儿童,随着年龄的增长症状逐渐消失,可能与遗传、性格、神经功能失调有关。少数儿童由于脑部感染、外伤或罹患癫痫、癔症时,也可能发生梦游现象。成年人发生梦游,多与患精神分裂症、神经症有关,恐惧、焦虑易使梦游症加重。

7. 遗尿(bedwetting) 是指 5 岁以上的儿童仍不能控制排尿,在日间或夜间反复出现不自主的排尿。遗尿可分为原发性遗尿和继发性遗尿,以前者多见。没有明显尿路或神经系统器质性病变者称为"原发性遗尿",多见于儿童和有家族遗传倾向者;继发于下尿路梗阻、膀胱炎等疾病,称为"继发性遗尿",儿童和成人均可出现。儿童遗尿多由神经系统发育不成熟或神经功能不协调所致,随着年龄增长,大脑功能发育完善,遗尿将会逐渐消失。另外,睡前饮水过多或过度兴奋也可诱发遗尿。

8. 梦魇(nightmare) 指在睡眠中被噩梦突然惊醒,然后对梦境中的恐怖内容能清晰回忆,并心有余悸。梦中见到可怕的景象或遇到可怕的事,因而呼叫呻吟,突然惊醒,醒后情绪紧张、心跳加速、面色苍白、出冷汗。病人休息平静后,依然能入睡。梦魇通常在夜间睡眠的后期发作,白天受到惊吓、过度兴奋或睡眠姿势不当、胸前受压、呼吸不畅、晚餐过饱等均可引起。成人在应激事件后,如遭遇抢劫、强暴等,可经常发生噩梦和梦魇。某些药物,如受体阻滞剂、镇静催眠剂等常引起梦魇,突然停用镇静安眠药物,也可诱发梦魇。

9. 梦惊(night terrors) 是指睡眠中突然惊醒或坐起,两眼直视、表情紧张恐惧、大声喊叫、躁动不安,伴有自主神经征象,如心跳、呼吸加快、大汗淋漓。梦惊大约在入睡后15～30min发生于NREM期睡眠,历时1～2min,发作后又复睡,晨醒后对发作不能回忆。儿童多见,多数在长大后自愈。成人患病者常有焦虑症,或可能存在未查明的内脏疾病。

四、促进休息和睡眠的护理

(一)做好健康教育

告知病人休息与睡眠对人体健康与康复的重要作用,使其了解身心放松是保证休息与睡眠的前提条件。鼓励病人遵循睡眠和觉醒的固定时间,强化睡眠-觉醒的周期性节律,养成良好的睡眠习惯。白天睡眠不可过多,应参加适量锻炼,睡前避免过度的精神刺激,采取有助于机体放松的技巧,不滥用药物帮助睡眠等。

(二)促进身体舒适

护士在病人就寝前应做好晚间护理,帮助病人卧于舒适的体位,也可适当给予背部按摩,促进肌肉放松。注意检查身体各部位引流管、牵引、敷料的情况,必要时更换敷料。对于有疼痛或不适的病人,应根据医嘱酌情给予镇痛药,减轻病人不适。

(三)加强心理护理

放松的心情有助于睡眠,而焦虑、恐惧、忧愁等情绪会影响睡眠。因此护理人员要善于观察,找出影响病人睡眠的心理因素,通过有效的沟通、正确的指导,消除其不良情绪,解决病人的睡眠问题。当病人因焦虑、不安或失望暂时无法入睡时,不应强迫,以免加重原有的睡眠失调,可以指导病人做一些放松活动来促进睡眠。

(四)创造良好的睡眠环境

应为病人创造安静、安全、舒适、整洁的休息环境。调节病室的温度、湿度、空气、光线及声音;保持卧具清洁、干燥,并根据病人的习惯给予厚薄适宜的棉被,高度合适的枕头等;保持病室空气流通清新,及时清除排泄物,避免异味。

(五)尊重病人的睡眠习惯

满足病人的睡前习惯和身心需要是帮助病人尽快入睡的重要前提。护士应尊重病人的睡眠习惯,做好就寝前的准备工作,如睡前沐浴或泡脚、做放松操、阅读书报、听广播和音乐等,尽可能提供方便,以促进病人的睡眠。

(六)合理安排护理工作

应减少护理措施对病人睡眠的干扰。常规的护理尽量安排在白天,并且避开午睡时间,必须在夜间执行的,也应尽量安排间隔90min,以保证病人进行一个完整的睡眠周期。

(七)遵医嘱合理使用药物

对一些失眠的病人,可适当使用镇静催眠药物,但护士必须掌握使用原则,即所有促进睡眠的方法都无效时才可使用,并且必须对药物的性能、应用方法、对睡眠的影响及不良反应有全面的了解,还应避免长期使用,防止产生药物的依赖性。对于心理障碍引起的睡眠困难,可以采用安慰剂治疗。护理人员必须明了,不可单一使用药物解决问题,用药的同时还应结合其他促进睡眠的措施,最终帮助病人重建良好的睡眠型态。

(八)做好睡眠失调者的护理

1. 失眠 评估病人,针对失眠原因给予有效的护理。治疗导致失眠的情绪或医疗问题有时很重要。也可对症治疗,包括改善睡眠条件、进行放松练习等。必要时遵医嘱给予镇静催眠药,同时结合其他措施,但应避免长期使用药物。

对于案例中的失眠病人,护士应从以下几方面着手:①满足病人身体舒适的需要,如保暖,床褥舒适。②诊疗护理计划尽量在白天执行,减少夜间对病人的打扰,必须在夜间,也应集中进行,护士做到"四轻"。如有条件,将病人调至其他病室,避免为病友进行的护理操作对其睡眠的影响。③与病人建立良好的护患关系,做好心理护理,减轻心理压力。④如仍不缓解,汇报医生,遵医嘱用药,观察药物治疗效果。

2. 睡眠过度 除积极治疗相关疾病外,应指导病人控制饮食,减轻体重,增加有趣和有益的活动,并限制睡眠时间。针对原因,做好心理支持,消除忧郁、焦虑等情绪。

3. 发作性睡眠 除药物治疗外(如能特异性增加觉醒和抑制睡眠的兴奋剂),规律性锻炼、清淡的高蛋白饮食、深呼吸练习等也是有效的方法。护士应指导病人避免诱发睡意的因素,如饮酒、过多饮食、长时间闷坐;指导病人学会自我保护,注意发作前兆,减少意外发生;告诫病人禁止从事高空、驾车、水上作业等工作,避免发生危险。

4. 睡眠呼吸暂停 指导病人减轻体重,采取正确的睡眠姿势以保持呼吸道通畅,并在夜间加强巡视,随时消除呼吸道梗阻症状。

5. 睡眠剥夺 去除或纠正干扰睡眠模式的各种因素,满足病人休息的条件,保证充足而规律的睡眠。

6. 梦游 应对病人采取各种防护措施,将室内危险物品移开、锁门,防止意外或损伤的发生。

7. 遗尿 避免病人睡前兴奋,限制晚间饮水,并在入睡前督促病人排尿。对继发性遗尿病人积极治疗相关疾病。

8. 梦魇 一般不需特殊治疗。发作频繁者,应了解其心理因素,针对性地给予治疗。

9. 梦惊 教育病人要有规律地安排生活,避免白天过度劳累、过于兴奋。睡前应充分放松,在轻松愉快的心情下安然入睡。

第二节 活 动

一、活动的意义

作为有生命的生物体,人需要活动,通过活动来满足各种生理需要,维持身心健康。适当的活动可以维持神经、呼吸、循环、消化、排泄及骨骼肌肉的正常功能,能够缓解心理压力,促进身心放松,使人体自觉身体强壮并能较好地应对内外环境的变化,维持健康。患病后,正常的活动功能会受到疾病的影响而降低甚至丧失,不仅直接影响病人的生理功能,产生压疮、肌肉萎缩、关节僵硬、便秘等并发症,还会影响病人的心理社会状态,产生自我形象紊乱、焦虑、自卑、社交隔离等问题。因此,护士除了要帮助病人很好地休息之外,还应根据病情从病人身心需要出发,协助病人适当活动,预防并发症,促进康复。

二、活动受限的原因及对机体的影响

(一)活动受限的原因

1. 生理因素

(1)疼痛 疼痛是疾病的常见症状,一些治疗手段也会引起疼痛,如手术。轻度疼痛可以被忍受,但是剧烈疼痛会使病人无法活动,或限制其活动。如胸腹部手术后的病人因伤口疼痛不愿咳嗽、深呼吸,类风湿性关节炎者为避免关节活动时的疼痛而主动减少活动。

(2)损伤 骨骼、肌肉、关节的器质性损伤,如骨折、挫伤、扭伤等,往往导致受伤肢体的活动受限。

(3)神经系统功能受损 可造成暂时的或永久的活动障碍,如脑血管意外、脊髓损伤和重症肌无力病人,由于运动神经无法支配相应的肌肉而造成活动受限。

(4)运动系统结构改变 肢体的先天畸形或残障,由于疾病造成的关节肿胀、增生、变形等直接或间接地限制了正常活动。

(5)严重的心肺疾病 如严重的先天性心脏病或心肺功能衰竭引起的供氧、供血不足均会影响活动。

(6)营养状态改变 由于疾病造成的严重营养不良或极度肥胖都会引起活动受限。

(7)某些医护措施的执行 为了治疗疾病而采取的医护措施也会限制活动。为防止昏迷病人躁动而出现意外,需对其加以约束;骨折部位的固定和牵引也限制了病人活动。

2. 心理因素 情绪会影响人的自由活动能力,压力过大或极度忧郁可引起情绪波动而影响活动,如悲伤、沮丧、烦闷时不愿意与人接触,活动减少。某些精神疾病病人思维紊乱也会影响活动,如精神分裂症的病人出现木僵症状,动作明显减少、姿势刻板固定。

(二)活动受限对机体的影响

1. 对皮肤的影响 活动受限或长期卧床的病人,对皮肤的最主要影响是皮肤抵抗力下

降,易受损形成压疮(详细内容见第六章第四节)。

2.对运动系统的影响　对多数病人来说,适当地减少活动有利于疾病的康复。但是若机体长期处于活动受限状态,骨骼、关节和肌肉组织会出现变化,导致肌肉无力或萎缩、关节僵硬或挛缩、手足废用、腰背痛、骨质疏松等,甚至丧失运动系统功能。

3.对心血管系统的影响　活动受限对心血管系统的影响主要有直立性低血压(orthostatic hypotension)和深静脉血栓形成(venous thrombosis)。

(1)直立性低血压　长期卧床使全身肌张力和神经血管反射降低。因肌肉收缩减少、肌张力降低,所以促进血液回流至心脏的功能降低,滞留在四肢,尤其是下肢的血量增加。当人体由卧位突然改为直立时,血管无法适应神经血管的反射仍处于扩张状态,再加上血液滞留在下肢,循环血量减少,所以血压下降、头部供血不足,导致病人出现头昏、头晕、视力模糊、乏力、恶心等低血压症状。

(2)深静脉血栓形成　病人活动受限时间越长,发生深静脉血栓的危险性越高,特别是脱水、肥胖、贫血及休克的卧床病人发生几率更高。血栓形成的危险在于发生肺栓塞,尤其是栓塞于肺内较大血管处可导致严重的肺部损伤。血栓形成的原因有:①姿势不良或关节长期屈曲使静脉血循环不畅甚至停止,导致血管内膜受损。②腿部肌肉收缩减少,静脉内血流速度下降。③血容量不足,但血浆的减少多于血细胞的减少,血液黏稠度增加,血流减慢。

4.对呼吸系统的影响　长期活动受限导致呼吸系统的两大并发症是坠积性肺炎和二氧化碳滞留。病人活动减少,加上疾病造成的虚弱、衰竭,使呼吸道的分泌物排出困难,黏液堆积,干扰了纤毛排除异物的能力。若这种情况持续存在就会导致肺内感染,引起坠积性肺炎。病人卧床时,膈肌上移导致胸腔容积变小,病人衰竭,以及因治疗需要使用胸带、腹带等均使有效通气减少,再加上分泌物蓄积,将会干扰氧气的正常交换而发生二氧化碳滞留。

5.对消化系统的影响　由于活动量减少和疾病的影响,病人食欲减退,摄入的水分和纤维素减少,加之活动减少引起肌张力减弱,胃肠蠕动减慢,以及不习惯在床上排便等,导致病人发生便秘,甚至粪便嵌塞。

6.对泌尿系统的影响　长期卧床病人因饮水减少、排尿姿势改变,会出现排尿困难,导致膀胱膨胀、逼尿肌过度伸展,机体对膀胱胀满的敏感性降低,排尿反射难以形成,引起尿潴留。长期制动的病人还会产生骨的脱钙作用,尿中的钙磷浓度增加,进而形成泌尿道结石。由于尿潴留,尿液对泌尿道的冲洗作用降低,以及长期导尿,均会导致泌尿系统感染。

7.对心理社会方面的影响　长期卧床往往会给病人带来一些心理社会方面的问题,如恐惧、焦虑、愤怒、挫折感、自卑、自我形象紊乱、与社会的信息交流障碍等。对于永久性活动障碍者来说,还可能无法工作、完成自理活动,这些都会对其心理产生重要影响。

三、病人活动能力的评估

为了能够科学地指导病人活动,护士应对病人的活动能力进行全面、系统的评估。

(一)一般资料

对于病人活动状况的评估,首先应考虑病人的年龄,年龄是决定机体对活动的需要及耐受程度的重要因素之一。不同年龄段的活动方式有所不同,如青少年精力旺盛,多选择户外的、较剧烈的身体活动，而老年人因身体老化，不仅活动量减少，而且多选择温和的活动方式，如散步、打太极拳。性别也会影响运动方式，通常男性所做运动较女性激烈。此外，生理因素、环境因素、心理社会因素均会影响活动。

（二）心肺功能状态

活动会导致机体对氧气的需要量增加，机体出现代偿性的心率、呼吸加快，血压升高，使心血管系统和呼吸系统的压力和负担增加。若病人有心血管系统和呼吸系统的疾病，不恰当的活动会加重原有疾病，甚至导致心慌、晕厥、心跳骤停。因此，在病人活动前要评估血压、脉搏、呼吸等生命体征，根据病人的心肺功能状况确定活动量的安全范围，并在活动中仔细观察病人的情况，根据病人反应及时调整。

（三）骨骼肌肉状态

健康的骨骼组织和良好的肌力是机体进行活动的基础和保证。肌张力正常的肌肉触摸有坚实感，而肌肉松软则提示肌张力减弱，可以通过机体收缩特定肌肉群的能力来判断肌力。肌力程度一般分为6级：

0级：完全瘫痪，肌力完全丧失。
1级：可见肌肉轻微收缩但无肢体活动。
2级：肢体可移动位置但不能抬起。
3级：肢体能抬离床面但不能对抗阻力。
4级：能作对抗阻力的运动，但肌力减弱。
5级：肌力正常。

（四）关节功能状态

关节功能状态的评估主要是通过关节的主动运动（病人自己活动关节）和被动运动（他人协助活动关节），观察关节的活动范围有无受限，是否僵硬、变形，活动时关节有无响声或疼痛不适。

（五）机体活动能力

机体活动能力可通过观察病人的行走、穿衣、修饰、如厕等日常活动的完成情况进行综合评价。机体活动能力一般可分为5度：

0度：完全能独立，可自由活动。
1度：需要使用设备或器械（拐杖、轮椅等）。
2度：需要他人的帮助、监护和教育。
3度：既需要有人帮助，也需要设备和器械。
4度：完全不能独立，不能参加活动。

（六）目前患病情况

有些病人活动完全受限，只能卧床，如截瘫、昏迷、骨折病人；有些病人的活动受影响较小,如慢性疾病或一些轻症;心肺疾病的病人,若进行不恰当的活动会加重原有疾病,甚至会发生心跳骤停,所以疾病的性质和严重程度对机体活动的影响不可忽视。另外,在评估活动情况时,还应考虑治疗需要,正确处理肢体活动与制动的关系,恰当地制定护理措施。

(七)社会心理状况

病人的心理状态、对活动的态度和兴趣,都会对活动的完成有重要影响。若病人能够充分认识活动的目的和意义,心情轻松愉快,充满兴趣,具有良好的护患关系,积极配合进行活动,则能达到恢复功能和健康的目的。反之,若病人情绪低落,焦虑,缺乏活动热情,甚至厌倦、恐惧、抵触时,会严重影响活动的进行,进而影响功能和健康的恢复。

四、促进病人活动的措施

(一)做好健康教育

向病人说明活动对于恢复健康、维持机体功能的意义,并根据病人的年龄、身心发育特点、疾病情况与病人共同商讨,选择适宜的活动方式,制定合理的活动计划。能够离床的病人可采用主动运动,躯体活动受限的病人可采用被动运动。注意活动量不可过大,以免适得其反对病人身体造成伤害。另外,护理人员还要为病人创造良好的活动环境,如地面平坦、干燥无潮湿、活动空间宽敞等,以促进病人的活动,避免危险和意外发生。

(二)协助病人选择合适卧位

合适的卧位能使病人舒适、安全、稳定,全身放松,减少肌肉和关节的紧张。各种卧位法详见第四章第二节。

(三)保持脊柱生理弯曲和各关节功能位置

脊柱具有支持躯干、保护内脏、保护脊髓和进行运动的功能。脊柱的四个生理性弯曲,颈曲、胸曲、腰曲、骶曲,能增加缓冲震荡的能力,加强姿势的稳定性。长期卧床的病人,若长时间采取不适当的被动体位或强迫体位,脊柱及周围肌肉组织就会损伤变形,失去正常的生理弯曲及功能。因此,卧床病人应在颈部和腰部垫软枕支托。如病情允许,应经常变换体位,练习脊柱活动,保持肌肉和关节的功能。各关节应尽量保持最佳功能位,防止关节畸形和功能丧失。

(四)维持关节活动范围

关节活动范围(range of motion,ROM)是指关节运动时可达到的最大弧度,常以度数表示,亦称"关节活动度"。关节活动范围练习(ROM练习)是根据每一特定关节可活动的范围,主动或被动地对关节进行各种运动,维持关节可动性的有效的锻炼方法。由个体独立完成的称为"主动性ROM练习",依靠护理人员完成的称为"被动性ROM练习"。对于活动受限的病人应根据病情尽快进行ROM练习,开始可由护理人员完全协助或部分协助完成,随后逐渐过渡到病人独立完成。被动性ROM练习可在日常护理活动中完成,如为病人进行清洁护理、翻身和更换卧位时。每天应做 2～3 次 ROM 练习。下面主要介绍被动性 ROM 练习的操作要点。

1. 帮助病人采取自然放松的姿势,面向并靠近操作者。
2. 根据各关节的活动形式和范围,依次对病人的颈、肩、肘、腕、手指、髋、膝、踝、趾关节作外旋、内旋、外展、内收、伸展、屈曲等关节活动范围练习(见图 7-2、图 7-3)。

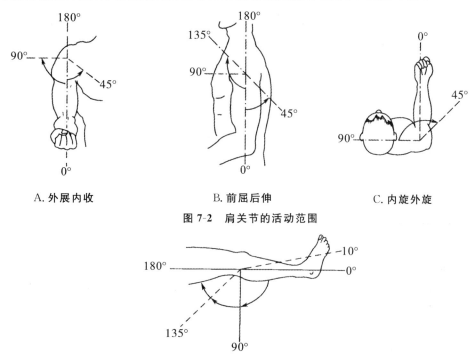

A. 外展内收　　B. 前屈后伸　　C. 内旋外旋

图 7-2　肩关节的活动范围

图 7-3　膝关节的活动范围

操作中要注意:①关节前后应有支托,操作者的手可作环状或支架支托关节远端的肢体(见图 7-4)。②动作要缓慢柔和,有力度、有节律,逐渐增大关节活动度,当活动到最大幅度时,宜作短暂的维持。③每个病人关节活动的范围不同,应依其反应来完成运动,不要造成病人疼痛或痉挛。④情况许可时,可活动脊柱。⑤操作中,应比较两侧关节的活动情况,以了解其原来的活动程度,避免损伤。⑥注意观察病人表现,若肢体出现疼痛、痉挛、颤抖及其他不良反应,应暂停,查明原因并去除,不能去除则停止活动,必要时报告医生处理。

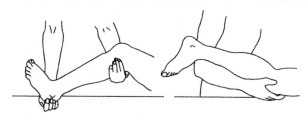

图 7-4　以手作成环状或支架来支托腿部

3. 注意运用人体力学原理,减少疲劳,保护病人和操作者免受损伤。
4. 每个关节每次可有节律地作 5～10 次完整的 ROM 练习。各关节的活动范围见表 7-1。

表 7-1　关节活动范围正常值

部位	关节运动	正常活动范围	部位	关节运动	正常活动范围
脊柱	屈曲	0°~60°	腕关节	尺屈	0°~40°
	伸直	0°~20°		桡屈	0°~20°
	侧屈	0°~40°	髋关节	屈曲	0°~120°
	旋转	0°~40°		伸直	0°~15°
肩关节	前屈	0°~180°		内收	0°~45°
	后伸	0°~50°		外展	0°~45°
	外展	0°~180°		内旋	0°~45°
	内旋	0°~80°		外旋	0°~45°
	外旋	0°~90°	膝关节	屈曲	160°
肘关节	屈曲	0°~150°		伸直	5°
	伸直	0°	踝关节	跖屈	0°~40°
前臂	旋前	0°~90°		背屈	0°~25°
	旋后	0°~90°		内翻	0°~45°
腕关节	掌屈	0°~80°		外翻	0°~20°
	背伸	0°~70°			

注：内旋：旋向中心；外旋：自中心向外旋转；外展：远离身体中心；内收：移向身体中心；屈曲：关节弯曲或头向前弯；伸展：关节伸直或头向后弯。

5. 对心脏病病人,在 ROM 练习时应特别注意观察有无胸痛,避免因剧烈活动诱发心脏病。对肌腱断裂、急性关节炎、关节脱位、骨折等病人,应与医生协商,避免出现再次损伤。

6. 运动结束后,测量生命体征,协助病人取舒适卧位,整理床单位并记录每日运动的项目、次数、时间及关节活动度的变化。

(五)进行肌力训练

肌肉收缩有等长收缩和等张收缩两种方式,因而肌肉训练的形式也主要分为等长练习和等张练习两类。

1. 等长练习(isometric exercise)　肌肉收缩时肌纤维不缩短,肌肉长度不变而张力增加,不伴有明显的关节运动,又称"静力练习"。如膝关节完全伸直定位后,做股四头肌的收缩松弛锻炼。因等长练习可增加肌肉的静态力量,但不引起明显的关节运动,故可在肢体被固定的早期应用,也可在关节内损伤、积液、炎症时应用,以预防肌肉萎缩。

2. 等张练习(isotonic exercise)　肌肉收缩时肌纤维缩短,肌肉长度改变引起肢体活动,伴有大幅度关节运动,又称"动力练习"。等张运动符合大多数日常活动的肌肉运动方式,既可增加肌力量,又可促进关节功能,有利于改善肌肉的神经控制。

3. 进行肌力训练的注意事项

(1)以病人的病情及运动需要为依据,制定适合病人的运动计划。

(2)帮助病人认识活动与疾病康复的关系,使病人能够充分理解、合作并掌握练习要领,及时予以鼓励,最大限度地增强其主观努力,保证训练效果。

(3)掌握适宜的运动量和运动频率,肌肉达到适度疲劳即可。每次练习中间有适当的间歇让肌肉得到放松和复原,一般每日练习一次或隔日一次。

(4)肌力练习应在无痛范围内进行,以免增加病人的不适或引起损伤。如锻炼中出现严重疼痛、不适,或伴有生命体征、意识、情绪等变化,应及时停止,给予必要的处理。

(5)锻炼前后应做充分的准备及放松运动,避免出现肌肉损伤。

(6)训练过程中应根据情况及时调整训练方案,不可一劳永逸。

(7)高血压、冠心病及其他心血管疾病的病人慎用肌力练习,严重者禁作肌力练习,以免肌肉等长收缩引起升压反应及增加心血管负荷。

本章小结

休息与活动是人类最基本的生理需要之一。通过休息,人体可以恢复体力和精力,重新获得能量以应对生活的各种压力。通过活动,人体可以满足各种需要,并且维持和增强机体各系统的功能,提高适应能力。疾病往往都会不同程度地影响到病人的休息与活动,甚至会导致一些身心并发症,对病人疾病的康复带来影响,因此护理人员应正确评估病人的休息与活动状态,采取恰当措施帮助病人维持休息与活动的动态平衡,满足病人需要,促进康复。

本章主要介绍了休息、休息的条件、睡眠、睡眠失调、促进休息和睡眠的护理、活动受限的原因及对机体的影响、促进病人活动的措施等,要求学生能够正确评估病人的休息、睡眠和活动的状态以及出现的问题,并能采取有效的措施进行相应的指导和解决。

本章关键词:休息;睡眠;睡眠失调;活动;关节活动范围;ROM 练习;等张练习;等长练习。

课后思考

1. 睡眠时相有哪两种?两者有何区别?
2. 常见的睡眠失调有哪些?如何护理?
3. 病人李某,男,30岁,3天前因车祸导致多发性骨折,四肢均有不同程度的损伤。病人神志清楚,躺卧在床,无法活动,生活完全不能自理。

请问:(1)该病人的机体活动能力属于何种程度?

(2)活动受限对病人的身体会产生怎样的影响?

(3)护士应如何促进病人的活动?

(金 莉)

第八章
生命体征的评估与护理

案 例

王某,女,60岁,持续寒战、高热1周,体温持续在39.0~40.0℃,咳嗽、咳痰伴胸痛,于上午9时收入院。入院检查:T 39.5℃,P 108次/min,R 26次/min,BP 156/88mmHg,拟诊为肺炎球菌肺炎。病人神志清楚,消瘦,有些烦躁,唉声叹气,面色潮红,口唇干燥。中午12时测体温40.0℃,立即给予物理降温。30min后测体温为38.5℃,下午4时再测体温为39.8℃。

问题:
1. 病人的体温、脉搏、呼吸、血压出现哪些异常变化?
2. 护士应怎样监测病人的病情变化?
3. 如何应用已学的知识和技能护理病人?

本章学习目标

1. 掌握生命体征的正常范围、异常变化及护理。
2. 掌握吸痰和给氧的方法、注意事项及氧疗的副作用。
3. 熟悉体温计的消毒法及检查法。
4. 熟悉促进呼吸功能的护理技术。
5. 熟悉吸痰、氧疗适应证及缺氧类型,氧气量、可供应时间及给氧浓度的计算。
6. 了解观察生命体征的意义及其生理性变化。
7. 了解氧气装置的结构和作用。
8. 正确实施生命体征测量、氧气疗法、吸痰法,工作认真细致,一丝不苟。

体温、脉搏、呼吸、血压是生命活动的四大指标,称为"生命体征"(vital signs)。生命体征受大脑皮质的控制,是机体内在活动的一种客观反映,是评价机体生命活动质量的重要指标,也是护士评估病人身心的基本资料。正常情况下,生命体征在一定范围内相对恒定;而在病理情况下会出现不同程度的变化。因此,护士对病人生命体征的评估,可以感知病人病情的细微变化,为疾病诊断和治疗、制定护理措施提供依据。

第八章 生命体征的评估与护理

第一节 体温的评估与护理

一、正常体温及其生理变化

(一)体温的形成及调节

1. 概念 体温(body temperature)通常指胸腔、腹腔和中枢的温度,也称"体核温度",其特点是相对稳定且较皮肤温度高。体表温度也称"皮肤温度",可随环境温度和衣着厚薄而变化。

2. 体温的形成 糖、脂肪、蛋白质三大营养物质在体内氧化分解产生了体温。三大营养物质在体内氧化时所释放的能量,其总量的50%以上迅速转化为热能,以维持体温,并且不断地散发到体外;其余不足50%的能量贮存于三磷酸腺苷(ATP)内,供机体利用,最终转化为热能散发到体外。

3. 产热与散热

(1)产热过程 人体主要的产热器官是肝脏和骨骼肌,产热的主要方式是食物氧化、骨骼肌运动、交感神经兴奋、甲状腺素分泌增多等。

(2)散热过程 人体最主要的散热器官是皮肤,呼吸、排泄也可散发部分热量,散热方式有辐射、传导、对流、蒸发四种。

1)辐射:指热由一个物体表面通过电磁波的形式传至另一个与它不接触物体表面的一种方式,它是人体安静状态下处于气温较低环境中的主要散热形式。辐射散热量同皮肤与外界环境的温度差及机体有效辐射面积等有关。

2)传导:是机体的热量直接传给同它接触的温度较低的物体的一种散热方式,由于水的导热性能好,临床常采用冰袋、冰帽、冰(冷)水湿敷,为高热病人物理降温。

3)对流:是指通过气体或液体的流动来交换热量的一种散热方式,是传导散热的一种特殊形式,如人体通过血液循环将热量传到体表而散热。

4)蒸发:由液态转变为气态,同时带走大量热量的一种散热方式。蒸发散热可有不显汗、发汗两种形式。人体的呼吸道、皮肤不断进行着蒸发散热,尤其是汗液蒸发可散发大量体热。临床上对高热病人采用乙醇拭浴方法,通过乙醇的蒸发,起到降温作用。

4. 体温的调节

(1)生理调节 又称"自主性体温调节",是在下丘脑体温调节中枢控制下,机体受内外环境温度刺激,通过一系列生理反应,调节机体的产热和散热,使体温保持相对恒定的体温调节方式。

1)温度感受器:①外周温度感受器,包括热感受器和冷感受器,为游离的神经末梢,分布于皮肤、黏膜和内脏中,它们分别可将热或冷的信息传向中枢;②中枢温度感受器,中枢温度感受器是存在于中枢神经系统内的对温度变化敏感的神经元,包括热敏神经元和冷敏神经元,可将热或冷的刺激传入中枢。

2)体温调节中枢:体温调节中枢位于下丘脑。下丘脑前部为散热中枢,通过扩张血管、增加出汗和加速呼吸而增加散热;通过降低细胞代谢、减少肌肉活动而减少产热。下丘脑后部为产热中枢,通过收缩血管、减少出汗而减少散热;通过提高组织代谢、寒战而增加产热。

(2)行为调节 是人类有意识的行为活动,通过机体在不同环境中的姿势和行为改变而达到目的,是对生理性体温调节的补充。

(二)正常体温及生理变化

1.正常体温 正常体温是一个温度范围。临床上常以口腔、直肠、腋窝等处的温度来代表体温。其中直肠温度最接近于机体内部温度,而临床护理中,更多采用口腔、腋下测量体温。正常体温的范围(见表8-1)。

表8-1 成人不同部位体温的正常范围及平均值

部位	正常范围	平均值
口温	36.3~37.2℃(97.3~99.0℉)	37.0℃(98.6℉)
腋温	36.0~37.0℃(96.8~98.6℉)	36.5℃(97.7℉)
肛温	36.5~37.7℃(97.7~99.9℉)	37.5℃(99.5℉)

摄氏温度(℃)和华氏温度(℉)的换算公式为:

$$℉ = ℃ \times 9/5 + 32 \qquad ℃ = (℉ - 32) \times 5/9$$

2.生理变化 体温可随昼夜、年龄、性别、活动、药物等因素变化而在一定范围内出现波动,其波动范围一般不超过1.0℃。

(1)昼夜差异 正常人体温在24h内呈周期性波动,但波动范围不超过平均数上下0.5℃。清晨2~6时最低,午后2~8时最高。这种规律性的变化与机体昼夜活动量不同有关。

(2)年龄差异 婴幼儿体温略高于成年人,老年人又略低于成年人。这与不同年龄基础代谢水平不同有关。新生儿尤其是早产儿,由于体温调节功能尚未发育完善,体温易受环境温度的影响而变化。

(3)性别差异 女性体温平均比男性高0.3℃。而且女性的基础体温随月经周期出现规律性的变化,在经前期及妊娠早期,体温轻度升高,这与体内孕激素水平周期性变化有关,孕激素具有升高体温的作用。

(4)活动 活动可使骨骼肌紧张并强烈收缩,产热增加,体温升高。临床上测量体温应在病人安静状态下测量,小儿测温时应防止哭闹。

(5)其他因素 如情绪激动、精神紧张、进食等因素,可使体温一过性增高,睡眠、饥饿等可使体温下降。

二、异常体温的评估与护理

(一)异常体温的评估

1.体温过高

(1)概念 体温过高又称"发热",是体温调节中枢在致热原的作用下或体温调节中枢功能障碍等原因,使体温调节中枢的调定点上移而引起的调节性体温升高。一般当腋下温度超过37.0℃或口腔温度超过37.5℃,一昼夜体温波动在1.0℃以上可称为"发热"。

(2)原因 发热原因大致分为感染性发热和非感染性发热。由病原体引起的各种感染是临床较多见的发热因素。非感染性发热由病原体以外的其他因素引起,如各种创伤后的吸收热、变态反应的药物热、中暑、严重脱水等,目前越发引起人们的重视。

(3)发热程度 以口腔温度为例,发热程度可划分为:

1)低热:37.3～38.0℃(99.1～100.4℉),常见于活动性肺结核、风湿热。

2)中等热:38.1～39.0℃(100.6～102.2℉),常见于急性感染。

3)高热:39.1～41.0℃(102.4～105.8℉),常见于急性感染。

4)超高热:41.0℃以上(105.8℉以上),常见于中暑。

机体最高的耐受体温为40.6～41.4℃(105～106℉),体温达到43℃时很少能存活。直肠温度持续升高超过41℃时,可引起永久性脑损伤;高热42℃以上持续2～4h可导致休克及其他严重并发症。

(4)发热临床过程及临床表现 分三个阶段(见表8-2)。

表8-2 发热过程及临床表现

分期	热代谢特点	临床表现
体温上升期	产热大于散热 体温升高	皮肤苍白、无汗、疲乏,有时伴有寒战。体温上升方式:①骤升:是指体温在数小时内升至高峰,如肺炎球菌性肺炎。②渐升:是指体温逐渐上升,数日内达高峰,常见于伤寒等。
高热持续期	产热与散热在较高水平上趋于平衡	面色潮红、皮肤灼热、呼吸脉搏加快、口唇干燥、尿量减少、头痛、头晕,同时伴有食欲不振等消化道症状。严重者出现惊厥、谵妄、昏迷。
体温下降期	散热大于产热 体温恢复正常	大量出汗、皮肤潮湿、皮肤温度降低,有时可因大量出汗而出现虚脱或休克现象。体温下降的方式:①骤降:是指体温在数小时内很快降至正常。②渐降:是指体温在数天内降至正常。

(5)热型 体温曲线的形态称为热型。某些发热性疾病具有独特的热型,加强观察有助于对疾病的诊断。但由于目前抗生素的广泛使用或由于应用解热药、肾上腺皮质激素等,使热型变为不典型。常见热型见表8-3。

2.体温过低

(1)概念 体温过低是指体温低于正常范围。当体温低于35℃时称为"体温不升"。

(2)原因 ①体温中枢发育未成熟,常见于新生儿,尤其是早产儿。②散热过多,如长时期暴露在低温环境中,使机体散热过多、过快;在寒冷环境中大量饮酒,使血管过度扩张热量散失。③产热减少,如重度营养不良、极度衰竭,使机体产热减少。④体温调节中枢受损,如颅脑外伤、脊髓受损。⑤重症疾病或创伤,如败血症、大出血。⑥药物中毒,如麻醉剂、镇静剂等。

(3)体温过低分度

轻度:32～35℃(89.6～95.0℉)

中度:30～32℃(86.0～89.6℉)

重度:<30℃(86.0℉)瞳孔散大,对光反射消失。

致死温度:23～25℃(73.4～77.0℉)

(4)临床表现 发抖、皮肤苍白冰冷、血压降低、心跳及呼吸减慢、病人躁动不安、意识模糊、嗜睡甚至昏迷。

(二)异常体温的护理

1.体温过高的护理

(1)评估病人 了解病人意识状态、生命体征的变化,发热的时间、程度、伴随症状、原因,对发热知识的了解程度等,排除影响体温的生理因素。

(2)降温 可根据病人情况采用物理降温或化学降温,一般首选物理降温,物理降温有局部冷敷和全身拭浴等方法(详见第九章)。体温超过39℃,可用局部冷敷;体温超过39.5℃时,可用全身拭浴。化学降温主要指应用退热药以抑制体温调节中枢,减少产热、加速散热,而达到降温的目的。降温措施实施30min后测量体温,将结果记录于体温单上。

表8-3 常见热型及其特点

热型	特点	常见疾病	体温曲线
稽留热 (constant fever)	体温持续在39.0~40.0℃达数天或数周,24h波动范围不超过1℃	肺炎球菌性肺炎、伤寒等	
弛张热 (remittent fever)	体温在39.0℃以上,24h内温差达1℃以上,体温最低时仍高于正常水平	败血症、风湿热、化脓性疾病等	
间歇热 (intermittent fever)	体温骤然升高至39.0℃以上,持续数小时或更长,然后下降至正常或正常以下,经过一个间歇,体温又升高,并反复发作。即高热和正常体温交替出现	疟疾等	
不规则热 (irregular fever)	发热无一定规律,且持续时间不定	流行性感冒、癌性发热等	

(3)病情观察 ①定时监测生命体征,发热病人每4h测量1次,待体温正常3d后,改为每日2次,并观察其热型、程度及发热过程,同时注意观察呼吸、脉搏和血压的变化。②观察有无伴随症状及其程度;在病人大量出汗或退热时,应注意有无虚脱现象;小儿高热易出现惊厥,应密切观察,如有异常应及时处理。③观察治疗效果,比较治疗前后全身症状及实验室检查结果。④观察饮水量、饮食摄取量、尿量及体重变化。

(4)保持清洁和舒适 ①加强皮肤护理,保持皮肤的清洁、干燥,防止压疮等并发症的发生。对于大量出汗的病人及时擦干汗液,更换衣服和床单,防止受凉。②加强口腔护理,发热时由于唾液分泌减少,口腔黏膜干燥,且抵抗力下降,有利于病原体生长、繁殖,易出现口腔感染。应在晨起、餐后、睡前协助病人漱口,保证口腔卫生。口唇干燥者可涂以液状石蜡或稀甘油,有疱疹者可用抗生素或抗病毒软膏。③充分休息,休息可减少能量的消耗,有利于机体康复。高热者绝对卧床休息,低热者可酌情减少活动,适当休息。

(5)补充营养和水分 鼓励病人进食高热量、高蛋白、高维生素、低脂肪、易消化的清淡流质、半流质饮食并少量多餐。鼓励病人多饮水,每日摄入量不少于3000ml,必要时按医嘱静脉补充液体。

(6)安全护理 高热病人时有躁动不安、谵妄,应注意防止坠床、咬伤舌,必要时用床档、约束带保护病人。

(7)心理护理 护士应经常巡视病人,关心、抚慰和鼓励病人及家属,耐心解答病人及家属提出的问题,消除其紧张、焦虑及恐惧的心理。

(8)健康教育 为病人讲解有关发热方面的自我护理知识,教会病人及家属在发热不同阶段的应对措施、监测体温及物理降温的方法,介绍休息、饮食、饮水的重要性。

2.体温过低的护理

(1)评估病人 了解病人意识状态、全身状况、体温过低的程度及其原因,以及对体温过低知识的了解程度等。

(2)环境温度 提供合适的环境温度,维持室温在24～26℃左右。

(3)保暖措施 酌情给予棉被、毛毯、电热毯、热水袋,添加衣服,防止体热散失,给予热饮,提高机体温度,新生儿和早产儿置暖箱内。

(4)加强监测 持续监测体温的变化,至少每小时测量一次,直至体温恢复至正常且稳定,同时注意呼吸、脉搏、血压的变化。

(5)病因治疗 去除引起体温过低的原因,使体温恢复正常。

(6)健康教育 向病人讲解导致体温过低的因素,指导病人如何避免体温过低,并学会根据身体状况做自我护理。

三、体温的测量

(一)体温计的种类和构造

1.水银体温计 又称"玻璃体温计",是由一根有刻度的真空毛细管构成,其末端的球部内盛水银,测试时,水银受热膨胀,沿毛细管上升,其高度和受热程度呈正比。体温计的球部与毛细管连接处有一凹槽,可防止水银自行下降,以便检测温度,水银柱必须经过震荡后才能下降。摄氏体温计的刻度为35～42℃,每小格为0.1℃,华氏体温计的刻度为94～108℉,每小格为0.2℉。由于测量部位不同,玻璃体温计又分为口表、腋表、肛表三种(见图8-1)。口表和腋表的球部较细长,有助于测温时扩大接触面;肛表的球部较圆钝,可防止插入肛门时折断或损伤黏膜。

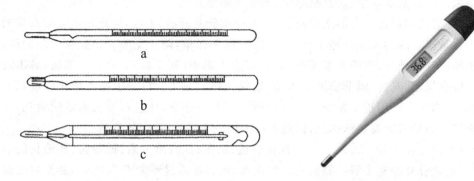

图8-1 水银体温计的种类(a 口表、b 肛表、c 腋表)　　图8-2 电子体温计

2.电子体温计　电子体温计采用电子感温探头来测量体温,不含水银,对人体及周围环境无害。测得的温度直接由数字显示,直观读数,测温准确,且安全迅速(见图8-2)。在测温时开启电源键,显示屏上显示"L℃"符号,然后将探头置于测温部位。当电子蜂鸣器发出蜂鸣音后,再持续3s,即可读出显示的体温值。

3.红外线体温计　包括前额式、耳式、远距离红外线测温仪等(见图8-3)。由于具有非接触性、快速性(一般不超过1s)和高精确性测量人体体温的优势,特别是由于能够避免外界环境温度的影响,因此适合应用于各种环境下的人体体温监测。

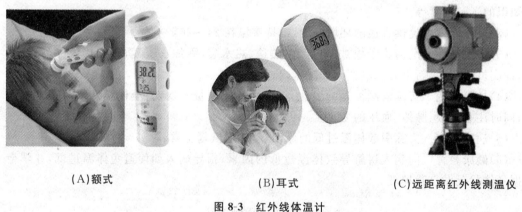

(A)额式　　　　　　　　(B)耳式　　　　　　　(C)远距离红外线测温仪

图8-3 红外线体温计

4.可弃式体温计　为一次性使用的体温计,其构造为一含有对热敏感的化学指示点状薄片,测温时,随机体的温度而变色。这种体温计应保存于独立的密封包装袋内,使用前拆开。测温时将表置于病人舌下,让病人将舌尖压在口表上,闭嘴测1min,取出后当颜色点从白色变成绿色或蓝色时,最后的变色点位置,即为所测温度(见图8-4)。

5.感温胶片 为对温度敏感的胶片,用时贴在前额或腹部 15s 以上,并根据胶片颜色改变而知体温的变化。不能显示具体的温度数值,只能用于判断体温是否在正常范围,适用于小儿,为一次性使用。

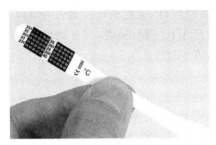

图 8-4 可弃式体温计

(二)水银体温计的消毒与校对

1.体温计的消毒

(1)体温计的清洁消毒方法

1)口表、腋表消毒法:集体测温后将体温计全部浸泡于盛有消毒液的容器中,5min 后取出用清水冲净,擦干后用离心机将体温计的水银柱甩至 35℃ 以下,再放入另一消毒液容器中浸泡 30min 后取出,用冷开水冲净、擦干,放入清洁容器内备用。传染病人应设专用体温计,用后放入专用消毒液容器中浸泡,测量前取出,用清水冲净,擦干后使用。

2)肛表消毒法:取出后用消毒纱布将肛表擦净,再用上法另行消毒。

(2)常用的消毒液 70% 乙醇、1% 过氧乙酸、1% 消毒灵等。消毒液每天更换一次,容器、离心机等每周消毒一次,门急诊除每天更换消毒液外,容器、离心机等每周消毒不少于 2 次。

2.体温计的校对 在使用新的体温计前,或定期消毒体温计后,应对体温计进行校对,以检查其准确性。其方法是:将全部体温计的水银柱甩至 35℃ 以下,于同一时间放入已测好的 40℃ 以下(36~40℃)的水中,3min 后取出检视,误差 0.2℃ 以上者、水银柱自动下降以及玻璃管有裂痕者则取出不可再用。合格的体温计用纱布擦干,放入清洁容器中备用。

(三)体温测量方法

【目的】

1.判断体温有无异常。

2.动态监测体温的变化,分析热型及其伴随症状。

3.为诊断、预防、治疗和护理等提供依据。

【评估】

1.病人年龄、病情、意识、治疗、活动与自理能力等。

2.病人心理状态、对发热知识的了解程度、意识状态、合作程度。

3.检查测体温处皮肤黏膜有无异常情况。

4.有无测量体温的影响因素。

【计划】
1. 护士准备　衣帽整洁、洗手、戴口罩、帽子。
2. 用物准备
(1)将消毒体温计擦干,清点数目,检查水银柱是否在35℃以下,放入清洁容器内,另备一盛有消毒液的容器(初次消毒用)。测肛温者,另备润滑剂、棉签、卫生纸。
(2)记录本、笔、有秒针的表。
3. 病人准备
(1)病人了解测体温的目的、方法,愿意配合。
(2)测量体温前30min内保持安静,没有进食、运动、冷热疗法、灌肠等活动。
(3)根据不同测温部位,协助病人,取合适而舒适的体位。
4. 环境准备　病室安静、整洁、明亮、安全。
【实施】
1. 操作步骤

操作步骤	要点
1. **核对**　携用物至病人床旁,核对病人	• 确认病人,取得合作
2. **解释**　解释测温目的、方法及配合要点	
3. **部位**　根据病人情况选择合适的测温部位	
4. **体位**　取舒适体位	
5. **测温**	
◆测口温方法	• 最方便,但易引起交叉感染
(1)将口表水银端斜放于舌下热窝处(见图8-5)	• 舌下热窝靠近舌动脉,是口腔中温度最高的部位
(2)嘱病人紧闭口唇,用鼻呼吸,勿咬体温计,测量3min	
◆测腋温方法	• 适用于口腔有疾病、鼻腔手术、呼吸困难者
(1)擦干腋下汗液,将腋表水银端放腋窝处	• 腋下有汗液可影响所测体温的准确性
(2)体温计紧贴皮肤,曲臂过胸,夹紧(见图8-6),测量10min	• 形成人工体腔,保证测量准确性,不能合作者,可协助完成
◆测肛温方法	• 适用于婴幼儿、昏迷、精神异常者
(1)取侧卧、俯卧、屈膝仰卧位,暴露测温部位	
(2)润滑肛表水银端,插入肛门3～4cm,并固定,测量3min	• 避免损伤肛门及直肠黏膜。不合作者,护士应守在旁,防止意外发生
6. **取体温计**　取出体温计,用消毒纱布擦拭	• 肛表取出后用卫生纸擦净病人肛门处
7. **读数**	• 评估体温是否正常,若与病情不符,应重新测量,有异常时通知医生,并做相应处理
8. **整理**　协助病人取舒适体位,整理床单位及用物	
9. **洗手,记录**　记体温数值于记录本上	
10. **健康教育**　告知体温情况,并做相应健康教育	• 合理解释体温结果,确定无任何不适后离开病室
11. **绘制体温曲线**　将体温结果绘制在体温单上	• 体温曲线绘制详见第十七章

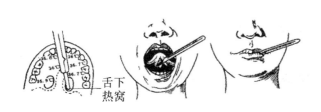 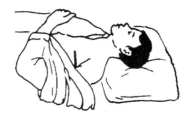

图 8-5　口腔测温法　　　　　　　　图 8-6　腋温测温法

2.注意事项

(1)合理选择测温部位　精神异常、昏迷、婴幼儿、口鼻腔手术或呼吸困难及不能合作者,均不宜口腔测温。腋下有创伤、手术、炎症,腋下出汗较多者,肩关节受伤或过度消瘦不易夹紧体温计者均不宜腋窝测温。腹泻、直肠或肛门手术、心肌梗死病人不宜直肠测温。

(2)避免影响测温的因素　进食、饮水、吸烟或面颊部冷热敷、沐浴、坐浴或灌肠、腋窝局部冷热敷者,须待 30min 后方可测量相应部位的体温。

(3)为婴幼儿,意识不清、躁动不安者,危重病人测量体温时,护士应在旁守护。

(4)若发现体温和病情不相符合,应在床旁监测,必要时作肛温和口温对照复查。

(5)如病人不慎咬碎体温计,应首先清除玻璃碎屑,以免损伤唇、舌、口腔、食管和胃肠道的黏膜,再口服蛋清液或牛奶以延缓汞的吸收。病情允许者还可服用膳食纤维丰富的食物以促进汞的排泄。

(6)甩体温计时要用腕部的力量,不可触及其他物品,以防撞碎;用离心机甩体温计时,应将体温计消毒后再放离心机内。

3.健康教育

(1)讲解体温的变化与疾病的发生、发展、转归之间的关系。

(2)说明监测体温的重要性。

(3)指导正确测量体温、检视体温,并能动态观察。

(4)介绍体温异常时的自我护理方法。

【评价】

1.病人理解测量体温的必要性,能积极配合。

2.病人了解体温的相关知识。

3.病人学会体温测量、体温检视及体温异常时的自我护理方法。

4.测量过程中无意外发生,病人安全、舒适。

案例中病人持续 1 周高热,24h 波动范围在 1℃ 以内,属于稽留热型,病人目前主要的护理问题有体温过高、营养低于机体需要量、体液不足、焦虑等。在观察生命体征时,应特别注意:①该病人身体消瘦,体温计不易夹紧,应选择口腔测温;②该病人应每 4h 测量体温、脉搏、呼吸 1 次,物理降温 30min 后再次测量体温,观察降温效果;③做好对症护理,继续监测生命体征的变化。

第二节 脉搏的评估与护理

一、正常脉搏及其生理变化

(一)脉搏的产生

1. 概念 在每个心动周期中,动脉内的压力随着心脏的收缩和舒张发生周期性的变化,导致动脉管壁产生有节律的搏动,称为"动脉脉搏",简称"脉搏"(pulse)。

2. 脉搏的产生 心脏窦房结的自律细胞发出兴奋冲动,传至心脏各部,致使心脏收缩。当心脏收缩时,左心室将血射入主动脉,动脉管壁随之扩张;当心脏舒张时,动脉管壁弹性回缩。这种动脉管壁随着心脏的舒缩而出现周期性的起伏搏动形成动脉脉搏。

3. 影响脉搏的因素 影响脉搏的因素有心输出量、心脏动力状态、心率、心律、动脉壁的弹性、外周阻力、主动脉瓣是否正常、血压的高低等。因而测量脉搏是观察病情的传统的、客观的、易行的重要方法。

(二)正常脉搏及生理变化

1. 正常脉搏 正常成人安静状态下脉率为 60~100 次/min,脉律规则,即间隔时间相等,每搏强弱相等,动脉管壁光滑、柔软、有弹性。脉率与呼吸的比例约为 4∶1~5∶1。

2. 脉率 正常脉率受多种因素影响。

(1)年龄 新生儿、婴儿较快,平均脉率 120 次/min,成人后脉率逐渐减慢,到老年时轻度增快。

(2)性别 同年女性较男性稍快。

(3)体型 体表面积越大,脉搏越慢,所以身材细高者的脉率比矮胖的人稍慢。

(4)活动、进食 运动、进食后脉率会加快;休息、睡眠、禁食后脉率减慢。

(5)情绪 兴奋、恐惧、发怒使脉率增快;忧郁、安静使脉率减慢。

3. 脉率 指脉搏的节律性。正常脉律跳动均匀规则,间隔时间相等。正常小儿、青年及部分成年人,可出现在吸气时增快,呼气时减慢,称为"窦性心律不齐",一般无临床意义。

4. 脉搏强弱 脉搏强弱取决于动脉充盈度和周围血管阻力,即与心搏量、脉压大小和动脉壁弹性有关,正常情况下,脉搏强弱相同。

5. 动脉壁情况 即触诊时感知到的动脉壁性质,正常动脉壁光滑、柔软,富有弹性。

二、异常脉搏的评估与护理

(一)异常脉搏的评估(见表 8-4)

表 8-4 异常脉搏的种类与常见疾病

异常脉搏	表现特征	常见疾病	说明
1.脉率异常			
(1)速脉（心动过速）	成人安静状态下脉率>100 次/min	见于高热、大出血、贫血、疼痛、甲状腺功能亢进、休克、心力衰竭、血容量不足	正常人可有窦性心动过速
(2)缓脉（心动过缓）	成人安静状态下脉率<60 次/min	见于颅内压增高、房室传导阻滞、甲状腺功能减退、阻塞性黄疸等	正常人可有心动过缓，如运动员
2.脉律异常			
(1)间歇脉（过早搏动）	在一系列正常规则的脉搏中，出现一次提前而较弱的脉搏，其后有一较正常延长的间歇(见图 8-7)。 二联律:每隔一个正常搏动出现一次期前收缩 三联律:每隔两个正常搏动出现一次期前收缩	见于各种器质性心脏病或洋地黄中毒等	正常人过度疲劳、精神兴奋时偶有出现
(2)细脉（脉搏短细）	在同一单位时间内脉率少于心率。特点:心律完全不规则,心率快慢不一,心音强弱不等 发生机制:由于心肌收缩力强弱不等,有些心输出量少的搏动可产生心音,但不能引起周围血管的搏动,造成脉率低于心率	见于心房纤维颤动病人	细脉越多,心律失常越严重。病情好转,可以消失
3.强弱异常			
(1)洪脉	当心输出量增加,周围动脉阻力较小,动脉充盈度和脉压较大时,脉搏强大有力,称为洪脉	见于高热、甲状腺功能亢进、主动脉瓣关闭不全等	
(2)丝脉	当心输出量减少,周围动脉阻力较大,动脉充盈度降低时,脉搏弱而小,扪之如细丝,称细脉	见于心功能不全、大出血、休克、主动脉瓣狭窄等	是一种危象
(3)水冲脉	脉搏骤起骤降,犹如潮水涨落。主要由于收缩压偏高,舒张压偏低使脉压增大所致	见于主动脉瓣关闭不全、甲状腺功能亢进、先天性动脉导管未闭等	触诊时,将病人手臂抬高过头并紧握其手腕掌面,可感到急促有力的冲击
(4)交替脉	一种节律正常,而强弱交替出现的脉搏。为心肌损害的一种表现	见于高血压心脏病、冠状动脉粥样硬化性心脏病、急性心肌梗死等	
(5)奇脉	吸气时脉搏明显减弱或消失。是心包填塞的重要体征之一 发生机制:由于心包填塞等病理原因,吸气时心脏受束缚,引起左心室排血量减少	见于心包积液和缩窄性心包炎、心脏压塞等	
(6)脉搏消失	触不到脉搏	见于心跳骤停、闭塞性脉管炎(相应部位可无脉搏)	两者应予以鉴别
4.动脉管壁异常	动脉硬化时,管壁粗硬,失去弹性,且呈纡曲状,用手触摸时,有紧张条索感,如同按在琴弦上,中医称为弦脉	见于动脉硬化	

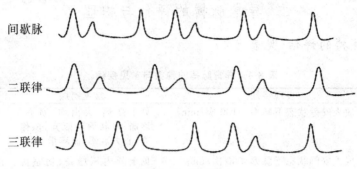

图 8-7 间歇脉

(二)异常脉搏的护理

1. 休息与活动　合理安排休息与活动,减少心肌耗氧量,有缺氧症状时给予氧气吸入。
2. 观察病情　密切观察病人脉搏的频率、节律、强弱、动脉管壁情况及相关的症状的变化情况;观察药物的疗效及用药后的不良反应。
3. 做好急救准备　根据病情准备好急救物品和药物等。
4. 心理护理　耐心周到地为病人提供服务,稳定病人情绪,消除其紧张和恐惧感。

三、脉搏的测量

(一)脉搏测量部位

身体浅表且靠近骨骼处的动脉,均可作为测量脉搏的部位(见图 8-8)。临床上常选择桡动脉处测量。

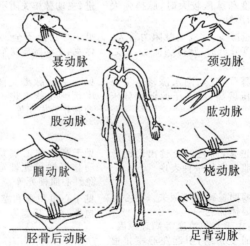

图 8-8　常用诊脉部位

(二)脉搏测量方法(以桡动脉为例)

【目的】
1. 判断脉搏有无异常。
2. 动态监测脉搏变化,间接了解心脏、动脉管壁、血容量等状况。
3. 为诊断、预防、治疗和护理提供依据。

【评估】
1. 病人年龄、病情、意识状态、治疗、活动及自理能力状况等。
2. 病人心理状态、对脉搏异常相关知识的了解及合作程度。
3. 检查测脉搏处的皮肤或肢体有无异常情况。
4. 有无影响脉搏测量的因素。

【计划】
1. 护士准备　衣帽整洁、洗手、戴口罩。
2. 用物准备　表(有秒针)、记录本、笔,必要时备听诊器。
3. 病人准备
(1)病人了解测脉搏的目的、方法,愿意配合。
(2)测量脉搏前30min内保持安静,无剧烈运动,以及激动、紧张、恐惧哭闹等活动。
(3)取合适而舒适的体位。
4. 环境准备　安静、整洁、安全。

【实施】
1. 操作步骤

操作步骤	要点
1. **核对**　携物至病人床旁,核对病人	• 确认病人,取得合作
2. **解释**　解释测脉搏的目的、方法及配合要点	
3. **体位**　协助取仰卧或坐位,手臂放于舒适位,腕部伸展	• 舒适体位不易影响测脉搏的准确性
4. **测脉搏**　将示指、中指、无名指的指腹按压在桡动脉表面,压力大小以能清楚触及动脉搏动为宜	• 不可用拇指诊脉,因拇指小动脉的搏动易与病人脉搏相混淆
5. **计数**　正常脉搏测30s,所得数值乘以2	• 异常脉搏、危重病人应测1min • 脉搏细弱触摸不清时,用听诊器听心率1min • 绌脉:由2名护士同时测量,一人听心率,另一人测脉率,听心率者发出"起"或"停"口令,计时1min(见图8-9)
6. **整理**　助病人取舒适体位,整理床单位及用物	
7. **洗手,记录**　记录脉搏数值于记录单上	
8. **健康教育**　告知病人脉搏情况,并做相应健康教育	• 合理解释脉搏测量结果,感谢合作,确定无任何不适后离开病室
9. **绘制脉搏曲线**　将脉搏结果绘制在体温单上	• 脉搏曲线绘制详见第十七章

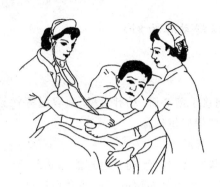

图 8-9 绌脉测量法

2.注意事项

(1)测量脉搏前如有剧烈运动、紧张、恐惧、哭闹等,应休息 20～30min 后再测量。

(2)不可用拇指诊脉,因为拇指小动脉的搏动易与病人的脉搏相混淆。

(3)为偏瘫病人测量脉搏,应选择在健侧肢体。

3.健康教育

(1)向病人及家属介绍监测脉搏的重要性及正确测量方法,指导其动态监测。

(2)指导病人遵医嘱用药并按时服药。

(3)指导病人合理饮食,如进清淡易消化的饮食,戒烟限酒等。

(4)教会病人自我观察药物不良反应和简单的急救技巧等。

【评价】

1.病人理解测脉搏的必要性,能积极配合。

2.病人了解脉搏的相关知识。

3.病人及家属了解测量脉搏过程中的注意事项,学会脉搏测量方法。

案例中病人继续治疗 1 周后,体温恢复正常,自述心慌、胸闷,护士为其测量脉搏时,发现脉律不齐,继之观察心率,发现心率多于脉率。根据评估认为,病人年龄较大,发热时间较长,可能出现了"心房颤动"而表现为脉搏短绌。在测量脉搏时,需要 2 名护士同时分别测量脉搏和心率,计数 1min,并在体温单上绘制曲线。继续做好生命体征的监测和护理。

第三节 血压的评估与护理

一、正常血压及其生理变化

(一)概念

1.**血压**(blood pressure,BP) 是血管内流动的血液对血管壁的侧压力,一般所说的血压是指体循环的动脉血压。

2.**收缩压** 在心室收缩时,动脉血压上升达到的最高值称为"收缩压"。

3.**舒张压** 在心室舒张末期,动脉血压下降达到的最低值称为"舒张压"。

4. 脉压　收缩压与舒张压的差值。

5. 平均动脉压　在一个心动周期中,动脉血压的平均值称为"平均动脉压"。约等于舒张压＋1/3 脉压或 1/3 收缩压＋2/3 舒张压。

(二)血压的形成

心血管系统是一封闭的管道系统,在该系统中足量的血液充盈是形成血压的前提,心脏射血和外周阻力是形成血压的基本因素,此外大动脉的弹性对血压的形成也有重要的作用。

(三)影响血压的因素

1. 每搏输出量　在心率和外周阻力不变时,每搏输出量增大,射入主动脉的血量增多,收缩压明显升高。由于主动脉和大动脉被扩张的程度大,心舒期弹性回缩力也大,舒张压只略有升高,因而脉压增大;反之,每搏输出量减少,收缩压降低,脉压减少。因此,收缩压的大小主要反映每搏输出量的大小。

2. 心率　在每搏输出量和外周阻力不变时,心率增快,心舒期缩短,心舒期内流向外周的血量减少,心舒末期主动脉内存留的血量增多,舒张压明显升高。在心舒末期大动脉内血容量增加的基础上,心缩期动脉系统内血量进一步增加,所以收缩压也增高。由于动脉血压升高可使血流速度加快,因此,心缩期内仍有较多的血液流向外周,所以收缩压升高不如舒张压明显,因而脉压减小;反之,心率减慢时,舒张压降低幅度比收缩压降低幅度大,脉压增大。因此,心率主要影响舒张压。

3. 外周阻力　当心输出量不变而外周阻力增大时,心舒期中血液向外周流动的速度减慢,心舒末期存留在主动脉中血量增多,舒张压明显升高。在心缩期,由于动脉血压升高使血流速度加快,收缩压的升高不如舒张压明显,脉压减小;反之,当外周阻力减小时,舒张压的降低比收缩压降低明显,脉压增大。因此,舒张压的高低主要反映外周阻力的大小。

4. 主动脉和大动脉管壁的弹性　大动脉管壁的弹性对血压起缓冲作用。随着年龄的增长,血管的顺应性降低,收缩压升高,舒张压降低,脉压增大。

5. 循环血量和血管容积　循环血量和血管容积相适应,是形成血压的重要前提。如果循环血量减少或血管容积扩大,血压便会下降。

(四)正常血压及其生理变化

1. 正常血压　一般以肱动脉为标准,正常成人安静状态下的血压范围为:收缩压 90～139mmHg(12～18.5kPa),舒张压 60～89mmHg(8.0～11.8kPa),脉压 30～40mmHg(4～5.3kPa),平均动脉压 100mmHg(13.3kPa)左右。

血压以 mmHg 或 kPa 为计量单位,换算公式为:1kPa＝7.5mmHg;1mmHg＝0.133kPa

2. 生理变化

(1)年龄　随年龄的增长,收缩压和舒张压均有逐渐增高的趋势,但收缩压的升高比舒张压的升高更为显著。

(2)性别　女性在更年期前,血压低于男性,更年期后,血压升高,差别较小。

(3)时间　一般清晨血压最低,白天逐渐升高,至傍晚血压最高。过度疲劳和睡眠不佳时血压可升高。

(4) 环境　寒冷环境,末梢血管收缩,血压略升高;高温环境,皮肤血管扩张,血压略下降。

(5) 体位　坐位血压高于卧位血压,立位血压高于坐位血压,这与重力引起的代偿机制有关。长期卧床、贫血或使用某些降压药物的病人,若由卧位改为立位时可出现头晕、昏厥、收缩压明显下降等直立性低血压的表现。

(6) 身体不同部位　一般右上肢高于左上肢 10~20mmHg(1.33~2.67kPa),与左右肱动脉解剖位置不同有关。下肢血压比上肢高 20~40mmHg(2.67~5.33kPa),其原因与股动脉的管径较肱动脉粗,血流量大有关。

(7) 其他　情绪波动、紧张、剧烈运动、劳累、吸烟、饮酒、摄盐过多可致血压升高。

二、异常血压的评估与护理

(一) 异常血压的评估

1. 高血压(hypertension)　指一种以动脉血压持续升高为特征的进行性心血管损害的疾病,成人收缩压≥140 mmHg 和(或)舒张压≥90mmHg(一般间隔 2 周,3 次测量)。2010 年中国卫生部疾病预防控制局、高血压联盟(中国)、国家心血管病中心修订了《中国高血压防治指南》,其分级标准见表 8-5。

表 8-5　成人高血压水平分级标准(《中国高血压防治指南》2010 修订版)

分级	收缩压(mmHg)	/	舒张压(mmHg)
正常血压	<120	和	<80
正常高值	120~139	和/或	80~89
高血压	≥140	和/或	≥90
1 级高血压(轻度)	140~159	和/或	90~99
2 级高血压(中度)	160~179	和/或	100~109
3 级高血压(重度)	≥180	和/或	≥110
单纯收缩期高血压	≥140	和	<90

2. 低血压(hypotension)指血压低于 90/60mmHg(12.0/8.0kPa)。可出现脉搏细速、心悸、头晕等血容量不足的表现,常见于大量失血、休克、急性心力衰竭等。

3. 脉压异常

(1) 脉压增大　见于主动脉硬化、主动脉瓣关闭不全、动静脉瘘、甲状腺功能亢进。

(2) 脉压减小　见于心包积液、缩窄性心包炎、心力衰竭。

(二) 异常血压的护理

1. 环境调整　提供温湿度适宜、通风良好、安静舒适的休息环境。

2. 合理安排生活　指导病人选择易消化、低脂、低胆固醇、低盐、高纤维素的食物,戒烟酒;保持充足睡眠、定时排便、注意保暖、适度运动等。

3. 心理护理了解病人性格特征和有无引起精神紧张的心理社会因素,根据病人不同的性格特征给予指导,让病人学会自我减压、自我控制情绪,保持愉快、平稳的心态。

2.密切监测血压变化 血压异常者应加强监测,并做到"四定",即定时间、定部位、定体位、定血压计,同时观察伴随症状。

三、血压的测量

(一)血压计的种类与构造

1.血压计的种类 常用的血压计有水银血压计(台式和立式)、电子血压计、无液血压计三种(见图8-10)。

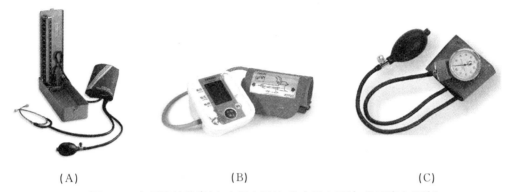

图 8-10 血压计的种类(A 水银血压计、B 电子血压计、C 无液血压计)

2.水银血压计的构造 由三部分组成。

(1)加压气球和调节空气压力的阀门。

(2)袖带 为长方形扁平的橡胶袋,外层是布套。袖带宽度和长度要符合标准,如袖带太窄,须加大力量才能阻断动脉血流,测得数值偏高;袖带太宽,大段血管受阻,测得数值偏低。成人袖带橡胶带长22cm,宽12cm,布套长48cm;新生儿袖带长5~10cm,宽2.5~4cm;婴儿袖带长12~13.5cm,宽6~8cm;儿童袖带长17~22.5cm,宽9~10cm。下肢袖带长约135cm,比上肢袖带宽2cm。橡胶袋上有两根橡胶管,一根与加压气球相连,另一根与压力表相通。

(3)血压计

1)水银血压计:又称"汞柱血压计",由玻璃管、标尺、水银槽三部分组成。在血压计盒盖内面固定一根玻璃管,管面上标有双刻度(标尺)0~300mmHg(0~40kPa),每小格相当于2mmHg(0.5kPa),玻璃管上端盖以金属帽与大气相通,玻璃管下端和水银槽相通(贮有水银60g)。水银血压计的特点是测得数值准确可靠,但较笨重且玻璃管部分易破裂。

2)电子血压计:袖带内有一换能器,有自动采样电脑控制数字运算,自动放气程序,数秒钟内可直接显示收缩压、舒张压、脉搏数值。其特点是操作方便,但准确性较差。

3)无液血压计:又称"弹簧式血压计"、"表式血压计",外形呈圆盘状,正面盘上标有刻度,盘中央有一指针提示血压数值。其特点是携带方便,但不够准确。

(二)测量血压方法

【目的】

1.判断血压有无异常。

2. 动态监测血压变化,间接了解循环系统的功能状况。
3. 为诊断、预防、治疗和护理提供依据。

【评估】
1. 病人年龄、病情、基础血压、治疗、活动与自理能力状况。
2. 病人心理状态、对有关高血压知识的了解程度、意识状态、合作程度。
3. 病人被测肢体有无皮肤损伤及功能障碍。
4. 有无影响血压测量的因素。

【计划】
1. 护士准备　衣帽整洁、洗手、戴口罩。
2. 用物准备　血压计(选择适合病人的袖带)、听诊器、记录单、笔。
3. 病人准备　体位舒适,情绪稳定,愿意合作。测量前有吸烟、运动、情绪变化等,应休息20~30min后再测量。
4. 环境准备　整洁、安静、光线充足。

【实施】
1. 操作步骤

操作步骤	要点
1. **核对**　核对病人并解释测量方法及配合要点	• 确认病人,取得合作
2. **部位**　根据病人病情选择测量血压部位	
3. **测量方法**	
◆ **肱动脉测量**	
(1) 体位　协助取仰卧位或坐位。卷袖(必要时脱袖)露出手臂并伸直,手掌向上	• 坐位时肱动脉平第四肋软骨,仰卧位时肱动脉平腋中线,使被测肢体肱动脉与心脏同一水平。如肱动脉位置低于心脏水平,测得血压值偏高,反之偏低
(2) 缠袖带　放平血压计于上臂旁,驱尽袖带内空气,将袖带平整缠于上臂中部,袖带下缘距肘窝2~3cm,松紧以能放进一指为宜(见图8-11)	• 缠得过紧,测得血压值偏低;缠得过松或不均匀,测得血压值偏高
(3) 充气　打开水银槽开关,将听诊器胸件放在肱动脉搏动最明显处,一手稍加固定,另一手关紧加压气球阀门,手握橡皮球,均匀充气至肱动脉搏动音消失再升高20~30mmHg	• 胸件勿塞入袖带内,以免增加局部压力(见图8-11) • 充气不可过快、过猛,以免水银溢出和病人不适;充气不足或过度均会影响测量结果
(4) 放气　以4mmHg/s左右的速度放气,视线与汞柱所指刻度保持同一水平	• 放气太快,血压偏低;放气太慢,引起静脉充血舒张压偏高 • 视线低于汞柱的弯月面,读数偏高;反之,读数偏低
(5) 听诊　听诊器听到第一搏动声时,汞柱所指的刻度即为收缩压;当搏动音突然变弱或消失时汞柱所指的刻度为舒张压	• WHO规定,以搏动音的消失作为舒张压
◆ **腘动脉测量**	
(1) 体位　协助仰卧位、俯卧位、侧卧位	• 一般不采用屈膝仰卧位

续表

操作步骤	要点
(2)缠袖带　袖带下缘距腘窝 3~5cm,将袖带平整缠于大腿下部,松紧能放一指为宜。其余同肱动脉测量	
4. **整理**　驱尽袖带内空气,拧紧阀门,解开袖带,整理后放入盒内,将血压计右倾 45℃,关闭水银槽开关。助病人取舒适体位,整理床单位	• 使水银全部返回到水银槽,避免水银外溢
5. **洗手,记录**　记录方式收缩压/舒张压 kpa(mmHg)	• 当变音和消失音之间差异较大时,或危重病人,两个数值都应记录:收缩压/变音/消失音 mmHg
6. **健康教育**　告知病人血压情况并做相应健康教育	• 合理解释脉搏结果,确定无任何不适后离开病室

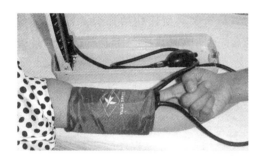　　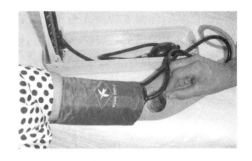

(A)袖带松紧能插入一指　　　　　　　　(B)胸件勿塞入袖带内

图 8-11　缠袖带及听诊器放置方法

2. 注意事项

(1)测血压前检查血压计　袖带宽窄是否合适、是否漏气,水银是否充足,玻璃管有无裂缝,玻璃管上端小孔有无被堵,橡胶管及加压气球有无老化、漏气等。

(2)测血压前病人要保持安静状态　如有运动、情绪激动、吸烟、进食等,应休息 20~30min 再测。

(3)测量方法要正确　测血压时,血压计"0"点应与心脏、肱动脉在同一水平上;袖带缠的松紧以放入一指为宜;充气不可过猛、过快;水银柱里出现气泡,应调节或检修,不可带着气泡测量;如需重测血压时,应排空袖带内气体,使汞柱降至"0",休息片刻后再测,一般可连测 2~3 次,取其最低值,必要时双侧对照。用毕及时关闭水银柱开关。

(4)须密切观察血压者,应尽量做到四定:定时间、定体位、定部位、定血压计。

(5)正确选择测量肢体　偏瘫、乳腺癌根治术后等病人,应在健侧测量;一侧肢体正在输液或有伤痛,应选择对侧肢体测量。

(6)避免影响血压值准确性因素　①引起血压值偏低的因素有:水银不足、袖带过宽、橡胶管过长、手臂位置高于心脏、袖带缠得过紧、测量者视线高于水银柱弯月面、放气速度太快等。②引起血压值偏高的因素有:水银过多、袖带过窄、手臂低于心脏、吸烟、进食、运动、膀胱充盈、袖带缠得过松、测量者视线低于水银柱弯月面、放气太慢等。③其他,如水银柱上端通气小孔被阻塞,空气进出困难,可造成收缩压偏低、舒张压偏高的现象。

3.健康教育

(1)指导病人养成良好的生活方式、饮食习惯,注意休息、适当运动,保持愉快平稳的情绪。

(2)向病人及家属说明高血压需坚持长期规则治疗和保健护理的重要性,遵医嘱服降压药,提高自我保健能力。

(3)教会病人家属正确使用血压计和测量血压、正确判断血压测量结果及降压效果。

【评价】

1.病人理解测量血压的目的,愿意配合。

2.测量结果准确。

3.病人知晓血压的正常值及测量过程中的注意事项。

4.测量过程中,病人有安全感、舒适感。

案例中病人血压156/88mmHg,属于单纯收缩期高血压,住院期间应2次/d测量血压,并做好记录,随时掌握病人血压变化情况。及时宣教有关高血压病的知识,出院后保持心态平和,保持大便通畅,合理安排生活,做到劳逸结合,定期监测血压。当血压持续升高或出现头晕、头痛、恶心等症状时,应及时就医。

第四节　呼吸的评估与护理

一、正常呼吸及其生理变化

机体在新陈代谢过程中,从外界环境中不断摄取氧气,并把自身产生的二氧化碳排出体外,这种机体与环境之间进行气体交换的过程,称为"呼吸"(respiration)。

(一)呼吸过程

呼吸过程由三个环节构成,即外呼吸、气体运输、内呼吸。

1.外呼吸　也称"肺呼吸",是指外界环境与血液之间在肺部进行的气体交换,包括肺通气和肺换气。

2.气体运输　是通过血液循环将氧由肺运送至组织细胞,同时将二氧化碳由组织细胞运送至肺。

3.内呼吸　也称"组织呼吸",是指血液与组织之间的气体交换。

(二)呼吸运动的调节

1.呼吸中枢　在中枢神经系统中,产生和调节呼吸运动的神经细胞群称为"呼吸中枢"。它们分布于脊髓、延髓、脑桥、间脑、大脑皮质等部位,正常呼吸是在各级呼吸中枢的相互作用下进行的。延髓和脑桥是产生基本呼吸节律性的部位,大脑皮质可随意控制呼吸运动。

2.呼吸的反射性调节

(1)肺牵张反射　是由于肺的扩张和缩小所引起的吸气抑制和兴奋的反射,属于一种负反馈调节机制。当肺扩张时可引起吸气动作的抑制而产生呼气;当肺缩小时可引起呼气动作的终止而产生吸气。其生理意义是控制吸气和呼气的频率和深度,维持正常的呼吸。人体在平静呼吸时,肺牵张反射并不参与人的呼吸调节,而在病理情况下,肺顺应性降低,肺扩张时使气道扩张较大,刺激较强,可以引起该反射,使呼吸变浅变快。

(2)本体感受性反射 指呼吸肌本体感受器传入冲动引起的反射性呼吸变化。呼吸肌本体感受性反射参与正常呼吸运动的调节,当呼吸道阻力增加时,呼吸运动也相应地增强。

(3)防御性反射 包括咳嗽反射和喷嚏反射。喉、气管和支气管黏膜上皮的感受器受到机械或化学刺激时,可引起咳嗽反射;鼻黏膜受到刺激时,可引起喷嚏反射,以达到排除呼吸道刺激物和异物的目的。

3.呼吸的化学性调节 动脉血氧分压(PaO_2)、二氧化碳分压($PaCO_2$)和氢离子浓度[H^+]的改变对呼吸运动的影响,称"化学性调节",其中 $PaCO_2$ 在呼吸调节过程中有很大的作用。当血液中 $PaCO_2$ 升高、[H^+]升高、PaO_2 降低时,化学感受器受刺激,从而作用于呼吸中枢,引起呼吸的加深加快,维持 PaO_2、$PaCO_2$ 和[H^+]的相对稳定。

(三)正常呼吸及生理变化

1.正常呼吸 正常成人安静状态下呼吸频率为 16~20 次/min,节律规则,呼吸运动均匀无声且不费力。呼吸与脉搏的比例为 1:4,女性以胸式呼吸为主,男性及儿童以腹式呼吸为主。

2.生理变化
(1)年龄 年龄越小,呼吸频率越快。如新生儿呼吸约为 44 次/min。
(2)性别 同年龄的女性呼吸频率比男性稍快。
(3)活动 剧烈运动可使呼吸加深加快;休息和睡眠时呼吸减慢。
(4)情绪 紧张、恐惧、悲伤、愤怒、害怕等情绪变化,会刺激呼吸中枢,引起呼吸加快或屏气。
(5)其他 血压升高,呼吸减慢变弱;血压降低,呼吸加快加深;环境温度升高或海拔增加,均可使呼吸加深加快。

二、异常呼吸的评估与护理

(一)异常呼吸的评估(图 8-12)

1.频率异常
(1)呼吸过速 成人呼吸频率超过 24 次/min。见于发热、疼痛、缺氧、贫血、甲状腺功能亢进等病人。一般体温每升高 1℃,呼吸频率大约增加 3~4 次/min。
(2)呼吸过缓 成人呼吸频率低于 12 次/min。见于颅内压增高、巴比妥类药物中毒等。
2.深度异常
(1)深度呼吸 又称"库斯莫氏呼吸",是一种深而规则的大呼吸。见于糖尿病酮症酸中毒和尿毒症酸中毒等病人,通过排出过多的二氧化碳调节血中的酸碱平衡。
(2)浅快呼吸 是一种浅表而不规则的呼吸。见于呼吸肌麻痹,肺、胸膜、胸壁疾病或外伤,濒死的病人可呈叹息样。

3. 节律异常

(1) 潮式呼吸 又称"陈-施呼吸"。呼吸由浅慢逐渐变为深快,然后再由深快转为浅慢,随之有一段呼吸暂停(5~30s)后,又重复以上的周期性变化,其形态犹如潮水起伏。多见于中枢神经系统疾病,如脑炎、脑膜炎、颅内压增高及巴比妥类药物中毒等。产生机制是由于呼吸中枢的兴奋性降低,血中正常浓度的CO_2不能引起呼吸中枢兴奋,呼吸逐渐减弱以致暂停,随着呼吸暂停,CO_2逐渐积聚,达到一定浓度后,通过化学感受器刺激呼吸中枢引起呼吸,当积聚的CO_2呼出后,呼吸中枢又失去有效的兴奋,呼吸又再次减弱继而暂停,从而形成了周期性变化。

(2) 间断呼吸 又称"毕奥呼吸"。规律的呼吸几次后,突然停止呼吸,间隔一个短时间后又开始呼吸,如此反复交替,即呼吸与呼吸暂停交替出现。产生机制同潮式呼吸,但比潮式呼吸更为严重,为呼吸中枢衰竭的表现,常在临终前发生。

4. 声音异常

(1) 蝉鸣样呼吸 吸气时产生一种极高的似蝉鸣样音响。由于声带附近阻塞,使空气吸入发生困难。常见于喉头水肿、痉挛、喉头异物等病人。

(2) 鼾声呼吸 表现为呼吸时发出一种粗大的鼾声。由于气管或支气管内有较多的分泌物积蓄所致,多见于昏迷、神经系统疾病病人。

5. 形态异常

(1) 胸式呼吸减弱,腹式呼吸增强 由于肺、胸膜或胸壁的疾病,如胸膜炎、肺炎、肋骨骨折、肋骨神经痛等产生剧烈的疼痛,均可使胸式呼吸减弱,腹式呼吸增强。

(2) 腹式呼吸减弱,胸式呼吸增强 由于大量腹水、腹膜炎、肝脾极度肿大、腹腔内巨大肿瘤等,使膈肌下降受限,造成腹式呼吸减弱,胸式呼吸增强。

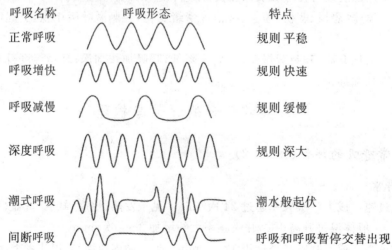

图 8-12 正常呼吸与异常呼吸形态特点

6. 呼吸困难 是呼吸频率、深度、节律的异常。病人主观感到空气不足,呼吸费力;客观表现为辅助呼吸肌参与呼吸活动,严重者出现张口抬肩、发绀、鼻翼扇动、端坐呼吸。临床上可分为:

(1) 吸气性呼吸困难 因上呼吸道部分梗阻,气流不能顺利进入肺内导致肺内负压极度增高。病人吸气费力,吸气时间长于呼气,吸气时有明显的三凹征(胸骨上窝、锁骨上窝、肋间隙出现凹陷),并伴有蝉鸣音。常见于喉头异物、喉头水肿等病人。

(2)呼气性呼吸困难　因下呼吸道部分梗阻,气流呼出不畅所致。病人呼气费力,呼气时间显著长于吸气。常见于阻塞性肺气肿、支气管哮喘等病人。

(3)混合性呼吸困难　因广泛性肺部病变使呼吸面积减少,影响换气功能所致。病人吸气、呼气均感费力,呼吸表浅,频率增加。常见于肺部感染、广泛性肺纤维化、大面积肺不张、大量胸腔积液、气胸等病人。

(二)异常呼吸的护理

1.提供舒适环境室内温度、湿度适宜,空气清新,安静、安全,避免诱发因素,如过冷空气、刺激性气体、过度劳累等。

2.保持呼吸道通畅　及时清除呼吸道分泌物,必要时进行吸痰。

3.氧气疗法　病人出现呼吸困难缺氧时,及时给予吸氧,并根据病情调节吸氧浓度。

4.观察病情　在观察呼吸过程中注意病人有无咳嗽、咳痰、咯血、紫绀、呼吸困难及胸痛等表现。

5.给予充足营养与水分　病人如无心、肝、肾功能障碍,应给予充足的水分和营养,少量多餐,不宜过饱,避免产气食物,以免膈肌抬高影响呼吸。

6.合理的休息　剧烈、频繁咳嗽时需卧床休息,减少耗氧量,并根据病情安置半坐卧位或端坐卧位,病情好转后逐渐增加活动。

7.心理护理　维持良好的护患关系,消除病人紧张、恐惧心理,使其保持平稳的心态和稳定的情绪。

三、呼吸的测量

【目的】

1.判断呼吸有无异常。

2.动态监测呼吸变化,了解病人呼吸功能情况。

3.为诊断、预防、治疗和护理提供依据。

【评估】

1.病人年龄、病情、意识、治疗、活动与自理能力状况等。

2.病人心理状态、对呼吸异常相关知识的了解程度、意识状态、合作程度。

3.鼻腔的通畅情况。

4.有无影响呼吸测量的因素。

【计划】

1.护士准备　衣帽整洁,洗手,戴口罩。

2.用物准备　表(有秒针)、记录本、笔,必要时备棉花。

3.病人准备　体位舒适,情绪稳定,保持安静自然状态。

4.环境准备　病室安静、整洁,光线充足,环境安全。

【实施】

1. 操作步骤

操作步骤	要点
1. **测量方法** 测脉搏后,仍保持测脉搏姿势,观察病人胸部或腹部的起伏,一起一伏为 1 次,同时观察呼吸有无节律、深度、声音的异常	• 由于呼吸受意识控制,观察时避免病人察觉 • 呼吸微弱不易察觉时,用棉花纤维置于病人鼻孔前,观察棉花纤维被吹动次数
2. **计数** 计数 30s,所得数值乘以 2,异常时计数 1min	
3. **整理** 协助病人取舒适体位,整理床单位及用物	
4. **洗手,记录** 记录呼吸数值在记录本上	
5. **健康教育** 告知病人呼吸情况并做相应健康教育	• 确定无任何不适后离开病室
6. **绘制呼吸曲线** 将呼吸结果绘制在体温单上	• 呼吸曲线绘制详见第十七章

2. 注意事项

(1) 测呼吸前保持安静状态,如有运动、情绪激动等,休息 30min 后再测量。

(2) 测呼吸应在病人不察觉中进行,以免影响准确性。

3. 健康教育指导病人养成良好生活习惯,戒烟限酒,坚持锻炼,增强体质,防止急性呼吸道感染。教会病人自我护理的方法,如有效咳嗽、排痰、呼吸训练,增强肺功能。

【评价】

1. 病人及家属理解测呼吸目的,愿意配合,知晓呼吸的正常值及影响正常呼吸的因素。

2. 操作规范,测量结果准确。

3. 病人了解呼吸异常原因,主动配合治疗护理。

四、促进呼吸功能的护理技术

(一) 深呼吸和有效咳嗽

咳嗽是一种防御性呼吸反射,是清除呼吸道内异物、分泌物,保持呼吸道通畅的有效方法。一些年老体弱、病情较重的病人,往往不能进行有效咳嗽而并发呼吸道疾病,特别是外科术后的病人,因惧怕疼痛,对咳嗽产生恐惧心理。因此,护士应该给予病人必要的指导,帮助病人学会有效咳嗽。

方法:病人取坐位或半卧位,屈膝,上身前倾,双手抱膝或环抱一枕头用两肋夹紧,进行数次深而缓慢的腹式呼吸,深吸气后屏气 3~5s(有伤口者,护士将双手压在切口的两侧),然后腹肌用力及两手抱紧膝部或枕头,用力做爆破性咳嗽,将痰咳出。

案例中病人有咳嗽、咳痰伴胸痛,护理时应向病人说明深呼吸运动、有效咳嗽排痰的意义,指导病人做腹式深呼吸、有效咳嗽、排痰。如果痰液黏稠难以咳出,帮助病人超声雾化吸入后,再辅以背部叩击,以提高排痰效果。必要时吸痰。

(二) 叩击 (percussion)

用手叩打胸背部,借助振动,使分泌物松脱而排出体外。病人取坐位或侧卧位,操作者五指并拢,手背隆起,手掌中空呈杯状,利用腕力从肺底自下而上、由外向内、迅速而有节奏地轻轻叩击胸背部,边叩击边鼓励病人咳嗽。每天叩击数次,每次叩击 15～20min。

叩击应注意在肺野进行,避开乳房、心脏和骨突部位;根据病情决定叩击范围;叩击力量要适宜,以不引起病人疼痛为宜;叩击时间宜在餐后 2h 至餐前 30min 进行,痰液黏稠者,先行雾化吸入;勿直接在裸露皮肤上叩击,可用单层薄布保护皮肤;叩击时避开纽扣、拉链。

(三)体位引流(postural drainage)

即置病人于特殊体位将肺与支气管所存积的分泌物,借助重力作用使其流入大气管并咳出体外。适用于支气管扩张、肺脓肿等有大量脓痰的病人。其操作要点为:

1.体位　选择体位的原则是病变部位处于高处,引流支气管开口向下,便于分泌物顺体位引流而咳出。不同体位适用于不同部位分泌物的引流,如引流肺下叶或中叶者,取头低足高略向健侧卧位;引流肺上叶时取高坡位;引流肺上叶后段时取半俯卧位,左右侧交替;引流右侧肺时,取左侧卧位(见图 8-13)。

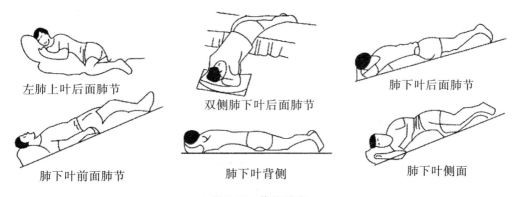

图 8-13　体位引流

2.时间与次数　通常在餐前 1～2h 或餐后 2h 进行,每次 20～30min,每日 2～4 次。

3.引流前给予超声雾化吸入,引流时嘱病人间歇做深呼吸后用力咳嗽,同时在相应部位辅以叩击,提高引流效果。

4.注意事项

(1)观察病人的反应,如出现面色苍白、脉速、大汗淋漓、血压下降时,应立即停止。

(2)观察引流液的色、质、量,并予以记录。如引流液大量涌出,应防止窒息;如引流液每日小于 30ml,可停止引流。

(3)引流顺序　先上叶,后下叶;若有两个以上炎性部位,应引流痰液较多的部位。引流后应清洁口腔。

(4)严重心血管疾患、极度衰弱、年老体弱、呼吸功能不全、有明显呼吸困难、发绀者、近 1～2 周内曾有大咳血史、术后病人等禁用体位引流。

(四)吸痰法(aspiration of sputum)

利用机械性吸引,经口、鼻腔、气管插管或气管切开处,将呼吸道内分泌物吸出,以保持呼吸道通畅的方法。适用于意识不清、分泌物黏稠、年老体弱、危重、麻醉未清醒前等各种原因引起的不能有效咳嗽、排痰者。常用的吸痰装置有：

1. 电动吸引器装置　由马达、偏心轮、气体过滤器、压力表、安全瓶、贮液瓶、连接管等组成。安全瓶和贮液瓶是两个容量为1000ml的容器，瓶塞上有两个玻璃管，并有橡胶管相互连接（见图8-14）。接通电源后，使瓶内产生负压，将痰液吸出。

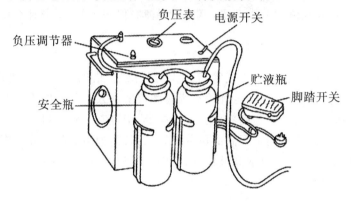

图8-14　电动吸引器

2. 中心负压吸引装置　将吸引管道连接到各病床单位，使用时接上贮液瓶和吸痰管，打开开关即可使用。

3. 其他装置　在紧急状态下，可用50～100ml的注射器连接吸痰导管，抽吸出痰液或呕吐物。此外，还有便携式吸痰器（见图8-15）、一次性使用手动吸痰器（见图8-16），具有体积小、重量轻、携带方便等特点，适应各种急救场合和外出巡诊需要。

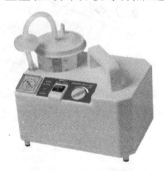

图8-15　便携式吸痰器

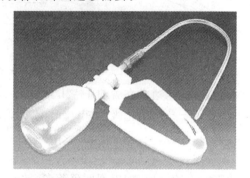

图8-16　一次性使用手动吸痰器

【目的】

清除呼吸道分泌物、呕吐物，保持呼吸道通畅，预防吸入性肺炎、肺不张、窒息等并发症发生。

【评估】

1. 病人年龄、病情、意识、治疗、活动与自理能力状况等。
2. 病人心理状态及合作程度。
3. 病人呼吸、痰量、痰液黏稠度、口腔及鼻腔黏膜情况。

【计划】

1. 护士准备　衣帽整洁，洗手，戴口罩。

2.用物准备

(1)吸痰装置　电动吸引器吸或中心负压吸引装置。

(2)无菌治疗盘　内有消毒纱布、无菌治疗碗、无菌血管钳及镊子,必要时备压舌板、开口器、舌钳。

(3)治疗盘外置　治疗巾、弯盘、有盖罐2只(分别盛12～14号消毒吸痰管数根、无菌0.9％NaCl)、电插板等。

3.病人准备　病人体位舒适、情绪稳定、愿意合作、有安全感。

4.环境准备　病室安静、整洁、安全,光线充足。

【实施】

1.操作步骤

操作步骤	要点
1.核对解释　核对病人,解释吸痰方法、配合要点及可能出现的不适和应对方法	• 确认病人 • 消除紧张情绪,取得合作
2.体位　病人头转向操作者,铺治疗巾于颌下	• 保护衣物不被污染
3.方法	
◆经口咽吸引	
(1)接通电源,打开开关,检查吸引器,调节负压	• 成人:−300～−400 mmHg(−40.0～−53.3kPa);儿童<−300mmHg(−40.0kPa)
(2)检查口鼻腔,有义齿者取下义齿	
(3)试吸　连接吸痰管,试吸少量0.9％NaCl	• 检查是否通畅,同时润滑导管前端
(4)吸引　用镊子夹持吸痰管前端,从口腔一侧插入咽部,开启负压吸引,吸出口咽部分泌物,同时鼓励病人咳嗽	• 昏迷病人可用压舌板或开口器帮助张口 • 从口腔一侧插管可减轻恶心,咳嗽可使下呼吸道的分泌物进入口腔或上呼吸道,便于吸出
(5)更换吸痰管,在病人吸气时顺势将吸痰管插入气管一定深度,开启负压吸引,边吸边左右旋转,向上提拉,吸净痰液,关闭负压吸引	• 插管时关闭负压,以免损伤呼吸道和口腔黏膜,也可用可控式一次性吸痰管
(6)每次退出吸痰管时,抽吸无菌0.9％NaCl冲洗	• 以免痰液阻塞吸痰管
(7)重复吸引至分泌物吸净	• 每次吸痰时间不超过15s,以防缺氧 • 必要时更换吸痰管
(8)停止抽吸,退出吸痰管,关闭吸引器开关	• 吸痰器连续使用不超过2h
◆经鼻咽和鼻气管吸引	
(1)在病人吸气时,将吸痰管经鼻腔轻快地插入深处	• 鼻咽吸引　插入导管长度为病人鼻尖至耳垂的距离 • 经鼻气管内吸引　插入导管长度:成人20cm、儿童14～20cm、婴儿8～14cm
(2)其他同口咽吸痰	
◆经气管内插管或气管切开套管吸引	
(1)吸引前先给高浓度吸氧数分钟	• 减轻吸引可导致的低氧血症
(2)关闭负压吸引,将吸痰管插入人工气道	• 气管切开病人吸痰应严格按无菌操作进行

续表

操作步骤	要点
(3)间歇使用负压吸引,手法同口咽吸引,鼓励病人咳嗽	• 每次吸引间隔时间不少于 1min,让病人通气情况得以改善
(4)吸毕,关闭吸引器,必要时重复吸引	
4.观察	• 观察病人面色、呼吸状况、黏膜有无损伤,痰液的色、质、量
5.清洁口腔	
6.安置病人 助取舒适体位,整理床单位	
7.健康教育	• 确认无其他需要后离开病室
8.整理用物	• 吸痰管每次更换,其他物品每日更换 1~2 次,分类浸泡消毒
9.洗手,记录	• 记录吸痰次数、痰液性状、量、呼吸改善情况等

2.注意事项

(1)吸痰前应检查吸引器的性能及调节好负压,以免损伤呼吸道黏膜。

(2)吸痰应严格执行无菌操作原则,治疗盘内吸痰用物每日更换 1~2 次,吸痰管每次更换,贮液瓶及连接导管每日清洁消毒。

(3)插管时不可有负压,吸痰动作轻柔,避免损伤呼吸道黏膜。

(4)每次吸痰时间不超过 15s,吸痰前后可增加吸氧浓度,以免造成缺氧。

(5)贮液瓶内应先放入 100ml 消毒液,瓶内吸入液应及时倾倒,一般不应超过瓶的 2/3,以免痰液吸入损坏机器。

(6)鼻腔、口腔、气管切开需同时吸痰时,先吸气管切开处,再吸口腔、鼻腔内分泌物。

(7)痰液黏稠时,可配合叩击胸背部或雾化吸入等方法,增强效果。

(8)防止吸痰意外 负压吸出痰液的同时也会吸出肺泡里的气体,引起血氧过低和肺泡萎陷、肺不胀;导管对咽喉及气管的机械刺激,会引起迷走神经兴奋,致使心率减慢、血压下降、严重时心律紊乱。因此,吸痰中应密切观察病人的面色、呼吸、心率、血压的变化。

3.健康教育 给清醒的病人讲解吸痰的意义及配合的方法。

【评价】

1.病人配合有效咳嗽。

2.呼吸道分泌物及时吸出,气道通畅,呼吸功能改善。

3.呼吸道黏膜未发生机械性损伤,病人安全无意外。

(五)氧气疗法(oxygenic therapy)

氧气疗法是通过给病人吸入高于空气中氧浓度的氧气,提高动脉血氧分压(PaO_2)和氧饱和度(SaO_2),纠正因各种原因导致的缺氧状态,维持机体生命活动的一种治疗方法。

1.缺氧的类型和氧疗适应证 血气分析检查是用氧的客观指标,动脉血氧分压(PaO_2)正常值为 10.6~13.3 kPa,当病人 PaO_2 低于 6.6 kPa 时应给予吸氧。根据缺氧的原因和血氧变化特征,可将缺氧分为 4 类(见表 8-6)。在这 4 种类型中,氧疗对低张性缺氧疗效最佳。

表 8-6　缺氧的类型及特点

类型	PaO_2	SaO_2	$Pa-vO_2$	常见原因	常见病	皮肤黏膜
低张性缺氧	下降	下降	下降或正常	①吸入气氧分压过低 ②外呼吸功能障碍 ③静脉血分流入动脉	高山病、呼吸中枢抑制、呼吸肌麻痹、慢性阻塞性肺病、先天性心脏病等	发绀明显
血液性缺氧	正常	正常	下降	①血红蛋白数量减少 ②血红蛋白性质改变	严重贫血、高铁血红蛋白血症、一氧化碳中毒等	一般无发绀，CO中毒者呈樱桃红色
循环性缺氧	正常	正常	升高	①全身性循环障碍 ②局部循环障碍等	心力衰竭、休克、栓塞、血栓形成、动脉狭窄、局部淤血等血管病变	易发绀
组织性缺氧	正常	正常	下降	①毒物或药物中毒 ②维生素严重缺乏 ③细胞损伤	氰化物、硫化氢、砷化物维生素B1、核黄素、尼克酸等中毒，大量辐射、重症感染、尿毒症等	鲜红色或玫瑰红色

注：①SaO_2 为动脉血氧饱和度；②$Pa-vO_2$ 为动-静脉血氧含量差

2.缺氧的程度与临床表现（见表 8-7）

表 8-7　缺氧程度与临床表现

程度	发绀	呼吸困难	意识	PaO_2(mmHg)	SaO_2(%)	氧疗情况
轻度	不明显	不明显	清楚	>50	>80	不需氧疗或1~2L/min氧疗
中度	明显	明显	正常或烦躁	30~50	60~80	需氧疗
重度	显著	极度、三凹征明显	昏迷或半昏迷	<30	<60	急需氧疗

3.氧疗的种类　动脉血二氧化碳分压（$PaCO_2$）是评价通气状态的指标，临床氧疗时，常根据缺氧及是否伴有二氧化碳分压（$PaCO_2$）升高来决定氧疗种类。

(1)低浓度氧疗　又称"控制性氧疗"，吸氧浓度低于40%。适用于低氧血症伴二氧化碳潴留的病人，如慢性呼吸衰竭和慢性阻塞性肺病。

(2)中浓度氧疗　吸氧浓度为40%~60%。主要用于有明显通气/灌注比例失调或显著弥散障碍的病人，特别是血液性缺氧和循环性缺氧，如肺水肿、心肌梗死、休克等。

(3)高浓度氧疗　吸氧浓度在60%以上。适用于单纯缺氧而无二氧化碳潴留的病人，如成人型呼吸窘迫综合征、心肺复苏后的生命支持阶段。

(4)高压氧疗　指在特殊的加压舱内，以 2~3kg/cm² 的压力给予100%的氧吸入。舱体是一个密闭圆筒，通过管道及控制系统把纯氧或净化压缩空气输入。舱外医生通过观察窗和对讲器可与病人联系。大型氧舱有10~20个座位。主要适用于有害气体中毒、脑血栓、脑出血、脉管炎、糖尿病坏疽、难愈合的溃疡、新生儿窒息、高原病、气性坏疽等病人（见图8-17）。

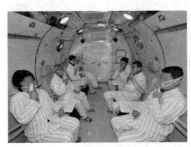
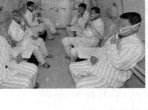

图 8-17　高压氧舱　　　　　图 8-18　氧气筒及氧气表装置

4. 供氧装置

(1)氧气筒及氧气表装置(见图 8-18)

1)氧气筒:为圆柱形无缝钢筒,筒内可耐高压达 14.7MPa(150kg/cm^2),容积为 40L,容纳氧约 6000L。在筒的顶部有一总开关,可控制氧气的放出。使用时,将总开关向逆时针方向旋转 1/4 周,即可放出足够的氧气,不用时顺时针方向将总开关旋紧。气门位在氧气筒颈部的侧面,与氧气表相连,是氧气自筒中输出的途径。

2)氧气表:由压力表、减压器、流量表、湿化瓶、安全阀组成。

压力表:从表上的指针能测知筒内氧气的压力,以 MPa 或 kg/cm^2 表示。压力越大,说明氧气贮存量越多。

减压器:是一种弹簧自动减压装置,将来自氧气筒内的压力减低至 0.2~0.3 MPa(2~3kg/cm^2),使流量平衡,保证安全。

流量表:用于测量每分钟氧气流出量,流量表内装有浮标,当氧气通过流量表时,即将浮标吹起,浮标所指刻度,能测知每分钟氧气的流出量,单位为 L/min。浮标有两种(球珠型和转子型),球珠型应看浮球的中央,转子型应看浮标上端平面所指的刻度。

湿化瓶:用于湿润氧气,以免呼吸道黏膜被干燥气体所刺激。瓶内装入 1/3~1/2 的蒸馏水或冷开水,通气管浸入水中,出口橡胶管和鼻导管相连。

一次性湿化瓶:①一体式氧气连接湿化瓶(带湿化瓶和湿化液);②一体式吸氧管(湿化瓶、湿化液和吸氧管一体化)(见图 8-19),在病人使用过程中一人一换,一次性使用,方便快捷,既减少了护理工作量,又解决了因传统吸氧装置造成的医院内交叉感染。

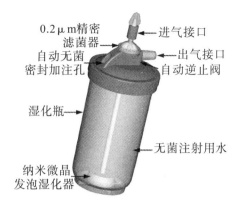
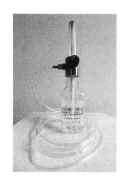

(A) 一体式氧气连接湿化瓶　　　　　　(B) 一体式吸氧管

图 8-19　一体式氧气装置

安全阀：由于氧气表的种类不同，安全阀有的在湿化瓶上端，有的在减压器的下端。当氧气流量过大、压力过高时，内部活塞即自行上推，使过多的氧气由四周小孔流出，以保证安全。

（2）氧气管道装置（中心供氧装置）　医院设有氧气供应站，设管道到病房、门诊、急诊等。供应站有总开关控制，各用氧单位配流量表，连接后即可使用（见图8-20）。

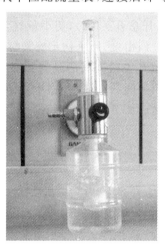

图 8-20　氧气管道装置

5. 氧气、可供应时间及吸氧浓度的计算

（1）给氧浓度　氧气在空气中占20.93%，掌握吸氧浓度对纠正缺氧起着重要的作用，低于25%的氧浓度则和空气中氧含量相似，无治疗价值；高于60%的浓度，持续时间超过24小时，则会发生氧中毒。

（2）吸氧浓度和氧流量的换算法 吸氧浓度（%）＝21＋4×氧流量（L/min）

（3）氧气筒内的氧气可供应时间计算

$$\text{氧气可供应的时间} = \frac{(\text{压力表压力} - 5)(\text{kg/cm}^2) \times \text{氧气筒容积}(L)}{1\text{kg/cm}^2 \times \text{氧流量}(L/\text{min}) \times 60\text{min}}$$

6. 供氧方法

（1）鼻导管法　临床上最常用的方法，简单、方便，分单侧鼻导管法和双侧鼻导管法，此法对鼻堵塞、张口呼吸者效果不好。

【目的】

可以提高肺泡内氧分压,纠正由各种原因所造成的缺氧状态,促进代谢,维持机体生命活动。

【评估】

1. 病人年龄、病情、意识、治疗、活动与自理能力等情况。
2. 病人缺氧程度、血气分析结果。
3. 病人鼻腔有无分泌物堵塞,有无鼻息肉、鼻中隔偏曲等情况。
4. 病人心理状态、合作程度。

【计划】

1. 护士准备　衣帽整洁、洗手、修剪指甲、戴口罩。
2. 病人准备　病人及家属了解吸氧目的及配合方法,愿意合作,体位舒适,情绪稳定。
3. 环境准备　环境安全、远离热源及火源。
4. 用物准备　①供氧装置1套(氧气筒、筒内氧气充足、氧气表);②治疗盘内备治疗碗(内放冷开水)、鼻导管、玻璃接管、橡胶管、纱布、胶布、棉签、弯盘、别针、扳手、用氧记录单、笔。

装氧气表:①吹尘:逆时针打开总开关1/4,使小量气流从气门流出,随即关上总开关。②接流量表:将流量表与氧气筒气门衔接,用手初步旋紧螺帽,再用扳手向下旋紧,使氧气表直立于氧气筒上。③检查:打开总开关检查气门处有无漏气,关上总开关。④接湿化瓶、通气管。⑤再检查:确认流量表处于关闭状态,打开总开关,再打开流量表调节阀,检查氧气流出是否通畅、有无漏气。关闭流量表调节阀,备用。

【实施】

1. 操作步骤

操作步骤	要点
1. **核对解释**　核对病人,解释吸痰方法、配合要点	·确认病人
2. **体位**　取半坐卧位或仰卧位,头转向操作者	·舒适,便于操作
3. **方法**	
◆单侧鼻导管给氧	
(1)清洁鼻腔　用湿棉签清洁两侧鼻腔	·清除鼻腔内的分泌物,以免堵塞鼻导管
(2)连接鼻导管,调节至所需的流量	·根据病情或缺氧程度调节流量
(3)湿润鼻导管,并检查是否通畅	
(4)测量长度,从一侧鼻腔插入鼻导管至鼻咽部	·插入长度为耳垂至鼻尖的2/3
(5)胶布固定	·胶布固定鼻导管于鼻翼部、面颊部,别针固定橡胶管于被单上
◆双侧鼻导管给氧	
鼻导管鼻塞部轻插双侧鼻腔,深约1cm,再将导管环绕病人耳部向下放置,调节合适松紧度	
4. 整理床单位	

续表

操作步骤	要点
5.洗手,记录	• 记录开始用氧时间、流量、病人反应、签名
6.安全指导	• 告知病人、家属及周围的人安全用氧知识,确定无任何不适后离开病室
7.观察　观察病情、用氧效果、氧流量、湿化瓶内水量、鼻腔黏膜、供氧设备工作状态及通畅情况	• 用氧有效指征:情绪安静、皮肤红润湿暖、呼吸平稳、心率减慢、血压上升、发绀消失
8.停氧 (1)对床号、姓名、合理解释停氧目的 (2)先拔鼻导管,关总开关,放余气后再关流量表开关	• 消除病人因停氧产生的顾虑 • 防止操作不当,损伤肺组织 • 胶布痕迹,先用松节油,再用乙醇,最后用干棉签擦拭
9.整理　安置病人舒适体位,整理床单位	
10.洗手,记录　停氧时间、缺氧改善情况、签名	
11.健康教育　有关疾病预防、康复、保健知识	• 确定无任何不适后离开病室
12.卸表　卸下湿化瓶和氧气表	
13.分类处理用物	• 一次性导管按规定处理,其他物品分类消毒处理
14.洗手	

2.注意事项

(1)安全用氧　在氧气筒上挂上"四防"标志,即防震、防火、防热、防油。搬运时避免倾倒撞击。氧气筒应置阴凉处,周围严禁烟火和易燃品,至少距明火 5m,距暖气 1m,氧气表及螺旋口上勿涂油,也不可用带油的手装卸氧气表。严禁在有氧气筒的病室内吸烟。

(2)严格遵守操作规程　使用氧气时应先调节流量而后应用,停氧时应先拔出鼻导管,再关闭氧气开关,中途调节流量时,先将氧气管和鼻导管分离,调好流量再接上,以免损伤肺部组织。

(3)及时评估　用氧中应经常巡视,正确评估缺氧状况有无改善;氧气装置有无漏气、是否通畅。

(4)定时更换鼻导管　用鼻导管持续吸氧者,应每日更换导管 2 次,双侧鼻孔交替使用,以减少对鼻黏膜的刺激。

(5)氧气筒内氧气不可用尽　压力表上指针降至 $5kg/cm^2$(或 0.5MPa)时,即不可再用,以防止灰尘进入筒内,再次充气时引起爆炸。

(6)对未用或已用完的氧气筒,应分别悬挂"满"或"空"的标志,以免急用时搬错而影响抢救。

3.健康教育

(1)告知病人及家属有关安全用氧知识。

(2)告知病人不要自行摘除鼻导管或者调节氧流量。

(3)告知病人如感到鼻咽部干燥不适或者胸闷憋气时,应当及时通知医护人员。

【评价】

1. 病人配合有效。
2. 病人及家属了解用氧的相关知识。
3. 病人缺氧症状改善。
4. 病人无鼻黏膜损伤,无氧疗副作用发生。

(2)鼻塞法 鼻塞是一塑料的球状物,有单侧和双侧两种。使用时将鼻塞塞入鼻前庭即可。此法对鼻黏膜刺激性小,感觉舒适,使用方便。应每日更换鼻塞。

(3)面罩法 将面罩置病人口鼻,氧气自下端输入,呼出的气体从面罩的侧孔排出,氧流量需 6～8L/min。此法适用于躁动不安、病情较重或鼻导管给氧效果不佳者。面罩 4～8h 更换一次。

(4)头罩法 将病人的头置于头罩里,罩面上有多个孔,可以保持罩内一定的氧浓度、温度和湿度。此法安全、简单、舒适,透明的头罩便于观察病情。适用于小儿(见图 8-21)。

(5)氧气枕法 氧气枕为一长方形橡胶枕(见图 8-22),枕的一角有橡胶管,上有调节器以调节流量。使用前先将枕内灌满氧气,接上湿化瓶,调节流量即可给氧。使用时病人的头枕于氧气枕上,借重力使氧气流出。在抢救危重病人时,由于氧气筒准备不及或转移病人途中,可用氧气枕代氧气装置。

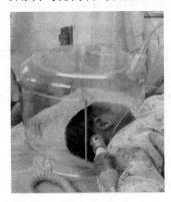

图 8-21 头罩法吸氧

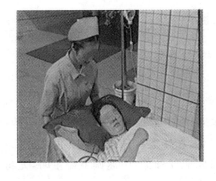

图 8-22 氧气枕

(6)氧气帐法 氧气帐是透明、可折叠的塑料结构的帐篷,有自动调温装置,其大小约为病床的一半,吸氧时病人的头胸部位于氧气帐内。帐篷的侧壁上有开口,便于护理。氧气帐的氧流量需 6～10L/min。每次打开帐幕后,应将氧流量加大至 12～14L/min,持续 3min,以恢复帐内氧浓度。氧气帐给氧需定时换气,以免 CO_2 积蓄。一般应用于儿科抢救时。

7. 氧疗的副作用及预防

(1)氧中毒 长时间吸入高浓度氧即可发生氧中毒。氧的毒性作用,影响到肺、中枢神经系统、红细胞生成系统、内分泌系统及视网膜,其中最重要的是氧对呼吸器官的副作用。主要症状为胸骨下不适、疼痛、灼热感,继而出现呼吸增快、恶心、呕吐、烦躁、干咳。预防措施为避免长时间、高浓度氧疗,经常做血气分析,动态观察氧疗的治疗效果。

(2)肺不张 当高浓度氧疗时,肺泡中氮气逐渐为氧气所取代,一旦支气管有阻塞时,其所属肺泡内的氧气被肺循环血液迅速吸收而发生肺泡萎缩,引起吸入性肺不张。主要症状为烦躁、呼吸、心率增快、血压上升,继而出现呼吸困难、发绀、昏迷。预防措施是鼓励病人做深呼吸、多咳嗽和经常改变卧位,防止分泌物阻塞。

(3)呼吸道分泌物干燥　干燥的氧气吸入后可导致呼吸道黏膜干燥,纤毛运动受损。主要症状为呼吸道分泌物黏稠,不易咳出。预防措施为先湿化再氧气吸入,以减轻刺激作用。

(4)眼晶状体后纤维组织增生　高浓度长时间吸氧,引起视网膜血管收缩,视网膜纤维化,导致不可逆性失明。常见于新生儿,以早产儿多见。因此应控制氧浓度和吸氧时间。

(5)呼吸抑制　缺氧伴 CO_2 潴留病人,$PaCO_2$ 长期处于高水平,呼吸中枢失去了对 CO_2 的敏感性,呼吸的调节主要依靠缺氧对周围化学感受器的刺激来维持。吸入高浓度氧,解除缺氧对呼吸中枢的刺激作用,使呼吸中枢抑制加重,甚至呼吸停止。见于肺源性心脏病、Ⅱ型呼吸衰竭者。因此,这类病人应给予低浓度(25%~29%)、低流量(1~2L/min)吸氧,维持 PaO_2 在8kPa(60mmHg)即可。

本章小结

生命体征是标志生命活动存在与质量的重要征象,是评估身体状况的重要指标之一。包括体温、脉搏、呼吸、血压。护士通过对生命体征的评估,可以动态把握病人病情变化,为协助临床诊断和治疗、制定护理措施提供依据。

本章主要阐述了稽留热、弛张热、间歇热、间歇脉、脉搏短绌、潮式呼吸、间断呼吸、呼吸困难、高血压、低血压、吸痰法、氧气疗法等概念;生命体征的正常范围及异常变化、测量方法及注意事项;高热病人护理及高血压病人健康教育;指导病人深呼吸、有效咳嗽,为病人胸背叩击、体位引流及安全用氧。

其中异常生命体征的评估、测量方法及注意事项,高热病人的护理,吸痰和氧疗的方法及注意事项为本章重点。而血压的测量方法,吸痰、氧疗的操作方法又是本章的操作难点内容。学生应根据学习目标,掌握重点,学会应用护理知识和技能,解决临床实践问题。

本章关键词: 生命体征;稽留热;弛张热;间歇热;间歇脉;脉搏短绌;潮式呼吸;间断呼吸;呼吸困难;高血压;低血压;有效咳嗽;叩击;体位引流;吸痰法;氧疗法。

课后思考

1. 试述潮式呼吸、吸氧后呼吸抑制的发生机理和临床意义。

2. 李某,男性,40岁,因发热待查入院,入院后,体温在38~40℃波动,脉搏106次/min,呼吸28次/min。病人神志清,面色潮红,口唇干裂,精神不振,食欲差。请问:
   (1)病人属于何种热型?
   (2)发热的程度?
   (3)请根据病人情况提出护理措施。

3. 王某,女,30岁,因"风湿性心脏病、房颤"入院。心率124次/min,脉率92次/min,请问:

(1) 病人生命体征发生哪些变化？
(2) 如何测量其脉搏？
(3) 异常脉搏的发生机理？

4. 姚某，女，56岁，肥胖，高血压病史8年，一直遵医嘱服用降压药，血压基本保持正常，无自觉症状。近两天家中有客人来访，忙于接待，休息不好，晨起感觉头痛、头胀、左上肢麻木，测血压200/120mmHg，常规服降压药后，未见缓解，来医院就诊后被收住入院。请问：
(1) 病人这次血压升高的诱因是什么？
(2) 如何监测其血压？
(3) 护士应给病人作哪些方面的健康指导？

5. 陶某，男，68岁，患慢性肺源性心脏病20年，近日因上呼吸道感染，病情加重，于上午9时入院。体检：T 38.4℃，P 102次/min，R 30次/min，BP 140/86mmHg，不能平卧，痰黄色、黏稠，血气分析 PaO_2 45mmHg，$PaCO_2$ 68mmHg，医嘱：立即吸氧。请问：
(1) 该病人的缺氧程度？
(2) 如何根据病人缺氧及是否伴有二氧化碳分压升高来决定氧疗的种类？
(3) 怎样做到安全给氧？

（王怡仙）

第九章 冷热疗法

案例

刘某,40岁,女,神志不清,面色潮红而灼热,T 41℃,P 120次/min,R 24次/min,诊断为中暑,需立即行乙醇拭浴降温。

问题：
1. 操作前应怎样进行护理评估?
2. 乙醇拭浴过程中应注意哪些问题?

本章学习目标

1. 掌握冷、热疗法的概念、目的、禁忌证和方法。
2. 熟悉影响冷、热疗法效果的因素。
3. 了解冷、热疗法的效应。
4. 正确选择和应用各种冷、热疗法,防止不良反应的发生,体现爱伤观念,保证病人的安全舒适。

冷热疗法是临床常用的物理治疗方法。作为冷热疗法的实施者,护理人员应认真了解冷热疗法生理效应,及时准确评估病人机体冷热状况,正确应用冷热疗法,防止不良反应发生,确保病人安全,达到治疗目的。

第一节 概 述

一、冷热疗法的概念

冷热疗法(cold and heat therapy)是利用低于或高于人体温度的物质作用于局部或全身体表皮肤,通过神经传导引起皮肤和内脏器官血管的收缩或扩张,达到止血、止痛、消炎、降温、增进舒适、减轻症状等目的,是临床常用的一种物理治疗方法。

人体皮肤内分布着大量的冷、热感受器,分别感受冷、热温度变化的刺激。冷热因子是一种温度刺激,当这种刺激作用于皮肤表面时,神经末梢发出冲动,通过传入神经纤维传到大脑皮质,对冲动进行识别并通过传出神经纤维发出指令,机体产生运动,使皮肤和内脏器官的血管收缩或扩张,改变机体各系统的体液循环和代谢活动,所需时间仅 0.01 秒。当温度刺激强烈时,神经冲动可不经过大脑,只通过脊髓反射作用,使整个反射过程加速,使机体免受损伤或达到舒适、治疗的目的。

二、冷热疗法的效应

(一)生理效应

冷热疗法可以使机体发生一系列的生理变化,产生相对的生理效应。局部受到冷刺激时,可增强交感神经对血管收缩的冲动,使皮肤小动脉收缩。用冷可有助于控制出血、减轻水肿与疼痛。当局部受热刺激时,由于抑制交感神经对血管收缩的冲动,使受热部位及周围皮肤小动脉扩张。随着血管扩张或血管收缩,毛细血管的通透性亦增加或降低。机体对冷热刺激的生理效应见表 9-1。

表 9-1　冷、热刺激的生理效应

生理效应	用热	用冷	生理效应	用热	用冷
细胞代谢	增加	减少	血液流动速度	增快	减慢
需氧量	增加	减少	淋巴流动速度	增快	减慢
血管	扩张	收缩	结缔组织伸展性	增强	减弱
毛细血管通透性	增加	减少	神经传导速度	增快	减慢
血液黏稠度	降低	增加	体温	上升	下降

(二)继发效应

用冷或用热超过一定时间,将产生与生理效应相反的作用,这种现象称为"继发效应"。继发效应是机体为了组织免受损伤而产生的防御作用,转换机体对冷或热刺激所产生的生理作用,而出现短暂的相反作用。如冷疗可使血管收缩,热疗可使血管扩张。动物实验已经证明,持续用冷超过 1h 后,即出现 10~15min 的小动脉扩张;持续用热超过 30~45min 后,扩张的小动脉会发生收缩。因此,冷、热疗法应有适当的时间,以 20~30min 为宜;如需反复使用,中间必须给予 1h 的休息时间,让组织有一个复原过程,防止产生继发效应而抵消应有的生理效应。

三、影响冷热疗法效果的因素

(一)方法

冷热疗法有干法和湿法两种方法。一般情况下,湿法的效果要比干法的疗效好,但危险性也较高。因为水有良好的导热性能,渗透力大。使用干冷、干热疗法时,因内存空气间隙,使冷、热的传导能力减弱。所以,在应用湿热疗法时,温度要比干热疗法低;使用湿冷疗法时,温度应高于干冷疗法。

（二）部位

人体皮肤的薄厚分布不均。皮肤薄或经常不暴露的部位（如躯体）对冷、热反应比较敏感，尤其对用冷比用热更为明显，这是由于皮下冷感受器比热感受器多8~10倍的缘故。如手足的皮肤较厚，对冷、热的刺激耐受力较强。血液循环情况也能影响冷热疗法的效果，血液循环良好的部位，可增强冷热应用的效果。因此，高热病人降温时，可将冰囊放置在皮肤薄且有大血管分布的腋下与腹股沟处，效果好。

（三）时间

用冷热疗法的目的是对机体产生一定的治疗效果，这种效果需要经过一定的时间才能发挥作用。时间过长所产生的继发效应将抵消治疗作用，严重时还会导致不良反应的发生，如寒战、面色苍白、冻伤或烫伤等。

（四）面积

人体接受冷疗、热疗面积的大小和反应的强弱有关。应用冷疗、热疗的面积大，机体的反应较强；反之，则弱。但是冷疗或热疗面积越大，产生的效应越强，而病人的耐受性就越差；更大面积的用冷或用热将会引起全身反应，甚至负效应。因此，在实施全身用冷或用热时，应密切观察病人面色、脉搏、呼吸等生命体征的变化。

（五）温度

用冷、用热的温度与体表的温度相差愈大，机体对冷热的刺激反应就愈强烈；反之，对其反应就愈小。另外，环境温度也直接影响着冷热疗法的治疗效果。如环境温度过低，传导散热过快，热效应减低；而用冷效果则会增强。

（六）个体差异

个体对用冷或用热的耐受性不同，反应也不同。老年人的感觉功能减退，对冷热刺激的反应比较迟钝；婴幼儿体温调节中枢尚未发育完善，对冷热温度的适应能力有限。因此，老年人和婴幼儿应用冷热疗法时要慎重，避免烫伤或冻伤。

第二节　冷疗法的应用

根据冷疗方式及面积不同，分为局部用冷（如冰袋、冰囊、冰槽、冰帽）和全身用冷（如乙醇拭浴、温水拭浴）两种。

一、目 的

(一)减轻局部充血或出血

用冷可使毛细血管收缩,通透性减低,减轻局部组织充血;用冷还可使血液黏稠度增加,促进血液凝固而达到止血效应。适用于扁桃体摘除术后、鼻出血、局部软组织损伤的初期。

(二)控制炎症扩散

用冷可使局部血液循环减慢,降低细菌的活力和细胞的新陈代谢,炎症早期用冷,可抑制化脓及炎症扩散,如鼻部软组织发炎早期,可采用鼻部冰敷以控制炎症扩散。

(三)减轻疼痛

用冷可抑制组织细胞的活动,降低神经末梢敏感性,从而减轻疼痛;同时,用冷后血管收缩,渗出减少,可减轻局部组织内的张力,也起到减轻疼痛的作用。适用于急性损伤初期(48h 内)、牙痛、烫伤等。

(四)降低体温

冷直接与皮肤接触,通过传导作用散热,降低体温;同时,机体遇冷使皮肤血管收缩,减慢血液循环和代谢作用,可以间接降低体温。头部用冷,可降低脑细胞的代谢,提高脑组织对缺氧的耐受性,减少脑细胞损害。适用于高热、中暑的病人。

二、禁 忌 证

(一)血液循环障碍

大面积组织受损、局部组织血液循环不良、感染性休克、微循环明显障碍、皮肤颜色青紫、动脉硬化、糖尿病、神经病变、水肿者,因循环不良、组织营养不足,不宜用冷。以防加重微循环障碍,导致组织坏死。

(二)组织损伤、破裂

冷可引起局部血管收缩、血液循环障碍加重、增加组织损伤、影响伤口愈合,特别是大范围组织损伤应禁止用冷。

(三)慢性炎症或深部化脓病灶

冷可使局部血流减少,妨碍炎症吸收。

(四)冷过敏者

对冷过敏者用冷可出现荨麻疹、关节疼痛等,应禁忌实施冷疗。

（五）冷疗的禁忌部位

枕后、耳郭、阴囊等处用冷易引起冻伤；心前区用冷，可引起反射性心率减慢、心房纤颤、心室纤颤及房室传导阻滞；腹部用冷易导致腹泻；足底不可用冷，以防反射性末梢血管收缩而影响散热，或一过性冠状动脉收缩。因此对高热降温者及心脏病病人应避免足底用冷。

（六）昏迷、感觉异常、年老体弱者慎用

因其对冷的敏感性降低，反应比较迟钝，应慎用冷疗，尤要注意防止冻伤。

三、方　法

（一）局部冷疗法

冰袋（ice bags）、冰囊的使用

【目的】
降低体温，局部消肿、止血，阻止发炎或化脓，减轻疼痛。

【评估】
1. 病人的年龄、病情、体温、治疗情况、活动与自理能力状况。
2. 病人心理状况、对使用冰袋（冰囊）的认知与合作程度。
3. 病人局部皮肤状况，如颜色，温度，有无硬结、淤血等，有无感觉障碍及对冷过敏。

【计划】
1. 护士准备　衣帽整洁，修剪指甲，洗手，戴口罩。
2. 用物准备　冰袋或冰囊（见图 9-1）、布套、帆布袋（木箱）、冰块、木槌、盆及冷水、毛巾、勺（见图 9-2）。

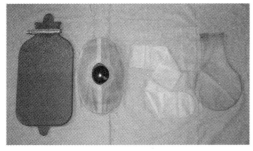

图 9-1　冰袋、冰囊　　　　　图 9-2　盆、冰勺、木槌、帆布袋

3. 病人准备　了解用冷的意义，接受并配合局部冷疗。
4. 环境准备　室温适宜，酌情关闭门窗，无对流风直吹病人。

【实施】

1. 操作步骤

操作步骤	要点
1. **核对解释** 核对病人,向病人和家属解释使用冰袋或冰囊的目的和方法	• 使病人建立安全感,并取得合作
2. **备冰** 将冰块放入帆布袋(木箱)内,用木槌敲成核桃大小,放入盆中用冷水冲去棱角;用勺将冰块装入冰袋至1/2~2/3满,排气后扎紧袋口,擦干冰袋外壁水迹;倒提冰袋,检查无漏水后装入布套内备用	• 以防病人不适,避免冰块棱角损坏冰袋发生漏水 • 空气可加速冰的融化,同时排气后可使冰袋外壁紧贴病人皮肤 • 布套可避免冰袋与病人皮肤直接接触,也可吸收冷凝水汽
3. **放置** 再次核对。将冰袋放至所需部位。冰袋可置于头部,冰囊一般用于身体皮肤薄而有大血管分布处,如颈部、腋下、腹股沟等。高热者可敷前额及头顶、颈部、腋下、腹股沟等部位(见图9-3);扁桃体摘除术后将冰袋置于颈前颌下(见图9-4);鼻部冷敷时,可将冰囊吊起,使其底部接触鼻根,以减轻压力	• 放在头部时,不要将卡子一侧放在病人头部经常转向的那一侧,以免不适 • 放置于前额时,将冰袋悬吊在支架上,保持与前额皮肤接触,以减轻局部压力
4. **观察** 在使用冰袋的过程中注意观察局部皮肤变化,有无青紫、苍白、红斑及麻木、僵硬、疼痛等,每10min查看一次局部皮肤颜色	• 若有异常立即停止,以防冻伤发生 • 使用中,应检查冰块融化情况,及时更换与添加
5. **放置时间** 用冷30min后,撤掉冰袋(冰囊),助病人躺卧舒适,整理病人床单位	• 防止产生继发效应
6. **用物处理** 冰袋(冰囊)倒挂、晾干,吹入少量空气,夹紧袋口置于阴凉处备用;冰袋布套清洁后晾干备用	
7. **记录,洗手**	• 记录用冷部位、时间、效果、反应

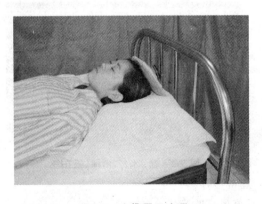

图 9-3　冰袋置于头顶

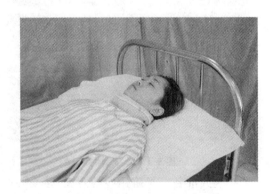

图 9-4　冰囊置于颈前颌下

2. 注意事项

(1)用冷时间最长不得超过30min,长时间使用者,需间隔1h后再使用。

(2)如物理降温,应在用冷30min后测量体温并记录。

(3)注意倾听病人主诉,观察局部皮肤情况,确保用冷安全。

3.健康教育

(1)说明使用冰袋或冰囊的目的和作用。

(2)指导病人及家属正确使用冰袋或冰囊,并告知使用中的注意事项。

【评价】

1.护患沟通有效,病人愿意配合治疗。

2.冰袋(冰囊)完整、无漏水,布套干燥。

3.病人舒适,无损伤发生,达到冷疗目的。

冰槽(ice trough)、冰帽(ice caps)的使用

【目的】

降低头部温度,防治脑水肿,减轻脑细胞损害。

【评估】

1.病人的年龄、病情、体温、治疗情况、活动与自理能力状况。

2.病人心理状况、对使用冰槽(冰帽)的认知与合作程度。

3.病人头部状况。

【计划】

1.护士准备　衣帽整洁,修剪指甲,洗手,戴口罩。

2.用物准备　冰槽或冰帽(见图9-5)、帆布袋(木箱)、冰、木槌、盆及冷水、勺、海绵垫、不脱脂棉球、水桶、肛表,冰槽降温时备治疗碗、凡士林纱条。

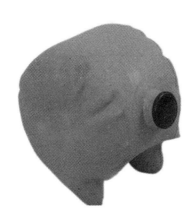

图 9-5　冰帽

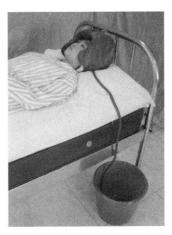

图 9-6　头部置于冰帽中

3.病人准备　了解用冷的意义,并愿意合作;体位舒适。

4.环境准备　室温适宜,酌情关闭门窗,无对流风直吹病人。

【实施】

1.操作步骤

操作步骤	要点
1.**核对解释** 核对病人,向病人和家属解释使用冰帽(冰槽)的目的和方法	·使病人建立安全感,并取得合作
2.**备冰**(同冰袋法)	
3.**放置** 再次核对病人,将病人头部置冰帽(冰槽)中(见图9-6),排水管末端于桶内;若头部置冰槽中,双眼覆盖凡士林纱布,保护角膜,双耳塞不脱脂棉球,防止冰水流入耳内	·头部置冰帽(冰槽)中,后颈部、双耳郭垫海绵,防止枕后、外耳冻伤
4.**观察** 观察病人病情及体温,保持肛温33℃左右	·肛温不可低于30℃,以防心室纤颤等并发症发生
5.**放置时间** 不超过30min	·防止产生继发效应
6.**用物处理** 冰帽处理同冰袋,冰槽用后将水倒空,消毒备用	
7.**记录、洗手**	·记录用冷部位、时间、效果、反应

2.注意事项

(1)用冷时间最长不超过30min,休息1h后可再次使用,给予局部组织复原时间。

(2)每30min测量生命体征一次,肛温不低于30℃。

(3)注意观察头部皮肤变化,每10min查看一次局部皮肤颜色,尤其注意病人耳郭部位无发紫、麻木及冻伤发生。

3.健康教育

(1)说明冰槽(冰帽)的使用方法、头部禁忌冷疗的部位。

(2)解释头部冷疗所产生的治疗作用。

【评价】

1.操作方法正确,病人未发生不良反应。

2.病人感觉舒适、安全。

冷湿敷(cold moist compress)

【目的】

降温,减轻炎症反应;减轻疼痛及肿胀,用于早期组织扭伤、挫伤。

【评估】

1.病人的年龄、病情、体温、治疗情况、活动与自理能力状况。

2.病人心理状况、对使用冷湿敷的认知与合作程度。

3.病人局部皮肤状况,如皮肤颜色、温度、完整性、有无炎症、硬结等。

【计划】

1.护士准备 衣帽整洁,修剪指甲,洗手,戴口罩。

2.用物准备　盆内盛冰水,治疗盘内置:弯盘、纱布、敷布2块、钳子2把,凡士林、棉签、橡胶单、治疗巾、干毛巾,酌情备屏风。

3.病人准备　了解用冷的意义,并愿意配合;取适宜体位;必要时排尿。

4.环境准备　室温适宜,酌情关闭门窗,无对流风直吹病人。

【实施】

1.操作步骤

操作步骤	要点
1.核对解释　备齐用物携至病人床旁,核对病人,向病人和家属解释冷湿敷的目的和方法	·使病人建立安全感,并取得合作
2.患处准备　暴露患处,垫橡胶单和治疗巾于受敷部位下,受敷部位涂凡士林,上盖一层纱布	·保护皮肤及床单位 ·保护皮肤免受过冷的刺激
3.冷敷　将敷布浸入冰水中,长钳夹拧至半干(见图9-7),抖开,折叠敷布敷于病人处,每3～5min更换一次敷布,持续15～20min	·敷布需浸透,拧至不滴水为度 ·防止产生继发效应
4.观察　观察皮肤变化及病人反应	
5.操作后处理　冷湿敷结束后,撤掉敷布和纱布,擦去凡士林;助病人躺卧舒适,整理病人床单位;整理用物,清洁、消毒后放于原处备用	
6.记录、洗手	·记录冷敷部位、时间、效果、反应

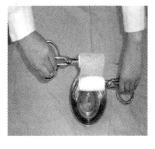
A

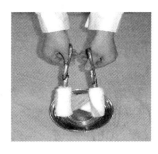
B

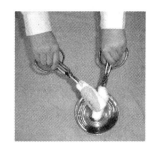
C

图9-7　冷湿敷拧敷布法

2.注意事项

(1)使用过程中,检查湿敷情况,及时更换敷布。

(2)冷敷部位为开放性伤口,须按无菌技术处理伤口。

(3)注意观察局部皮肤及病人反应。

3.健康教育

(1)说明冷湿敷的方法、过程及其影响因素。

(2)告知使用中的注意事项。

【评价】

用冷的时间正确,达到冷疗目的,病人无不适反应。

化学制冷袋(chemo refrigeration bag)

化学制冷袋是将两种化学制剂分成两部分装在塑料袋内,使用时将两种化学制剂充分混合便可使用。每个化学制冷袋可持续使用30~60min。化学制冷袋可代替冰袋降温,方便、实用,使用目的、方法与冰袋相同。使用过程中须注意观察塑料袋有无破损漏液现象,如嗅到氨味应立即更换,以防药液损伤皮肤。

另有聚乙烯醇冰袋,为无毒、无味,内装凝胶或化学冰冻介质。平时放在冰箱中成为固体,使用时取出,用布包裹后置于所需部位,在常温下吸热由固体变为凝胶状态,可维持2h。使用后,用消毒液擦拭外壁,置冰箱内4h后,可再次使用。

(二)全身冷疗法

温水拭浴(tepid water sponge bath)

【目的】

为体温在39.5℃以上的高热病人降温。

【评估】

1. 病人的年龄、病情、体温、治疗情况、活动与自理能力状况。
2. 病人心理状况、对使用温水拭浴的认知与合作程度。
3. 病人皮肤状况,如皮肤颜色、温度、完整性等。

【计划】

1. 护士准备　衣帽整洁,修剪指甲,洗手,戴口罩。
2. 用物准备　盆内盛32~34℃温水2/3满、小毛巾2块、大浴巾、热水袋(内装60~70℃热水)及套、冰袋(内装冰块)及套,酌情备衣物、大单、便器及屏风。
3. 病人准备　了解温水拭浴的作用并愿意配合;根据病情取适宜体位,必要时排尿。
4. 环境准备　室温适宜,酌情关闭门窗,必要时用屏风遮挡。

【实施】

1. 操作步骤

操作步骤	要点
1. **核对解释**　备齐用物携至病人床旁,核对并向患者和家属解释温水拭浴的目的和方法	• 使病人建立安全感,并取得合作
2. **松被尾、脱衣**　松开床尾盖被,协助病人脱去上衣,松解裤带	
3. **置冰袋、热水袋**　置冰袋于病人头部,热水袋置于足底	• 冰袋置于头部以助降温并防止头部充血;热水袋置足底使病人感觉舒服,并减轻头部充血
4. **擦拭方法**　暴露擦拭部位,将大浴巾垫于擦拭部位下,以浸湿小毛巾包裹手掌,挤至半干,缠于手上,以离心方向按顺序拭浴,最后以浴巾擦干(见图9-8)	

续表

操作步骤	要点
(1)双上肢:病人仰卧,按下列顺序擦拭 颈外侧→肩→上臂外侧→前臂外侧→手背;侧胸→腋窝→上臂内侧→肘窝→前臂内侧→手心	• 禁忌擦拭胸前区、腹部、后颈部、足心部位 • 擦至腋窝、肘窝、手心处稍用力并延长停留时间,以促进散热
(2)背腰部:病人侧卧,从颈下→臀部擦拭,穿好上衣	• 每侧部位(四肢、背腰部)可擦拭3min,擦拭的全过程不宜超过20min,以防产生继发效应
(3)双下肢:病人仰卧,按下列顺序擦拭 髋部→下肢外侧→足背;腹股沟→下肢内侧→内踝;臀下→下肢后侧→腘窝→足跟	• 擦至腹股沟、腘窝处稍用力并延长停留时间,以促进散热
5.观察 擦拭过程中注意观察病情,擦拭毕用大毛巾擦干皮肤	• 如出现寒战、面色苍白、脉搏、呼吸异常等情况,应停止擦拭、及时处理
6.操作后处理 撤掉热水袋,协助病人躺卧舒适,整理病人床单位,清理用物	
7.记录、洗手	• 记录擦拭的时间、效果及反应 • 擦拭后30min测体温,绘制于体温单上;若体温降至39℃以下,取下头部冰袋

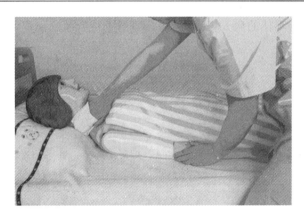

图9-8 温水拭浴法

2.注意事项

(1)拭浴时,以拍拭(轻拍)方式进行,避免摩擦方式,因摩擦易生热。

(2)擦浴全过程不宜超过20min,避免病人着凉。注意病人的耐受性,擦浴后,应注意观察病人的皮肤表面有无发红、苍白、出血点,病人是否感觉异常。

3.健康教育 拭浴前,向病人介绍拭浴方法,说明影响温水拭浴的因素以及温水拭浴所产生的治疗作用。

【评价】

1.病人感觉舒适,心情舒畅。

2.用冷的时间正确,病人达到冷疗目的,无不适反应。

乙醇拭浴(alcohol sponge bath)

乙醇是一种挥发性液体,擦浴时在皮肤上迅速蒸发,吸收和带走机体大量的热,并刺激皮肤血管扩张,因此散热效果较强。但是对血液病病人及新生儿禁忌使用。

拭浴的乙醇浓度为25%~35%,温度为30℃,操作步骤同温水拭浴。

案例中刘某,高热中暑,在进行乙醇拭浴降温前应开窗通风,注意评估病人的年龄、病情、体温、治疗情况、活动与自理能力状况,有无使用乙醇拭浴的禁忌证、病人皮肤状况。选用25%~35%乙醇进行拭浴,在拭浴中,注意避免让病人躺卧在对流风口,操作应以拍拭方式进行,拭腋窝、腹股沟、腘窝等血管丰富处,应适当延长时间,以利于增加散热。注意后颈、胸前区、腹部和足底等处禁忌拭浴,以免引起不良反应。

冰毯机(ice blanket machine)

医用冰毯全身降温仪(简称冰毯机)(见图9-9)是利用半导体制冷原理,将水箱内蒸馏水冷却,然后通过主机工作与冰毯内的水进行循环交换,促使毯面接触皮肤进行散热,达到降温目的。主要用于全身降温,广泛应用于颅脑疾病术前、术后的亚低温及各种类型的顽固性高热不退的病人。冰毯机全身降温法分单纯降温法及亚低温治疗法两种,单纯降温法适用于高热及其他降温效果不佳的病人,亚低温治疗适用于重型颅脑损伤病人。

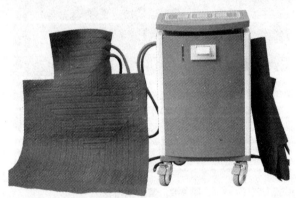

图9-9 冰毯机

使用时冰毯铺于病人肩部到臀部,不要触及颈部,以免因副交感神经兴奋而引起心跳过缓。毯上不铺任何隔热用物,以免影响效果,可用单层吸水性强的床单。注意及时吸除因温差存在产生的水分,床单一旦浸湿,要及时更换,以免引起病人的不适。应及时擦干冰毯周围凝聚的水珠,以免影响机器的正常运转,防止漏电发生。

第三节 热疗法的应用

根据热疗方式不同,分为干热法(如热水袋、烤灯等)和湿热法(热湿敷、热水坐浴、温水浸泡等）两类。

一、目　　的

（一）促进炎症消散和局限

热疗可使血管扩张，血液循环速度加快，促进组织中毒素、废物的排出；同时因血流量增加，白细胞数量增加，吞噬能力增强。因此，炎症早期用热，可促进炎性渗出物的吸收与消散，炎症后期用热，可促使白细胞释放出蛋白溶解酶溶解坏死组织，有助于坏死组织的清除与组织修复。

（二）缓解疼痛

用热可改善血液循环，一方面加速组胺等致痛物质的排出，另一方面消除水肿，以解除对局部神经末梢的压力；其次可降低痛觉神经的兴奋性，以提高疼痛阈值；亦可以增加肌肉、肌腱和韧带组织的伸展性，解除肌肉痉挛和关节强直，从而达到缓解疼痛的目的。

（三）减轻深部组织充血

用热可使皮肤血管扩张，血流量增加，引起全身循环血量重新分布，深部组织血流量减少，因此减轻深部组织充血。

（四）保暖与舒适

热疗可使局部皮肤血管扩张，促进血液循环，将热带至全身，使体温升高。在低温环境中，用热可使全身有温暖的感觉，使病人舒适，并能促进睡眠。常用于早产儿、危重、末梢循环不良及年老体弱的病人。

二、禁　忌　证

（一）软组织扭伤、挫伤早期

软组织扭伤、挫伤后48h内禁忌用热疗，因用热后会加重出血、肿胀和疼痛。

（二）未经确诊的急性腹痛

急性腹痛未明确诊断前，切忌用热疗法。用热可减轻疼痛，从而掩盖病情真相而贻误诊断和治疗，同时热疗会促进炎症过程，有引发腹膜炎的危险。

（三）面部危险三角区感染

该处血管分布丰富，与颅内海绵窦相通；而且面部静脉无静脉瓣，用热会使血管扩张而导致炎症扩散至脑部，引起颅内感染和败血症。

（四）脏器出血

热疗可使局部血管扩张，血流量以及血管的通透性增加而加重出血。

(五)意识不清、感觉异常者

感觉功能减退、意识不清等病人用热应慎重,防止烫伤等意外的发生。

(六)热疗的禁忌部位

治疗部位有恶性肿瘤时不可实施热疗法,因热会加速细胞活动、分裂及生长,从而加重病情。治疗部位有金属移植物者亦禁忌用热,因为金属是热的良导体,用热易造成烫伤。

三、方　法

(一)干热疗法

热水袋(hot water bags)的使用

【目的】

保暖、舒适、解痉、镇痛。

【评估】

1. 病人的年龄、病情、体温、治疗情况、活动与自理能力状况。
2. 病人心理状况、对使用热水袋的认知与合作程度。
3. 病人局部皮肤状况,如颜色、温度、有无硬结、淤血及开放伤口等,有无感觉障碍及对热的耐受情况等。

【计划】

1. 护士准备　衣帽整洁,修剪指甲,洗手,戴口罩。
2. 用物准备　热水袋及布套、水温计、量杯、热水(60~70℃)、毛巾。
3. 病人准备　了解热水袋热疗的作用并同意使用,或学会正确使用,体位舒适。
4. 环境准备　室温适宜,酌情关闭门窗,无对流风直吹病人。

【实施】

1. 操作步骤

操作步骤	要点
1. **备热水袋**　测量、调节水温至60~70℃;放平热水袋,去塞,一手持热水袋袋口的边缘,另一手灌入热水至1/2~2/3满;将热水袋口端逐渐放平,见热水达到袋口旋紧塞子;擦干热水袋外壁水迹;倒提热水袋检查无漏水后装入布套内(见图9-10)	• 婴幼儿、昏迷、老人、感觉迟钝、循环不良等病人,水温应低于50℃ • 边灌边提高热水袋口端以防热水外溢 • 排尽袋内空气,以防影响热传导 • 避免热水袋直接接触病人的皮肤
2. **核对解释**　核对病人,解释用热的目的和方法	• 使病人建立安全感,并取得合作
3. **放置**　将热水袋放至所需部位,袋口朝身体外侧	
4. **观察效果及反应**	• 皮肤出现潮红、疼痛,立即停止使用,并在局部涂凡士林以保护皮肤

续表

操作步骤	要点
5. **放置时间** 用热 30min 后,撤掉热水袋	• 以防产生热的继发效应,如为保暖,应注意及时更换热水
6. **操作后处理** 助病人舒适卧位,整理床单位;用物处理	• 热水倒空,倒挂,晾干,吹气,旋紧塞子备用;布套洗净备用
7. **记录、洗手**	• 记录热疗部位、时间、效果、反应

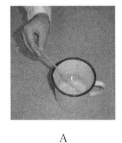 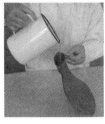 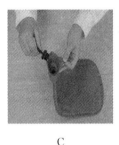 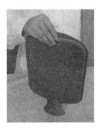 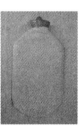

A　　　　　　B　　　　　　C　　　　　　D　　　　　　E

图 9-10　备热水袋

2. 注意事项

(1) 连续使用热水袋时,每 30min 检查水温一次,及时更换热水。

(2) 加强巡视,定期检查局部皮肤情况,严格执行交接班制度。

3. 健康教育

(1) 向病人及家属说明使用目的、作用及方法。

(2) 告知影响热水袋热疗作用的因素和禁忌使用热疗的部位和疾病。

【评价】

1. 护患沟通有效,积极配合使用且掌握其使用要点。

2. 达到热疗的目的,病人感觉舒适、安全。

3. 病人无过热、心慌、头晕等不良反应。

烤灯(hot lamps)的使用

烤灯是利用热的辐射作用于人体,使人体局部温度升高、血管扩张、局部血液循环加速,促进组织代谢、改善局部组织营养状况。

【目的】

消炎、解痉、镇痛、促进创面干燥结痂、保护上皮、有利于伤口愈合。用于感染的伤口、压疮、臀红、神经炎、关节炎等症。

【评估】

1. 病人的年龄、病情、治疗情况、活动与自理能力状况。

2. 病人心理状况、对使用烤灯的认知与合作程度。

3. 病人局部皮肤及开放伤口情况,有无感觉障碍等。

【计划】
1. 护士准备　衣帽整洁,修剪指甲,洗手,戴口罩。
2. 用物准备　鹅颈灯或红外线灯,必要时备屏风。
3. 病人准备　了解烤灯的热疗作用,同意并会正确使用烤灯。
4. 环境准备　室温适宜,酌情关闭门窗,无对流风直吹病人。

【实施】
1. 操作步骤

操作步骤	要点
1. **核对解释**　核对病人并向其解释	• 使病人建立安全感,并取得合作
2. **暴露**　暴露治疗部位,协助病人取舒适卧位	• 必要时屏风遮挡,保护病人隐私
3. **调节**　移动灯头至治疗部位上方或侧方,调节灯距、温度	• 灯距为30~50cm,温热适宜,以防烫伤
4. **照射时间**　照射20~30min	• 照射病人颈部和胸前时,保护病人眼睛不受伤害
5. **观察效果与反应**	• 观察有无过热、心慌、头晕等感觉及皮肤反应,皮肤出现红斑为合适,红外线多次治疗后,治疗部位可出现网状红斑、色素沉着
6. **操作后处理**　照射完毕,关闭开关;协助病人穿好衣服,舒适卧位,整理病人床单位及用物	
7. **记录、洗手**	• 记录照射部位、时间、效果、反应

2. 注意事项
(1)照射完毕后,嘱病人在室内休息15min后方可外出,防止感冒。
(2)照射病人颈部和胸前时,让病人戴有色眼镜或纱布遮盖,保护病人眼睛不受伤害。

3. 健康教育
(1)详细介绍其使用方法,说明使用烤灯热疗的注意事项。
(2)解释使用烤灯热疗对机体产生的治疗作用。

【评价】
1. 病人体位舒适,无过热、心慌、头晕等不良反应。
2. 照射病人颈部和胸部时,病人眼睛未受伤害。

化学加热袋(chemo warm up bags)

化学加热袋为一密封的塑料袋,内盛两种化学物质,使用时,将化学物质充分混合,使袋内的两种化学物质发生反应而产热。化学加热袋最高温度可达76℃,平均温度为56℃,可持续使用2h左右。

化学加热袋使用方法与热水袋相同,外加布套或包裹后使用。因为化学加热袋在袋内两种化学物质反应初期热温不足,以后逐渐加热并有一高峰期,温度可达70℃以上,此时要注意防止烫伤。必要时可加双层包裹使用。老人、小儿、昏迷、感觉麻痹的病人不宜使用。

(二)湿热疗法

热湿敷(hot moist compress)

【目的】

促进局部血液循环、消炎、消肿、减轻疼痛。多用于急性感染部位。

【评估】

1. 病人的年龄、病情、治疗情况、活动与自理能力状况。
2. 病人心理状况、对使用热湿敷的认知与合作程度。
3. 病人局部皮肤及开放伤口情况,有无感觉障碍等。

【计划】

1. 护士准备　衣帽整洁,修剪指甲,洗手,戴口罩。
2. 用物准备　小水盆内盛温水(水温50~60℃)、敷布2块(大小视热敷的面积而定)、长钳2把、水温计、无菌棉垫、橡胶单及治疗巾(或毛巾)、凡士林、纱布、毛巾、弯盘。酌情备热水瓶或热源、热水袋、屏风,有伤口者需备换药用物。
3. 病人准备　了解热湿敷的热疗作用,同意采用热湿敷法,体位舒适。
4. 环境准备　室温适宜,酌情关闭门窗,无对流风直吹病人。

【实施】

1. 操作步骤

操作步骤	要点
1. **核对解释**　核对病人,并向其解释	• 使病人建立安全感,并取得合作
2. **患处准备**　暴露患处,垫橡胶单和治疗巾于受敷部位下,受敷部位涂凡士林,上盖一层纱布	• 保护皮肤及床单位
3. **热敷**	
(1)将敷布浸入热水中,长钳夹起拧至半干,抖开,折叠敷布敷于病人处	• 水温为50℃~60℃,拧至不滴水为度,放在手腕内试温,以不烫手为宜 • 可用热源或及时更换盆内热水维持水温,若病人感觉过热,可掀起敷布一角散热
(2)每3~5min更换一次敷布,持续15~20min	• 以防发生继发效应
4. **观察效果及反应**	• 观察皮肤颜色、全身情况
5. **操作后处理**　热湿敷结束后,撤掉敷布和纱布,擦去凡士林;助病人躺卧舒适,整理床单位;整理其他用物,清洁、消毒后放于原处备用	• 若热敷部位有伤口,须按无菌技术处理伤口
6. **记录、洗手**	• 记录热敷部位、时间、效果、反应

2. 注意事项

(1)治疗部位不忌压力者,可在敷布上加热水袋,再盖上毛巾以维持热敷温度。

(2)热湿敷后,检查病人治疗局部的炎症和疼痛情况。必要时,行换药治疗。

3. 健康教育

(1)向病人介绍操作方法及注意事项,说明影响热湿敷效果的因素。

(2)向病人解释机体对热湿敷所产生的生理反应、继发效应和热湿敷的治疗作用。

【评价】

护患沟通有效,操作方法轻稳,节力,病人安全,无不适感觉,无烫伤发生。

热水坐浴(hot site bath)

【目的】

消炎、消肿、止痛。用于会阴、肛门、外生殖器疾患及盆腔充血。

【评估】

1. 病人的年龄、病情、治疗情况、活动与自理能力状况。
2. 病人心理状况、对使用热水坐浴的认知与合作程度。
3. 病人局部皮肤情况,有无感觉障碍等。

【计划】

1. 护士准备 衣帽整洁,修剪指甲,洗手,戴口罩。
2. 用物准备 坐浴椅上置无菌坐浴盆(见图9-11),内盛40～45℃热水1/2满(根据医嘱加药)、无菌纱布、水温计、毛巾,必要时备屏风。
3. 病人准备 了解热水坐浴的作用及方法,并愿意配合;清洗局部皮肤;排便、排尿。
4. 环境准备 室温适宜,关闭门窗,必要时用屏风遮挡。

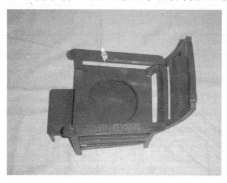
A
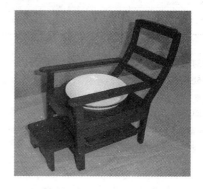
B

图 9-11 坐浴椅

【实施】

1. 操作步骤

操作步骤	要点
1. **核对解释** 核对病人并向其解释	• 使病人建立安全感,并取得合作
2. **配药、调温** 配置药液于浴盆内1/2满,调节水温,浴盆置于坐浴椅上	• 水温40～45℃ • 药液按医嘱配制
3. **坐浴** 助病人褪裤至膝盖部,嘱其用纱布蘸药液清洗外阴部皮肤,适应后坐入浴盆内,持续15～20min	• 适应水温,避免烫伤 • 臀部完全泡入水中 • 随时调节水温,冬季注意室温与保暖,防止着凉

续表

操作步骤	要点
4.**观察效果及反应**	• 观察面色、脉搏、呼吸,倾听病人主诉。若出现面色苍白、脉搏加快、晕眩、软弱无力,应停止坐浴
5.**操作后处理** 坐浴完毕擦干臀部,助病人穿好衣裤,整理用物,坐浴盆清洁消毒后备用	• 坐浴部位若有伤口,坐浴后按无菌技术处理伤口
6.**记录、洗手**	• 记录坐浴用药、时间、效果、反应

2.注意事项

(1)女性病人经期、妊娠后期、产后2周内、阴道出血和盆腔急性炎症期不宜坐浴,以免引起和加重感染。

(2)病人坐浴过程中,护士应随时按需添加热水,保证坐浴治疗效果。

(3)热水坐浴后,观察病人治疗局部的炎症和疼痛改善情况。必要时,行换药治疗。

3.健康教育 向病人介绍热水坐浴方法、注意事项以及热坐浴的治疗作用。

【评价】

病人感觉舒适,无烫伤发生。

温水浸泡(warm soak)

【目的】

消炎,镇痛,清洁、消毒伤口。用于手、足、前臂、小腿部位的感染。

【评估】

1.病人的年龄、病情、治疗情况、活动与自理能力状况。

2.病人心理状况、对使用温水浸泡的认知与合作程度。

3.病人局部皮肤情况,有无感觉障碍等。

【计划】

1.护士准备 衣帽整洁,修剪指甲,洗手,戴口罩。

2.用物准备 盆内盛43～46℃热水1/2满(根据医嘱添加药物)、纱布、弯盘、长镊,必要时备屏风。

3.病人准备 了解温水浸泡的治疗作用,同意采用温水浸泡,并知晓正确的浸泡方法;清洗浸泡部位皮肤;排空膀胱。

4.环境准备 室温适宜,关闭门窗。

【实施】

1.操作步骤

操作步骤	要点
1.**核对解释** 核对病人并向其解释	• 使病人建立安全感,并取得合作
2.**配药、调温** 配置药液于浸泡盆内1/2满,调节水温	• 水温43～46℃ • 药液按医嘱配制

续表

操作步骤	要点
3.浸泡 助病人取坐位,暴露患处,将浸泡肢体慢慢放入浸泡液中,必要时用长镊夹纱布轻擦创面,使之清洁,持续30min	• 镊子尖端勿接触创面 • 随时调节水温,冬季注意室温与保暖
4.观察效果及反应	• 观察局部皮肤有无红肿、疼痛等
5.操作后处理 浸泡完毕,用纱布擦干肢体,助患者取舒适卧位,整理床单位	• 浸泡部位若有伤口,浸泡后按无菌技术处理伤口
6.记录、洗手	• 记录浸泡用药、时间、效果、反应

2.注意事项

(1)每次浸泡30min,浸泡过程中,及时听取病人对用热的反应,检查热水的温度及病人皮肤的颜色,随时调节水温。

(2)浸泡过程中注意检查病人治疗局部的炎症和疼痛情况。

3.健康教育 向病人介绍温水浸泡的方法、注意事项及治疗作用。

【评价】

病人感觉舒适,无烫伤发生。

本章小结

本章主要介绍冷热疗法的应用。为了控制炎症扩散、减轻局部充血和出血、减轻疼痛和降低体温,常用冷疗法。冷疗常用方法有局部用冷,如冰袋、冰囊、冰帽、冰槽的使用;全身用冷,如温水、乙醇拭浴法。为了促进炎症的消散和局限、减轻深部组织的充血和肿胀、缓解疼痛、促进伤口愈合和保暖与舒适,常用热疗法。热疗常用方法有热水袋法、热湿敷法、热水坐浴法、温水浸泡法等。

使用各种冷热疗法时应注意冷疗、热疗的方法、部位、面积、时间、温度以及个体差异等六个方面会影响治疗效果。使用前注意遵循适应证,同时注意冷疗禁用于慢性炎症或深部有化脓病灶;组织损伤与破裂、冷过敏者;不宜用于血液循环障碍、休克、大面积组织受损、局部组织血液循环不良、皮肤颜色青紫者;忌用于枕后、耳郭、阴囊部、心前区、腹部、足底等部位。热疗禁用于急性腹痛未明确诊断前、面部危险三角区的感染、各种脏器出血、软组织损伤或扭伤48h以内、感觉异常者。

本章关键词:冷热疗法;冷疗法;热疗法;温水拭浴;乙醇拭浴。

课后思考

1.比较冷、热疗法的效应有哪些异同?

2.对比冷、热疗法的禁忌证。

3.病人李某,女,29岁,下楼时不慎扭伤踝关节,1h后来院就诊,正确的处理方法是什么?处理过程中应注意什么?

(李 娜)

第十章 饮食护理

案例

代某,女,48岁,多饮、多尿22d,昏迷4d,拟诊糖尿病非酮症高渗性昏迷入院。病人以往健康,无毒物接触史及细胞毒性药物应用史。

体检:T 36.7℃,R 20次/min,BP 120/75mmHg,中度昏迷,呼吸平稳,皮肤多处水疱样改变,无肤色异常及出血斑点,双肺(一),心率100次/min、律齐、无杂音,肝脾(一),四肢无水肿及缺血坏死改变,周围血管搏动正常,右下肢巴彬斯基征(十)。

问题:
1. 为保证病人食物、水、药物的供给,宜给予何种方式的饮食护理?
2. 实施饮食护理时,应注意哪些事项?

本章学习目标

1. 掌握医院饮食的种类及各类饮食的适用范围、饮食原则和用法。
2. 掌握鼻饲法的操作方法及注意事项。
3. 熟悉病人营养状况的评估及一般饮食护理的主要内容。
4. 熟悉要素饮食的护理要点。
5. 了解人体对营养的需要,饮食、营养与健康的关系,胃肠外营养方法。
6. 正确评估病人的营养状况,采取合理的饮食护理措施,满足病人营养的需要。

饮食是人的基本需求,与人类健康有着密切的关系。合理的饮食与营养是维持机体正常生理功能及生长发育、新陈代谢等生命活动的基本条件。机体患病时,通过合理的调配饮食和适宜的供给途径,以满足机体对营养的需求,达到治疗或辅助治疗的目的。因此护理人员必须具备一定的饮食和营养知识,正确评估病人营养状况,指导病人选用合理饮食,采取有效技术满足病人的饮食和营养的需要。

第一节 概 述

一、人体对营养的需要

人体为了保证正常的生长发育和活动、维持生命和健康,每天必须通过饮食摄入足够的营养物质。人体所需的营养素主要有:碳水化合物、蛋白质、脂肪、水、维生素及矿物质六大类,其中水是构成人体最重要的成分。这些营养素的主要功能是:供给能量、构成及修补组织、调节生理功能等。

(一)热能

人体维持生命和生长发育及从事各种活动所需的能量称热能(energy)。人体所需要的热能是由食物在体内经酶的作用进行生物氧化所释放出来的能量提供的。人体主要的热能来源是糖类,其次是脂肪、蛋白质,故这些物质又被称为"热能营养素"。人体对热能的需要量视年龄、性别、劳动强度、环境等因素的不同而各异。根据中国营养学会的推荐标准,我国成年男子的热能供给量为 10.0～17.5MJ/d,成年女子为 9.2～14.2MJ/d。

(二)营养素

各种营养素的生理功能、来源及供给量见表 10-1。

表 10-1 各种营养素的生理功能、来源及供给

营养素		功 能	来 源	每日供给量(成人)
蛋白质		参与构成、更新及修复人体组织;构成人体内的酶、激素、抗体、血红蛋白等;维持血浆胶体渗透压;提供热能	肉、蛋、乳及豆类	男性 90g,女性 80g;占总热能的 10%～14%
脂肪		提供及储存热能;构成机体组织;供给必需脂肪酸;促进脂溶性维生素的吸收;维持体温,保护脏器;增加饱腹感	动物性食品、食用油、坚果类等	50g;占总热能的 20%～30%
糖类		提供热能;参与构成机体组织;保肝解毒;节氮和抗生酮作用	谷类、薯类、根茎类食品,各种食糖(蔗糖、麦芽糖等)	占总热能的 60%～70%
矿物质	钙	构成骨骼与牙齿的主要成分;调节心脏和神经的正常活动;维持肌肉紧张度;参与凝血过程;激活多种酶;降低毛细血管和细胞膜的通透性	奶及奶制品、海带、虾皮、芝麻酱、豆类、绿色蔬菜、骨粉、蛋壳粉	800mg
	磷	构成骨骼、牙齿、软组织的重要成分;促进物质活化;参与多种酶、辅酶的合成;调节能量释放;调节酸碱平衡	广泛存在于动、植物食品中	700mg
	铁	组成血红蛋白与肌红蛋白,参与氧的运输;构成某些呼吸酶的重要成分,促进生物氧化还原反应	动物肝脏、动物全血、肉蛋类、豆类、绿色蔬菜	男性 15mg 女性 20mg

续表

营养素		功　　能	来　　源	每日供给量(成人)
	锌	促进机体发育和组织再生;参与构成多种酶;促进食欲;促进VitA的正常代谢和生理功能;促进性器官与性机能的正常发育;参与免疫过程	动物食品、海产品、奶、蛋、坚果类	男性15mg 女性11.5mg
	碘	参与甲状腺素的合成	海产品、海盐	150μg
维生素 脂溶性 维生素	VitA	维持正常夜视功能;保持皮肤与黏膜的健康;增强机体免疫力;促进生长发育	动物肝脏、鱼肝油、奶制品、禽蛋类、有色蔬菜及水果	男性800μgRE 女性700μgRE (视黄醇当量)
	VitD	调节钙磷代谢,促进钙磷吸收	海鱼及动物肝脏、蛋黄、奶油	5μg
	VitE	抗氧化作用,保持红细胞完整性,改善微循环;参与DNA、辅酶Q的合成	植物油、谷类、坚果类、绿叶蔬菜	14mg
	VitK	合成凝血因子,促进血液凝固	肠内细菌合成;绿色蔬菜、动物肝脏	20~100μg
水溶性 维生素	VitB$_1$	构成辅酶TPP;参与糖代谢过程;影响某些氨基酸与脂肪的代谢;调节神经系统功能	动物内脏、肉类、豆类、花生、未过分精细加工的谷类	男性1.4mg 女性1.3mg
	VitB$_2$	构成体内多种辅酶,参与人体内多种生物氧化过程;促进生长、维持健康;保持皮肤和黏膜完整性	动物内脏、禽蛋类、奶类、豆类、花生、新鲜绿叶蔬菜	男性1.4mg 女性1.2mg
	VitB$_6$	构成多种辅酶,参加物质代谢	畜禽肉及其内脏、鱼类	1.2mg
	VitB$_{12}$ 及叶酸	为细胞的核酸和核蛋白合成代谢过程中必需的物质;促进红细胞发育与成熟	动物内脏、发酵豆制品、新鲜绿叶蔬菜	VitB$_{12}$　2.4μg 叶酸400μgDEF
	VitC	保护细胞膜,防治坏血病;促进铁吸收和利用;促进胶原、神经递质、抗体合成;参与胆固醇代谢	新鲜蔬菜和水果	100mg
水		构成人体组织;调节体温;溶解并运送营养素和代谢产物;维持消化、吸收功能;润滑作用;直接参加体内氧化还原反应	饮用水、食物中水、体内代谢水	2~3L

注:本表主要营养素供给量采用2011年中国营养学会发布的"中国居民膳食营养素参考摄入量DRIs"中成年人中度劳动强度的标准。

(三)膳食纤维

1999年美国谷物化学家协会和国际生命科学会将膳食纤维(dietary fiber)定义为:能抗人体小肠消化吸收的而在人体大肠能部分或全部发酵的可食用的植物性成分、碳水化合物及其相类似物质的总和。主要包括纤维素、半纤维素、果胶、树胶、多糖、寡糖、木质素等成分。膳食纤维主要分布于全谷类食物,植物的根、茎、叶、花、果、种子中,个体每天摄入量应达到25~30g。膳食纤维的主要功能有:①延迟胃的排空,产生饱腹感,避免进食过量。②增进肠蠕动,促进排便,减少有害代谢产物和外源食入的有害物质与肠壁接触的机会,预防肠道癌症。③纤维素经结肠细菌酵解后可产生断链脂肪酸,提供结肠黏膜所需能量,并可调节胃肠道神经功能,平衡激素水平,刺激消化酶分泌,控制血糖浓度,调节脂质代谢,降低血胆固醇,预防胆结石。④影响肠内细菌代谢,维持肠道菌群的动态平衡,改善肠道环境。

二、饮食、营养与健康的关系

饮食是人体摄取营养素的根本途径,合理的饮食及均衡的营养是维持人体健康的基本条件之一。

(一)合理饮食、营养与健康

1. 合理日常膳食　合理的日常膳食应做到:食物多样,饥饱适当,油脂适量,粗细搭配,食盐限量,甜食少吃,饮食节制,三餐合理,活动与饮食平衡。2008年,卫生部、中国营养学会联合发布了《中国居民膳食指南(2007)》,提供了比较理想的膳食宝塔模型(见图10-1)。

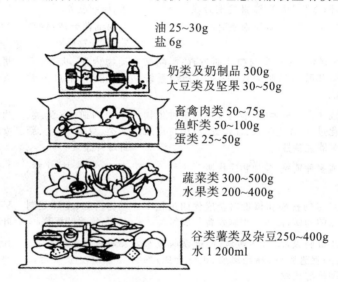

图10-1　中国居民膳食宝塔(2007)

2. 合理饮食、营养对健康的作用

(1) 促进生长发育　科学的饮食、合理的营养对人体的发育起着决定性的作用,是维持生命活动的重要物质基础。某些营养素的缺乏可影响人体的身心生长发育。

(2) 构成机体组织　各种营养素是构成机体组织的物质基础,如蛋白质是构成人体细胞的重要成分,糖类参与构成神经组织,脂类参与构成细胞膜,维生素参与合成酶和辅酶,钙、磷等是构成骨骼的主要成分。

(3) 供给机体能量　人体的各种生命活动都需要消耗能量,这些能量来源于产热营养素。糖、蛋白质、脂肪在体内氧化可提供能量,供给机体进行各种生命活动。

(4) 调节机体功能　各种营养素是构成人体调节系统的物质基础。任何一种人体所需营养素的缺乏都会影响机体的正常功能和新陈代谢等生命活动的正常进行。此外,人体的代谢活动需要一个较为恒定的内环境,适量的蛋白质、水和矿物质中的各种离子对此起重要作用。

3. 饮食、营养对疾病痊愈的作用 合理的饮食与营养是治疗疾病、促进康复的重要措施。人体患病时常伴有不同程度的代谢变化,需要特定的饮食及营养来辅助治疗疾病。当机体处于疾病应激状态时,会出现营养素或热能的消耗增加以及某些特定营养素的额外损失,针对性的饮食治疗可有效改善这一状态;及时、合理地调整营养素摄入量可增强机体的抗病能力,促进疾病痊愈和创伤修复;根据疾病治疗和诊断的需要,调整食物组成,控制某些营养素的摄入量,可减轻脏器负荷,控制疾病的发展。

(二)不合理饮食与健康

1. 营养不足 食物短缺或单调会造成营养缺乏性疾病,如缺铁性贫血、佝偻病等。
2. 营养过剩 营养过剩可造成某些营养失调性疾病,如肥胖、心脑血管疾病、恶性肿瘤等。
3. 饮食不当 不适当的饮食如食品搁置过久、暴饮暴食、不卫生饮食等可引起一些食源性疾病的发生,如胃肠炎、食物中毒等。某些人对特定的食物还可能产生过敏反应。

第二节 医院饮食

医院饮食(hospital diets)可分为三大类:基本饮食、治疗饮食及试验饮食。

一、基本饮食

基本饮食(basic diets)是其他饮食的基础,包括普通饮食(general diet)、软质饮食(soft diet)、半流质饮食(semi-liquid diet)和流质饮食(liquid diet)四种。见表10-2。

表10-2 医院基本饮食

类别	适用范围	饮食原则	用法	可选食物
普通饮食	消化功能正常;无饮食限制;体温正常;病情较轻或疾病恢复期	能量充足、营养素齐全、比例恰当;美观可口;易消化、无刺激性	每日3餐,总热能为9.20~10.88 MJ/d(2200~2600kcal/d),蛋白质70~90g/d	一般食物均可
软质饮食	咀嚼困难;消化吸收功能差;低热;术后恢复期	营养平衡;易咀嚼、易消化;碎、软、烂;少渣;无刺激性	每日3~4餐,总热能为9.20~10.04 MJ/d(2200~2400kcal/d),蛋白质60~80g/d	软饭、面条、切碎煮烂的菜及肉
半流质饮食	口腔及消化道疾患;中等发热;术后病人	营养丰富;容易咀嚼、吞咽和消化;呈半流体状;少渣;无刺激性	每日5~6餐,总热能为6.28~8.37MJ/d(1500~2000kcal/d),蛋白质50~70g/d	泥、沫、羹、粥、面条等
流质饮食	口腔疾患;吞咽困难;急性消化道疾患;高热;大手术后;重症病人	易吞咽和消化;呈液体样;无刺激性;因所含热量及营养素不足,只能短期使用	每日6~7餐,每餐200~300ml,总热能为3.5~5.0MJ/d(836~1195kcal/d),蛋白质40~50g/d	牛奶、豆浆、米汤、菜汁、果汁等

注:1MJ=239kcal,1kcal=4.18kJ

二、治疗饮食

治疗饮食(therapeutic diets)是根据疾病治疗的需要,在基本饮食的基础上,适当调节热能和营养素,从而达到辅助治疗目的的一类饮食。治疗饮食见表10-3。

表10-3 医院治疗饮食

类别	适用范围	饮食原则及用法
高热能饮食 (high calorie diet)	热能消耗较多的病人,如结核、甲状腺功能亢进、大面积烧伤、产妇;体重不足者	基本饮食的基础上加餐2次,如牛奶、鸡蛋、蛋糕、巧克力等,总热量为12.55MJ/d(3000kal/d)
高蛋白饮食 (high protein diet)	高代谢性疾患,如结核、甲状腺功能亢进、恶性肿瘤、烧伤;贫血;大手术前后;肾病综合征;低蛋白血症;孕妇及乳母等	基本饮食的基础上增加高蛋白的食物,如鱼类、乳类、蛋类、豆类等。摄入蛋白质量为1.5~2.0g/(kg·d),但总量不超过120g/d
低蛋白饮食 (low protein diet)	限制蛋白质摄入的病人,如急性肾炎、尿毒症、肝昏迷等	成人饮食中蛋白质摄入量<40g/d。肾功能不全者应摄入动物性蛋白,忌用豆制品;肝昏迷者应以植物蛋白为主
低盐饮食 (low salt diet)	心脏病、急慢性肾炎、肝硬化腹水、重度高血压但水肿较轻者	食盐量<2g/d或酱油10ml/d,不包括食物内自然存在的氯化钠。禁食腌制食品,如咸菜、咸肉、皮蛋、香肠、虾米等
无盐低钠饮食 (non salt low sodiumdiet)	与低盐饮食同,但水肿较重者	无盐饮食除食物中自然含钠量外,烹调时不放食盐;低钠饮食需控制食品中自然存在含钠量<0.5g/d。二者均禁食腌制食品、含钠食物和药物,如油条、挂面、汽水、碳酸氢钠药物等
低脂肪饮食 (low fat diet)	肝胆胰疾患、高脂血症、动脉硬化、冠心病、肥胖症、腹泻等	脂肪含量<50g/d,肝胆胰疾患<40g/d。清淡、少油,禁用肥肉、蛋黄、动物脑等。高脂血症、动脉硬化者不限制植物油(椰子油除外)
低胆固醇饮食 (low cholesterol diet)	高胆固醇血症、高脂血症、动脉硬化、冠心病、高血压病等	胆固醇摄入量<300mg/d。禁用或少用含胆固醇高的食物,如动物内脏、动物油、蛋黄、鱼子等
高膳食纤维饮食 (high cellulose diet)	肠蠕动减弱、便秘、肥胖症、高脂血症、糖尿病等	食用多含食物纤维的食物,如韭菜、芹菜、粗粮、豆类、竹笋、水果等
少渣饮食 (low residue diet)	伤寒、痢疾、腹泻、肠炎、食管胃底静脉曲张、咽喉部及消化道手术等	饮食中少含食物纤维,不用强刺激性调味品及坚硬、带碎骨的食物

除表10-3所列举的9种治疗饮食外,临床上针对糖尿病病人(如病例中的病人)和溃疡病病人常提供相应的糖尿病饮食和溃疡病饮食。

糖尿病饮食:根据病人身高、体重、性别、年龄、劳动强度和病情计算出总热量,糖类占50%~60%,蛋白质占15%~20%,脂肪占20%~25%,按早餐1/5,午餐、晚餐各2/5计算食谱。每餐进食含脂肪、蛋白质的食物,多选用如粗粮饮食、未加工的豆类、蔬菜及水果等含纤维素高的食物;禁食纯糖,如蜂蜜、蔗糖、巧克力、蛋糕等;少油脂、调味清淡;避免饮酒。

溃疡病饮食:选用的饮食需能减少胃酸分泌、中和胃酸、维持胃肠上皮细胞的抗酸力、能恢复病人良好营养状态、无刺激性、易消化。避免食用辛辣食物、饮酒和含咖啡因的饮料、吸烟。少量多餐、细嚼慢咽，避免进餐前后做剧烈运动。

三、试验饮食

试验饮食(test diets)亦称诊断饮食，是指在特定的时间内，通过对饮食内容的调整来协助诊断疾病和确保实验室检查结果正确性的一种饮食。

(一)胆囊造影饮食

用于需行造影检查有无胆囊、胆管、肝胆管疾病的病人。

检查前一日中午，病人进食高脂肪餐(脂肪含量不少于50g)，以刺激胆囊收缩和排空，有助于显影剂进入胆囊；晚餐进食无脂肪、低蛋白、高碳水化合物的清淡饮食；晚餐后服造影剂后，禁食、禁水、禁烟至次日上午。检查当日早晨禁食；第一次摄X线片后，如胆囊显影良好，进食高脂肪餐，如油煎荷包蛋2只或高脂肪的方便餐，脂肪含量25~50g；30min后第二次摄X线片观察。

(二)隐血试验饮食

用于大便隐血试验的准备，以协助诊断有无消化道少量出血。

试验期为3天，试验期间禁止食用易造成隐血试验假阳性结果的食物，如肉类、禽类、肝类、动物血、含铁丰富的食物或药物、绿色蔬菜等；可进食牛奶、豆制品、土豆、冬瓜、白菜、米饭、面条、馒头等。第4天留取粪便作隐血试验。

(三)肌酐试验饮食

用于协助检查、测定肾小球的滤过功能。

试验期为3天，试验期间禁食肉类、禽类、鱼类，忌饮茶和咖啡；全日主食在300g以内；蛋白质的摄入需限制，每日供给量<40g，以排除外源性肌酐的影响；蔬菜、水果、植物油不限，热量不足可添加藕粉或含糖的点心等。第3天测尿肌酐清除率及血肌酐含量。

(四)甲状腺[131]I试验饮食

用于协助测定甲状腺功能。

试验期为2周，试验期间为了排除外源性摄入碘对检查结果的干扰，禁用含碘食物，如海带、海蜇、紫菜、虾、加碘食盐等；禁止用碘做局部消毒。2周后作[131]I功能测定。

(五)尿浓缩功能试验饮食

用于检查肾小管的浓缩功能。

试验期为一天，控制全天饮食中的水分，总量500~600ml；可进食含水分少的食物，如米饭、馒头、面包、土豆、豆腐干等，烹调时尽量不加水或少加水；避免食用含水量高、过甜或过咸的食物；蛋白质供给量为$1g/(kg \cdot d)$。

第三节 饮食护理

护理人员在对病人进行饮食护理时,必须做好相关营养评估,以了解病人的营养需要、识别营养不良的征象,并积极采取措施加以改善。

一、营养状况的评估

为了改善病人的营养状况、选择恰当的饮食治疗与护理方案,护士需正确地评估病人的膳食组成、营养状况以及现存的或潜在的营养问题。

(一)影响因素的评估

1.生理因素

(1)年龄　人在生长发育的不同阶段,饮食类型、饮食喜好都有所不同。各阶段对热能及营养素的需要量也不同。如婴儿生长速度快,需要高热量、高蛋白、高维生素及矿物质饮食;1～3岁幼儿应确保摄入充足的脂肪酸,以满足大脑及神经系统的发育;青春期需摄入足够的碳水化合物、蛋白质、维生素和微量元素,以促进发育;中年期应注意铁和钙的摄入;老年人对钙的需求增加。

(2)活动量　各种活动是影响能量代谢的主要因素,日常活动量大的个体所需的热能及营养素一般高于活动量小的个体。

(3)特殊生理状况　妊娠与哺乳期的女性对营养的需求显著增加,并会有饮食习惯的改变。妊娠期女性应摄入均衡营养素,需增加蛋白质、钙、铁、碘、叶酸的摄入量;哺乳期女性应增加蛋白质、VitB及VitC的摄入。

2.病理因素

(1)疾病影响　各种疾病均可使机体对饮食和营养的需要发生改变。如患有烧伤、甲状腺功能亢进等高代谢疾病或恶性肿瘤等慢性消耗性疾病时,机体对热能的需求量较正常增加;伤口愈合或感染期间,机体对蛋白质的需求较大。若机体经尿液或引流液流失大量蛋白质、体液和电解质时,则需要增加相应营养素的摄入。当机体出现味觉、嗅觉的异常,可对食欲造成影响。

(2)药物影响　许多药物的使用都会对病人的饮食及营养产生影响。有的药物可改变食欲,如盐酸赛庚啶、胰岛素、类固醇类药物等可增进食欲;非肠溶性红霉素、氯贝丁酯等可降低食欲。有的药物可影响营养素的吸收、排泄或合成,如苯妥英钠的长期使用可干扰叶酸和VitC的吸收;异烟肼可使$VitB_6$的排泄增加;磺胺类药物可使VitB及VitK在肠内的合成发生障碍。

3.心理因素　不良的情绪状态如焦虑、抑郁、痛苦或悲伤时可引起交感神经兴奋,抑制胃肠道蠕动及消化液的分泌,使机体食欲减退,从而导致进食减少甚至厌食;良好的情绪状态如愉悦、激情则会促进食欲。

4.社会文化因素

(1)饮食习惯　指个体或群体在一定生活环境中逐渐形成的、自己特定的选择食物和餐具、进餐时间和方式等习惯。饮食习惯受民族、宗教信仰、社会背景、文化习俗、地理位置、生活方式等因素的影响,如佛教徒很少摄入动物性食物,可能会引起特定营养素的缺乏;我国东北人喜食酸菜,其中含有较多的亚硝酸类物质,易诱发生消化系统肿瘤;现代社会生活节奏过快,食用快餐、速食食品的人越来越多,偏食可造成某些营养素的摄入量过多或过少,导致营养不平衡;长期大量饮酒可使食欲减退导致营养不良。

(2)饮食环境　进餐时周围的环境,食物的感官性质如形状、软硬度、冷热度、色、香、味等,食具的洁净程度都可影响人们对食物的选择和摄入。

(3)经济状况　经济状况的好坏直接影响人们对食物的购买力和对食物的选择,从而影响机体的营养状况。经济状况好,能够满足对饮食的需求,但可能发生营养过剩;经济状况差,饮食及营养的质量受到影响,可能会导致营养不良。

(4)营养知识　掌握正确的营养知识有助于人们摄入平衡的饮食与营养。如果对食物的营养成分和营养素的每日需要量等基本知识不了解或对饮食与营养的认识存在误区,就可能出现不同程度的营养失调。

(二)饮食状况的评估

1. 一般饮食形态

(1)摄食种类及摄入量　不同种类的食物中营养素的含量不同。应对病人摄入食物的种类、数量、配比,以及是否容易被人体消化吸收等方面进行评估。

(2)用餐时间　用餐时间过短可能会造成咀嚼不充分,从而影响营养素的消化与吸收。

(3)其他　应注意评估病人的饮食习惯,是否服用药物及药物的种类、剂量、服用时间,有无食物过敏史、特殊喜好等。

2. 食欲　食欲(appetite)是指个体想要并期待进食的一种心理反应。应注意评估病人食欲有无改变,查找、分析食欲改变的原因。

3. 影响因素　评估各种影响病人饮食状况的因素,如有无咀嚼不便、口腔疾患等。

(三)身体营养状况的评估

1. 体格检查　通过体格检查可以发现机体是否存在营养不足或过剩。检查内容包括病人的外貌、皮肤、毛发、指甲、口唇、骨骼和肌肉等方面,具体见表10-4。

表10-4　不同营养状况的身体征象

项目	营养良好	营养不良
外貌	发育良好、精神状态佳、有活力	消瘦、发育不良、缺乏兴趣、倦怠、疲劳
皮肤	有光泽、弹性良好	无光泽、干燥、弹性差、肤色过淡或过深
毛发	浓密、有光泽	缺乏自然光泽、干燥稀疏
指甲	粉色、坚实	粗糙、无光泽、易断裂
口唇	柔润、无裂口	肿胀、口角裂、口角炎症
肌肉和骨骼	肌肉结实、皮下脂肪丰满、有弹性、骨骼无畸形	肌肉松弛无力、皮下脂肪菲薄、肋间隙及锁骨上窝凹陷、肩胛骨和髂骨突出

2. 人体测量　人体测量是一种非侵入性技术,通过人体测量可了解个体生长发育情况,从而了解其营养状况。测量的项目包括身高、体重、头围、胸围、上臂围、小腿围及特定部位

的皮褶厚度。其中最常测量的是身高、体重、上臂围和皮褶厚度。具体内容详见《营养与膳食》相关章节。

3. 实验室检查　实验室生化检查可以为营养评估提供客观数据,常用方法有测量血、尿中某些营养素或排泄物中某些产物的含量,如血、尿、便常规检验,血清蛋白、血清转铁蛋白、血脂、血清钙的测定,电解质、PH值等的测定;营养素耐量试验或负荷试验;根据体内其他生化物质的检查间接推测营养素水平等。常用的检查包括血清蛋白质水平、氮平衡试验及免疫功能测定。

二、一般饮食护理

护士应根据对病人的营养评估,结合疾病特点及其对营养的需要,确定病人的营养状况,并制定有针对性的营养计划。按照营养计划对病人进行相应的饮食护理,帮助病人摄入足量、合理的营养素,促进病人康复。

(一)病区饮食管理

病人入院后,由医生根据病人病情确定其所需饮食种类,开出饮食医嘱。护士根据医嘱填写入院饮食通知单,送交营养室,并填写在病区的饮食单上,同时将饮食标记贴于床头或床尾,以便作为分发饮食的依据。

因病情需要更改饮食时,如半流质饮食改为软质饮食、术前需要禁食或病愈出院需要停止饮食等,都需由医生开出医嘱。护士根据医嘱填写饮食更改通知单或饮食停止通知单,送交营养室或订餐人员,以便其做出相应的处理。

(二)病人进食前的护理

1. 饮食教育　良好的饮食习惯对维持健康起着非常重要的作用,护士需做好相关健康教育,帮助病人建立良好的饮食习惯。首先应让病人了解形成良好饮食习惯的重要性;再根据对病人饮食评估的结果,结合具体条件,帮助病人改变不适宜的饮食习惯。另外,由于饮食习惯不同或相关营养知识的缺乏,病人常对医院饮食不理解或不接受,因此护士应积极对病人进行解释和指导,以促使病人理解并愿意遵循饮食计划。饮食指导时应尽量以病人的饮食习惯为基本框架,根据病人的年龄、疾病种类、个人喜好等指导病人合理饮食,用一些容易接受的食物代替被限制的食物,以使病人适应饮食习惯的改变,见表10-5。

表10-5　替代食物表

拒吃食物	缺乏的主要营养	替代食物
肉、鱼、家禽	蛋白质、必需氨基酸、铁、锌、$VitB_1$、$VitB_{12}$、叶酸、热能	牛奶、乳制品、谷类、豆荚类、坚果、营养豆奶
牛奶、乳制品	蛋白质、钙、$VitB_2$、$VitB_{12}$、VitA、VitD	深绿色蔬菜、豆荚类、坚果、营养豆奶
谷类	蛋白质、$VitB_2$、热能	豆荚类、乳制品
豆荚类	蛋白质、铁、锌、钙	乳制品、谷类
水果	纤维素、VitA、VitC	蔬菜、谷类
蔬菜	纤维素、VitA、VitC	水果、谷类

2.进食环境准备　清洁、整齐、空气清新、温湿度适宜、气氛轻松愉快的进食环境都是增进食欲的条件。因此,为病人创造一个舒适的进食环境是非常重要的。

(1)去除一切不良视觉印象及不良气味。

(2)避免在饭前进行令人感到不愉快或不舒适的治疗及护理。

(3)病室内如有病情危重或呻吟的病人,应用屏风遮挡。

(4)如有条件可安排病人在病室餐厅共同进餐,以增加轻松、愉快的气氛。

3.病人准备　进食前,护士应协助病人做好相应准备工作。

(1)减少或去除引起病人身体不舒适的因素　高热病人给予降温;疼痛病人给予适当镇痛措施;敷料包扎固定过紧、过松者给予适当调整;某些被迫卧位引起疲劳给予更换卧位。

(2)减轻病人心理压力,对于焦虑、抑郁者给予心理指导。

(3)协助病人洗手及清洁口腔,病情严重者给予口腔护理,以促进食欲。

(4)协助病人取舒适的进餐姿势　如病情允许,可协助病人下床进食;不便下床时,可给予坐位或半坐卧位,并放置床上小桌及餐具;卧床病人安排侧卧位或仰卧位(头偏向一侧),并给予适当支托。

(5)取得病人同意,将治疗巾或餐巾围于病人胸前,以保护衣服和被单的清洁,并让病人做好进食的准备。

4.护理人员准备

(1)衣帽整洁,洗净双手。

(2)核对病人及饮食单,检查病人的饮食类型,避免发错饮食。

(3)掌握好当日当餐的特殊饮食要求,并仔细核对,防止差错。

(三)病人进食时的护理

1.根据饮食单上不同的饮食种类,督促和协助配餐员及时将热饭、热菜分发给每位病人。对于禁食病人,应告知原因,以取得配合,做好交班。

2.巡视病房,观察病人进食情况,检查治疗饮食、试验饮食的实施落实情况。教育、纠正不良饮食习惯及违规饮食行为,征求病人对饮食制作的意见,及时向营养室反馈。

3.鼓励病人自行进食,协助将食物、餐具放在病人易取处。对不能自行进食的病人,应根据病人的进食习惯进行耐心喂食;每次喂食的量及速度应适宜,勿催促病人,以利于其咀嚼和吞咽;食物的温度要适中,防止烫伤等;饭和菜、固体和液体食物应轮流喂食;进流质饮食者,可使用吸管。

4.对需要增加饮水量的病人,应解释饮水的目的及重要性;督促病人在白天饮入一天总饮水量的3/4,以免晚间饮水过多,造成排尿次数增加而影响睡眠。对限制饮水量的病人,需解释限水的目的、意义及饮水量;在病人床边作限水标记;如病人口干,可用湿棉球润湿口唇或滴水润湿口腔黏膜。

5.对双目失明或双眼被遮盖的病人,除了遵循上述喂食要求外,还应告知病人喂食内容以增加进食的兴趣,促进消化液的分泌。如果病人要求自己进食,可按时钟平面图放置食物,并告知方向、食品名称,以利于病人自行取用食物,如饭放在6点的位置,汤放在12点的位置,菜放在3点、9点的位置等,并帮助病人确认。

6.巡视病人时若发现进食中出现特殊问题,应及时给予处理。

(1)恶心　如果病人进食过程中出现恶心,可暂停进食并鼓励其做深呼吸。

(2)呕吐　如果病人出现呕吐,应将其头偏向一侧,防止呕吐物吸入气管;尽快清除呕吐物并及时更换污染的衣服、被褥等;观察呕吐物的性质、颜色、量和气味并做好记录;协助病人漱口或给予口腔护理,以去除口腔异味,促进其舒适;开窗通风,除去室内不良气味。

(3)呛咳　告知病人在进食时应细嚼慢咽,不要边食边说话,以免发生呛咳。如果病人发生呛咳,应帮助病人拍背;若有异物进入喉部,应及时在腹部剑突下、肚脐上用手向上、向下推挤数次,促使异物排出,防止病人发生窒息。

(四)病人进食后的护理

1.及时清除食物残渣,撤去餐具,督促和协助病人洗手、漱口或做口腔护理,整理床单位,以保持餐后的清洁与舒适。

2.根据需要做好记录,如进食的种类、数量、进食过程中和进食后的反应等,以评价病人的进食是否达到了营养要求。

3.对于未进食、禁食或延迟进食的病人,应了解原因,采取相应措施给予及时处理,并做好交接班。

三、特殊饮食护理

对于病情危重、消化道功能障碍、不能经口或不愿经口进食的病人,为了保证其营养素的摄取、消化、吸收,维持细胞的代谢,保持组织器官的结构与功能,促进康复,临床上常根据病人的不同情况采用不同的特殊饮食护理,主要包括胃肠内营养和胃肠外营养。

胃肠内营养(enteral nutrition,EN)是采用口服或管饲等方式经胃肠道提供能量及营养素的一种支持方法,可分为要素饮食和非要素饮食。胃肠外营养(parenteral nutrition,PN)是按照病人需要,通过周围静脉或中心静脉输入病人所需的全部能量及营养素,包括氨基酸、脂肪、各种维生素、电解质和微量元素的一种营养支持方法。

(一)管饲饮食

管饲饮食(tube feeding)是特殊饮食中重要的方法之一,指经胃肠道插入导管,给病人提供必需的食物、营养液、水及药物的方法,是一种既安全又经济的营养支持方法。根据导管插入的途径,可分为:口胃管,导管经口插入胃内;鼻胃管,导管经鼻腔插入胃内;鼻肠管,导管经鼻腔插入小肠;胃造瘘管,导管经胃造瘘口插入胃内;空肠造瘘管,导管经空肠造瘘口插入空肠内。其中鼻胃管是最常见的途径。

鼻饲法(nasogastric gavage)是将导管经鼻腔插入胃内,从管内输注流质食物、水分和药物,以维持病人营养和治疗需要的方法。

【目的】

为不能经口进食的病人以鼻胃管供给食物和药物,从而维持病人营养和治疗的需要。

【适应证】

1.昏迷、口腔疾患、口腔手术后的病人。

2.破伤风等不能张口的病人。
3.早产儿、病情危重的病人。
4.拒绝进食的病人。
案例中病人出现了糖尿病非酮症高渗性昏迷,故可给予其鼻饲法供给饮食等。
【禁忌证】
1.食管、胃底静脉曲张的病人。
2.食管癌、食管梗阻的病人。
【评估】
1.病人的年龄、病情、意识状态、营养状况、治疗、活动与自理能力状况。
2.病人心理状况、对疾病的认知与合作程度。
3.病人鼻腔及食管状况。
【计划】
1.护士准备　衣帽整洁,修剪指甲,洗手,戴口罩。
2.用物准备
(1)无菌巾内　治疗碗2个(一个内盛38～40℃温开水,一个内盛38～40℃营养液)、橡胶或硅胶胃管、镊子、压舌板、纱布数块、50ml注射器。
(2)无菌巾外　治疗巾、液体石蜡、棉签、胶布、调节夹或橡皮圈、别针、听诊器、弯盘、手电筒,根据病人需要可备漱口或口腔护理用物及松节油。
3.病人准备　病人了解鼻饲饮食的目的、操作过程及注意事项,愿意配合,鼻腔通畅。戴眼镜或有义齿者,操作前应取下并妥善放置。
4.环境准备　环境清洁、无异味。
【实施】
1.操作步骤

操作步骤	要点
◆插管 1.核对　携用物至床旁,核对病人姓名、床号	• 认真执行查对制度,确认病人,避免差错
2.协助病人准备	
(1)安置体位　助病人取半坐卧位或坐位,无法坐起者取右侧卧位;昏迷病人取去枕仰卧位,头向后仰	• 坐位有利于减轻病人咽反射,利于胃管插入;根据解剖原理,右侧卧位利于胃管插入 • 头后仰可避免胃管误入气管(见图10-2A)
(2)保护床单位　将治疗巾围于病人颌下,弯盘放于便于取用处	
(3)口鼻腔准备　有义齿者取下义齿;观察鼻腔,选择通畅的一侧,用棉签清洁鼻腔	• 取下义齿,防止脱落、误咽 • 鼻腔通畅,便于插管
3.胃管准备	
(1)标记胃管　测量胃管插入长度,并做好标记	• 插入长度为前额发际至胸骨剑突处或由鼻尖经耳垂至胸骨剑突处的距离,一般成人胃管插入长度为45～55cm

续表

操作步骤	要点
(2)润滑胃管　倒少许液体石蜡于纱布上,润滑胃管前段	• 润滑胃管可减少插入时的阻力
4. 插入胃管	
(1)一手持纱布托住胃管,另一手持镊子夹住胃管前端沿选定侧鼻孔轻轻插入	• 插管时动作轻柔,夹管的镊子尖端勿碰及病人鼻黏膜,以免造成损伤
(2)插至咽喉部(10～15cm)时,根据病人具体情况进行插管	
1)清醒病人:嘱病人做吞咽动作,当病人吞咽时顺势将胃管向前推进,直至预定长度	• 吞咽动作可帮助胃管迅速进入食管,减轻病人不适,必要时让病人含水吞咽
2)昏迷病人:左手托起病人头部,使下颌靠近胸骨柄,缓缓插入胃管至预定长度	• 下颌贴近胸骨柄可增大咽喉通道的弧度,便于胃管顺利通过会咽部(见图10-2B)
	• 插管过程中,如病人出现恶心、呕吐,须暂停插管,并嘱病人做深呼吸,以分散病人注意力,缓解紧张;如胃管误入气管,应立即拔出,让病人休息片刻后再重新插管;插管不畅时,应检查口腔,了解胃管是否盘在口咽部,或将胃管抽出少许再小心插入
5. 确认　确认胃管是否插入胃内	• 确认胃管插入胃内的方法有三种:①连接注射器于胃管后回抽,有胃液抽出;②置听诊器于胃部,用注射器快速将10ml空气从胃管注入,能听到气过水声;③将胃管末端放入盛水碗中,无气泡逸出;如有大量气泡逸出,则表明误入气管
6. 固定　用胶布将胃管固定在鼻翼及颊部	• 防止胃管移动或滑出
7. 注入鼻饲液、温开水	
(1)注射器连接胃管末端,先回抽,见胃液抽出,再注入少量温开水	• 每次灌注鼻饲液之前都应抽吸胃液以确定胃管在胃内及胃管是否通畅;温开水可润滑管腔,防止鼻饲液黏附管壁
(2)缓慢灌注鼻饲液或药液	• 每次鼻饲量不超过200ml,间隔时间大于2h;鼻饲液温度以38～40℃为宜;每次抽吸鼻饲液时,应将胃管末端塞住或反折,避免灌入空气,引起腹胀
(3)鼻饲完毕后,再次注入少量温开水	• 冲净胃管,防止鼻饲液积存于管腔中变质而堵塞管腔或导致胃肠炎
8. 处理胃管末端　将胃管末端反折,用纱布包好、调节夹夹紧或用橡皮圈系紧,用别针固定于大单、枕旁或病人衣领处	• 防止胃管脱落及食物反流
9. 整理用物	

续表

操作步骤	要点
(1)清洁病人鼻孔、口腔,整理床单位,嘱病人保持原卧位 20~30min (2)洗净注射器,放于治疗盘内,用纱布盖好备用 10.**记录** 洗手,记录	• 维持原卧位有助于防止呕吐 • 鼻饲用物应每天更换消毒 • 记录时间,鼻饲液的种类、量、病人反应等
◆拔管	• 用于停止鼻饲或长期鼻饲需要更换胃管时,若是更换胃管,一般晚间拔管,次日晨再从另一侧鼻孔插入
1.**拔管前准备** 说明拔管原因;置弯盘于病人颔下夹紧胃管末端放于弯盘内;揭去固定的胶布	• 夹紧胃管,以免拔管时管内液体反流
2.**拔出胃管** 用纱布包裹近鼻孔处胃管,嘱病人深呼吸,在呼气时,边拔边用纱布擦拭胃管,到咽喉处迅速拔出	• 到咽喉处时,拔管应迅速,以免管内残留液体滴入气管
3.**整理用物** (1)置胃管于弯盘中,移出病人的视线	• 避免污染床单位,减少对病人的视觉刺激
(2)清洁病人口鼻、面部,擦去胶布痕迹,协助病人漱口,取舒适卧位 (3)整理床单位,清理用物	• 可用松节油等除去胶布痕迹
4.**记录** 洗手,记录	• 记录拔管时间和病人反应

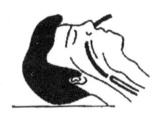 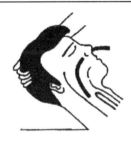

A　　　　　　　　B

图 10-2　为昏迷病人插胃管示意图

2.注意事项

(1)插管时动作要轻柔,避免损伤食管黏膜,尤其是通过食管三个狭窄部位时(环状软骨水平处、平气管分叉处、食管通过膈肌处)。

(2)每次鼻饲前应证实胃管在胃内且通畅,并用少量温水冲管后再进行喂食,鼻饲完毕后再次注入少量温开水,防止鼻饲液凝结。

(3)避免鼻饲液过冷或过热、鼻饲灌注过多或速度过快,鼻饲液温度为38~40℃,一次鼻饲量不超过200ml,每次鼻饲间隔时间不得少于2h,以确保胃的排空,防止胃潴留。

(4)新鲜果汁应与奶液分别注入,以防产生凝块;药片应碾碎溶解后注入。

(5)长期鼻饲者每天用油膏涂拭鼻黏膜,轻轻转动鼻胃管,每日进行口腔护理,定期更换胃管。

(6)注意鼻饲饮食插管的禁忌证。

为案例中的昏迷病人进行鼻饲时,还应特别注意:插管前充分润滑胃管;插管时协助病人取去枕仰卧位,头向后仰,当插至咽喉部时,左手托起病人头部,使下颌靠近胸骨柄,便于胃管顺利通过会咽部;严格掌握鼻饲液的量、温度及速度;加强基础护理,预防并发症;严密观察病情变化,监测病人营养状况。

3.健康教育

(1)向病人讲解鼻饲饮食的目的、操作过程,减轻病人焦虑,取得其配合。

(2)告知病人鼻饲液的温度、量,鼻饲的时间。

(3)向病人介绍冲洗胃管及更换胃管的相关知识。

(4)告诉病人鼻饲过程中有任何不适,应及时告知医护人员。

【评价】

1.护患沟通有效,病人及家属理解操作目的,并能主动配合。

2.操作规范、安全,无损伤、出血等并发症。

3.病人通过鼻饲获得适当营养、水分或药物。

4.拔管后病人无不适反应。

(二)要素饮食

要素饮食(elemental diets)又称元素饮食,是一种化学组成明确的精制食品,含有人体所需的易于吸收的营养成分,与水混合后可以形成溶液或较为稳定的悬浮液。它的主要特点是不含纤维素,无须经过消化过程,可直接被肠道吸收和利用,营养素齐全。

1.目的及分类 要素饮食可保证病人能量及氨基酸等营养素的摄入,促进伤口的愈合,改善病人的营养状况,达到治疗及辅助治疗的目的。根据治疗的途径,要素饮食可分为营养治疗用与特殊治疗用两大类。营养治疗用要素饮食主要包括游离氨基酸、单糖、重要脂肪酸、维生素、无机盐类和微量元素等;特殊治疗用要素饮食是针对不同种类疾病的病人,增加或减少相应营养素以达到治疗目的的要素饮食,如用于肾功能衰竭的以必需氨基酸为主的要素饮食、用于苯丙酮尿症的低苯丙氨酸要素饮食等。

2.适应证及禁忌证

(1)适应证 高代谢状态的病人,如严重烧伤及创伤、严重化脓性感染、多发性骨折等;手术前后需营养支持的病人;消化道瘘、非感染性严重腹泻等消化吸收不良的病人;肿瘤或其他消耗性疾病引起的慢性营养不良的病人;其他,如脑外伤、免疫功能低下的病人。

(2)禁忌证 3个月内的婴儿;消化道出血的病人;糖尿病病人、胰腺疾病及胃切除术后的病人应慎用。

3.应用方法 根据病人的病情需要,供给病人适当剂量和浓度的要素饮食。常用剂量一般为:营养不良病人,6.8~8.8MJ/d;超高代谢和消化道瘘病人,12.6~16.7MJ/d;慢性疾病病人及恶性肿瘤放疗、化疗期间的病人,用辅助剂量,最小为2.09MJ/d。使用时将粉状的要素饮食按比例添加水(视需要可用温开水、生理盐水、蒸馏水),配制成5%、10%、15%、20%或25%的液体。配制好的要素饮食可口服或经鼻饲、胃或空肠造瘘口滴入。

(1)口服 适用于病情较轻且能经口进食的病人。口服剂量一般50ml/次,可渐增至

100ml/次,6~10次/d。因要素饮食口味欠佳,口服时病人不易耐受,故可添加适量调味料,如果汁、菜汤等。

(2)管喂滴注

1)分次注入:将配制好的要素饮食或现成制品用注射器通过胃管注入胃内,每日4~6次,每次250~400ml。主要用于经鼻胃管或造瘘管行胃内喂养者。分次注入方便、经济,但较易引起恶心、呕吐、腹胀、腹泻等胃肠道症状。

2)间歇滴注:将配制好的要素饮食或现成制品放入有盖吊瓶内,经输注管缓慢滴注,每日4~6次,每次400~500ml,每次输注持续时间为30~60min,病人大多能耐受。

3)连续滴注:同间歇滴注的装置,在12~24h内持续滴注要素饮食,或用肠内营养泵保持恒定滴速。多用于经空肠喂养的危重病人。

4. 护理要点

(1)配制饮食时,应严格执行无菌操作原则,所有用具、导管等均需灭菌后使用。

(2)每一种要素饮食的具体营养成分、用量、浓度、滴注速度,应根据病人的具体病情,由临床医师、责任护士和营养师共同商议而定。一般原则是由低、少、慢开始,逐步增加,待病人耐受后,再稳定配餐标准、用量和速度。

(3)要素饮食的口服温度一般为37~38℃,鼻饲及经造瘘口注入时的温度宜为41~42℃。不可高温蒸煮,但可适当加温。滴注时可置热水袋于输液管远端以保持温度。

(4)已配制好的要素饮食应放在4℃以下的冰箱内保存,防止被细菌污染。并在24h内用完,防止放置时间过长而变质。

(5)要素饮食滴注前后都应用温水或0.9%NaCl溶液冲净,以防止食物积滞管腔而腐败变质。

(6)滴注过程应经常巡视病人,如出现恶心、呕吐、腹胀等症状,应及时查明原因,按需要调整速度、温度,反应严重者可暂停滴注。

(7)应用要素饮食期间应定期检查血糖、尿糖、血尿素氮、肝功能、电解质等指标,观察尿液、大便的量、次数及性状,并记录体重,做好营养评估。

(8)长期使用要素饮食者应补充维生素及矿物质。

(9)要素饮食停用时需逐渐减量,骤停易引起低血糖反应。

(10)要素饮食不能用于婴幼儿和消化道出血者;消化道瘘和短肠综合征病人宜先采用几天全肠外营养后逐渐过渡到要素饮食;糖尿病和胰腺病病人应慎用。

(三)胃肠外营养

胃肠外营养在临床应用广泛,是重危病人营养支持、疾病治疗、健康恢复的重要措施。胃肠外营养可依据病人的需要提供足够的能量、氨基酸、脂肪、碳水化合物、电解质、维生素和微量元素。其不受病人食欲和消化功能的影响,在病人不能进食、无消化酶参与的情况,仍可使病人得到所需全部营养,并可减少蛋白质的消耗,从而维持机体正常功能,达到正氮平衡,促进伤口愈合和机体康复。

根据补充营养的量,胃肠外营养可分为部分胃肠外营养(partial parenteral nutrition,PPN)和全胃肠外营养(total parenteral nutrition,TPN)两种。部分营养素通过胃肠外途径补充称部分胃肠外营养,若全部营养素都通过胃肠外途径补充称全胃肠外营养。根据应用途径不同,胃肠外营养可分为周围静脉营养及中心静脉营养。短期、部分营养支持或中心静脉置管困难时,可采用周围静脉营养;中心静脉营养用于长期、全量补充营养时。详细内容见《外科护理学》和《营养与膳食》相关章节。

附　肠内营养泵

肠内营养泵(enteral nutrition pump)是可供管饲用的营养型输液泵,是通过鼻胃管或鼻肠管连接泵管及其附件,以微电脑精确控制输注的速度、剂量、温度、输注总量等的一套完整、封闭、安全、方便的系统。该系统按照需要定时、定量对病人进行肠道营养液输入,达到维持病人生命、促进疾病及术后康复的目的。主要应用于昏迷或需要准确控制营养输入的管饲饮食病人。

1.组成　肠内营养泵主要由机壳、控制板、泵盖、蠕动泵组成(见图 10-3)。

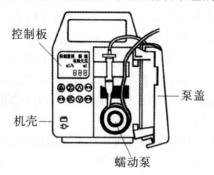

图 10-3　肠内营养泵

2.功能　可根据要求设定输入营养液的总量、流速、温度等参数,并在运行过程中可任意修改;根据指令,自动检测和控制营养液的流量、流速和温度;动态显示已经输入营养液的量、流量、流速和温度,便于随时查看;当营养液的流量、流速和温度出现异常时,可发出报警信号。

3.故障分析与排除　管道堵塞,多因营养液黏附管壁所致,应在持续滴注时每 2～4h 用 37℃左右的温开水或生理盐水冲洗管道;营养泵报警,常见原因除管道堵塞外,还见于滴管内液面过高或过低、液体滴空、电源不足等。

本章小结

饮食与营养是维持机体正常生理功能、生长发育、新陈代谢等生命活动的基本条件,护理人员应掌握相关知识,以正确有效地为病人实施饮食护理。本章从人体对营养的需要、饮食及营养与健康的关系;三大种类的医院饮食,包括基本饮食、治疗饮食和试验饮食;营养状况的评估、一般饮食护理;特殊饮食护理,包括管饲饮食、要素饮食及胃肠外营养这几个方面进行了阐述。重点是医院饮食的种类及各类饮食的适用范围、饮食原则和用法;特殊饮食中鼻饲法的操作方法及注意事项。其中三类医院饮食的适用范围、饮食原则和用法、鼻饲法的操作要点、要素饮食护理要点是本章的难点,也是各类考试常见考点,学生在学习中需要重点把握。

本章关键词:饮食;营养;基本饮食;治疗饮食;试验饮食;管饲饮食;鼻饲法;要素饮食;胃肠内营养;胃肠外营养。

课后思考

1. 医院饮食分为哪几种?其适用范围及饮食原则是什么?
2. 护士应如何做好饮食护理工作?
3. 鼻饲法操作中如何测量胃管插入的长度?有哪几种方法可以证明胃管在胃内?有哪些注意事项?
4. 病人,李某,男性,72岁,因上腹部胀痛、纳差、呕吐宿食而入院。大便隐血试验持续阳性,CT提示胃小弯占位,胃镜证实为低分化腺癌。已行胃癌根治术,术后经鼻肠管输注要素饮食,病人肠蠕动恢复后将管道拔除,鼓励其自行进食。

请问:(1)病人大便隐血试验期间,饮食应注意什么?

(2)对病人进行管饲要素饮食时,护理要点有哪些?

(3)鼻肠管拔除后,应选用哪些治疗饮食?病人的基本饮食如何过渡?

(芮 蓓)

第十一章

排泄护理

案例

李某,男,66岁,因滑倒致股骨颈骨折入院手术,现为术后第4天,医嘱卧床休养。病人主诉已3天未排大便,感觉腹痛、腹胀、乏力。入院前排便较规律。触诊腹部较硬实且紧张。询问得知,病人因担心不能恢复到伤前行走能力,情绪较低沉,所以食欲不佳,进食、饮水都较少。

问题:
1. 该病人发生了什么问题?
2. 考虑可能是哪些原因引起?
3. 如何处理?

本章学习目标

1. 掌握排尿异常的护理,导尿术、留置导尿管术的方法和注意事项。
2. 掌握留置尿管病人的护理。
3. 掌握排便异常的护理,大量不保留灌肠、保留灌肠的方法及注意事项。
4. 熟悉排尿的评估,膀胱冲洗的定义、目的、方法、注意事项。
5. 熟悉排便的评估,小量不保留灌肠法、肛管排气法的目的、方法、注意事项。
6. 熟悉清洁灌肠、口服高渗溶液清洁肠道、简易通便法。
7. 了解与排尿、排便有关的解剖与生理。
8. 在实施与排尿有关的护理技术中,严格遵守无菌技术操作原则,避免感染发生。
9. 以严肃、认真、尊重的态度实施各项护理技术,保护病人隐私,减少暴露,注意病人的舒适与安全。

泌尿系统及消化系统是人体主要的排泄途径。人体正常的排泄功能可受许多因素影响,因此护士应掌握与排泄有关的知识和技术,帮助或指导人们获得最佳的健康和舒适状态。

第一节 排尿护理

泌尿系统包括肾脏、输尿管、膀胱和尿道。肾脏生成尿液，经输尿管流至膀胱。一般膀胱内尿液达到400~500ml会产生尿意，通过排尿反射由尿道排出。男性尿道长18~20cm，有三个生理狭窄（尿道内口、膜部、尿道外口）和两个弯曲（耻骨下弯、耻骨前弯）。女性尿道长4~5cm，较男性短而宽弛。当膀胱储尿量超过500ml时，膀胱壁的感受器受刺激，冲动沿盆神经传入，引起脊髓骶段初级排尿中枢兴奋。同时冲动也到达大脑的高级排尿中枢产生尿意。排尿反射进行时，冲动沿盆神经传出，使膀胱逼尿肌收缩，内括约肌松弛，尿液进入后尿道，并且刺激后尿道的感受器，使冲动再次沿盆神经传到脊髓，反射性地抑制阴部神经使外括约肌松弛，于是尿液被强大的膀胱内压驱出。同时，膈肌、腹肌、尿道海绵体肌收缩加速尿液排出。排尿受大脑控制，若环境不适宜，排尿反射受抑制。小儿大脑发育不完善，对初级排尿中枢的抑制弱，会出现排尿次数多及夜间遗尿，2~3岁后才能自我控制。

一、排尿的评估

（一）影响排尿因素的评估

正常情况下，排尿受意识控制，无痛苦、无障碍，是一个自然的生理过程。

1. 心理因素　一个人所受的暗示，任何身体感觉的刺激均可诱发排尿，如听到水流声或沐浴时。紧张或焦虑可促进排尿导致尿频，也可引起肌肉紧张抑制排尿，发生尿潴留。

2. 文化因素　社会规范要求在隐蔽的场所排尿，否则人会产生压力，妨碍正常的排尿。

3. 个人习惯　每个人都会形成各自的排尿习惯，如姿势、环境、时间、是否需要放松技巧等。大多数人会对排尿时间养成习惯，而且与日常作息时间相关。

4. 液体和饮食的摄入　若其他影响体液的因素不变，尿液生成量与液体摄入量成正比。摄入液体的种类也可影响尿液的生成，如咖啡、茶、酒精性饮料等有利尿作用。食物含水较多或高蛋白饮食均可使尿量增加；而含盐较高的饮食则会造成水钠潴留，减少尿液的排出。

5. 气候变化　夏季出汗多，体内水分减少，尿量减少；冬天寒冷，外周血管收缩，循环血量增加，体内水分相对增多，尿量增加。

6. 肌张力　肌张力降低，不能有效收缩腹部肌肉以增加腹内压，将导致无法排尿或完全排空膀胱。骨盆肌张力不足会降低外括约肌止住尿液的能力，使尿液无意识地流出。但肌张力过强反而会阻断尿液排出。

7. 疾病　神经系统的损伤和病变、泌尿系统的感染、结石、肿瘤、尿道狭窄或肾脏的免疫功能障碍等均可影响排尿。

8. 药物　有些药物可直接影响排尿，如利尿剂阻碍肾小管对钠盐的再吸收，增加排尿量；止痛剂和镇静剂则通过抑制中枢神经系统，降低神经反射作用而间接干扰排尿。

9. 手术及检查　病人在术前往往水分不足，而术中又丢失了一部分体液，因此尿液生成减少。部分病人术后发生尿潴留，是因麻醉剂干扰排尿反射。外伤或手术若伤及泌尿器官及其周围组织，也会影响排尿。一些诊断性检查要求病人禁食一段时间，使液体摄入减少。

10. 其他因素　怀孕期间,子宫渐大、重量渐增而压迫膀胱,造成孕妇尿频。老年人因为膀胱肌张力降低也会出现尿频。老年男性前列腺增生压迫尿道,会出现排尿困难。

(二)排尿状态的评估

1. 排尿次数　排尿次数因尿液生成情况而不同,一般成人日间3～5次,夜间0～1次。

2. 尿量　正常成人每昼夜尿量常在1000～2000ml之间,平均在1500ml,每次尿量200～400ml。尿量的多少与液体摄入量和肾脏排泄量有关。

3. 颜色　正常新鲜尿液的颜色因其所含尿胆原和尿色素量的多少而呈淡黄色或深黄色。当尿液浓缩、尿量少时,尿色深;反之,则尿色淡。进食大量胡萝卜或服用核黄素片时,尿液的颜色呈深黄色,服用酚酞时碱性尿液呈粉红色。病理情况时,尿液的颜色可有以下变化:

(1) 血尿　尿液内含有一定量的红细胞。因出血量不同可呈淡红色云雾状、洗肉水样或混有血凝块。常见于急性肾小球肾炎、输尿管结石、泌尿系统肿瘤、结核及感染。

(2) 血红蛋白尿　因大量红细胞在血管内破坏而形成,呈浓茶色、酱油样色。常见于血型不合引起的溶血、恶性疟疾和阵发性睡眠性血红蛋白尿。

(3) 胆红素尿　呈深黄或黄褐色,震荡后泡沫也呈黄色,见于阻塞性或肝细胞性黄疸。

(4) 乳糜尿　为乳白色尿液,内含淋巴液,见于丝虫病。

4. 透明度　正常新排出的尿液澄清、透明,放置后可出现微量絮状沉淀,系蛋白、盐类和上皮细胞凝结而成。蛋白尿不影响尿液的透明度,但震荡后可产生较多且不易消失的泡沫。新鲜尿液发生混浊的原因有:①尿中含大量尿盐,加热或加酸、加碱可溶解。②尿含脓细胞、炎性渗出物或细菌等,加热或加酸、加碱,混浊均不消失,见于泌尿系统感染。

5. 气味　正常尿液气味来自尿中的挥发性酸。尿液久置,尿素分解产生氨而有氨臭味。新鲜尿液即有氨臭味,提示泌尿系统感染。糖尿病酮症酸中毒时的尿液呈烂苹果味。

6. 比重　尿比重反映肾脏的浓缩功能,一般与尿量成反比。正常成人的尿比重波动于1.015～1.025之间,若经常固定于1.010左右,提示肾功能严重障碍。

7. 酸碱反应　正常尿液多呈弱酸性,pH平均为6(4.5～7.5)。尿液偏酸性见于酸中毒、糖尿病、口服维生素C、进食大量肉类;偏碱性见于碱中毒、严重呕吐、进食大量蔬菜。

(三)排尿异常的评估

1. 多尿(polyuria)　指24h尿量经常超过2500ml。暂时性多尿见于饮水过多、妊娠;病理性多尿可见于肾脏浓缩功能不全和内分泌疾病,如肾功能衰竭、糖尿病、尿崩症。

2. 少尿(oliguria)　指24h尿量少于400ml或每小时尿量少于17ml。见于发热、液体摄入过少、休克等病人体内血液循环不足,以及心脏、肾脏、肝脏功能衰竭病人。

3. 无尿(anuria)或尿闭(urodialysis)　指24h尿量少于100ml或12h内无尿。见于严重血液循环不足,如严重休克、急、慢性肾功能衰竭和药物中毒等病人。

4. 膀胱刺激征　主要表现为尿频、尿急、尿痛,且常伴有血尿。见于膀胱和尿道感染,膀胱和尿道结石、异物的机械性刺激。尿频是指单位时间内排尿次数增多;尿急是指病人一有尿意即迫不及待需要排尿,不能控制;尿痛是指排尿时膀胱区及尿道疼痛或有烧灼感。

5.尿潴留(retention of urine) 指膀胱胀满而不能自主排出尿液,膀胱高度膨胀,容积可增至3000~4000ml达脐部水平,腹部隆起。病人主诉下腹胀痛,排尿困难。体检可见耻骨上膨隆,扪及囊样包块,叩诊呈实音,有压痛。引起尿潴留的常见原因有:

(1)机械性梗阻 膀胱颈部或尿道有梗阻性病变,如前列腺增生或肿瘤压迫尿道。

(2)动力性梗阻 膀胱、尿道无器质性梗阻病变,而排尿功能出现障碍,如外伤、疾病或使用麻醉剂所致脊髓初级排尿中枢活动障碍或抑制,不能形成排尿反射。

(3)其他原因 如无法用力排尿、排尿姿势改变、情绪焦虑或窘迫使排尿不能及时进行。由于尿液存留量过多、存留时间过长、膀胱过度充盈,导致膀胱收缩无力造成尿潴留。

6.尿失禁(incontinence of urine) 指排尿失去意识控制或不受意识控制,尿液不自主地流出。根据尿失禁的原因可分为:

(1)真性尿失禁(完全性尿失禁) 指膀胱稍有存尿即不自主流出而处于空虚状态。见于脊髓与大脑皮质之间联系受损,排尿反射失去大脑控制,膀胱逼尿肌无抑制性收缩,如昏迷、截瘫;手术、分娩引起膀胱括约肌或其支配神经损伤而致括约肌功能障碍;膀胱阴道瘘。

(2)假性尿失禁(充溢性尿失禁) 当膀胱内尿液充盈达一定压力时即不自主溢出少量;尿液排出膀胱内压降低时,排尿即停止,但膀胱仍胀满。见于脊髓初级排尿中枢受抑制。

(3)压力性尿失禁(不完全性尿失禁) 因括约肌张力减低、骨盆底肌肉及韧带松弛,咳嗽、喷嚏或运动时,腹肌收缩、腹内压升高而不自主地排出少量尿液,多见于中老年妇女。

二、排尿异常的护理

(一)尿潴留病人的护理

1.心理护理 针对病人的心态给予解释和安慰,以缓解病人的窘迫及焦虑不安。

2.提供隐蔽的排尿环境 关闭门窗,屏风遮挡,请无关人员回避。适当调整治疗和护理时间,使病人安心排尿。

3.调整体位和姿势 尽量以病人习惯的姿势排尿,如在病情许可的情况下抬高上身或坐起排尿。需要绝对卧床休息或某些手术病人应提前有计划地训练床上排尿。

4.利用条件反射诱导排尿 如听流水声、用温水冲洗会阴部、温水坐浴等方法;也可针刺中极、曲骨、三阴交或艾灸关元、中极等穴位,刺激排尿。目前,关于诱导排尿方法的研究很多,比较成熟的是开塞露纳肛法,此法是利用排便促使排尿的神经反射原理。

5.热敷、按摩 可放松肌肉,促进排尿。若病情允许,可用手掌自病人膀胱底部向下推移按压以协助排尿。注意用力均匀,逐渐加大压力,切忌用力过猛而损伤膀胱。

6.健康教育 指导病人养成定时排尿、不憋尿的习惯,教会病人正确的自我放松方法。

7.必要时遵照医嘱给予药物治疗 可肌内注射氯化卡巴胆碱等。

8.以上措施均无效时,可遵医嘱行导尿术。

(二)尿失禁病人的护理

1.心理护理 尿失禁会给病人造成很大的心理压力,护士应安慰病人,使之树立信心,配合治疗及护理,以恢复排尿功能。还应注意及时开窗通风除去不良气味,解除病人的困窘。

2.皮肤护理 尿液对病人皮肤的刺激,易发展成压疮。因此应保持皮肤的清洁和干燥,注意及时用温水清洗会阴部皮肤。同时,可使用尿垫、床上铺橡胶单和中单,及时更换衣裤、床单、床垫等以保持皮肤和床褥的清洁干燥,除去异味。

3.外部引流 必要时应用接尿装置引流尿液。可用尿壶或接尿器为病人接尿(见图11-1),男性病人还可用带胶管的阴茎套接尿。但接尿器和阴茎套不可长时间使用,至少每日取下一次,清洗会阴部,以免发红、水肿或破损。

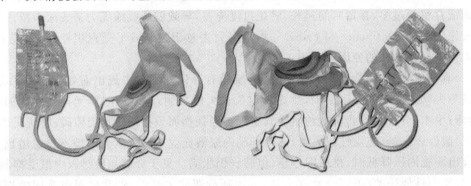

图11-1 密闭式接尿器

4.重建正常的排尿功能

(1)保证液体摄入量 护士应向病人说明水对促进排尿反射和预防尿道感染的重要性。病情允许时,指导病人每日摄入液体2000~3000ml,且在日间完成,以免影响夜间睡眠。

(2)定时提供便器 注意观察病人的排尿反应,及时提供便器,建立规律的排尿习惯。日间每隔1~2h,夜间每隔4h提供一次便器,并不断延长时间间隔,促进排尿功能恢复。

(3)锻炼肌肉力量 指导病人锻炼骨盆底部肌肉以增强控制排尿的能力。病人取立、坐或卧位,试做排尿(排便)动作,先慢慢收紧骨盆底部肌肉,再缓缓放松,每次10s左右,连续10遍,每日数次,以不觉疲乏为宜。病情许可时,可做抬腿运动或下床走动。

5.留置导尿术 以上措施均无效可采用留置导尿术,避免尿液浸渍皮肤,发生皮肤破溃,同时应定时排放尿液锻炼膀胱壁肌肉张力,重建膀胱储存尿液的功能。

三、与排尿有关的护理技术

(一)导尿术(catheterization)

导尿术是在严格无菌操作下,用导尿管自尿道插入膀胱引出尿液的方法。导尿术易引起医源性感染,因此只有在必要的情况下才执行,而且必须严格遵守无菌技术操作原则。

【目的】

1.为尿潴留病人放出尿液,减轻痛苦。

2.协助临床诊断 如留取不受污染的尿标本做细菌培养;测量膀胱容量、压力及检查残余尿;进行尿道或膀胱造影等。

3.为膀胱肿瘤病人进行膀胱腔内化疗。

【评估】

1.病人的年龄、病情、治疗、活动与自理能力状况。

2.病人的心理状况、对导尿的认知、合作程度及耐受力状况。

3.病人的膀胱充盈度及会阴部皮肤黏膜情况。

【计划】

1.护士准备　着装整洁,修剪指甲、洗手、戴口罩。

2.用物准备

(1)无菌导尿包　有10号、12号导尿管各1根,小药杯1个(内盛4枚棉球),治疗碗1只,弯盘1个,血管钳2把,润滑油棉球瓶1个,洞巾1块,纱布2块,标本瓶1个。

(2)外阴初步消毒用物　治疗碗1只(内盛消毒液棉球10余枚,血管钳或镊子1把),弯盘1个,一次性手套1副。也可使用一次性导尿包(包括初步消毒、再次消毒和导尿用物)。

(3)其他　无菌手套1副,无菌持物钳和容器1套,消毒溶液,弯盘1个,小橡胶单及治疗巾各1块或一次性垫巾1块,便盆及便盆巾,屏风。天气冷时备浴巾1块。

(4)导尿管的种类(见图11-2)　分为单腔导尿管(用于一次性导尿术)、双腔导尿管(用于留置导尿管术)、三腔导尿管(用于膀胱冲洗或向膀胱内滴药)三种。

(5)若病人无自理能力,护士还需备清洗外阴用物。

3.病人准备

(1)了解导尿目的、意义、过程和注意事项,学会如何配合。

(2)根据自理能力清洗外阴,做好导尿准备。

4.环境准备　酌情关闭门窗,屏风遮挡,调节室温,光线充足。

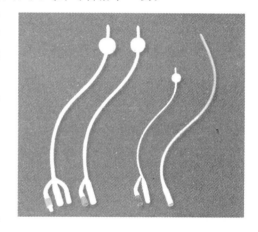

图11-2　导尿管的种类

【实施】

1.操作步骤

操作步骤	要点
1.核对　备齐用物携至病人床旁,再次核对、解释	• 确认病人
2.准备	
(1)移床旁椅于操作同侧的床尾,将便盆放床尾椅上,打开便盆巾	• 便于操作
(2)松开床尾盖被,帮助病人脱去对侧裤腿,盖在近侧腿上并盖上浴巾,对侧腿用盖被遮盖	• 保暖,保护病人隐私
3.体位　协助病人取屈膝仰卧位,两腿略外展	• 使会阴部显露,便于操作
4.垫巾　将小橡胶单和治疗巾垫于病人臀下,弯盘置于近外阴旁,治疗碗置于弯盘后	• 防止床单污染、受潮 • 便于操作,节省时间
5.根据男、女病人尿道特点分别进行消毒、导尿	

◆女性病人导尿术

续表

操作步骤	要点
(1) 初步消毒 一手戴手套,一手持血管钳夹取棉球,消毒阴阜、两侧大阴唇,再以戴手套的手分开大阴唇,消毒两侧小阴唇和尿道口,污棉球置弯盘内。消毒完毕,脱下手套置弯盘内,并将弯盘移至床尾或放在治疗车下层	• 每枚棉球限用一次,消毒顺序由外向内、自上而下。夹取棉球时,应夹棉球中心部位,使棉球裹住钳尖,避免在消毒时损伤组织
(2) 打开导尿包 在病人两腿之间打开导尿包外层包布,用无菌持物钳展开内层包布并显露小药杯,倒消毒液于药杯内,浸湿棉球	• 严格执行无菌技术 • 倒药液时勿跨越无菌区 • 嘱病人勿移动肢体,保持原有的体位,避免无菌区域被污染
(3) 戴无菌手套,铺洞巾	• 使洞巾和内层包布形成一无菌区,便于操作
(4) 润滑导尿管 按顺序排列好用物,选择一根合适的导尿管,用润滑油棉球润滑导尿管前段	• 选择光滑和粗细适宜的导尿管:小儿一般选用8~10号导尿管,成人选用10~12号导尿管 • 润滑导尿管可减轻尿管对黏膜的刺激和插管时的阻力
(5) 再次消毒 弯盘放在外阴处,小药杯放于弯盘后。一手分开并固定小阴唇,一手持血管钳夹取消毒液棉球,依次消毒尿道口、小阴唇、尿道口,污棉球、血管钳、小药杯放于弯盘内推至床尾	• 消毒顺序由内向外再向内,自上而下,每个棉球限用一次 • 消毒尿道口时停留片刻,使消毒液与尿道口黏膜充分接触
(6) 插管 继续固定小阴唇,另一手将无菌治疗碗或弯盘置于洞巾口旁。嘱病人张口呼吸,用另一血管钳夹持导尿管,对准尿道口轻轻插入尿道4~6cm(见图11-3),见尿液流出再插入1cm左右,松开固定小阴唇的手固定导尿管,将尿液引流入治疗碗或弯盘内	• 继续固定小阴唇,既可避免尿道口污染,又可充分暴露尿道口,便于插管 • 嘱病人张口呼吸、放松,有利于减少插管阻力
◆男性病人导尿术	
(1) 初步消毒 一手戴手套,一手持血管钳夹消毒液棉球依次消毒阴阜、阴囊、阴茎。再用无菌纱布裹住阴茎将包皮向后推,暴露尿道口,自尿道口向外向后旋转擦拭消毒尿道口、龟头及冠状沟,污棉球置弯盘内。消毒完毕,脱下手套置弯盘内,并将弯盘移至床尾或治疗车下层	• 自阴茎根部向尿道口擦拭 • 包皮和冠状沟易藏污垢,应注意彻底消毒,预防感染
(2) 打开导尿包 在病人两腿之间,打开导尿包外层包布,用无菌持物钳展开内层包布并显露小药杯,倒消毒液于药杯内,浸湿棉球	• 嘱病人勿移动肢体,保持原有的体位,避免无菌区域被污染
(3) 戴无菌手套,铺洞巾	• 使洞巾和内层包布形成一无菌区,便于操作
(4) 润滑尿管 按操作顺序排列好用物,选择一根合适的导尿管,用润滑油棉球或润滑止痛胶润滑导尿管前段	• 尿管选择要合适
(5) 再次消毒 一手用无菌纱布包住阴茎,将包皮向后推,暴露尿道口,另一手持血管钳夹消毒液棉球,再次消毒尿道口、龟头及冠状沟。污棉球、小药杯、血管钳置弯盘内推至床尾	

续表

操作步骤	要点
(6)插管　一手用纱布固定阴茎并提起,使之与腹壁成60°角,将弯盘或治疗碗置洞巾口旁,嘱病人张口呼吸,用另一血管钳夹持导尿管,对准尿道口轻轻插入尿道20～22cm(见图11-4),见尿液流出后再插入1～2cm,将尿液引入治疗碗或弯盘内	• 阴茎上提,使耻骨前弯消失,利于插管 • 男性尿道较长,又有三个狭窄,插管时略有阻力。因此在插管过程中受阻时,稍停片刻,请病人深呼吸,减轻尿道括约肌的紧张,再缓缓插入导尿管。切忌用力过快、过猛而损伤尿道黏膜
6.**放尿**　如治疗碗内盛2/3满尿液,可夹住导尿管尾端,倒尿液入便器内,再打开导尿管继续放尿	• 注意观察病人反应及感觉
7.**留尿标本**　若需做尿培养,用无菌标本瓶接取中段尿液5ml,盖好瓶盖,放置于合适处	• 防止遗忘、丢失或污染
8.**拔管**　导尿毕,夹住导尿管末端,轻轻拔出导尿管,撤下洞巾,擦净外阴	• 避免损伤尿道黏膜
9.**脱手套,撤巾**　脱去手套置弯盘内,撤出病人臀下的橡胶单和治疗巾放于治疗车下层	
10.**整理** (1)协助病人穿好裤子,取舒适卧位 (2)整理床单位,清理用物 (3)测量尿量,尿标本贴标签后送检 11.**洗手,记录**	• 标本及时送检,保证检验结果的准确性 • 记录导尿的时间、导出的尿量、病人的反应等

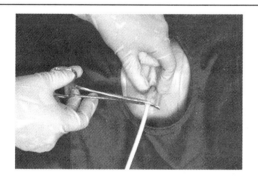

图11-3　女病人导尿插管

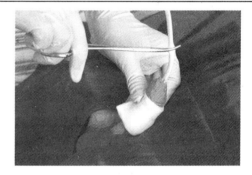

图11-4　男病人导尿插管

2.注意事项

(1)操作中注意保护病人,严格按无菌技术操作原则进行。

(2)掌握男性和女性尿道的解剖特点,避免损伤和导致泌尿系统感染。

(3)经产妇和老年女性因会阴部肌肉松弛而尿道回缩,使尿道外口位置发生变化。插管时要仔细辨认,避免误入阴道。若误入阴道,应另换无菌导尿管重新插管。

(4)对膀胱高度膨胀且又极度虚弱的病人,第一次放尿不要超过1000ml。因为大量放尿,使腹腔内压急剧下降,血液大量滞留在腹腔血管内,可致血压下降而虚脱。又因膀胱内压突然降低,可致膀胱黏膜急剧充血,发生血尿。

3.健康教育

(1)向病人讲解导尿的目的和意义。

(2)教会病人配合操作,防止污染。
(3)介绍相关疾病的知识。

【评价】

1. 用物齐备,操作方法和步骤正确、熟练。病人的痛苦减轻,感觉舒适。
2. 严格遵守无菌操作原则,动作轻稳,病人未发生泌尿系统感染或损伤。
3. 护患沟通有效,保护病人自尊,能满足病人的心理需要。

(二)留置导尿管术(retention of catheterization)

留置导尿管术是在导尿后,将导尿管保留在膀胱内引流尿液的方法。

【目的】

1. 抢救危重、休克病人时正确记录每小时尿量、测量尿比重,以密切观察病情变化。
2. 盆腔手术前排空膀胱,使膀胱持续保持空虚状态,避免术中误伤。
3. 某些泌尿系统疾病术后留置尿管便于引流和冲洗,并减轻手术切口张力,利于愈合。
4. 为尿失禁或会阴部有伤口的病人引流尿液,保持会阴部的清洁干燥。
5. 为尿失禁病人行膀胱功能训练。

【评估】

1. 病人的年龄、病情、治疗、活动与自理能力状况。
2. 病人的意识状态、心理状况、对留置导尿管术的认知与合作程度、耐受力情况。
3. 病人膀胱的充盈度及会阴局部皮肤黏膜的情况。

【计划】

1. **护士准备**　着装整洁,修剪指甲,洗手,戴口罩。
2. **用物准备**　同导尿术用物,另备无菌集尿袋1只、橡皮圈1个、安全别针1个。为防止导尿管脱落,留置导尿管术一般选择无菌气囊导尿管(多用双腔气囊导尿管),则需备10ml或20ml无菌注射器1副、无菌0.9% NaCl溶液10~40ml。也可用一次性留置导尿用物。
3. **病人准备**　病人及家属了解留置导尿的目的、过程和注意事项,并学会如何配合。根据病人自理能力,嘱其自行清洗或协助清洗外阴。
4. **环境准备**　酌情关闭门窗,屏风遮挡,调节室温,光线充足。

【实施】

1. 操作步骤

操作步骤	要点
1. **核对**　备齐用物携至病人床旁,再次核对、解释	· 严格遵守查对制度
2. **导尿**　同导尿术消毒会阴部及尿道口,插入导尿管,见尿后再插入5~7cm	· 严格遵守无菌技术操作原则,防止泌尿系统感染
3. **排尿、夹管**　排出尿液后,夹住导尿管尾端	

续表

操作步骤	要点
4.**固定** 根据导尿管上注明的气囊容积向气囊内注入等量气体或0.9% NaCl溶液,轻拉导尿管有阻力感,即证实导尿管固定于膀胱内。移开洞巾,脱下手套	• 双腔气囊导尿管采用硅胶制成,与组织有较好的相容性,刺激性小。导尿管前端有一气囊,当注入一定量的气体或液体后,可将导尿管固定于膀胱内。向球囊注入气体或液体的量,要根据导尿管的型号而定 • 膨胀的气囊不宜卡在尿道内口,以免气囊压迫膀胱内壁,造成黏膜的损伤
5.**接集尿袋** 将导尿管的末端与集尿袋的引流管接头处相连,用橡皮圈和安全别针将集尿袋的引流管固定在床单上,开放导尿管	• 别针固定要妥当,既要避免伤害病人,又不能使引流管滑脱 • 引流管要留出足够的长度,防止病人因翻身牵拉使尿管脱出。嘱病人不要牵拉导尿管,即使有不适也不宜碰触导尿管插入部分
6.**固定集尿袋** 集尿袋妥善固定在低于膀胱的高度(见图11-5)	• 防止尿液逆流引起泌尿系统感染
7.**整理** 助病人穿好裤子,取舒适卧位;整理床单位,清理用物	
8.**洗手,记录**	• 记录留置导尿的时间、尿液的量、性质、颜色等

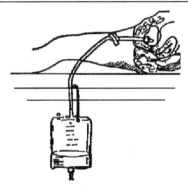

图11-5 集尿袋固定法

2.注意事项 同导尿术。

3.留置导尿管病人的护理

(1)防止泌尿系统逆行感染

1)保持尿道口清洁:每日给予会阴擦洗。

2)保持引流通畅,避免导管受压、扭曲、牵拉、堵塞等。

3)定期更换引流装置、更换尿管。

4)集尿袋引流管应低于膀胱,并避免受压、扭曲、堵塞等造成引流不畅以及尿液反流。

5)病情许可,鼓励病人多饮水以增加尿量达到自然冲洗尿路的作用。

(2)训练病人的膀胱反射功能 拔管前采用间歇式夹闭引流管,每3～4h开放1次,使膀胱定时充盈和排空,促进膀胱功能的恢复。

(3)注意倾听病人的主诉并观察尿液情况　发现尿液混浊、沉淀、有结晶时,应作膀胱冲洗,每周尿常规检查1次。

4.健康教育

(1)向病人及其家属解释留置导尿的目的和护理方法,并鼓励其主动参与护理。

(2)说明摄取足够水分和进行适当活动对预防泌尿系统感染的重要性。

【评价】

1.病人及家属能充分认识留置尿管护理的重要性,且能配合。

2.有较强的无菌观念,操作熟练、正确,无污染。

3.留置导尿管期间,导尿管无滑脱,尿液引流通畅,病人未发生泌尿系统感染。

(三)膀胱冲洗(bladder irrigation)

膀胱冲洗是利用三通导尿管,将溶液灌入到膀胱内,再利用虹吸原理将灌入的液体引流出来的方法。目前,对留置导尿管的病人为预防泌尿系统的感染,提倡进行生理性膀胱冲洗,即在病情允许的情况下,鼓励病人多喝水,每日饮水量2000~3000ml,以增加尿量,达到稀释尿液、冲洗膀胱、清除沉淀物、防止导尿管堵塞,维持尿液引流通畅的目的。

【目的】

1.对留置导尿管的病人,保持其尿液引流通畅。

2.清除膀胱内的血凝块、黏液、细菌等异物,预防感染。

3.治疗某些膀胱疾病,如膀胱炎、膀胱肿瘤。

【评估】

1.病人的年龄、生命体征、病情、排尿情况、治疗、活动与自理能力状况。

2.病人的意识状态、心理状况、对膀胱冲洗的认知与合作程度。

3.病人的留置导尿管情况及会阴部皮肤黏膜的情况。

【计划】

1.护士准备　着装整洁,修剪指甲、洗手,戴口罩。

2.用物准备

(1)无菌治疗盘内置　治疗碗1个、镊子1把、70%的乙醇棉球数个、无菌膀胱冲洗器1套(见图11-6)、血管钳1把,也可用一次性膀胱冲洗器装置(见图11-7)。

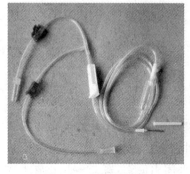

图11-6　膀胱冲洗器

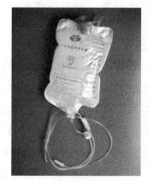

图11-7　一次性膀胱冲洗装置

(2)启瓶器、输液架、输液瓶套、便盆及便盆巾。

(3)常用冲洗溶液 无菌0.9%NaCl溶液、0.02%呋喃西林溶液、3%硼酸溶液、0.1%新霉素溶液,温度为38～40℃。若为前列腺增生摘除术后病人,用4℃左右的0.9%NaCl溶液。

3.病人准备 病人及家属了解膀胱冲洗的目的、过程和注意事项,并学会如何配合。

4.环境准备 酌情关闭门窗,屏风遮挡,调节室温,光线充足。

【实施】

1.操作步骤

操作步骤	要点
1.**核对** 备齐用物携至病人床旁,再次核对、解释	• 确认病人
2.**导尿、固定** 按留置导尿管术插好并固定导尿管	• 严格遵守无菌技术操作原则,防止泌尿系统感染
3.**排空膀胱**	• 便于冲洗液顺利滴入膀胱,有利于药液与膀胱壁充分接触,并保持有效浓度,达到冲洗目的
4.**准备药液,连接膀胱冲洗装置** (1)启开冲洗液瓶铝盖中心部分,常规消毒瓶塞,打开膀胱冲洗器,将冲洗导管针头插入瓶塞,将冲洗液瓶倒挂于输液架上,排气后关闭导管	
(2)分开导尿管与集尿袋引流管接头连接处并消毒,将导尿管和引流管分别与膀胱冲洗器"Y"形管的两个分管相连接	• 膀胱冲洗器类似静脉输液导管,其末端为"Y"形。"Y"形管的一个分管连接引流管,另一个分管连接导尿管。应用三腔导尿管时,可免用"Y"形管
5.**冲洗** 关闭引流管,开放冲洗管,使溶液滴入膀胱,调节滴速。待病人有尿意或滴入200～300ml溶液后,关闭冲洗管,开放引流管,将冲洗液全部引流出来,再关闭引流管。按需要如此反复冲洗(见图11-8)	• 瓶内液面距床面约60cm,以便产生一定的压力,使液体能够顺利滴入膀胱
	• 滴速一般60～80滴/min,滴速不宜过快,以免引起强烈尿意,迫使冲洗液从导尿管侧溢出尿道外
	• 如滴入治疗用药须在保留30min后再引流。"Y"形管须低于耻骨联合,以便引流彻底
	• 若病人出现不适或有出血情况,立即停止冲洗,并与医生联系
6.**连接集尿袋** 冲洗毕,取下冲洗管,消毒导尿管口和引流接头并连接	
7.**清洁外阴,固定导尿管**	• 减少外阴部细菌的数量
8.**整理,洗手,记录**	• 记录冲洗液名称、冲洗量、引流量、引流液性质、冲洗过程中病人反应等

2.注意事项

(1)严格无菌技术操作,防止医源性感染。

(2)每天冲洗 3~4 次,每次冲洗量 500~1000ml。

(3)在冲洗过程中,若流出的液体量少于注入的液体量,可能系导尿管内有脓块或血块阻塞,可增加冲洗次数或更换导尿管。

(4)冲洗时,嘱病人深呼吸,尽量放松,以减轻疼痛。若病人出现腹痛、腹胀、膀胱剧烈收缩等情形,应暂停冲洗。

(5)冲洗后若出血较多或血压下降,应立即报告医生给予处理,并注意准确记录冲洗液量及性状。

3.健康教育同留置导尿管术。

【评价】

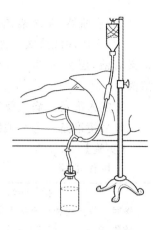

图 11-8　膀胱冲洗

1.病人及家属能够认识膀胱冲洗的重要性,能够配合。

2.操作正确、熟练,无菌观念强,操作中无污染。

3.关心、爱护病人,注意保护病人隐私。

4.病人尿管引流通畅,症状减轻或消失,无异常情况发生。

第二节　排便护理

大肠是参与排便的主要器官,包括盲肠、结肠、直肠和肛管。大肠的生理功能主要是吸收水分、电解质和维生素;形成粪便并排出体外;利用肠内细菌制造维生素;排出气体。

大肠的运动少而慢,对刺激的反应较迟缓,其运动形式中的蠕动和集团蠕动,可引发排便反射。除排便前和排便时,直肠腔通常无粪便。当肠蠕动将粪便推入直肠时,刺激壁内的感受器,冲动经盆神经和腹下神经传至脊髓腰骶段初级排便中枢,同时上传到大脑皮质引起便意和排便反射。通过盆神经传出冲动,使降结肠、乙状结肠和直肠收缩,肛门内括约肌舒张;同时阴部神经冲动减少,提肛肌收缩,肛门外括约肌舒张。此外,由于支配腹肌和膈肌的神经兴奋,腹肌、膈肌收缩,腹内压增加,共同促使粪便排出体外。

排便受大脑控制,意识可以加强或抑制排便。若经常有意识地遏制便意,直肠对粪便压力刺激的敏感性会降低,粪便在大肠内停留过久,水分吸收过多而干结,造成排便困难。

一、排便的评估

(一)影响排便因素的评估

1.心理因素　精神抑郁时,身体活动减少,肠蠕动减少而导致便秘;情绪紧张、焦虑可导致迷走神经兴奋,肠蠕动增加而致吸收不良、腹泻的发生。

2.社会文化因素　排便是个人隐私的观念已被大多数社会文化所接受。当个体因排便问题需要医务人员帮助而丧失隐私时,就可能压抑排便的需要而造成功能异常。

3.年龄　2~3 岁以下的婴幼儿,神经肌肉系统发育不全,不能控制排便;老年人因腹壁肌肉张力下降、胃肠蠕动减慢、肛门括约肌松弛等原因亦会出现排便异常。

4. 食物与液体摄入 均衡饮食与足量的液体是维持正常排便的重要条件。富含纤维素的食物可提供必要的粪便容积,每日摄入足量液体,可以液化肠内容物使之能顺利通过肠道。当摄食量过少、食物中缺少纤维素或水分不足时,粪便变硬、排便减少而发生便秘。规律的进餐可对摄入的食物产生规律的生理反应及蠕动而维持规律的排便。

5. 活动 各种原因所致长期卧床、缺乏活动的病人,可因肌张力减退而导致排便困难。

6. 排泄习惯 许多人都有固定的排便时间,使用某种固定的便具,排便时从事某些活动如阅读等,当这些生活习惯由于环境的改变而无法维持时,就可能影响正常排便。

7. 疾病 肠道本身的疾病或身体其他系统的病变均可影响正常排便,如大肠癌、结肠炎可使排便次数增加,脊髓损伤、脑卒中等可致排便失禁。

8. 药物 缓泻药可刺激肠蠕动,减少肠道水分的吸收,直接促使排便;大剂量使用镇静剂及经常服用吗啡和可待因的副作用则是造成便秘。

9. 治疗和检查 腹部、肛门部的手术,会因为肠壁肌肉的暂时麻痹或伤口疼痛而造成排便困难;胃肠 X 线检查常需灌肠或服用钡剂,也可影响排便。

(二)排便状态的评估

1. 排便次数 一般成人每天排便1～3次,婴幼儿每天3～5次。每天超过3次(成人)或每周少于3次,应视为排便异常。

2. 排便量 正常成人每天排便量100～300g。进食精细食物,粪便量少而细腻;进食含纤维素多的蔬果、粗粮,粪便量较多。当消化器官功能紊乱时,也会出现排便量的改变。

3. 软硬度与形状 正常人的粪便为成形软便。便秘时粪便坚硬,呈栗子样;消化不良或急性肠炎者可为稀便或水样便;肠道部分梗阻或直肠狭窄,粪便常呈扁条形或带状。

4. 颜色 成人粪便呈黄褐色或棕黄色,婴儿呈黄色或金黄色。食用大量绿叶蔬菜,呈暗绿色;摄入动物血或铁剂,呈无光样黑色。病理情况下,柏油样便见于上消化道出血,暗红色血便见于下消化道出血,粪便表面粘有鲜红色血液见于痔疮或肛裂,白陶土色便见于胆道梗阻,果酱样便见于肠套叠、阿米巴痢疾,白色"米泔水"样便见于霍乱、副霍乱。

5. 内容物 主要为食物残渣、脱落的肠上皮细胞、细菌以及机体代谢废物。粪便中含有少量肉眼不易查见的黏液。若粪便表面附有血液、脓液或肉眼可见的黏液,往往存在消化道感染或出血。粪便中查见蛔虫、蛲虫、绦虫节片见于肠道寄生虫感染者。

6. 气味 肉食者粪便味重,素食者味轻。严重腹泻时,气味极恶臭;下消化道溃疡、恶性肿瘤病人,呈腐败臭味;上消化道出血的柏油样便呈腥臭味,消化不良者为酸臭味。

(三)排便异常的评估

1. 便秘(constipation) 指正常排便形态改变,排便次数减少,排出过于干硬的粪便,且排便不畅、困难。

(1)原因 某些器质性病变;排便习惯不良,常抑制便意;中枢神经系统功能障碍;情绪消沉;各类直肠肛门手术;药物的不合理使用;低纤维、高脂肪和蛋白质饮食;饮水量不足;滥用缓泻剂、栓剂、灌肠;长期卧床或活动减少等。

(2)症状和体征 粪便干硬伴腹痛、腹胀、消化不良、乏力、食欲不佳、舌苔变厚,触诊腹部较硬实且紧张,有时可触及包块,肛诊可触及粪块。

案例中的病人在入院前排便较规律,但在术后长期卧床休养期间数天未排大便,感觉腹痛、腹胀、乏力,触诊腹部较硬实且紧张,所以是正常的排便形态发生了改变,排便次数明显减少,因此判定为便秘。根据病例资料,考虑原因有以下几方面:①病人为老年人,腹壁肌肉张力下降、长期卧床、缺乏活动以及低沉的情绪,均可引起胃肠蠕动减弱,使排便发生异常。②饮食和液体摄入减少,无法产生足够的粪便容积和液化食糜,导致粪便变硬,排便减少而发生便秘。③病人需卧床休养,所以无法保持原有排便姿势,也使排便受到影响。

2.粪便嵌塞(fecal impaction) 指粪便持久滞留堆积在直肠内,坚硬不能排出,常发生于慢性便秘的病人。

(1)原因 便秘未能及时解除,粪便滞留在直肠内,水分被持续吸收。

(2)症状和体征 病人反复有排便冲动,但不能排出。常伴有食欲差、腹部胀痛,直肠肛门疼痛,肛门处有少量液化的粪便渗出。

3.腹泻(diarrhea) 指正常排便形态改变,频繁排出松散稀薄的粪便甚至水样便。短时腹泻可以帮助机体排出有害物质。但持续严重的腹泻,可使机体丧失大量水分和胃肠液,导致水、电解质和酸碱平衡紊乱;又因机体无法吸收营养物质,将导致机体的营养不良。

(1)原因 饮食不当或使用泻剂不当;情绪紧张焦虑;消化系统发育不成熟;胃肠道疾患;某些内分泌疾病如甲亢等,均可导致肠蠕动增加,发生腹泻。

(2)症状和体征 粪便松散或呈液体样,伴腹痛、肠痉挛、疲乏、恶心、呕吐、肠鸣,有急于排便的需要和难以控制的感觉。

4.排便失禁(fecal incontinence) 指肛门括约肌不受意识控制而不自主地排便。

(1)原因 神经肌肉系统的病变或损伤;精神障碍或情绪失调等。

(2)症状和体征 病人不自主地排出粪便。

5.肠胀气(flatulence) 胃肠道内有过量气体积聚,不能排出。一般情况下,胃内少量的气体可通过口腔嗝出,肠道内的气体可在小肠被吸收和通过肛门排出,不会产生不适。

(1)原因 食入产气性食物过多;吞入大量空气;肠蠕动减少;肠道梗阻及肠道手术。

(2)症状和体征 腹部膨隆,叩诊呈鼓音,腹胀、痉挛性疼痛、呃逆、肛门排气过多。当肠胀气压迫膈肌和胸腔时,可出现气急和呼吸困难。

6.排便改道(bowel diversions) 是指为治疗疾病的需要,将肠道的一部分外置于腹部表面,在腹壁建立暂时性或永久性的人工肠造口以排泄粪便,也称人造肛门,多见于直肠癌、结肠癌。

二、排便异常的护理

(一)便秘病人的护理

1.健康教育 帮助病人及家属正确认识维持正常排便习惯的意义,讲解有关知识,给予解释和指导,减轻病人的紧张情绪,防止便秘发生。

2.重建正常排便习惯 指导病人选择适合自身排便的时间(一般以早餐后为最佳),每天固定在此时间排便,不随意使用缓泻剂及灌肠等方法。

3. **合理安排膳食** 多摄取促进排便的食物,如高纤维食物;餐前提供开水、柠檬汁等热饮,促进肠蠕动;适当进食轻泻食物,如梅子汁等;多饮水,病情许可时每日液体摄入量不少于2000ml;适当食用油脂类食物。

4. **鼓励适当运动** 按个人需要拟订规律的活动计划并协助执行,如散步、打太极拳等,卧床病人可进行床上活动,指导病人进行增强腹肌和盆底部肌肉的运动。

5. **提供适当的环境** 给病人提供隐蔽的环境及充裕的排便时间,消除紧张,利于排便。

6. **选取适宜的姿势** 若病情许可,床上使用便盆时最好采取坐姿或抬高床头,利用重力作用增加腹内压促进排便;亦可让病人入厕排便。手术病人术前训练在床上使用便器。

7. **腹部环形按摩** 排便时用手自右沿结肠解剖位置向左环行按摩,可促使降结肠的内容物向下移动,并可增加腹内压促进排便。指端轻压肛门后端也可促进排便。

8. **遵医嘱给予口服缓泻药物** 缓泻剂可增加粪便中的水分,刺激肠蠕动,加速肠内容物的运行而起到导泻作用。对于老人、小孩应选择作用温和的泻剂,慢性便秘者可选用蓖麻油、番泻叶、酚酞(果导)、大黄等接触性泻剂。使用缓泻剂可暂时解除便秘,但不可长期使用或滥用,以免肠道失去自行排便的功能,导致慢性便秘。

9. **使用简易通便剂** 常用开塞露、甘油栓等,可软化粪便,润滑肠壁,刺激肠蠕动。

10. **灌肠** 以上方法均无效时,遵医嘱给予灌肠。

对案例中发生便秘的病人,可以针对原因进行护理:①根据病情,适当增加在床上的活动,进行疾病相关知识的健康教育,做好心理护理,减轻顾虑,以利于肠蠕动的恢复。②增加饮食量,多食含纤维素丰富的食物,多饮水或其他利于排便的液体。③尽量维持病人的排便习惯和姿势,有便意时可试排便,同时环形按摩腹部促进排便。④若以上措施无效,与医生联系,遵医嘱使用简易通便剂、缓泻剂或灌肠。

(二)粪便嵌塞病人的护理

1. 早期可使用栓剂、口服缓泻剂来润肠通便。

2. 必要时先行油类保留灌肠,2～3h后再做清洁灌肠。

3. **人工取便** 通常在清洁灌肠无效后按医嘱执行。术者戴上手套,将涂润滑剂的示指慢慢插入病人直肠内,然后机械地破碎粪块,逐块取出。注意动作轻柔,避免损伤直肠黏膜。病人如有心悸、头昏等不适,立刻停止操作。

4. **健康教育** 同便秘病人的护理。

(三)腹泻病人的护理

1. **去除原因** 如立即停食被污染的食物、饮料,肠道感染时遵医嘱给予抗生素治疗。

2. **卧床休息** 嘱病人卧床休息以减少肠蠕动,减少病人的体力消耗,注意腹部保暖。对不能自理的病人及时给予便器,消除其焦虑不安的情绪。

3. **膳食调理** 鼓励病人饮水,酌情给予清淡的流质或半流质食物,避免油腻、辛辣、高纤维食物。严重腹泻时可暂禁食。

4. **皮肤护理** 做好肛周皮肤护理,特别是对婴幼儿、老人、身体衰弱者,每次便后用软纸轻擦肛门、温水清洗,并在肛门周围涂油膏以保护局部皮肤。

5. 预防水和电解质紊乱　按医嘱给予止泻剂、口服补盐液或静脉输液。

6. 密切观察病情　观察并记录排便的性质和次数、液体出入量、生命体征等，必要时留取标本送检。病情危重者，注意生命体征变化。如疑为传染病，按肠道隔离原则护理。

7. 心理支持　主动关心病人，给予支持和安慰。

8. 健康教育　讲解有关知识，指导养成良好的卫生习惯，注意饮食卫生。

(四)排便失禁病人的护理

1. 心理护理　病人常感到自卑和忧郁，护理人员应表示尊重理解，给予安慰与支持。

2. 皮肤护理　同腹泻病人的护理。同时，床上铺橡胶单和中单或一次性尿垫，及时更换污湿的衣裤被单，注意观察骶尾部皮肤变化，定时按摩受压部位，预防压疮的发生。

3. 定时开窗通风，除去不良气味。

4. 如无禁忌，指导病人每天摄入足量的液体。

5. 重建控制排便的能力　了解病人排便时间，定时给予便器；与医生协调定时应用导泻栓剂或灌肠，以刺激定时排便；教会病人进行肛门括约肌及骨盆底部肌肉收缩锻炼。

(五)肠胀气病人的护理

1. 去除引起肠胀气的原因，勿食产气食物和饮料，积极治疗肠道疾患等。

2. 指导病人养成良好的饮食习惯(如细嚼慢咽)。

3. 鼓励病人适当活动，如下床散步。卧床者做床上活动，以促进肠蠕动，减轻肠胀气。

4. 轻微胀气，可行腹部热敷或按摩、针刺疗法；严重时，遵医嘱药物治疗或肛管排气。

(六)排便改道病人的护理

详见《外科护理学》相关章节。

三、与排便有关的护理技术

(一)灌肠法(enema)

灌肠法是指将一定量的液体由肛门经直肠灌入结肠，以帮助病人清洁肠道、排便、排气或由肠道供给药物或营养，达到确定诊断和治疗目的的方法。灌肠可分为保留灌肠和不保留灌肠。不保留灌肠又分为大量不保留灌肠、清洁灌肠和小量不保留灌肠。

大量不保留灌肠(large volume non-retention enema)

【目的】

1. 解除便秘、肠胀气。

2. 清洁肠道，为肠道手术、检查或分娩作准备。

3. 稀释并清除肠道内的有害物质，减轻中毒。

4. 灌入低温液体，为高热病人降温。

第十一章 排泄护理

【评估】
1. 病人的年龄、病情、治疗、活动与自理能力状况。
2. 病人的意识状态、生命体征、心理状况、对大量不保留灌肠的认知与合作程度。
3. 病人的排便情况,肛周皮肤、黏膜情况。

【计划】
1. 护士准备　着装整洁,修剪指甲、洗手,戴口罩。
2. 用物准备
(1) 治疗盘内　灌肠筒1套(橡胶管连接玻璃接管,全长约120cm,筒内盛灌肠液)、肛管、血管钳(或液体调节开关)、润滑剂、棉签、一次性手套、弯盘、卫生纸、橡胶单、治疗巾、水温计。也可用一次性灌肠袋。
(2) 便盆、便盆巾、输液架、屏风或拉围帘。
(3) 灌肠溶液　常用0.1%～0.2%的肥皂液、0.9% NaCl溶液。成人每次用量为500～1000ml,小儿用量200～500ml。溶液温度一般为39～41℃,降温用28～32℃,中暑者用4℃。
3. 病人准备
(1) 了解灌肠的目的、过程和注意事项,并配合操作。
(2) 排尿,防止因尿液潴留而致膀胱膨胀,进而压迫直肠,导致灌肠时插入导管困难。
4. 环境准备　关闭门窗,屏风或围帘遮挡,调节室温,光线充足。

【实施】
1. 操作步骤

操作步骤	要　点
1. **核对**　备齐用物携至病人床旁,再次解释、核对	• 正确选用灌肠溶液,掌握溶液的温度、浓度和量
2. **体位、垫巾**　协助病人取左侧卧位,双膝屈曲,褪裤至膝,移臀至床沿。垫橡胶单和治疗巾于臀下,置弯盘于臀边	• 该体位使乙状结肠、降结肠处于下方,利用重力作用使灌肠液顺利流入乙状结肠和降结肠 不能控制排便的病人可取仰卧位,臀下垫便盆
3. **准备灌肠筒**　将灌肠筒挂于输液架上,筒内液面高于肛门40～60cm	• 保持一定灌注压力和速度。灌肠筒过高,压力过大,液体流入速度快,不易保留,且易造成损伤
4. **戴手套,连接、润滑肛管前端**	
5. **排尽管内气体,夹管**	• 防止气体进入直肠
6. **插管**　左手垫卫生纸分开、暴露肛门,嘱病人张口深呼吸放松,右手将肛管轻轻插入直肠7～10cm(见图11-9),小儿插入4～7cm	• 顺应肠道解剖插入,勿用力,以防损伤黏膜。如插入受阻,可退出少许,旋转插入
7. **灌液**　固定肛管,开放管夹,使液体缓缓流入	
8. **观察**　密切观察筒内液面下降和病人的情况	
(1) 液面下降过慢或停止,可移动或挤捏肛管	• 多由于肛管前端孔道被粪块阻塞
(2) 病人腹胀或有便意,嘱其张口深呼吸以放松腹部肌肉,并降低灌肠筒减慢流速或暂停片刻	

续表

操作步骤	要 点
（3）病人出现心慌气促、面色苍白、出冷汗、剧烈腹痛等，立即停止灌肠，与医生联系给予处理	• 病人可能发生肠道剧烈痉挛或出血，须立即停止
9.**拔管** 待灌肠液即将流尽时夹管，用卫生纸包裹肛管轻轻拔出放入弯盘内，擦净肛门	• 避免拔管时空气进入肠道及灌肠液和粪便随管流出
10.**保留灌肠液** 协助病人取舒适卧位，嘱其尽量保留5~10min后再排便	• 若病人肛门括约肌仍松弛，可用卫生纸按住肛门 • 以利粪便充分软化容易排出
11.**排便** 不能下床者给予便盆，将卫生纸、呼叫器放于易取处。扶助能下床者上厕所排便	
12.**整理、观察** 便后及时取出便器，擦净肛门，助病人穿裤。整理床单位，开窗通风。观察大便性状，必要时留取标本送检。按要求处理用物	• 保持病房整洁，去除异味
13.**洗手、记录** 在体温单大便栏目内记录灌肠结果	• 灌肠后解便一次为 1/E，灌肠后无大便记为 0/E

2.注意事项

（1）急腹症、消化道出血、妊娠、严重心血管疾病等病人禁忌灌肠。

（2）肝昏迷病人禁用肥皂液灌肠，充血性心力衰竭和水钠滞留病人禁用0.9%NaCl溶液灌肠。

（3）准确掌握灌肠液的温度、浓度、流速、压力和溶液的量。

（4）灌肠时注意观察病人的病情变化，如病人出现异常表现，应立即停止灌肠，与医生联系给予处理。

（5）降温灌肠时，液体要保留 30min，排便后 30min 测量体温并记录。

3.健康教育

（1）向病人及家属讲解维持正常排便习惯的重要性。

（2）教会病人掌握灌肠时的配合方法。

（3）指导病人及家属维持正常排便的健康生活习惯。

【评价】

1.护患沟通有效，病人能配合操作。操作方法正确、熟练。

2.病人排出粪便或肠道积气；或体温较灌肠前下降。自觉舒适。

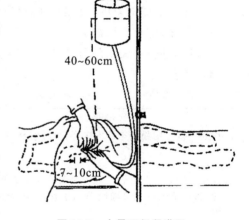

图 11-9 大量不保留灌肠

小量不保留灌肠(small volume non-retention enema)

适用于腹部或盆腔手术后的病人及危重病人、年老体弱、小儿、孕妇等。

【目的】
1. 软化粪便,解除便秘。
2. 排出肠道内的气体,减轻腹胀。

【评估】
同大量不保留灌肠。

【计划】
1. 护士准备　着装整洁,修剪指甲、洗手,戴口罩。
2. 用物准备
(1)治疗盘　治疗巾内:注洗器、量杯或小容量灌肠筒、肛管、温开水 5～10ml、血管钳。治疗巾外:遵医嘱准备灌肠液、润滑剂、棉签、一次性手套、弯盘、卫生纸、橡胶单、治疗巾、水温计。
(2)另备便盆和便盆巾,屏风。
(3)常用灌肠液　"1、2、3"溶液(50%硫酸镁 30ml＋甘油 60ml＋温开水 90ml 混匀);甘油或液体石蜡 50ml 加等量温开水;各种植物油 120～180ml。溶液温度为 38℃。
3. 病人准备　了解灌肠的目的、过程和注意事项,并配合操作。
4. 环境准备　关闭门窗,屏风遮挡,调节室温,光线充足。

【实施】
1. 操作步骤

操作步骤	要点
1～2 同大量不保留灌肠	
3. **戴手套**	• 保护护士自身
4. **连接、润滑肛管**　用注洗器抽吸药液,连接肛管,润滑肛管前段	
5. **排气**　排尽管内气体,夹管	• 防止气体进入直肠
6. **插管**　左手垫卫生纸分开、暴露肛门,嘱病人张口深呼吸,右手将肛管轻轻插入直肠 7～10cm,小儿插入深度 4～7cm(见图 11-10)	• 张口呼吸可使病人放松,降低下腹部和肛门括约肌的紧张度,便于插入肛管 • 顺应肠道解剖,勿用力,以防损伤黏膜。如插入受阻,可退出少许,旋转插入
7. **灌液**　固定肛管,松开血管钳,缓缓注入溶液。注毕夹管,取下注洗器再吸取溶液,松管后再行灌注。如此反复直至溶液注完	• 注入速度不宜过快,以免刺激肠黏膜致排便反射 • 也可用小容量灌肠筒,注意液面距肛门＜30cm(见图 11-11) • 避免直肠内液体反流
8. **观察病人反应**	
9. **灌入温开水**　注入温开水 5～10ml,抬高肛管尾端,使管内溶液全部流入	
10. **拔管**　用卫生纸包住肛管轻轻拔出,放入弯盘	
11. **保留灌肠液**　擦净肛门,脱手套,协助病人取舒适卧位。嘱其尽量保留溶液 10～20min 再排便	• 充分软化粪便,利于排出
12. **其余步骤同大量不保留灌肠 11～13**	

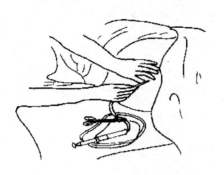
图11-10 小量不保留灌肠插管法

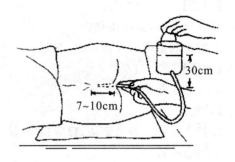
图11-11 小量不保留灌肠(小容量灌肠筒)

2. 注意事项

(1) 灌肠时插管深度为7～10cm,压力宜低,灌肠液注入的速度不得过快。

(2) 更换注洗器时,应反折肛管尾端,防止空气进入肠道,引起腹胀。

3. 健康教育

(1) 向病人及家属讲解维持正常排便习惯的重要性。

(2) 教会病人掌握灌肠时的配合方法。

(3) 指导病人及家属维持正常排便的健康生活习惯。

【评价】

1. 护患沟通有效,病人能配合操作。操作方法正确、熟练。

2. 病人排除粪便或肠道积气,自觉舒适。

清洁灌肠(cleaning enema)

【目的】

1. 彻底清除滞留在结肠中的粪便,为直肠、结肠 X 线检查,术前肠道准备。

2. 协助排出体内毒素。

【评估】

同大量不保留灌肠。

【计划】

同大量不保留灌肠。

【实施】

1. 操作步骤　反复多次进行大量不保留灌肠。第一次用0.1%～0.2%的肥皂液灌肠。病人排便后,用0.9%NaCl溶液反复灌肠,直至排出液澄清无粪质为止。

2. 注意事项　注意观察病人情况,如有虚脱征兆,立即停止灌肠,并及时补液。

3. 健康教育　同大量不保留灌肠。

【评价】

同大量不保留灌肠。

保留灌肠(retention enema)

【目的】

将药液灌入直肠或结肠内,通过肠黏膜吸收达到治疗目的。常用于镇静、催眠和治疗肠道感染。

【评估】

1. 病人的年龄、病情、治疗、活动与自理能力状况。
2. 病人的意识状态、生命体征、心理状况、对保留灌肠的认知与合作程度。
3. 病人的肠道病变部位、肛周皮肤、黏膜情况。

【计划】

1. 护士准备　着装整洁,修剪指甲,洗手,戴口罩。
2. 用物准备

(1) 同小量不保留灌肠。肛管选用20号以下的,另备小垫枕。

(2) 常用溶液　药物及剂量遵医嘱准备。一般镇静催眠用10%水合氯醛;肠道抗感染用2%小檗碱液、5%大蒜浸液或其他抗生素溶液。灌肠液量不超过200ml,温度38℃。

3. 病人准备　了解灌肠目的、过程和注意事项,解尽大小便,配合操作。
4. 环境准备　关闭门窗,屏风遮挡,调节室温,光线充足。

【实施】

1. 操作步骤

操作步骤	要点
1. **核对**　备齐用物携至病人床旁,再次解释、核对床号、姓名及灌肠溶液	• 肠道抗感染以晚上睡眠前灌肠为宜,因此时活动减少,药液易于保留吸收,达到治疗的目的
2. **体位、垫巾**　根据病情协助病人取不同的卧位,用软垫抬高臀部10cm	• 慢性细菌性痢疾,病变部位多在直肠或乙状结肠,取左侧卧位;阿米巴痢疾病变多在回盲部,取右侧卧位,以提高疗效
3. **插管、灌液**　同小量不保留灌肠法,轻轻插入肛管15~20cm,液面到肛门高度<30cm缓慢注入药液和温开水	• 使药液充分被吸收,达到治疗目的
4. **观察病人反应**	
5. **拔管**　灌毕用卫生纸包住拔出肛管放入弯盘,并用卫生纸在肛门处轻轻按揉,嘱病人卧床休息,尽量忍耐,保留药液20~30min	
6. **整理,洗手,记录**	• 记录灌肠时间,灌肠液的种类、量,病人的反应

2. 注意事项

(1) 了解灌肠目的和病变部位,以确定病人的卧位和插入肛管深度。

(2) 为使灌入的药液保留较长时间、利于肠黏膜吸收,应掌握"细、深、少、慢、温、静"的原则,即肛管细、插入深、灌入量少、灌入药液速度慢、灌肠液温度适宜、灌后静卧。

(3)肛门、直肠、结肠手术的病人及大便失禁的病人不宜做保留灌肠。

3.健康教育　向病人及家属讲解有关疾病的知识和保留灌肠的方法,正确配合治疗。

【评价】

1.操作方法正确、熟练。

2.与病人沟通有效,达到治疗效果,肠道感染症状减轻。

(二)口服高渗溶液清洁肠道

【目的】

高渗溶液在肠道内形成高渗环境,使肠道内水分大量增加,从而软化粪便、刺激肠蠕动、加速排便,达到清洁肠道的目的。适用于直肠、结肠检查和手术前肠道准备。

【实施】

1.甘露醇法　病人术前3日进半流质饮食,术前1日进流质饮食,术前1日下午2时~4时口服甘露醇溶液1500ml(20％甘露醇500ml＋5％葡萄糖1000ml混匀)。一般服用后15~20min即反复自行排便。

2.硫酸镁法　术前3日进半流质饮食,每晚口服50％硫酸镁10~30ml。术前1日进流质饮食,术前1日下午2时~4时,口服25％硫酸镁200ml(50％硫酸镁100ml＋5％葡萄糖盐水100ml),然后再口服温开水1000ml。一般服后15~30min即可反复自行排便。

(三)简易通便法

1.开塞露法　开塞露是由甘油或山梨醇制成,装在塑料容器内。使用时将封口端剪去(注意不可斜剪,以免开口尖锐,插入时损伤黏膜),先挤出少许液体润滑开口处。病人取左侧卧位,放松肛门外括约肌,将开塞露的前端轻轻插入肛门后再将药液全部挤入直肠内(见图11-12),保留5~10min后排便。

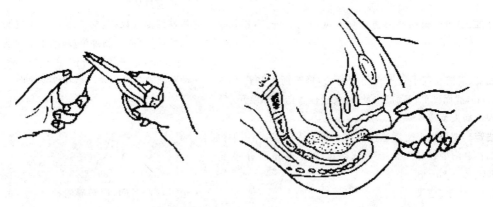

图11-12　开塞露简易通便法

2.甘油栓法　甘油栓是由甘油和明胶制成的栓剂。使用时手垫纱布或戴手套,捏住甘油栓底部轻轻插入肛门至直肠内,抵住肛门处轻轻按摩,保留5~10min排便。

3.肥皂栓法　将普通肥皂削成圆锥形(底部直径约1cm,长3~4cm),使用时手垫纱布或戴手套,将肥皂栓蘸热水后轻轻插入肛门。如有肛门黏膜溃疡、肛裂及肛门剧烈疼痛者,不宜使用肥皂栓通便。

(四)肛管排气法

将肛管从肛门插入直肠,以排除肠腔内积气的方法。
【目的】
排出肠腔积气,减轻腹胀。
【评估】
1.病人的年龄、病情、治疗、活动与自理能力状况。
2.病人的意识状态、生命体征、心理状况、对肛管排气法的认知与合作程度。
3.病人的腹胀情况,肛周皮肤、黏膜情况。
【计划】
1.护士准备　着装整洁,修剪指甲、洗手、戴口罩。
2.用物准备　肛管、玻璃接管、橡胶管、玻璃瓶(内盛水3/4满,瓶口系带)、润滑油、棉签、胶布(1cm×15cm)、一次性手套、别针、卫生纸、弯盘、屏风。
3.病人准备　了解肛管排气的目的、过程和注意事项,配合操作。
4.环境准备　关闭门窗,屏风或围帘遮挡,调节室温,光线充足。

【实施】
1.操作步骤

操作步骤	要点
1.**核对**　备齐用物携至病人床旁,再次解释、核对床号、姓名	• 认真执行查对制度,避免差错事故的发生
2.**体位**　协助病人取左侧卧位,双膝屈曲,褪裤至膝,移臀至床沿。垫治疗巾于臀下,盖被,只暴露臀部	• 保暖,维护病人自尊
3.**连接排气装置**　将玻璃瓶系于床边,橡胶管一端插入玻璃瓶液面下,另一端与肛管相连	• 防止外界空气进入直肠内加重腹胀,还可观察气体排出量的情况
4.**插管**　戴手套,润滑肛管前端。嘱病人张口呼吸,将肛管轻轻插入直肠15～18cm,用胶布将肛管固定于臀部,橡胶管留出足够长度,用别针固定在床单上(见图11-13)	• 减少肛管对直肠的刺激 • 便于病人翻身、活动
5.**观察排气情况**	• 若有气体排出,可见瓶内液面下有气泡逸出
6.**拔管**　保留肛管不超过20min,拔出肛管,清洁肛门,脱手套	• 需要时,2～3h后再行肛管排气
7.**整理**　协助病人取舒适卧位,询问病人腹胀有无减轻,整理床单位,清理用物	
8.**洗手,记录**	• 记录排气时间及效果,病人的反应

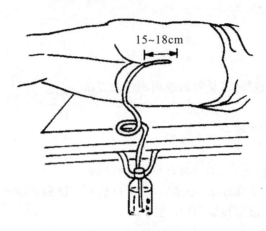

图 11-13 肛管排气法

2.注意事项

(1)如排气不畅,可帮助病人更换体位或按摩腹部,以促进排气。

(2)不可长时间留置肛管,以免降低肛门括约肌的反应,甚至导致肛门括约肌永久性松弛。

3.健康教育

(1)向病人及家属解释肛管排气的意义。

(2)向病人及家属讲解避免腹胀的方法。

【评价】

1.操作方法正确、熟练。

2.注意保护病人隐私,未过多暴露病人。

3.病人肠胀气解除,感觉舒适。

本章小结

排泄是人体的基本需要之一,排泄功能发生障碍,可导致生理、心理、社会等多方面的疾病和健康问题。护理人员应能够理解并敏锐地发现病人所有的需求,帮助病人找出问题的原因,并采取有效的解决措施,满足病人需要,使之获得最佳的健康和舒适状态。

本章主要介绍了排尿、排便的评估,排尿、排便异常的护理,与排尿、排便有关的护理技术,如导尿术、灌肠法等内容。护士应理解正常的排便、排尿及其促进因素、阻碍因素和导致排便、排尿改变的原因等,并学会应用护理程序正确评估病人的排泄状态和影响因素,用所学的知识和技术为其解决健康问题。

促进正常排泄的措施应将病人的不适减低到最小,不可给病人带来伤害,尤其在实施导尿术等与排尿有关的护理技术中,应严格遵守无菌技术操作原则,避免医源性感染的发生。同时,应以严肃、认真、尊重的态度实施各项护理技术,保护病人隐私,减少暴露,满足其情感需要。

本章关键词:多尿;少尿;无尿;尿潴留;尿失禁;导尿术;留置导尿管术;膀胱冲洗;便秘;

腹泻;排便失禁;肠胀气;灌肠法;大量不保留灌肠;保留灌肠。

课后思考

1. 如何区分真性尿失禁、假性尿失禁和压力性尿失禁?
2. 由于尿道的解剖特点不同,男性和女性病人导尿术有哪些不同?
3. 比较大量不保留灌肠、小量不保留灌肠和保留灌肠的异同点?
4. 请为下列病人选择适宜的护理技术:①保胎孕妇发生了便秘;②慢性细菌性痢疾急性发作;③高热40℃的5岁幼儿;④甲状腺手术后3日无大便;⑤膀胱癌病人使用化疗药物;⑥阑尾炎术后发生了排尿困难;⑦子宫肌瘤手术前。
5. 赵某,男,22岁,因急性阑尾炎于今晨9时在硬膜外麻醉下行手术治疗,2小时后回病房。现为术后6小时,病人主诉下腹胀痛,虽有强烈尿意,但无法排出,病人较为紧张。体检可见耻骨上膨隆,扪及囊样包块,叩诊呈实音,有明显压痛。请问:

(1)该病人发生了什么问题?
(2)考虑是哪些原因引起?
(3)应如何护理?

(金 莉)

第十二章

药物疗法

案例

王某,男,62岁,有慢性支气管炎病史20年,近来,因天气寒冷感冒后发热、咳嗽、咳痰,痰为黄色脓痰伴有喘息两天,入院治疗。体检:T 38.9℃、P 92次/min、R 24次/min、BP 120/86mmHg。医嘱给予抗感染、止咳、化痰、平喘等药物治疗。

医嘱:

阿莫西林 0.5g qid、必嗽平 16mg tid、止咳糖浆 10ml tid、舒喘灵 4.8mg tid、维生素 C 1.0 tid、复合维生素 B 2片 tid;

青霉素皮试、青霉素 80万^U im q6h;

庆大霉素 8^U、盐酸氨溴素注射液 15mg、地塞米松 5mg 雾化吸入 bid。

问题:

1. 口服给药的操作步骤、注意事项?
2. qd、bid、qid、tid、q6h 的中文译意?
3. 如何正确给病人做青霉素过敏试验?
4. 该病人雾化吸入的目的是什么?操作步骤及注意事项?

本章学习目标

1. 掌握护士在执行药物疗法中的角色和职责、药物的保管原则。
2. 掌握口服给药的操作步骤、注意事项。
3. 掌握注射原则,药物抽吸方法,各种注射法的目的、方法、注意事项。
4. 掌握青霉素过敏试验及过敏反应的处理、破伤风抗毒素(TAT)过敏试验及脱敏注射。
5. 掌握超声雾化吸入法、氧气雾化吸入法。
6. 熟悉药物的种类、领取、影响药物疗效的因素、药物疗法的护理程序。
7. 熟悉头孢菌素(先锋霉素)过敏试验、链霉素过敏试验、普鲁卡因过敏试验、细胞色素C过敏试验、碘过敏试验方法。
8. 熟悉压缩雾化吸入法、手压式雾化器雾化吸入法。
9. 了解药物过敏试验的特点和其他局部给药法。
10. 以认真、负责、关爱病人的态度执行药物疗法,严格遵守操作规程,防止差错事故。

第十二章 药物疗法

药物疗法(administering medication)是临床最常用的治疗方法,通过药物疗法能达到预防疾病、治疗疾病、协助诊断的目的。在护理工作中护士既是给药的实施者,又是用药过程的监护者,因此护士必须了解药物疗法的相关知识,如药物的药理作用、不良反应、给药的方法及技术,准确评估病人用药后的疗效与反应,以保证用药的正确、及时、安全、有效。

第一节 概 述

一、护士在执行药物疗法中的角色和职责

护士在执行药物疗法中承担着多重角色,在执行医嘱时是合作者和监督者角色;在进行药物保管时是管理者角色;在给药的过程中又是实施者、咨询者的角色。因此,护理人员在执行药物疗法时应明确自己的职责,严格遵守给药原则,安全、正确地给药,及时与病人沟通,促进药物疗效,预防或减轻药物不良反应。

(一)严格遵守给药的原则

1. 根据医嘱给药 给药时护士必须按医嘱执行,不得擅自更改。对有疑问的医嘱,应询问清楚、确认无误后方可执行,切不可机械、盲目地执行。对医嘱涉及的外文缩写应明确中文译意(见表12-1)。

表12-1 医院常用外文缩写和中文译意

外文缩写	中文译意	外文缩写	中文译意
qd	每日一次	po	口服
bid	每日两次	aa	各
tid	每日三次	ml	毫升
qid	每日四次	gtt	滴
qh	每小时一次	ad	加至
q2h	每两小时一次	R 或 Rp	处方/请取
q4h	每四小时一次	OS	左眼
qn	每晚一次	OD	右眼
qod	隔日一次	OU	双眼
biw	每周两次	AS	左耳
am	上午	AD	右耳
pm	下午	AU	双耳
12n	中午十二时	tab	片剂
12mn	午夜十二时	caps	胶囊
hs	临睡前	pil	丸剂
ac	饭前	liq	液体
pc	饭后	mist	合剂
st	即刻	sup	栓剂
DC	停止	pulv	粉剂
prn	需要时(长期)	syr	糖浆剂

续表

外文缩写	中文译意	外文缩写	中文译意
sos	需要时(临时,限用一次)	tr	酊剂
ID	皮内注射	ung	软膏
H	皮下注射	ext	浸膏
IM 或 im	肌内注射	ol	油剂
IV 或 iv	静脉注射	lot	洗剂
ivgtt	静脉滴注	inj	注射剂

2.严格执行查对制度

(1)严格执行查对制度,做到"三查七对"。

1)"三查":操作前查、操作中查、操作后查(查"七对"的内容)。

2)"七对":对床号、姓名、药名、浓度、剂量、方法和时间。

(2)严格检查药物质量以保证药物不变质且在有效期内。

3.安全正确给药

(1)合理安排给药次数和时间　根据药物有效血液浓度和人体的生理节奏,安排给药次数和时间(见表12-2)。

表 12-2　医院常用给药次数和时间的安排

给药次数(外文缩写)	时间安排
qd	8am
bid	8am,4pm
tid	8am,12n,4pm
qid	8am,12n,4pm,8pm
q4h	8am,12n,4pm,8pm,12mn,…
qn	8pm
qm	6am
q6h	8am,2pm,8pm,2am

(2)安全给药做到"五准确"　为确保安全及时给药,应做到准确的药物、准确的剂量、准确的途径、准确的时间给予准确的病人。案例中王某的口服给药、注射给药、吸入给药均应按表12-2相应的时间及其他四个"准确"安全给药。

(3)注意配伍禁忌　当同时使用两种或两种以上药物,应注意药物之间有无配伍禁忌。

(4)预防过敏反应　凡容易导致过敏反应的药物,在用药前须了解病人有无过敏史,首次用药和无过敏史者,必须做药物过敏试验,结果阴性,方可使用,并做好记录。案例中王某系首次使用青霉素,必须做青霉素过敏试验,结果阴性,才可使用。

4.观察用药反应,做好记录　病人用药后应注意观察药物的疗效和不良反应,并做好相应的记录。

(二)正确掌握给药的方法和技术

给药的方法有多种,应根据药物的性质和病人的病情需要采用相应的给药方法。每种给药方法有其相应的操作规程,护士在给药时必须按照操作规程,掌握正确的给药方法和技术。

(三)促进药物疗效、减轻不良反应

药物的作用包括药物的治疗作用和不良反应。药物的治疗作用是药物作用于病人后所期望产生的疗效;药物的不良反应是药物在产生治疗作用的同时,可能产生的与治疗作用无关的反应,甚至是对机体不利的反应。常见不良反应包括:副作用、毒性反应、过敏反应、继发反应和后遗效应。护士在执行药物疗法时,应了解有关药物的药理知识,采取熟练、有效的给药措施,以促进药物疗效并减轻其不良反应。

(四)及时与病人沟通,指导病人正确用药

护士在执行给药前应向病人解释,使其明确用药目的、取得合作;在执行给药中应加强与病人沟通,有责任告知病人所用药物的名称、剂量、用法、时间安排等;应用熟练的给药技术,减轻病人的痛苦;对需要病人掌握的用药知识和操作技术应耐心、细致地指导,以提高病人正确用药的能力;病人对用药有疑问时,护士应认真核对无误,解释后方可执行给药。

(五)参与病区药物管理

护士既是给药的具体执行者,又是病区药物使用的管理者。病区药物的领取、保管、使用都是由护士完成的。护士应加强责任心,严格、规范地参与病区药物管理。

二、给药的基本知识

在给药的过程中,护士应熟悉药物的种类,掌握药物领取及保管的原则,熟知影响药物疗效的因素,合理安排给药的时间,选择适合病人的给药途径,使药物发挥最大的疗效。

(一)药物的种类

1. 内服药包括片剂、胶囊、丸剂、散剂、粉剂、溶液、合剂、酊剂等。
2. 外用药包括溶液、软膏、粉剂、洗剂、搽剂、滴剂、栓剂、涂膜剂等。
3. 注射药包括溶液、油剂、混悬液、粉剂、结晶等。
4. 其他包括粘贴敷片、胰岛素泵、植入慢溶片等。

(二)药物的领取

目前医院大多采用计算机联网管理系统管理全院药品使用情况,病人用药从医生开出医嘱,到医嘱的处理、药品的计价、记账、药品的消耗结算等均由计算机处理。

1. 病区内设有药柜　备有一定基数的常用药物,存放病室备用,由专人负责保管,按病区药品消耗,定期核算、领取补充。
2. 中心药房　医院内设有中心药房,日常用药由中心药房专人负责全院各个病区的日间用药的领取、配备,病区护士每天核对领回、发放。
3. 剧毒药、麻醉药领取　应凭医生的剧毒药、麻醉药专用处方领取。

(三) 药物的保管原则

1. **药柜放置** 药柜应放在干燥、通风、光线充足处,避免阳光直射,保持整洁,专人负责,定期检查,以保证用药安全。

2. **分类保管** 按内服、外用、注射、麻醉、剧毒药等分类保管,先领先用并注意药物的有效期,按有效期先后顺序使用。剧毒药和麻醉药有明显标记并加锁保管,每班交接。个人专用药应注明床号、姓名并单独存放。

3. **标签明显** 药瓶上应贴明显的标签,注明药品的名称、剂量、浓度,药名应用中、外文对照书写。内服药用蓝色边框、外用药用红色边框、剧毒药用黑色边框的标签。

4. **定期检查、妥善保存** 药品应定期检查,若发现药品有变色、沉淀、浑浊、霉变、潮解、有效期已过或药瓶标签模糊、脱落等均不可使用。根据药物不同的性质,采用不同的保存方法。

(1) **易氧化和遇光变质的药物** 装入有色密盖瓶中,注射剂应放入有黑纸遮盖的药盒内保存。如维生素C、盐酸肾上腺素、氨茶碱、可的松等。

(2) **易潮解、挥发或风化的药** 应装瓶密盖保存,用后立即盖紧瓶盖。如糖衣片、酵母片、乙醇、碘酊、过氧乙酸、乙醚、芳香性中药等。

(3) **易被热破坏的药物** 放置在冰箱内冷藏(2~10℃),如疫苗、抗毒血清、胰岛素、胎盘球蛋白、白蛋白、青霉素皮试液等。

(4) **易燃、易爆的药物** 应远离明火,单独存放阴凉处,如乙醇、乙醚、环氧乙烷等。

(5) **易过期的药物** 如各种抗生素、胰岛素应定期检查,按药品的有效期先后顺序,有计划地使用,避免浪费。

(6) **各类中药** 应存放于阴凉干燥处,芳香性药物应加盖密闭保存。

(四) 影响药物疗效的因素

药效的发挥不仅受药物本身的理化因素影响,还受个体、饮食、给药方法等因素影响。

1. 药物因素

(1) **药物剂量** 药物的用量是根据临床治疗量或有效量决定,它是指能使机体产生药物效应而又不引起毒性反应的剂量。一般来说,在一定范围内剂量越大药效越大,但超过有效量,则可引起毒性反应。

(2) **药物剂型** 药物的剂型不同,药物的吸收量和速度不同。如注射用的水剂比混悬剂、油剂吸收快;口服药中的溶液比片剂、胶囊吸收快。

(3) **给药途径** 给药途径分为口服、吸入、注射(动脉、静脉、肌内、皮下、皮内)、舌下含服、直肠给药、外敷等,给药途径不同,药物吸收速度不同。一般来说,药物吸收的速度由快至慢依次为:动、静脉注射＞吸入＞舌下含服＞直肠＞肌内注射＞皮下注射＞口服＞皮肤。不同的给药途径可产生不同的药物作用,如硫酸镁口服时产生利胆、导泻作用,注射时可产生镇静、降压作用,湿热外敷可产生消炎、消肿作用。

(4) **给药时间** 给药的间隔时间,一般以药物的半衰期为依据,半衰期短的药物给药间隔时间短;半衰期长的药物给药间隔时间长。尤其是抗生素药,更应注意维持药物在血中的有效浓度,以达到最大的疗效。若肝、肾功能不良者可适当调整给药间隔时间,否则易导致蓄积中毒。

(5)联合用药　是指两种或两种以上药物同时或先后应用,以达到增加疗效、减少不良反应的目的,但也要注意联合用药后产生药效降低,如药物的拮抗作用。

2.机体因素

(1)生理因素

1)年龄与体重:一般而言,药物的用量与年龄、体重呈正比。但小儿与老年人用药剂量较成人减少,这是因小儿处于生长发育阶段,神经系统、内分泌系统、肝肾功能发育尚不完善,新陈代谢旺盛,对药物的敏感性较成人高;而老年人则因器官功能衰退,使药物的代谢和排泄减慢,故应减量。

2)性别:性别不同虽然对用药无明显影响,但女性在月经期、妊娠期、哺乳期用药应注意,防止月经量过多、流产、早产、畸胎和对婴儿的伤害。

3)个体差异:在年龄、体重、性别等基本情况相同时,个体仍存在差异,即使同种药物也有所差异。如特异体质的病人,对某些药物的敏感性高,剂量很小也可引起中毒;有的个体对药物敏感性低,则需要较大剂量才能达到该药物的同等疗效。

(2)病理因素　疾病可改变机体对药物的敏感性,影响其体内代谢过程,从而影响药物的效应;疾病还可导致肝、肾功能的低下,而使药物代谢及排泄减慢,造成蓄积中毒。常见引起肝毒性的药物有氯丙嗪、苯妥英钠、卡马西平、异烟肼等,常见引起肾毒性的药物有氨基糖苷类抗生素、磺胺类药、解热镇痛药等。

(3)心理因素　心理因素在一定程度上可影响药物的效应,其中以病人的精神、情绪状态、对药物的依从性、医护人员的语言暗示作用影响较大。若病人的精神、情绪状态好,对药物的信赖程度高,医护人员的语言起积极暗示作用,用药效果好;反之药物疗效差。

3.饮食因素

(1)饮食促进药物疗效　饮食可以通过影响药物的吸收、排泄而影响药物疗效的发挥,如高脂肪的食物可以促进脂溶性维生素的吸收;粗纤维的食物可促进肠蠕动,增强驱虫剂的疗效;动物性食物在体内代谢产生酸性物质,尿液呈酸性,可增强氨苄西林的杀菌力;而进食素食尿液呈碱性,可增强磺胺类的药物疗效。

(2)饮食干扰药物疗效　高脂肪食物可抑制胃酸的分泌而影响铁剂的吸收;饮牛奶、茶水也可影响铁剂的吸收;菠菜中含草酸,同时服用钙剂可结合成草酸钙而影响钙剂的吸收。

三、药物疗法的护理程序

药物疗法中护士不是简单地执行医嘱,而应主动参与,运用护理程序,针对个体的情况,有计划地进行,以期发挥最佳治疗效果。

【评估】

1.病人的生理状况　包括病人的年龄、性别、体重、生命体征、听力、视力、认知程度、饮食状况、自理能力以及女性病人是否处于月经期、妊娠期、哺乳期,有无特殊需求。

2.病人的病理状况　包括医疗诊断、病情,特别注意肝肾功能及胃肠功能有无异常。

3.病人的用药情况　包括病人既往用药史、有无药物过敏史、药物疗效及不良反应。

4.病人的心理社会因素　包括病人的文化程度、职业、经济状况、情绪状态、对治疗的态度、有无药物依赖、对所用药物的认知程度、病人及家属对给药计划的了解和配合情况。其中以病人的情绪、对药疗认知和配合最为重要,在一定程度上可影响药物疗效的发挥。在药物疗法中,护士应调动病人主观能动性,发挥其积极的心理作用。

【护理诊断】

根据收集的主观、客观资料综合分析,拟出护理诊断,将有助于护士制定适合个体的药疗计划,给药中常见的护理诊断有:

1.知识缺乏　与不了解药物知识有关。

2.不合作　与对治愈疾病的信心不足有关。

3.焦虑　与担忧疾病的预后(或药物的不良反应)有关。

药物疗法中可能出现的不良反应,属于医护合作性问题,需和医生共同合作解决。

【计划】

1.制定护理目标　在评估的基础上,根据护理诊断和医护合作性问题制定护理目标,即期望用药后达到的最佳效果,以此作为评价护理效果的依据。目标应尽可能具体、可操作、易达成。如针对糖尿病病人"知识缺乏:与不了解药疗知识有关",护理目标可制定为"病人出院前能够正确陈述胰岛素的作用、用药时间、剂量以及可能发生的不良反应"。

2.制定护理措施

(1)选择适合的给药途径和方法　根据医嘱依据病人的病情、给药的目的和药物的理化性质选择合适的给药途径和方法。如一般昏迷、神志不清或不能合作的病人不宜选用口服给药,必要时将药物研碎溶解后由胃管注入。

(2)合理安排给药次数和时间　对给药时间要求不太严格的药物可按临床常规给药时间执行,以便于管理。为了提高疗效,还应综合考虑给药的目的、药物性质和药物的半衰期,根据个体情况合理安排给药次数和间隔时间。

(3)注意药物疗效及不良反应的观察　包括病人的主诉、症状、体征以及实验室的检查等。

(4)加强健康教育　根据病人对药疗知识了解的程度及其心理社会状况资料,制定相应的健康教育计划。如药物应用的基本知识、影响药物疗效的因素、病人的配合要求。

【实施】

1.严格执行查对制度,做到"三查七对"。

2.准确实施给药,做到"五准确"即病人准确、药物准确、药物剂量准确、给药途径准确、给药时间准确。

3.严密观察、及时记录,观察用药后的疗效和不良反应,及时、准确地做好护理记录。

【评价】

1.是否做到正确给药　若发生差错应立即报告医生和上级护理管理者,并采取措施尽可能减轻或消除对病人的危害。

2.是否达到预期疗效。

3.是否出现不良反应,护理干预措施是否有效。

4.病人及其家属对药物的依从性是否改善。

第二节 口服给药法

口服给药法(administering oral medications)是临床最常用、最方便、经济而又安全的给药方法。药物经口服后,通过胃肠道黏膜吸收进入血液循环,发挥局部或全身治疗作用。但因其吸收慢,故不适用于急救、意识障碍、呕吐不止、禁食等病人。

【目的】

通过口服给药,以达到治疗疾病、减轻症状、协助诊断、预防疾病、维持正常生理功能的目的。

【评估】

1. 病人的年龄、病情、治疗、活动与自理能力状况。
2. 病人心理状况、对口服给药的认知与合作程度。
3. 病人有无口腔、食管疾患,有无吞咽困难和呕吐情况。
4. 药物的预期疗效与不良反应。

【计划】

1. 护士准备　洗手、戴口罩、衣帽整洁。熟悉药物的药理作用、用法,向病人解释用药目的及相关的注意事项。
2. 用物准备　发药车、药盘、常用各类药物、服药本、药杯、药匙、量杯、滴管、研钵、湿纱布、水壶(内盛温开水),按需要另备包药纸片、晚间盛药盒、吸管。
3. 病人准备　了解用药的目的、方法、注意事项并能积极配合。
4. 环境准备　环境清洁、光线充足。

【实施】

1. 操作步骤

操作步骤	要点
1.备药	
(1)严格核对　核对服药本与小药卡,按床号顺序将小药卡插入药盘内,放好药杯	• 严格执行"三查七对"
(2)个人准备　洗手、戴口罩	
(3)按序配药　一个病人的药配好后,再配另一个病人的药	• 先配固体药,后配水剂、油剂
(4)正确取药	
1)固体药(片剂、胶囊)用药匙取,一手取药瓶,瓶签朝向自己,核对,另一手用药匙取出所需药量,放入药杯时再核对,将药瓶放回药柜时再次查对	• 粉剂、含服片、强心甙类药用纸片包好,放入药杯中

续表

操作步骤	要点
2)水剂用量杯取,核对瓶签,检查、摇匀药液,开瓶盖、内面向上,一手持量杯、拇指置于所需刻度,另一手持药瓶、标签向掌心,倒药液至所需刻度,刻度应与视线平(见图12-1),再倒入药瓶或药杯中。倒毕,用湿纱布擦净瓶口,盖好瓶盖,放回原处	• 检查药液有无变质,若有变质应立即更换,避免药液内溶质沉淀影响药物有效浓度 • 防瓶签污染 • 保证药液量准确 • 每换一种药液,须清洗量杯
3)油剂、滴剂及药量不足1ml,先在药杯倒入少量温开水,再滴入药液。滴剂用吸管取,滴药时滴管稍倾斜,不宜稀释的滴剂可滴在饼干或面包片上	• 保证药液量准确
(5)再次核对 摆药结束,用物归还原处,按服药本再次核对一遍	
2.发药	
(1)发药前准备 请另一护士再次核对无误,方可发药。携带服药本、温开水、药盘及发药车,按规定时间准备发药	
(2)核对分发 护士洗手戴口罩,核对病人床号、姓名、药名、浓度、剂量、时间、方法,确认无误方可发药。每一病人的药物应一次取离药盘,不可同时取两位以上病人的药物	
(3)协助服药 助病人坐起,倒温开水或使用饮水管,帮助病人服药,确认药物服下,方可离开	• 不宜用茶水、牛奶及其他饮料送服 • 不能自理、病情较重病人需喂药 • 鼻饲者按前述由胃管注入 • 因故暂不能服药者,将药带回并交班
3.发药后处理 清洁药盘,消毒药杯	• 防止交叉感染
4.洗手,必要时记录	• 观察病人服药后反应

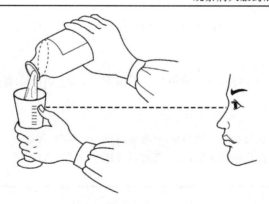

图 12-1 量取药液的方法

2.注意事项

(1)发药前护士应了解病人的病情,发药时若病人提出疑问,应认真听取,重新核对,确认无误,耐心解释后服用,尤其在增减及更改药物时需及时告知病人。

(2)随时观察服药后的反应,若有异常及时与医生联系,按医嘱处理。

3.健康教育

让病人了解用药的有关知识,严格遵从医嘱、主动配合药物治疗,以提高疗效、减少不良反应。指导病人在服药前注意遵从下列要求:

(1)抗生素和磺胺类药必须准时给药,以维持血液有效浓度。

(2)健胃药、刺激食欲的药应饭前服,助消化药、对胃黏膜有刺激性的药应饭后服,催眠药在睡前服,驱虫药宜空腹或半空腹时服用。

(3)止咳糖浆对呼吸道黏膜有安抚作用,服后不宜立即饮水;若多种药物同时服用,应最后服止咳糖浆。

(4)磺胺类药服后应多饮水,因尿少易析出结晶引起肾小管的堵塞。发汗药服后也应多饮水,以补充水分,增强散热效果、防止脱水。

(5)对牙齿有腐蚀作用或使牙齿染色的药,如铁剂、酸类、某些中草药,用吸管吸服,避免与牙齿接触,服后即漱口。

(6)缓释片、肠溶片、胶囊吞服时不可嚼碎。

(7)强心苷类药服用前监测心率、心律,当心率低于 60 次/min 或心律不齐时,应暂停服用,同时告知医生。

(8)服利尿剂应记录尿量。

【评价】

1.给药准确,达到预期疗效。

2.护患沟通有效,病人及家属配合给药,并了解药物有关知识。

3.对药物不良反应能及时观察和处理。

第三节 注射给药法

注射给药法(administering injection)是将无菌药液或生物制剂注入人体内的方法。此法的优点是血药浓度迅速升高,药物吸收快、剂量准,适用于需药物迅速发挥作用或不宜口服给药的病人。临床常用的注射法有皮内注射、皮下注射、肌内注射、静脉注射、动脉注射。

一、注射原则

(一)严格执行查对制度

1.严格执行"三查七对" 保证给药准确无误。

2.仔细检查药液的质量 若发现药液变色、混浊、沉淀、变质、过期或安瓿有裂痕、密闭瓶盖松动等现象,则不可使用。

3.注意药物配伍禁忌 同时注射多种药物,应核查有无配伍禁忌。

(二)严格遵守无菌操作原则

1.注射环境的要求 环境要清洁,符合无菌操作的要求。

2. 注射前操作者的准备 操作者必须洗手、戴口罩、衣帽整洁。

3. 注射部位的皮肤要严格消毒 方法是用棉签蘸2%碘酊,以进针点为中心向外螺旋式消毒,中间不留空隙,直径达5cm以上,待干(约20s)后,再用70%乙醇同法脱碘,待干后即可注射。若用0.5%碘伏或安尔碘,以同法涂擦消毒1~2遍,无需脱碘。

(三)严格执行消毒隔离制度

1. 一人一物 注射时做到一人一套物品,包括注射器、针头、止血带、小垫枕。

2. 消毒处理 所用物品须先消毒后处理。一次性注射器按规定处理(针头按损伤性废弃物处理,取下后放锐器盒中盖严,集中焚烧;注射器空筒与活塞分离,毁型后集中装在医用垃圾袋中按感染性废弃物处理)。

(四)选择合适的注射器和针头

根据药液的量、黏稠度和刺激性强弱选择合适的注射器和针头。注射器应完整无损,不漏气;针头应锐利、型号合适、无钩、无锈、不弯曲;注射器与针头衔接紧密。一次性注射器的包装应密封且在有效期内。

(五)选择合适的注射部位

注射部位应避开神经和血管(动、静脉注射除外),不可在炎症、化脓感染、硬结、瘢痕及患皮肤病处进针。长期注射者应有计划地更换注射部位。

(六)药液应现用现配

药液应在规定时间内临时抽取,及时注射,以防药物效价降低或被污染。

(七)注射前排尽空气

注射前应排尽注射器内空气,以防空气进入血管形成栓塞。排气时应防止药液浪费。

(八)掌握合适的进针角度和深度

按照注射法的不同,选择相应的进针角度和深度。进针时不可把针梗全部刺入注射部位,以免针头折断发生意外。

(九)注药前检查回血

进针后注药前,须抽动活塞,检查有无回血。静脉注射必须见到回血方可注药,皮下注射、肌内注射无回血才可注药,若有回血,应拔出针头重新进针。

(十)掌握减轻病人疼痛的注射技术

1. 解除病人心理顾虑,分散注意力,并取舒适体位,使肌肉放松,易于进针。
2. 注射时做到"两快一慢",即进针、拔针快,推药慢且均匀。
3. 刺激性较强的药液,选用粗长针头,且需深部注射。多种药物同时注射时,应先注射无刺激性或刺激性弱的药液,再注射刺激性强的药液,以减轻疼痛。

二、注射前的准备

(一)注射用物

1. 注射盘 常规放置下列物品:
(1)皮肤消毒溶液 2%碘酊、70%乙醇或安尔碘等。
(2)无菌持物镊 浸泡于消毒液中或盛放于灭菌后的干燥容器内。
(3)其他用物 无菌棉签、砂轮、弯盘、启瓶器、乙醇纱布或乙醇棉球放入有盖杯中。静脉注射时加止血带、小垫枕。

2. 注射器及针头
(1)注射器 有玻璃和塑料两类制品,目前临床使用一次性注射器(塑料类),注射器由空筒和活塞构成,空筒表面有刻度,前端有乳头用于衔接针头;活塞后部有活塞轴、活塞柄(见图12-2)。
(2)针头 由针尖、针梗、针栓构成(见图12-2)。

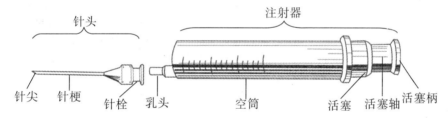

图 12-2 注射器及针头构造

注射器及针头有多种型号,常见规格及用途见表12-3。

表 12-3 注射器针头规格及主要用途

注射器	针头型号	主要用途
1ml	4～5 号	皮内注射、不足1ml药液的注射
1ml、2ml	5～6 号	皮下注射
2ml、5ml	6～7 号	皮下注射、肌内注射、静脉采血
5、10、20、30、50、100ml	6～9 号	静脉注射、静脉采血、各种穿刺
	12、16 号	输血采血及各种穿刺

3. 注射药液 按医嘱准备。常用的注射药剂型有溶液、油剂、混悬剂、结晶、粉剂。
4. 注射本或注射卡 依据医嘱准备注射本或注射卡,作为注射给药的依据。
5. 治疗车(快速手消毒剂置于车上)、污物桶(放治疗车下层内置黄色医用废弃垃圾袋用来盛放用过的注射器)、锐器盒(放置用过的针头,置于车的下层)。

(二)环境准备

环境安静、整洁、光线充足。

(三)药液抽吸法

【计划】

1. 护士准备　洗手、戴口罩、衣帽整洁。熟悉注射用药的药理作用,向病人解释用药的目的及相关的注意事项。

2. 用物准备　按医嘱准备注射本或注射卡、注射盘、合适的注射器和针头。

3. 环境准备　环境清洁、光线充足,符合无菌操作要求。

【实施】

1. 操作步骤

操作步骤	要点
1. 核对备药　按医嘱备药,查对药液,将安瓿尖端药液弹至体部	• 严格查对、按取无菌药液要求检查
2. 吸取药液	
◆ 自小安瓿内抽吸药液	
(1)消毒锯痕　在安瓿颈部用砂轮划一锯痕有70%乙醇棉签消毒安瓿颈部后,用无菌纱布或无菌棉球包裹折断安瓿	• 有易折安瓿标记(蓝色圆点),可不用砂轮锯痕 • 防污染、防止操作者手的损伤
(2)抽吸药液　以示指、中指夹小安瓿持注射器将针尖斜面插入药液下,针栓不可进入安瓿体内,另一手持注射器活塞柄,抽动活塞,吸取药液(见图12-3)	• 针头不可触及安瓿外口、手不可触及活塞体部
◆ 自大安瓿内抽吸药液	
(1)消毒锯痕　同小安瓿抽药	
(2)抽吸药液　以拇指及四指握安瓿持注射器将针尖斜面插入药液下,针栓不可进入安瓿,另一手持注射器活塞柄,抽动活塞,吸取药液(见图12-4)	
◆ 自密封瓶内抽吸药液	
(1)备药启瓶　按医嘱备药,查对药液后,启开密封瓶中心铝盖,常规消毒待干	
(2)注入空气　注射器抽入与所需药液等量空气,以示指固定针栓将针头刺入密封瓶中(小密封瓶以手指夹、捏;大密封瓶以反握或倾握)	• 注入空气增加瓶中压力,易于抽吸药液 • 手不可触及活塞体部 • 粉剂、结晶药,应以0.9%NaCl、注射用水或专用溶媒先溶解
(3)抽取药瓶　使针尖在液面下,抽取药液至所需量,以食指固定针栓,拔出针头(见图12-5)	
3. 排尽空气　抽尽药液后,一手示指固定针栓持注射器,另一手持活塞柄,将注射器竖直回抽活塞,使针头内药液回尽,并使空气集中在乳头根部,轻推活塞驱出气泡至药液流出1~2滴止	• 防药液浪费
4. 妥善放置　平持注射器,套上安瓿或密封瓶放入无菌巾内或一次性注射器袋内备用	• 也可套于针头帽备用,但须将药瓶或空安瓿放于一边,以便核查

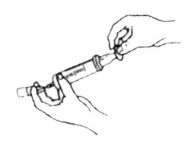
图12-3 自小安瓿内吸取药液
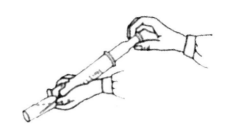
图12-4 自大安瓿内吸取药液

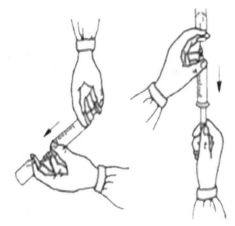
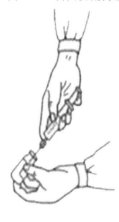
图12-5 自密封瓶吸取药液

2.注意事项
(1)严格执行查对制度,尤其注意检查药液的质量。
(2)认真执行无菌操作,抽药时不可手握活塞体部,以免污染空筒内面和药液。
(3)根据药液的性质抽吸药液 结晶和粉剂药用等渗盐水、注射用水或专用溶媒溶解后,再吸取;混悬剂应摇匀后吸取;黏稠的油剂可稍加温或双手对搓药瓶(药液遇热易破坏者除外)后,用稍粗针头吸取。
(4)药液应现用现吸取,避免药液污染和效价降低。
(5)抽尽药液的安瓿或空瓶不可立即丢弃,以备核查。

三、常用注射法

(一)皮内注射法

皮内注射法(intradermic injection,ID)是将小量药液或生物制品注入表皮与真皮之间的方法。

【目的】
1.进行药物过敏试验,以观察有无过敏反应。
2.预防接种。
3.局部麻醉的先驱步骤。

【评估】

1. 评估病人病情、治疗情况、用药史、过敏史及家族史,若病人有该药的过敏史,则禁忌做该药物过敏试验。

2. 病人的意识状态、心理状态、对用药的认知和合作程度。

3. 注射部位及皮肤情况　通常选择毛发、色素较少,皮肤较薄的部位,切勿在有炎症、损伤、瘢痕、硬结及患皮肤病处进针。常用的注射部位有:

1) 药物过敏试验:前臂掌侧下段,此处皮肤较薄,肤色较淡,易于观察局部反应。

2) 预防接种:常选用上臂三角肌下缘,如卡介苗接种。

3) 局部麻醉的先驱步骤:局部麻醉实施的皮肤处。

【计划】

1. 护士准备　洗手、戴口罩、衣帽整洁。熟悉药物的药理作用、用法,向病人解释皮内注射的目的及注意事项。

2. 用物准备　注射盘一套、另加1ml注射器、4～5号针头、注射单,按医嘱备药液,做过敏试验须备0.1‰盐酸肾上腺素1支和2ml注射器及针头。

3. 病人准备　了解注射目的、注意事项及配合要点,取舒适体位并暴露注射部位。

4. 环境准备　按无菌操作要求准备。环境安静、整洁、光线适宜,必要时遮挡病人。

【实施】

1. 操作步骤

操作步骤	要点
1. **核对备药**　按医嘱备好药液,备齐用物携至床边,核对病人,解释	• 严格执行查对制度和无菌操作原则 • 若为药物过敏试验,应问问过敏史、用药史、家族史
2. **选择注射部位**　以70%乙醇消毒皮肤,待干。若乙醇过敏可用洗必泰等其他消毒液消毒,排气	• 忌用碘酊消毒,以免影响局部反应的观察
3. **进针推药**　左手绷紧皮肤,右手平执式持注射器(见图12-6);针尖斜面向上,与皮肤呈5°进针(见图12-7),待针尖斜面全部刺入表皮后,放平注射器,固定针栓,推入药液0.1ml,使局部隆起一苍白并显露毛孔的小皮丘	• 进针角度过大易注入皮下 • 针尖斜面必须全部刺入表皮内,以免药液漏出
4. **拔针核对**　注射完毕,迅速拔针,再次核对	• 若为药物过敏试验需记时,15～20min后观察
5. **清理,洗手,记录**　按消毒隔离原则处理用物,洗手并在医嘱单、注射单上记录皮试结果	• 试验结束交代病人勿离开病室、勿按揉注射部位、有任何不适及时报告

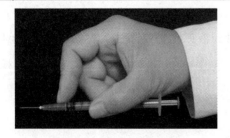

图12-6　平执式持注射器

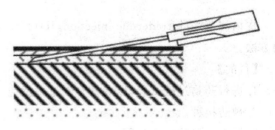

图12-7　皮内注射针头进针深度示意图

2.注意事项

(1)做皮内过敏试验前询问病人用药过敏史,若病人对该药过敏,则不做皮试并与医生联系,更换其他药物。

(2)忌用含碘消毒剂,以免皮肤着色影响对局部反应的观察及与碘过敏反应相混淆。

(3)进针角度不宜过大,以免将药液注入皮下组织,影响药物作用的效果及试验结果的观察。

(4)若皮试结果不能确认或怀疑假阳性时,应用0.9%NaCl在对侧相应部位注射0.1ml,20min后观察局部反应,以做对照。

(5)药物过敏试验结果为阳性反应,告知病人及家属,不能使用该种药物,并在相关病历资料上记录。

3.健康教育

(1)向病人及家属介绍皮内注射的目的。

(2)指导病人正确对待皮内注射,尤其是做药物过敏试验,局部皮丘处勿揉搓,防止影响皮试结果的判断,试验期间勿离开、有任何异常情况均要及时反映,以防过敏反应。

(3)皮试结果即使是阴性,在以后使用该药时,如果有异常情况也要及时反映,以防迟发过敏反应发生。

【评价】

1.护患沟通有效,病人理解皮内注射的目的,愿意接受并配合操作。

2.病人或家属能说出所用药物的相关知识、治疗目的、方法、注意事项。

3.注射过程严格按注射原则进行,未发生感染。

(二)皮下注射法

皮下注射法(hypodermic injection,H)是将小量药液或生物制剂注入皮下组织的方法。

【目的】

1.需在一定时间内产生药效,而不宜或不能口服给药时。如胰岛素的注射。

2.预防接种,如各种疫苗、菌苗的注射。

3.局部供药,如局部麻醉用药。

【评估】

1.评估病人病情、治疗情况、用药史、过敏史,所用药物的作用。

2.病人的意识状态、心理状态、肢体活动能力,对用药计划的了解和合作程度。

3.病人注射部位皮肤及皮下组织情况,常用的注射部位:上臂三角肌下缘、两侧腹壁、后背、大腿前侧和外侧等(见图12-8)。

【计划】

1.护士准备 洗手、戴口罩、衣帽整洁。熟悉药物的药理作用、用法,向病人解释用药

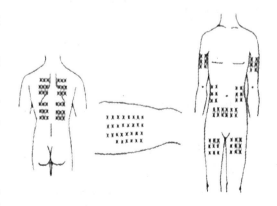

图12-8 皮下注射常用部位

的目的及相关的注意事项。

2.用物准备 注射盘1套,另加 1～2ml 注射器、5～6 号针头、注射单、按医嘱备药液。如长期注射胰岛素的病人,可准备胰岛素注射笔(详见《内科护理学》相关章节)。

3.病人准备 了解皮下注射的目的、方法及配合要点,取舒适体位并暴露注射部位。

4.环境准备 按无菌操作要求准备。环境安静、整洁、光线适宜,必要时遮挡病人。

【实施】

1.操作步骤

操作步骤	要点
1.**核对准备** 按医嘱备好药液,护士洗手、戴口罩备齐用物携至床边,核对并解释	• 严格执行查对制度和无菌操作原则 • 确认病人,以取得合作
2.**选择部位** 选择注射部位,常规消毒或安尔碘消毒皮肤待干	• 三角肌下缘进针,针头稍向外侧,以免损伤神经 • 若乙醇过敏,可用洗必泰等其他消毒液消毒
3.**核对排气** 再次核对并排尽空气	• 确保安全无误、加强与病人的沟通
4.**进针推药** 左手绷紧皮肤(过瘦者捏起皮肤),右手持注射器,示指固定针栓,针尖斜面向上,与皮肤呈 30～40°(见图 12-9)快速刺入针梗的 2/3,一手固定针栓,另一手放松皮肤,抽动活塞无回血,缓慢推入药液	• 进针不宜过深,以免刺入肌层 • 确认针头未刺入血管内
5.**拔针按压** 推药毕,以无菌干棉签轻按针刺处,迅速拔针,按压针眼片刻,再次核对	• 减轻疼痛,防止药液外溢
6.**整理记录** 安置病人,整理床单位、清理用物,洗手,必要时记录	• 用物处理,按消毒、隔离原则进行

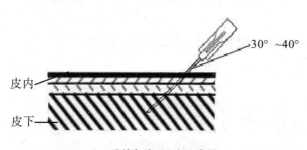
A 进针角度、深度示意图

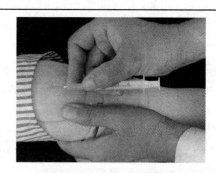
B 进针

图 12-9 皮下注射

2.注意事项

(1)严格执行查对制度和无菌操作原则。

(2)长期皮下注射者应有计划地更换注射部位,以免局部产生硬结,妨碍药物的吸收。如胰岛素注射需采用多部位轮流注射。

(3)进针角度不宜超过 45°,以免刺入肌层,过瘦者可捏起皮肤并减小进针角度。

(4)刺激性强的药物不宜做皮下注射。

(5)注射药液不足 1ml 时,应选择 1ml 注射器抽吸药液,以保证剂量的准确。

3.健康教育

(1)向病人及家属介绍皮下注射的目的。

(2)指导病人正确对待皮下注射,尤其是预防接种,注意局部注射部位和全身反应。若局部红肿严重、发热等严重反应,应及时就医。

(3)穿刺处24h内勿用水擦洗,以防止感染。

【评价】

1.护患沟通有效,病人理解皮内注射的目的,愿意接受并配合操作。

2.病人或家属能说出所用药物的相关知识、治疗目的、方法、注意事项。

3.注射过程严格按注射原则进行,注射部位未出现硬结、未发生感染。

(三)肌内注射法

肌内注射(intramuscular injection,IM)是将一定量的药液注入肌肉组织的方法。

【目的】

1.用于不宜或不能口服或静脉注射的药物,且要求比皮下注射更快发挥药效时。

2.注射剂量较大或刺激性较强的药物。如硫酸镁深部肌内注射。

【评估】

1.评估病人病情、治疗情况、用药史及所用药物的作用。

2.病人的意识状态、心理状态、肢体活动能力,对用药计划的了解和合作程度。

3.病人注射部位皮肤及肌肉组织情况。注射部位一般选择肌肉丰厚且远离神经、大血管处,其中以臀大肌最常用,其次为臀中肌、臀小肌、股外侧肌、上臂三角肌。

(1)臀大肌注射定位法 臀大肌起自髂后上棘与尾骨尖之间,肌纤维平行向外下方止于股骨上部。肌内注射时应避免损伤坐骨神经。坐骨神经起自骶丛神经,自梨状肌下孔出骨盆至臀部,在臀大肌深部,约在坐骨结节与大转子之间中点处下降至股部,其体表投影为自大转子尖至坐骨结节中点向下至腘窝。臀大肌注射定位有两种方法:

1)十字法:从臀裂顶点向左或右侧划一水平线,然后以髂嵴最高点作一垂线,将一侧臀部分为四个象限,其外上象限避开内角(从髂后上棘至股骨大转子的连线)为注射区(见图12-10A)。

2)连线法:取髂前上棘与尾骨连线,其外上1/3处为注射部位(见图12-10B)。

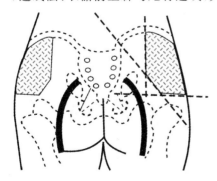
A 十字法

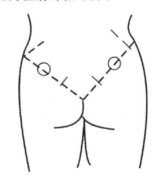
B 连线法

图12-10 臀大肌注射的定位

(2) 臀中肌、臀小肌注射定位 该处神经、血管分布较少,且脂肪组织较薄,适合不宜翻身者或2岁以下的幼儿注射。定位方法有两种:

1) 构角法:以示指和中指尖分别置于髂前上棘和髂嵴下缘处,由两指和髂嵴之间构成的三角形区域内为注射部位(见图12-11)。

2) 三横指法:髂前上棘外侧三横指处(以病人手指宽度为准)为注射部位。

(3) 股外侧肌注射定位 大腿中段外侧,成人一般可取髋关节下10cm至膝关节上10cm,宽约7.5cm区域(见图12-12)。此区大血管、神经干很少通过,同时部位较广适合多次注射者或2岁以下幼儿。

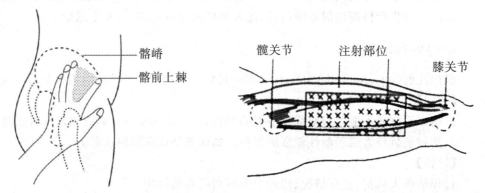

图12-11 臀中肌、臀小肌注射定位法(构角法)　　图12-12 股外侧肌注射定位

(4) 上臂三角肌注射定位 上臂外侧,肩峰下2～3横指处(见图12-13)。此部位肌层较薄,只能用于小剂量药液的注射。

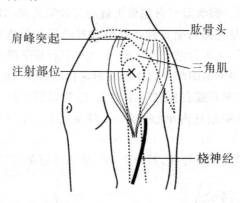

图12-13 上臂三角肌注射定位法

【计划】

1. 护士准备　洗手、戴口罩、衣帽整洁。熟悉药物的药理作用、用法,向病人解释肌内注射的目的及相关的注意事项。

2. 用物准备　注射盘1套,2～5ml注射器,6～7号针头,注射单、按医嘱备药液。

3. 病人准备　了解肌内注射的目的、方法、注意事项及配合要点,取舒适体位并暴露注射部位。为使肌肉放松,减轻疼痛,易于进针,常采用以下体位:

(1) 侧卧位　病人侧卧,上腿伸直,下腿稍弯曲。

(2)坐位　坐椅稍高,病人注射侧腿稍伸展。
(3)俯卧位　病人足尖相对,足跟分开,头偏向一侧。
(4)仰卧位　病人自然平躺,肌肉放松。常用于病情危重及不能翻身的病人,以臀中肌、臀小肌注射较为方便。

4.环境准备　按无菌操作要求准备。环境安静、整洁、光线适宜,必要时遮挡病人。

【实施】

1.操作步骤

操作步骤	要点
1.**核对准备**　按医嘱备好药液,护士洗手、戴口罩备齐用物携至床边,核对并解释	· 严格执行查对制度和无菌操作原则 · 确认病人,以取得合作
2.**选择部位**　协助病人取合适体位,选择注射部位、定位,常规消毒或安尔碘消毒注射部位皮肤待干	· 定位准确,长期注射者要有计划地更换注射部位 · 防注射部位感染
3.**核对排气**　再次核对并排尽注射器内空气	
4.**进针推药**　左手拇指、示指绷紧错开皮肤(过瘦者捏起皮肤),右手持注射器,中指固定针栓,以执笔式持注射器,以手臂带动腕部的力量,将针头迅速垂直刺入针梗的2/3(见图12-14、图12-15)一手固定针栓,另一手放松皮肤,抽动活塞无回血,缓慢推入药液	· 切勿将针梗全部刺入,以防针梗从根部衔接处折断,难以取出 · 确认针头未刺入血管内,若有回血,可拔出少许再试抽,无回血方可推药;仍有回血,应拔针后另行进针 · 减轻疼痛,防止药液外溢
5.**拔针按压**　推药毕,以无菌干棉签轻按针刺处,迅速拔针,按压针眼片刻(见图12-16),再次核对	
6.**整理记录**　安置病人,整理床单位、清理用物,洗手,必要时记录	· 用物处理,按消毒、隔离原则进行 · 记录注射时间、药名、浓度、剂量、病人反应

2.注意事项

(1)严格执行查对制度、无菌操作原则和消毒隔离制度。

(2)2岁以下婴幼儿不宜选用臀大肌注射。因臀大肌尚未发育完好,反复注射可导致臀肌纤维化,且有损伤坐骨神经的危险,最好选用臀中肌、臀小肌注射。

(3)需要长期注射者,应交替更换注射部位,防止或减少局部产生硬结。

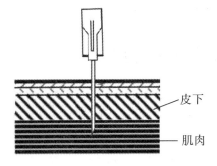

图 12-14　肌内注射进针示意图

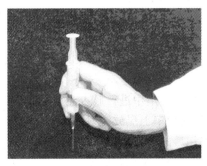

图 12-15　执笔式持注射器

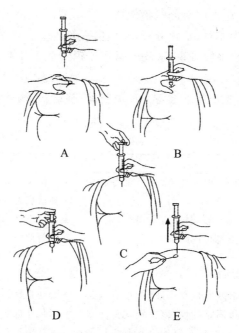

A.绷紧皮肤　B.进针　C.抽回血　D.推药　E.拔针
图 12-16　肌内注射

(4)两种或两种以上药物同时注射时,须注意配伍禁忌。

(5)若注射中针头折断,应嘱病人保持原体位不动,稳定病人情绪,固定局部组织,同时尽快用无菌血管钳夹住断端拔出;如断端全部埋入肌肉,应速请外科医生处理。

3.健康教育

(1)向病人及家属介绍肌内注射的目的。

(2)指导病人正确对待肌内注射,长期注射者应注意局部注射部位经常采用热敷,促进药物吸收、防止局部硬结产生。

(3)穿刺处 24h 内勿用热水敷、洗,防止穿刺处感染。若注射部位红肿、化脓,并出现畏寒、发热等全身症状,及时报告医生处理。

【评价】

1.护患沟通有效,病人理解肌内注射的目的,愿意接受并配合操作。

2.病人或家属能说出所用药物的相关知识、治疗目的、方法、注意事项。

3.注射过程严格按注射原则进行,注射部位未出现硬结、未发生感染。

附　病区内集中注射和肌内注射技巧

1.病区内集中进行肌内注射　在同一时间为多个病人肌内注射,可节约人力和时间。

(1)治疗车上层放注射盘、注射本、快速手消毒液。治疗车下层放一盛消毒液的容器,用以浸泡用后的注射器,另放一锐器盒,供放注射后的针头。

(2)将治疗车推至病床旁,按床号顺序,查对吸药,病人准备好,再次查对注射。推药毕,以无菌干棉签,轻按针刺处,迅速拔针,按压穿刺处片刻,再次核对。

(3)整理床单位,将注射器及针头分开分别置于治疗车下层盛消毒液的容器和锐器盒内。每注射一个病人消毒一次双手,再为下一个病人注射,防交叉感染。

(4)全部注射毕,清理消毒用物。

2.肌内注射法技巧 为了减轻肌内注射局部的疼痛,利于药液的吸收,在实施注射的过程中还可采用以下两种技巧:

(1)留置气泡技术 在常规吸取药液后,再吸取 0.2~0.3ml 空气,肌内注射时,气泡在上,当全部药液注入后,再注入空气。此方法可使针头内的药液全部进入肌肉组织内,并可防止拔针时药液渗入皮下组织,因此,降低了组织受刺激的程度,减轻疼痛。另外,还可将药液限制在注射局部,有利于药液的吸收。

(2)Z型注射法 注射前将皮肤和皮下组织向一侧牵拉后,再按常规肌内注射进针、推药,推药完毕,拔出针头,放松牵拉的皮肤组织,使其复位,针刺通道迅速闭合。此法可防止药液渗入皮下组织,能减轻病人注射时和注射后的疼痛,尤其适用于需长期接受肌内注射的病人。

(四)静脉注射法

静脉注射法(intravenous injection,IV)是指自静脉注入无菌药液的方法。

【目的】

1.药物不宜口服、皮下或肌内注射,又需迅速发挥药效时。

2.诊断性检查或试验,如注入造影剂做肝、胆、肾 X 摄片或 CT 扫描。

3.输液、输血。

4.静脉营养治疗。

【评估】

1.评估病人病情、治疗情况、用药史、过敏史,所用药物的作用。

2.病人的意识状态、心理状态、肢体活动能力,对用药计划的了解和合作程度。

3.病人注射部位皮肤、静脉充盈度及静脉壁弹性等情况,静脉注射常用部位有:

(1)四肢浅静脉 上肢浅静脉:肘部浅静脉(贵要静脉、正中静脉、头静脉)、手背及腕部静脉网。下肢静脉:足部大隐静脉、小隐静脉、足背浅静脉网(见图 12-17)。

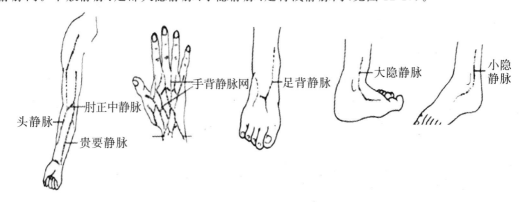

图 12-17 四肢浅静脉

(2) 头皮静脉　小儿头皮静脉极为丰富,分支甚多,互相沟通交错成网。

(3) 股静脉　股三角区扪及股动脉搏动最明显处或以髂前上棘与耻骨结节连线中点作为股动脉的定位,股静脉位于股动脉内侧 0.5cm 处。

【计划】

1. 护士准备　洗手、戴口罩、衣帽整洁。熟悉药物的药理作用、用法,向病人解释静脉注射的目的及相关注意事项。

2. 用物准备　注射盘一套,另加注射器(根据药液量准备),7～9号针头或头皮针,止血带、小垫枕、胶布或敷贴,注射单、按医嘱备药液。

3. 病人准备　了解静脉注射的目的、方法、注意事项及配合要点,取舒适体位并暴露注射部位。

4. 环境准备　按无菌操作要求准备。环境安静、整洁、光线适宜,必要时遮挡病人。

【实施】

1. 操作步骤

操作步骤	要点
1. 核对准备　按医嘱备好药液,护士洗手、戴口罩备齐用物携至床边,核对并解释	• 严格执行查对制度和无菌操作原则 • 确认病人,以取得合作
2. 选择部位、穿刺、注射 ◆四肢浅静脉注射 (1) 助病人取合适体位,选择静脉,暴露注射部位,以手指探明静脉方向、深浅,在穿刺部位下垫小枕,若采用头皮针穿刺,应备胶布或输液敷贴	• 需粗直、弹性好、易固定的静脉,避开关节和静脉瓣 • 对长期静脉注射者,为保护血管,应有计划地自远心端到近心端选择血管注射
(2) 消毒排气　用2%碘酊消毒局部皮肤,在穿刺部位上方(近心端)约6cm处扎紧止血带,末端向上。上肢注射,嘱病人握拳,再用70%乙醇脱碘待干,再次核对并排尽空气	• 也可用碘伏消毒两次 • 使静脉充盈 • 防止止血带末端污染局部皮肤 • 确保安全无误
(3) 进针推药　一手绷紧皮肤并固定静脉,一手持注射器示指固定针栓或头皮针的针柄(见图12-18A、B),针尖斜面向上,与皮肤呈15°～30°(见图12-19)自静脉上方或侧方刺入皮下,再沿静脉走向潜行刺入静脉,见回血,可再顺静脉进针少许(0.5～1cm)固定针栓,松开止血带,嘱病人松拳,缓慢、均匀推入药液(见图12-20)	• 头皮针以胶布或敷贴固定针柄 • 注药过程中要试抽回血以确定针头是否在静脉内 • 随时听取病人主诉,观察局部皮肤及病情变化
◆头皮静脉注射法 (1) 患儿取仰卧位或侧卧位,选择静脉(见图12-21)注射部位备皮,以70%乙醇消毒头皮待干	
(2) 排气查对　排气,再次查对	• 确认病人,以取得合作
(3) 进针推药　由助手固定患儿头部,操作者立于患儿头侧,一手拇指、示指固定静脉两端皮肤,另一手持头皮针柄,以静脉最清晰点后0.1～0.3cm处,将针头与皮肤呈15～20°沿静脉向心方向,在上方或侧方刺入皮下,再沿静脉走向潜行刺入静脉,见回血后推药少许,若无异常,以胶布固定头皮针	

续表

操作步骤	要点
◆股静脉注射法 (1)选择部位　助病人取仰卧稍屈膝、大腿外展放平,必要时下垫小枕并暴露注射部位。若为小儿需用尿片覆盖会阴部,防排尿污染穿刺部位	
(2)消毒定位　于股三角区扪及股动脉搏动最明显处或以髂前上棘与耻骨结节连线中点作为股动脉的定位,股静脉位于股动脉内侧0.5cm处(见图12-22)。常规消毒或安尔碘消毒腹股沟区皮肤,待干。同时消毒术者左手示指和中指	• 防感染
(3)排气核对　再次核对并排尽空气	• 确保安全用药
(4)进针固定　左手示指和中指扪及股动脉搏动最明显处并固定,右手持注射器,针头与皮肤呈45°或90°,在股动脉内侧0.5cm处刺入,抽出暗红色血,固定针头,根据需要注入药液或抽取血标本	• 若为鲜红色血为进入股动脉,应拔针加压按压5～10min
3. 拔针按压　推药毕,将无菌干棉签按压于穿刺点上方(内针眼),迅速拔针,按压针眼片刻或嘱病人曲肘压紧,再次核对	• 防止渗血与皮下血肿 • 股静脉注射,用无菌纱布轻按压于穿刺点,迅速拔针,再加压止血3～5min,确认无出血,用胶布固定纱布
4. 整理记录　协助病人取舒适体位,整理单位,回治疗室清理用物,洗手,记录	

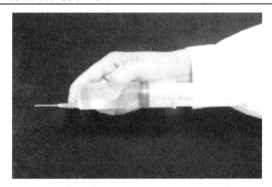
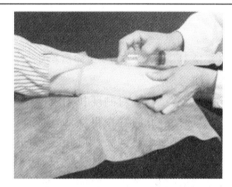

A　注射器持针、进针法

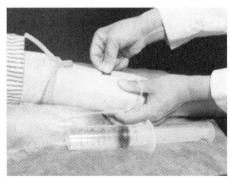
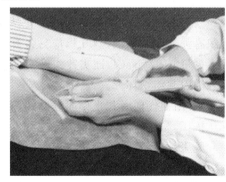

B　头皮针持针、进针、固定法

图 12-18　静脉注射持针、进针法

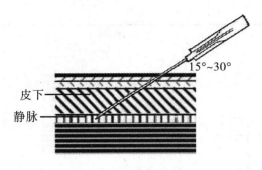

图 12-19 静脉注射进针示意图

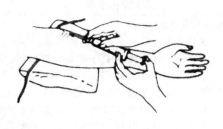

图 12-20 静脉注射推药法

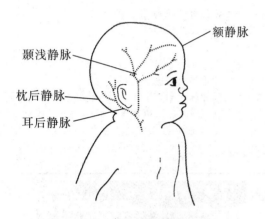

图 12-21 小儿头皮静脉分布示意图

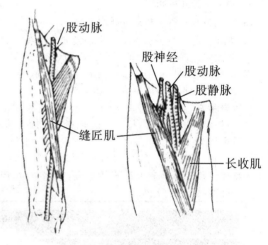

图 12-22 股动脉、股静脉示意图

2. 注意事项

(1) 严格执行查对制度和无菌操作原则,严格遵守消毒隔离原则。

(2) 选择静脉时宜选粗直、弹性好、易于固定的静脉,避开关节、静脉瓣;需长期静脉注射者,应有计划地由小到大、由远心端到近心端选择静脉。

(3) 根据病人年龄、病情及药物的性质,掌握推药的速度,随时听取病人主诉,观察局部皮肤及病情变化,若需长时间、微量、均匀精确地推注药物,有条件的医院可选用微量注射泵,更为安全可靠。

(4) 钙剂等刺激性较强的药液禁止从头皮静脉注射,以防药物外渗引起头皮坏死;注射对组织有强烈刺激性的药物时,应另备有 0.9%NaCl 的注射器和头皮针,静脉穿刺成功后,先注入少量 0.9%NaCl,证实针头确实在静脉内,再换上抽有药液的注射器缓慢推药,以防药液外溢引起组织坏死。

(5) 有出血倾向者禁止作股静脉穿刺。股静脉穿刺抽出鲜红色血疑为进入股动脉,应拔针加压按压 5～10min,直至无出血为止。

3. 健康教育

(1) 向病人及家属介绍静脉注射的目的。

(2) 指导病人正确对待静脉注射,除需要迅速发挥药效时,一般用药尽量不首选静脉注射,防止静脉损伤。

(3)穿刺处 24h 内勿用热水敷、洗,防止穿刺处感染。若注射部位红肿、化脓,出现畏寒、发热等全身症状,及时报告医生处理。

【评价】

1. 护患沟通有效,病人理解静脉注射的目的,愿意接受并配合操作。
2. 病人或家属能说出所用药物的相关知识、治疗目的、方法、注意事项。
3. 注射过程严格按注射原则进行,注射部位未出现渗出、肿胀,未发生感染。
4. 能分析静脉注射常见的失败原因,根据病人情况提高穿刺成功率。

【静脉注射常见失败原因】

1. 针头未刺入血管内 刺入过浅或因静脉滑动。临床表现抽吸无回血,推注药液局部皮肤隆起、疼痛(见图 12-23A)。
2. 针尖斜面部分在血管内 斜面未完全进入血管内,推药时药液渗出至皮下组织。临床表现抽吸可有回血,但推注药液局部皮肤隆起、疼痛(见图 12-23B)。
3. 针头刺破对侧血管壁 针刺稍深,穿透对侧静脉管壁。临床表现抽吸有回血,推注药液局部皮肤暂无隆起、疼痛(见图 12-23C)。
4. 针头刺入深层组织 针刺过深,穿透对侧静脉管壁,进入深层组织。临床表现抽吸无回血,推注药液局部皮肤无隆起、但有疼痛感(见图 12-23D)。

以上失败原因,无论哪种,均应立即拔针,以无菌棉签按压止血,重新选择静脉穿刺。

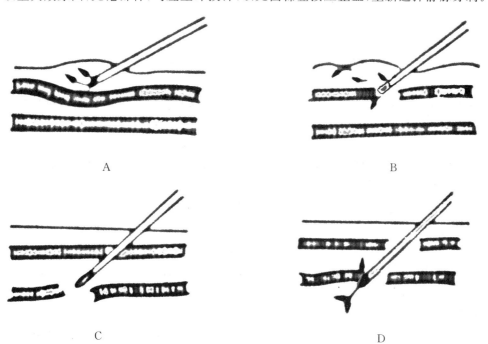

图 12-23 静脉穿刺常见的失败原因

附 静脉注射泵

为了使静脉注射过程中,注入药液的剂量精确、速度均匀,临床常使用静脉注射泵(微量注射泵)推注药液(见图 12-24)。

微量注射泵是电子调速注射装置,临床常用于 ICU、CCU 病房的药液连续、低流量均匀的注射;早产儿或新生儿营养液的连续注入;连续注射麻醉剂、化疗药、止痛药、升压药、扩血管药或抗凝剂等。操作要点如下:

1. 检查仪器,插好电源,打开开关,泵处于正常待机充电状态。
2. 将抽吸好药液的注射器妥当地固定于注射泵上,将注射器与静脉穿刺针连接、排气,根据医嘱设定注射速度和时间。
3. 常规消毒皮肤,穿刺进针,用胶布固定好穿刺针后按"启动键",注射开始,注意观察病人反应和药液注入情况。
4. 当药液注射完毕,按"停止键"、拔针、按压,取出注射器,关闭微量注射泵切断电源。

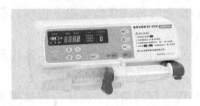
单路微量注射泵

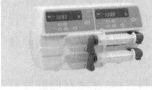
双路微量注射泵

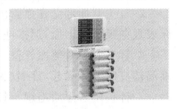
多路微量注射泵

图 12-24　静脉注射泵

(五)动脉注射法

动脉注射法(arterial injection)是将药液加压注入动脉的方法。

【目的】

1. 加压注入血液或高渗葡萄糖溶液,迅速提升有效循环血量,用于抢救重度休克尤其是创伤性休克病人。
2. 注入造影剂,辅助检查。如脑血管造影、下肢动脉造影。
3. 注射化疗药物,作区域性化疗。如头面部疾患采用颈总动脉,上肢疾患采用锁骨下动脉,下肢疾患采用股动脉。
4. 采集动脉血标本作血气分析。常用桡动脉。

【评估】

1. 评估病人病情、治疗情况、用药史,所用药物的作用。
2. 病人的意识状态、心理状态、肢体活动能力,对用药计划的了解和合作程度。
3. 病人穿刺部位的皮肤及动脉血管状况。

【计划】

1. 护士准备　洗手、戴口罩、衣帽整洁。熟悉药物的药理作用、用法,向病人解释动脉注射的目的及相关注意事项。
2. 用物准备　注射盘 1 套,另加注射器(根据药液量准备),6~9 号针头,无菌纱布,无菌手套,无菌洞巾,砂袋,注射单,按医嘱备药液或血气分析标本瓶。
3. 病人准备　了解动脉注射目的、方法及配合要点,取舒适体位并暴露注射部位。
4. 环境准备　按无菌操作要求准备。环境安静、整洁、光线适宜,必要时遮挡病人。

【实施】

1. 操作步骤

操作步骤	要点
1. **核对准备** 护士洗手、戴口罩,按医嘱备好药液。备齐用物携至病人床边,核对并解释,协助病人取合适体位	• 严格执行查对制度和无菌操作原则 • 确认病人,以取得合作
2. **选择部位** 选择并暴露注射部位,局部皮肤常规消毒,范围要>5cm,待干	• 桡动脉穿刺点位于前臂掌侧腕关节上2cm,取动脉搏动明显处
3. **核对排气** 再次核对,吸药排气	
4. **穿刺固定** 术者立于穿刺侧,戴无菌手套,在已消毒的范围内触到欲穿刺动脉的搏动最明显处,固定动脉于两指间,一手持注射器垂直或与动脉走向呈40°刺入动脉,见有鲜红色回血时,即固定穿刺针的方向和深度,推注药液	• 严格执行无菌操作,防感染,必要时铺无菌洞巾 • 股动脉穿刺点在腹股沟股动脉搏动最明显处 • 股动脉穿刺常以垂直进针
5. **拔针按压** 操作完毕,迅速拔出针头,局部以无菌纱布加压止血5~10min	• 也可用砂袋加压止血,以免引起出血和血肿
6. **整理记录** 再次核对,助病人取舒适体位,整理床单位,清理用物,洗手,记录	

2. 注意事项

(1)执行查对制度和无菌操作原则。

(2)推注药液过程中应注意观察病人局部情况、听取病人主诉防止病情变化。

(3)有出血倾向者,慎用动脉穿刺。

(4)拔针后局部以无菌纱布或砂袋加压止血,防止出血或血肿。

3. 健康教育

(1)向病人及家属介绍动脉注射的目的。

(2)指导病人正确对待动脉注射,告知病人操作的安全性,消除其恐惧感。

(3)告知病人及家属观察穿刺部位,防止出血或血肿的重要性。

(4)穿刺处24h内勿用热水敷、洗,防止穿刺处感染,若注射部位红肿、化脓,出现畏寒、发热等全身症状,及时报告医生处理。

【评价】

1. 护患沟通有效,病人理解动脉注射的目的,愿意接受并配合操作。

2. 病人或家属能说出所用药物的相关知识、治疗目的、方法、注意事项。

3. 注射过程严格按注射原则进行,注射部位未出现出血、血肿和感染。

第四节 药物过敏试验

临床上使用某些药物时,可因病人的过敏体质而引起不同程度的过敏反应,严重者发生过敏性休克而危及生命。因此,在使用某些高致敏性药物之前,应详细询问病人用药史、过敏史、家族史并做药物过敏试验。在做过敏试验时,要求准确配制试验药液,掌握试验方法,认真观察反应,正确判断试验结果,且事先做好急救的准备,防止过敏反应的发生。

一、药物过敏反应的特点

药物过敏反应属于异常的免疫反应,其基本原理是抗原抗体相互作用的结果。当药物作为抗原或半抗原在过敏体质者的机体内产生特异性抗体(IgE、IgG、IgM),使 T 淋巴细胞致敏,再次接触同类药物时,抗原抗体在致敏的淋巴细胞上作用即引起一系列的过敏反应。它具有以下特点:

(一)仅发生于少数人

一般只发生于少数过敏体质的人,反应的发生不具有普遍性。

(二)很小剂量即可发生过敏反应

一旦病人对药物过敏,不论剂量大小均可发生过敏反应,因此可作为与药物中毒反应相鉴别的重要依据。

(三)过敏与正常药理反应或毒性无关

药物过敏反应是在用法、用量都正常的情况下的不正常反应,其临床表现与正常药理反应或毒性反应无关。

(四)一般发生于再次用药过程中

药物过敏反应的发生需有致敏阶段(产生抗体过程),过敏源来自之前的多次药物接触。因此,药物过敏反应通常不发生在首次用药,一般在再次用药后,抗原抗体结合而发敏。

(五)过敏的发生与体质因素有关

药物过敏反应的发生与过敏体质有关,因此是对某些药物"质"的过敏,而非"量"的中毒。

二、常用药物过敏试验与过敏反应的处理

(一)青霉素过敏试验

青霉素具有毒性低、疗效高(用于敏感的革兰氏阳性球菌、阴性球菌和螺旋体感染)的优点,被广泛用于临床治疗,但在使用中较易发生过敏反应,发生率可达3%～6%。因此,在使用各种剂型青霉素制剂前,必须做过敏试验,试验结果阴性,方可用药。

1. 发生机制　青霉素是一种半抗原,进入人体后与组织蛋白结合成为全抗原,刺激机体产生特异性抗体(IgE),使机体处于致敏状态(致敏阶段)。当机体再次接受青霉素时,抗原和抗体结合,引发过敏反应(发敏阶段),从而产生如荨麻疹、哮喘、喉头水肿、休克等一系列过敏反应的临床表现。

2. 预防措施

(1)使用青霉素前询问用药史、过敏史、家族过敏史　有青霉素过敏史的病人,禁做过敏

试验,联系医生更换药物。

(2) 使用青霉素前必须做过敏试验 对青霉素过敏的人,无论是任何年龄、性别、给药途径(注射、口服、外用)、剂量和制剂(钾盐、钠盐、长效、半合成青霉素)均可发生过敏反应。因此,在使用各种剂型青霉素制剂前,必须做过敏试验。已接受青霉素治疗的病人,停药 3d 以上或在用药过程中更换生产厂家、批号时,须重新做过敏试验。

(3) 正确实施青霉素过敏试验 正确配制皮试液,正确的试验方法,准确判断试验结果,认真观察临床反应。

(4) 青霉素应现配现用 青霉素的水溶液在室温下非常不稳定,易产生青霉烯酸、青霉噻唑等降解产物和高分子聚合体,使其致敏性增高,药效下降。故使用青霉素时应临时配制,不宜放置过久。

(5) 加强工作责任心 工作人员必须严格执行查对制度。不宜在空腹时进行皮试或注药,防晕针、低血糖与过敏反应混淆,注射青霉素的同时做好抢救准备工作,注射后严密观察病人反应,首次注射青霉素者需观察 30min。

(6) 试验结果阳性的处理 试验结果为阳性反应时,禁用青霉素;在体温单、医嘱单、门诊病历、注射卡及床头卡上用红笔标明"青霉素(＋)",同时告知病人及家属。

3. 试验方法

(1) 皮内试验法

1) 皮试液的配制:皮试液以每毫升含青霉素 200～500U 为标准,以青霉素 1 瓶 80 万 U 为例(见表 12-4)。

表 12-4 青霉素试验液配制法

青霉素	加 0.9%NaCl	青霉素含量	要点说明
80 万 U	4ml	20 万 U/ml	混匀,完全溶解
取上液 0.1ml	0.9ml	2 万 U/ml	摇匀
取上液 0.1ml	0.9ml	2000U/ml	摇匀
取上液 0.1～0.25ml	0.9～0.75ml	200～500U/ml	摇匀

青霉素试验液不稳定,在室温下可保存 4h,在冰箱冷藏可保存 24h,过时应弃去。

2) 试验方法:在前臂掌侧下段皮内注射青霉素试验液 0.1ml(含青霉素 20～50U),20min 后观察结果并记录。

3) 结果判断:

阴性:局部皮丘无改变,周围无红肿,无自觉症状。

阳性:局部皮丘隆起,出现红晕硬块,直径大于 1cm 或皮丘周围出现伪足、痒感。严重时可有头晕、心慌、恶心,甚至发生过敏性休克。

(2) 青霉素快速过敏试验法

青霉素分子结构中的酸根带负电荷,在水溶液中电离后,负离子含致敏原。当通电时,其负离子可通过负极透入皮下,与体内蛋白质结合成抗原,对青霉素过敏的人,在电极板下皮肤有阳性反应现象。皮试液需用注射用水配制,每毫升含 1 万 U,目前临床较少使用,具体方法省略。

4. 青霉素过敏的临床表现

(1) 过敏性休克　属Ⅰ型变态反应,是过敏反应中最严重的一种,发生率为 5～10 人/万人,可发生在青霉素皮试或注射药物过程中,极少数发生于连续用药过程中,一般在用药后 5～20min 内发生,甚至于用药后几秒钟发生,呈"闪电式"。主要临床表现为:

1) 呼吸道阻塞症状:由喉头水肿、支气管痉挛和肺水肿引起,表现为胸闷、气促、哮喘、呼吸困难伴濒危感。

2) 循环衰竭症状:由于周围血管扩张,导致循环血量不足,病人表现为面色苍白、出冷汗、发绀、脉细弱、血压下降等。

3) 神经系统症状:因脑组织缺氧所致,表现为头晕眼花、面部及四肢麻木、意识丧失、抽搐、大小便失禁等。

4) 其他过敏反应表现:皮肤瘙痒、荨麻疹、恶心、呕吐、腹痛与腹泻等。

上述症状中常以呼吸道症状或皮肤瘙痒最早出现,因而需特别注意观察。

(2) 血清病型反应　属Ⅲ型变态反应,一般于用药后 7～12d 内发生,临床表现和血清病相似,有发热、关节肿痛、全身淋巴结肿大、皮肤发痒、荨麻疹、腹痛等。

(3) 各器官或组织的过敏反应

1) 皮肤过敏反应:轻者荨麻疹,严重者可发生剥脱性皮炎。

2) 呼吸道过敏反应:可引起哮喘或促使原有哮喘发作或发作加重。

3) 消化系统过敏反应:可引起过敏性紫癜,以腹痛和便血为主要症状。

5. 青霉素过敏性休克的急救措施

(1) 立即停药、平卧、保暖、就地抢救,同时通知医生。

(2) 即刻皮下注射 0.1% 盐酸肾上腺素 0.5～1ml,患儿酌减,如症状不缓解,每隔 30 min 皮下注射或静脉注射,也可气管内滴入,直至病人脱离危险。此药是抢救过敏性休克的首选药,具有收缩血管、增加外周阻力、兴奋心肌、增加心排出量及松弛支气管平滑肌的作用。

(3) 给予氧气吸入,改善缺氧症状　呼吸受抑制时,立即行口对口人工呼吸,并肌内注射尼可刹米或洛贝林等呼吸兴奋剂,有条件者可插入气管导管,借助人工呼吸机辅助或控制呼吸。喉头水肿影响呼吸时,应立即准备气管切开或气管插管。

(4) 根据医嘱给予抗过敏药物　地塞米松 5～10mg 静脉注射或氢化可的松 200mg 加入 5%～10% 葡萄糖液 500ml 静脉滴注;应用抗组胺类药,如肌内注射盐酸异丙嗪 25～50mg 或苯海拉明 40mg。

(5) 扩容、纠酸、升血压　静脉滴注 10% 葡萄糖液或平衡液扩充血容量,如血压仍不回升可遵医嘱静脉滴注低分子右旋醣酐,必要时可用多巴胺、间羟胺等升压药物。纠正酸中毒可用 5% 碳酸氢钠静脉滴注。

(6) 对症抢救,如呼吸心跳骤停,立即进行心肺复苏抢救。

(7) 密切观察病情变化　观察体温、脉搏、呼吸、血压、尿量、神志及病情动态变化。病人未脱离危险期不宜搬动。

本案例王某需要使用青霉素,使用前须做皮试,皮试结果阴性方可肌内注射。皮试液要正确配制、试验前应询问有无进食,试验期间在病区休息勿外出,试验结果要正确判断,试验及注射青霉素时均须做好过敏反应的预防并做好抢救准备工作。

(二)头孢菌素(先锋霉素)过敏试验

头孢菌素是一类高效、低毒、广谱的抗生素。可引起过敏反应,故用药前需做皮肤过敏试验。头孢菌素的过敏反应机制与青霉素相似,它与青霉素之间呈现不完全的交叉过敏反应,对青霉素过敏者有10%~30%对头孢菌素过敏,而对头孢菌素过敏者绝大多数对青霉素过敏。

1.试验方法　以先锋霉素(Ⅴ)为例,皮内试验液以含先锋霉素$500\mu g/ml$的0.9%NaCl溶液为标准,皮内注入剂量为0.1ml(含先锋霉素$50\mu g$)。皮试液配制方法见表12-5。

表12-5　先锋霉素(Ⅴ)试验液配制法

先锋霉素(Ⅴ)	加0.9%NaCl	先锋霉素含量	要点说明
0.5g	2ml	250mg/ml	混匀,完全溶解
取上液0.2ml	0.8ml	50mg/ml	摇匀
取上液0.1ml	0.9ml	5mg/ml	摇匀
取上液0.1ml	0.9ml	$500\mu g/ml$	摇匀

2.其他　皮试的准备、结果的判断及过敏反应的处理同青霉素过敏试验。

(三)链霉素过敏试验

由于链霉素本身的毒性作用及所含杂质(链霉素胍和二链霉胺)具有释放组胺的作用,可引起中毒反应和过敏反应,故在使用链霉素之前,应做皮肤过敏试验。

1.试验液的配制　以每毫升含链霉素2500U为标准,用0.9%NaCl作为稀释液,配制方法(见表12-6)。

表12-6　链霉素试验液配制法

链霉素	加0.9%NaCl	链霉素含量	要点说明
1g(100万U)	3.5ml	25万U/ml	溶解后为4ml
取上液0.1ml	0.9ml	2.5万U/ml	摇匀
取上液0.1ml	0.9ml	2500U/ml	摇匀

2.试验方法　皮内注射链霉素试验液0.1ml(含250U),20min后判断试验结果并记录。判断方法同青霉素过敏试验。

3.过敏反应及处理　链霉素过敏反应的临床表现与青霉素过敏反应大致相同。轻者表现为发热、皮疹、荨麻疹,重者可致过敏性休克。一旦发生过敏性休克其救治措施与青霉素过敏性休克相同。

链霉素的毒性反应比过敏反应更常见、更严重,可出现全身麻木、抽搐、肌肉无力、眩晕、耳鸣、耳聋等症状。可用10%葡萄糖酸钙或稀释一倍的5%氯化钙静脉注射,因钙离子能和链霉素络合,从而减轻其毒性反应。

(四)破伤风抗毒素(TAT)过敏试验及脱敏注射

破伤风抗毒素(TAT)常用于外伤病人预防破伤风(被动免疫)或临床破伤风治疗的专用药,它是免疫马血清制品,对于人体是一种异种蛋白,具有抗原性,注射后也可引起过敏反应。因此在用药前须做过敏试验。停药超过一周者,如需再用,应重做过敏试验。

1. 试验液的配制　以每毫升 150 IU 为标准,用 0.9%NaCl 作为稀释液。取破伤风抗毒素 1 支(1ml 含 TAT 1500IU),吸取 0.1ml(含 150 IU)加 0.9%NaCl 至 1ml 摇匀即可。

2. 试验方法　皮内注射 TAT 试验液 0.1ml(皮丘含量为 15 IU),20min 后判断试验结果并记录。

阴性:局部皮丘无改变,周围无红肿,无自觉症状。

阳性:局部皮丘红肿、硬结,直径大于 1.5cm,红晕直径超过 4cm,有时出现伪足、痒感。全身过敏反应、血清病型反应与青霉素过敏反应同。

3. 脱敏注射法　是对 TAT 过敏试验呈阳性反应的病人,采用小量多次注射药液的方法。其机制是以少量抗原(TAT 药液),在短时间内多次消耗体内的抗体,以至全部消耗,注射完药液而不引起过敏反应,达到脱敏的目的。但这种脱敏只是暂时的,故再次应用 TAT 时仍需重做过敏试验。脱敏注射法见表 12-7。

表 12-7　破伤风抗毒素脱敏注射法

次数	TAT(ml)	加 0.9%NaCl(ml)	要求
1	0.1	0.9	肌内注射或皮下注射
2	0.2	0.8	同上
3	0.3	0.7	同上
4	余量	稀释至1ml	同上

每隔 20min 注射 1 次,每次注射后均需密切观察。在脱敏注射中,如发现病人有气促、发绀、荨麻疹及过敏性休克时应立即停止注射,并迅速处理,处理方法同青霉素过敏抢救。如反应轻微,待反应消退后,酌情增加注射次数、减少剂量,以完成脱敏过程。

(五)普鲁卡因过敏试验

普鲁卡因是临床常用的局部麻醉药,偶可引起轻重不一的过敏反应,因此首次使用普鲁卡因者须做过敏试验,结果阴性方可使用。

从 1 支普鲁卡因(2ml:4ml)中,取 0.1ml(含普鲁卡因 2mg),加 0.9%NaCl 至 1ml(0.25%),皮内注射 20min 后观察结果并记录。结果判断及过敏反应的处理同青霉素过敏试验法。

(六)细胞色素 C 过敏试验

细胞色素 C 是一种细胞呼吸激活剂,常作为组织缺氧治疗的辅助用药。偶见过敏反应发生,用药前须做过敏试验,结果阴性方可使用。过敏试验常用方法有两种:

1. 皮内试验　取细胞色素 C 溶液 0.1ml(每支 2ml,含 15mg)加 0.9%NaCl 至 1ml(含细胞色素 C0.75mg),皮内注射 0.1ml(皮丘含量为 0.075mg),20min 后观察结果并记录。

阴性:同青霉素皮试结果的判断。

阳性:局部发红、皮丘直径大于1cm,出现丘疹者为阳性。

2.划痕试验 在前臂下段内侧,用70%乙醇常规消毒皮肤,取细胞色素C原液1滴,滴于皮肤上,用无菌针头在表皮上划痕两道,长度约0.5cm,深度以微量渗血为度。20min后观察结果,结果判断同上述皮内试验法。目前该方法较少使用。

(七)碘过敏试验

临床上常用碘化物造影剂作胆囊、肾脏、膀胱等造影,此类药物也可引起过敏反应。因此,在造影前1~2d需做过敏试验,结果阴性方可碘造影检查。

1.过敏试验方法

(1)口服5%~10%碘化钾5ml,每日3次,共3d,观察结果。

(2)皮内注射碘造影剂0.1ml,20min后观察结果。

(3)静脉注射碘造影剂(30%泛影葡胺)1ml,5~10min后观察结果。在静脉注射碘造影剂前,必须先做皮内试验,结果阴性者再行静脉注射。

2.结果判断

(1)口服法 有口麻、头晕、心慌、恶心、呕吐、流涕、流泪、荨麻疹等症状为阳性。

(2)皮内注射法 局部皮丘有红肿硬结,直径大于1cm为阳性。

(3)静脉注射法 如有血压、脉搏、呼吸和面色等改变为阳性。

有少数病人试验阴性,但在注射碘造影剂时仍可发生过敏反应,故造影时需备好急救药品。过敏反应的处理同青霉素过敏试验法。

第五节　其他给药法

一、雾化吸入给药法

雾化吸入法是应用雾化装置将药液变成细微的雾滴形成气雾状喷出,经口腔或鼻吸入呼吸道,达到湿化气道,预防和治疗疾病目的的给药方法。雾化吸入用药具有奏效快、用药量小、不良反应少的优点,吸入的药物不仅对呼吸道产生局部作用,还可通过肺组织吸收产生全身性的疗效。常用的方法有超声雾化吸入、氧气雾化吸入、手压式雾化吸入。

(一)超声雾化吸入法

超声波雾化吸入是应用超声波声能,将药液变成细微的气雾,由呼吸道吸入,达到改善呼吸道通气功能及防治呼吸道疾病的目的。其优点是雾量大小可调节;雾滴小而均匀(直径<5μm);可吸入到终末支气管和肺泡,疗效好;吸入的药液因雾化器的电子管使之加热,病人感觉温暖舒适。

【目的】

1.治疗、预防呼吸道感染 减轻呼吸道黏膜水肿,消炎、止咳、祛痰。常用于咽喉炎、肺炎、支气管扩张、肺脓肿、肺结核等病人;预防呼吸道感染,常用于胸部手术前后的病人。

2. 解除支气管痉挛　改善通气功能,常用于支气管哮喘等病人。
3. 湿化气道　常用于气管切开术后、使用人工呼吸器的病人湿化气道、消炎、化痰。
4. 肺部肿瘤治疗　间歇吸入抗癌药治疗肺癌。

案例中王某雾化吸入的目的是治疗呼吸道感染、解除支气管痉挛。

【构造及工作原理】

1. 构造　超声波发生器、电源开关、雾量调节开关、定时器、水槽、晶体换能器、雾化罐、螺纹管、口含嘴或面罩(见图12-25)。

2. 工作原理　超声波雾化器通电后超声波发生器输出高频电能,通过水槽底部晶体换能器转换成超声波声能,声能震动并透过雾化罐的透声膜,作用于罐内的药液,破坏药液表面张力和惯性,使其成为细微的雾滴,通过螺纹管口含嘴吸入呼吸道。

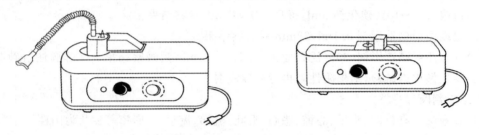

图12-25　超声波雾化器

【评估】

1. 病人病情、治疗情况、用药史、过敏史。
2. 病人的意识状态、心理状态、肢体活动能力,对用药计划的了解和合作程度。
3. 病人呼吸道是否通畅、有无感染,如有无支气管痉挛、呼吸道黏膜水肿、痰液等。
4. 病人面部及口腔黏膜情况,如有无感染、溃疡等。

【计划】

1. 护士准备　洗手、戴口罩、衣帽整洁。熟悉药物的药理作用、用法,向病人解释超声波雾化吸入的目的及相关注意事项。
2. 用物准备　超声波雾化器一套,电源插座、冷蒸馏水、水温计、弯盘、纸巾、按医嘱备药液等。
3. 常用吸入药物及作用

(1) 抗生素　庆大霉素、卡那霉素等,具有控制呼吸道感染,消炎作用。

(2) 解痉药　氨茶碱、沙丁胺醇(舒喘灵)等可解除支气管痉挛、平喘。

(3) 化痰药　α-糜蛋白酶、乙酰半胱氨酸(痰易净)等稀释痰液。

(4) 激素　地塞米松等可减轻呼吸道黏膜水肿,和抗生素同用加强抗感染效果。

4. 病人准备　了解超声波雾化吸入的目的、方法、注意事项及配合要点,取舒适体位。
5. 环境准备　环境安静、整洁、光线、温湿度适宜。

【实施】
1. 操作步骤

操作步骤	要点
1. **连接机器** 连接雾化器主件与附件,水槽内加冷蒸馏水,液面高度至水位线,以浸没雾化罐底部透声膜为度	• 使用前检查雾化器各部件是否完好、型号是否一致,操作轻稳,以免损坏水槽底部的电晶片和雾化罐底部透声膜
2. **核对准备** 洗手、戴口罩按医嘱将药液稀释30~50ml,注入雾化罐内,盖好水槽,开启开关,检查雾化是否正常,再关机待用。携用物至床旁,核对床号、姓名、解释,协助病人取舒适体位,颌下铺治疗巾,放好弯盘	• 确认病人,取得合作
3. **调节雾量** 接好电源,打开开关,调节雾量,一般用中档,调节定时器至15~20min。口含嘴放入病人口中(或戴上面罩),嘱病人闭口做深呼吸。观察水槽内水温、雾化罐内药液量及雾量	• 大档雾量为3ml/min、中档为2ml/min、小档为1ml/min,异常情况及时处理 • 水温不超过50℃
4. **整理记录** 治疗毕,取下口含嘴,擦干面部,关开关,切断电源,整理用物,放净槽内水并用软布擦干,将口含嘴、雾化罐、螺纹管置于消毒液中浸泡1h,洗净晾干备用,观察、洗手并记录	• 若有两个开关,则先关雾化开关,再关电源开关,防电子管损坏 • 防交叉感染

2. 注意事项

(1)严格执行查对制度和消毒隔离原则。

(2)使用前检查雾化器各部件,保证性能良好,各部件型号一致并注意仪器的保养。

(3)水槽底部晶体换能器和雾化罐底部的透声膜质薄而脆,操作时要轻防止损坏。

(4)水槽和雾化罐内切忌加温水或开水,水槽内无水时切不可开机,以防机器损坏。若水槽内水温超过50℃,需停机换冷蒸馏水。

(4)治疗过程中若需添加药液,不必停机,可从雾化罐盖的小孔注入。雾化器连续使用时,中间需间隔30min。

3. 健康教育

(1)向病人及家属介绍超声雾化吸入的相关知识,指导其正确地吸入药物,使药液充分到达病患处,以更好发挥疗效。

(2)指导病人雾化后正确地咳嗽,以利痰液的排出。

(3)指导病人和家属如何预防呼吸道感染。

【评价】

1. 护患沟通有效,病人理解超声雾化吸入的目的,愿意接受并配合护士的操作。
2. 病人或家属能说出所用药物的相关知识、治疗目的、方法、注意事项。
3. 病人感觉舒适、症状缓解、治疗有效。

(二)氧气雾化吸入法

氧气雾化吸入是利用氧气高速气流,将药液变成气雾,随吸气进入呼吸道的方法。

【目的】
1. 治疗呼吸道感染,减轻炎症。
2. 解除支气管痉挛,改善通气功能。
3. 稀释痰液,祛痰。

【工作原理】
氧气雾化吸入器也称射流式雾化器(见图12-26A),是利用高速氧气流在雾化器内的细管中急速冲出,使射流口周围形成一负压区,将药液由邻近的小管吸出,吸出的药液又被高速的气流冲击成气雾喷出。临床使用有氧气雾化吸入器(见图12-26B)、一次性的氧气雾化吸入器(见图12-26C、D、E、F)

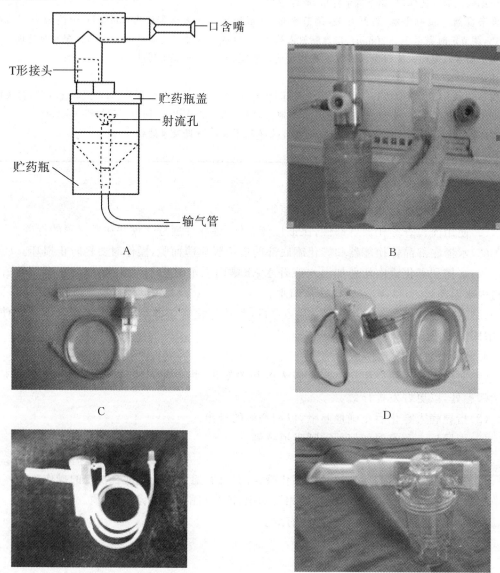

图12-26 氧气雾化吸入器

【评估】

1.病人病情、治疗情况、用药史、过敏史。

2.病人的意识状态、心理状态、肢体活动能力,对用药计划的了解和合作程度。

3.病人呼吸道是否通畅、感染,如有无支气管痉挛、呼吸道黏膜水肿、痰液等。

4.病人面部及口腔黏膜情况,如有无感染、溃疡等。

【计划】

1.护士准备 洗手、戴口罩、衣帽整洁。熟悉药物的药理作用、用法,向病人解释氧气雾化吸入的目的及相关注意事项。

2.用物准备 氧气雾化吸入器(图12-26B、C、D)一套,氧气装置一套(湿化瓶内不放水,以免药液稀释)、5ml注射器、药液(按医嘱准备)、0.9%NaCl、毛巾、弯盘。

3.病人准备 了解氧气雾化吸入的目的、方法、注意事项及配合要点,取舒适体位。

4.环境准备 安静、整洁、光线、温湿度适宜。病室内避免火源,氧气放置安全。

【实施】

1.操作步骤

操作步骤	要点
1.核对准备 护士洗手、戴口罩,按医嘱核对备药,将药液稀释至5ml,注入氧气雾化器贮液瓶中,携用物至病人床旁,核对病人,解释雾化器使用方法,助病人取坐位或半卧位,颌下围毛巾,弯盘置床旁,病人漱口	·严格执行查对制度 ·使用前检查氧气装置、雾化吸入装置连接是否完好,有无漏气 ·确认病人,取得合作,提高病人自护能力
3.连接雾化器 将氧气输气管和雾化器进气口连接,调节氧流量至6~8L/min	·湿化瓶内不放水,以免稀释药液
4.指导操作 指导病人手持雾化器,将口含嘴放入口中,紧闭口唇深而慢地吸气,呼气时用鼻,如此反复,直至药液吸完为止(需10~15min)	·若病人感疲劳可暂停氧,稍休息后继续
5.整理用物 治疗完毕取下雾化器,关闭氧气开关,用毛巾擦干病人口鼻部,整理床单位,清理用物,消毒、清洗雾化器,晾干备用	·防交叉感染,一次性雾化吸入器用后按规定处理

2.注意事项

(1)严格执行查对制度和消毒隔离原则。

(2)初次使用雾化器者,应指导其正确使用方法。

(3)氧气湿化瓶内不放水,以免药液被稀释,而影响疗效。

(4)操作时保障用氧安全,严禁接触明火和易燃品。

3.健康教育

(1)向病人及家属介绍氧气雾化吸入的相关知识,指导其正确地吸入药液,使药液充分达到病患处,以便发挥更好的疗效。

(2)指导病人雾化后正确地咳嗽,以利痰液的排出。

(3)指导病人和家属如何预防呼吸道感染。

【评价】
1. 护患沟通有效,病人理解氧气雾化吸入的目的,愿意接受并配合护士的操作。
2. 病人或家属能说出所用药物的相关知识、治疗目的、方法、注意事项。
3. 病人感觉舒适、症状缓解、治疗有效。

(三)压缩雾化吸入法

压缩雾化吸入法是利用压缩空气将药液变成细微的气雾(直径小于 $3\mu m$),使药液直接被吸入呼吸道的治疗方法。

【目的】
1. 呼吸道感染,减轻炎症。
2. 解除支气管痉挛,改善通气功能。
3. 稀释痰液,祛痰。

【工作原理】

压缩雾化器通电后,输出的电能将空气压缩,压缩的空气作用雾化器内的药液,使药液表面张力破坏而形成细微雾滴,随病人的呼吸经口含嘴进入呼吸道。

【评估】
1. 病人病情、治疗情况、用药史、过敏史。
2. 病人的意识状态、心理状态、肢体活动能力,对用药计划的了解和合作程度。
3. 病人呼吸道是否通畅、感染,如有无支气管痉挛、呼吸道黏膜水肿、痰液等。
4. 病人面部及口腔黏膜情况,如有无感染、溃疡等。

【计划】
1. 护士准备 洗手、戴口罩、衣帽整洁。熟悉药物的药理作用、用法,熟悉压缩雾化吸入的目的及相关注意事项。
2. 用物准备
压缩雾化吸入器(见图 12-27)、药液(按医嘱准备)同氧气雾化吸入法、0.9%NaCl、毛巾、弯盘、电源插座。
3. 病人准备 了解雾化吸入的目的、方法、注意事项及配合要点,取舒适体位。
4. 环境准备 安静、整洁、光线、温湿度适宜。

【实施】
1. 操作步骤

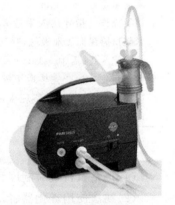

图 12-27 压缩雾化吸入器

操作步骤	要点
1. **核对准备** 护士洗手、戴口罩,按医嘱核对备药,检查、连接雾化器各部件,注入已配好的药液于喷雾器的药杯内	• 严格执行查对制度
2. **病人准备** 解释目的指导其使用方法,病人坐位或半卧位,颌下围毛巾,弯盘置床旁,病人漱口	• 确认病人取得合作

续表

操作步骤	要点
3.**操作指导** 接通电源,先开电源开关,调节雾量,指导病人含紧口含嘴,缓慢深吸气,屏息片刻,再慢慢呼气	• 雾量大小可根据病人需要和耐受性适当调节 • 深呼吸可使药液吸入呼吸道深部,更好发挥药效 • 一般治疗时间15~20min/次
4.**整理记录** 治疗毕,取下口含嘴,关闭电源开关用毛巾擦干病人口鼻部,整理床单位,清理用物,消毒、清洗雾化器,晾干备用,观察治疗效果,洗手,记录	• 雾化器喷出的气雾变得不规则时,即停止治疗 • 用物处理按消毒隔离原则进行,定期检查压缩机的空气过滤内芯

2.注意事项

(1)使用前检查电源电压是否与压缩雾化器吻合,放置平稳处。

(2)治疗中密切观察病情变化,若出现不适可适当休息或平静呼吸;如有痰液嘱病人咳出,不可咽下。

(3)定期检查压缩机的空气过滤内芯,喷雾器要定期清洗,如发现喷嘴堵塞,应反复清洗或更换。

3.健康教育

(1)向病人及家属介绍氧气雾化吸入的相关知识,指导其正确地吸入药物,使药液充分到达病患处,以便更好地发挥疗效。

(2)指导病人雾化后正确地咳嗽,以利痰液的排出。

(3)指导病人和家属如何预防呼吸道感染。

【评价】

1.护患沟通有效,病人理解雾化吸入的目的,愿意接受并配合护士的操作。

2.病人或家属能说出所用药物的相关知识、治疗目的、方法、注意事项。

3.病人感觉舒适、症状缓解、治疗有效。

(四)手压式雾化吸入法

手压式雾化吸入法是利用手压式雾化器内置药液,经手指按压启开阀门,喷出药雾吸入呼吸道的一种吸入治疗方法。

【目的】

通过吸入拟肾上腺素类药、氨茶碱或沙丁氨醇等支气管解痉药,达到解痉、平喘、消炎的目的。适用于支气管哮喘和喘息性支气管炎的对症治疗。

【工作原理】

手压式雾化吸入器是将药液预置于雾化器内的送雾器(内有一定的压力),当倒置以拇指按压雾化器顶部时,其内阀门随即打开,药液便从喷嘴喷出。雾滴平均直径为 $2.8 \sim 4.3 \mu m$,气雾喷出速度快,80%的雾滴会直接喷洒到口腔、咽部、气管,经黏膜吸收。临床有多种手压式雾化吸入器(见图12-28A、B、C)。

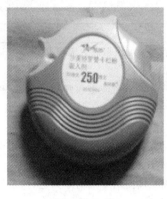 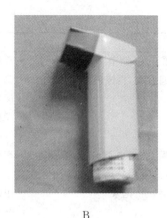 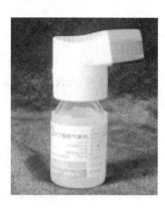

　　　　A　　　　　　　　　　B　　　　　　　　　　C

图12-28　手压式雾化吸入器

【评估】

1. 病人病情、治疗情况、用药史、过敏史。
2. 病人的意识状态、心理状态、自理能力,对用药计划的了解和合作程度。
3. 病人呼吸道是否通畅、感染,如有无支气管痉挛、呼吸道黏膜水肿、痰液等。
4. 病人面部及口腔黏膜情况,如有无感染、溃疡等。

【计划】

1. 护士准备　洗手、戴口罩、衣帽整洁。熟悉药物的药理作用、用法,向病人解释手压式雾化吸入的目的及相关注意事项。
2. 用物准备　手压式雾化吸入器一个。
3. 病人准备　了解雾化吸入的目的、方法、注意事项及配合要点,取舒适体位。
4. 环境准备　安静、整洁、光线、温湿度适宜。

【实施】

1. 操作步骤

操作步骤	要点
1. **核对解释**　护士洗手、戴口罩,按医嘱核对、备齐用物携至床旁,解释目的,指导其使用方法	• 使用前检查手压式雾化吸入器是否完好 • 确认病人
2. **指导操作**　协助病人取舒适体位,取下雾化器保护盖,将药液充分摇匀倒置雾化器,喷口端放入口中。平静呼吸,在吸气开始时,按压雾化器顶部、喷药、屏气、深呼吸,每次1～2喷(见图12-29)	• 病人紧闭口唇 • 尽可能延长屏气时间(坚持10s左右)
3. **整理记录**　取出雾化器,助病人清洁口腔,整理床单位,清理用物,将雾化器浸泡消毒1h,再清洗、擦干备用,洗手,记录,观察效果	• 雾化器使用后放于阴凉处(30℃以下),其外壳定期用温水清洁

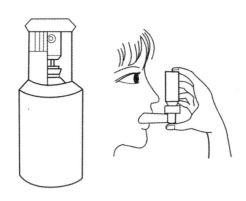

图 12-29　手压式雾化吸入器使用示意图

2.注意事项

(1)严格执行查对制度和消毒隔离原则。

(2)使用前检查手压式雾化器各部件是否完好。

(3)药液随病人深呼吸吸入口腔、喉头、气管,尽可能延长屏气时间,然后呼气。

(4)每次1~2喷,两次使用间隔时间不少于3~4h。

3.健康教育

(1)此类雾化器一般由病人保管,应教会病人正确使用手压式雾化器的方法。

(2)指导病人正确评价疗效。当疗效不满意时,不随意增减喷药次数和每喷药量。

(3)分析并解释引起呼吸道痉挛的原因和诱因。指导病人加强锻炼,增强体质。

【评价】

1.护患沟通有效,病人理解手压式雾化吸入的目的,愿意接受并配合护士的操作。

2.病人或家属能说出所用药物的相关知识、治疗目的、方法、注意事项。

3.病人感觉舒适、症状缓解、治疗有效。

4.手压式雾化器性能良好,护士操作正确。

案例中王某雾化吸入的目的是治疗呼吸道感染、解除支气管痉挛。可采用超声、氧气雾化吸入或压缩雾化吸入法,按操作程序配好药液、教会病人深呼吸,注意雾化器口含嘴及雾化罐每次用后要浸泡消毒、冲洗、再晾干备用。注意病人用药后的反应(疗效、不良反应),观察咳嗽、咳痰、喘息等症状是否改善,观察痰液的颜色、性状、气味、痰量等,还应观察病人的生命体征是否正常。

二、其他局部给药法

(一)滴眼药法

用专门的滴管或滴眼药瓶将药液滴入眼结膜囊,达到湿润、杀菌、消炎、麻醉、扩瞳、缩瞳等治疗或协助诊断作用。

(二)滴鼻药法

用专门的滴管或滴鼻药瓶将药液滴入鼻腔,通过鼻黏膜吸收药物的方法。常用于治疗上颌窦炎、额窦炎或滴入血管收缩剂以减少分泌物,减轻鼻塞症状。

（三）滴耳药法

将滴耳药滴入耳道,达到清洁、消炎的目的的一种局部用药法。

（四）栓剂给药法

是将特制的栓剂药物(由药物加适量的基质构成)插入机体腔道内的局部供药方法。常用的有直肠栓剂、阴道栓剂给药,当栓剂插入直肠或阴道后,栓剂在体温的作用下慢慢融化,通过腔道的黏膜吸收而发挥药效。

（五）皮肤给药法

是将药物直接涂擦于皮肤,通过皮肤吸收而起到清洁、保护、消炎、抗菌、止痒、收敛等治疗作用的一种局部给药方法。常用的有:

1.溶液剂　一般为非挥发性药物的水溶液,如3％硼酸溶液、呋喃西林、消炎止痒水、去痱水等,有清洁、消炎、收敛等作用,主要用于急性皮炎伴有大量渗液或脓液者。

用法:先用温水或中性肥皂清洁皮肤(皮炎者只用清水,有皮损者要注意无菌操作),用棉球或棉签蘸药液涂擦患部,也可用纱布蘸药液湿敷患部。

2.软膏　由药物和适宜的基质制成的有适当黏稠度的膏状制剂,如硼酸软膏、鞣酸软膏、硫黄软膏等具有保护、润滑和软化痂皮等作用。

用法:清洁皮肤后用棉签将酊剂或醑剂涂于患处,涂层不宜太厚,如为角化过度的皮损可适当摩擦,若为溃疡面或大片糜烂皮损涂软膏后以纱布包扎。

3.乳膏剂　药物与乳剂型基质制成的软膏,如皮炎霜,具有止痒、消炎保护的作用。

用法:清洁皮肤后用棉签将乳膏剂涂于患处,渗出较多的急性皮炎禁用乳膏剂。

4.糊剂　是含有多量粉末的半固体制剂,如氧化锌糊、甲紫糊。有保护皮损、吸收渗液和消炎等作用,适用于亚急性皮炎,有少量渗液或轻度糜烂者。

用法:清洁皮肤后用棉签将药糊涂于患处,涂层不宜太厚,如有皮肤糜烂或少量渗液时,应先将糊剂涂于纱布上,然后敷于皮损处,外加包扎。

5.酊剂和醑剂　药物用一定浓度的乙醇浸制或溶解而制成的澄清液体制剂为酊剂,如碘酊;挥发性有机药物的乙醇溶液为醑剂,如樟脑醑;这两种药液均具有消毒、杀菌、止痒等作用,适用于慢性皮肤病病人的苔藓样变。

用法:清洁皮肤后用棉签将软膏涂于患处,因药物有刺激,不宜用于有糜烂的皮损处、黏膜以及眼、口的周围。

6.粉剂　一种或多种药物的极细粉末均匀混合制成的干燥粉末样制剂。如痱子粉、爽身粉等,能起到干燥、保护皮肤的作用,适用于急性或亚急性皮炎而无糜烂渗液的皮损。

用法:清洁皮肤后将药粉均匀地扑撒在皮损处。若粉剂多次应用后有粉块形成,可用温生理盐水湿润后除去。

案例中王某使用的药物有抗生素、止咳、化痰、平喘及维生素、激素类药。注意抗生素要严格执行每日4次,以维持血液有效浓度;止咳糖浆应最后服用且服后不宜饮水。

第十二章 药物疗法

本章小结

药物疗法是临床最常用的治疗方法,护士既是给药的实施者,又是用药过程的监护者,因此护士必须熟悉药物疗法的相关知识,如药物的药理作用、不良反应,掌握给药的方法及技术。本章介绍的给药原则、给药的基本知识、药物疗法的护理程序、注射原则、青霉素过敏试验法、破伤风抗毒素过敏试验法及其过敏反应的抢救,均是护士必须掌握的理论知识。口服给药、各种注射法、雾化吸入法的目的、注意事项及操作方法要熟悉。护士安全给药应做到"五准确",即准确的药物、准确的剂量、准确的途径、准确的时间、给予准确的病人。操作时应严格执行"三查、七对",即操作前查、操作中查、操作后查(查"七对"的内容);对床号、姓名、药名、浓度、剂量、时间和方法。必须掌握医嘱中常用外文的中文译意,防止护理差错、事故。根据给药的方法、途径的不同,按照评估、计划、实施、评价的护理程序执行药物疗法。

本章关键词: 给药原则;口服给药法;注射原则;皮内注射;皮下注射;肌内注射;静脉注射;过敏试验;过敏反应;过敏性休克;青霉素;破伤风抗毒素;雾化吸入法;超声雾化吸入;氧气雾化吸入;压缩雾化吸入法;手压式雾化吸入。

课后思考

1. 护士在执行药物疗法中应严格遵守哪些给药原则?
2. 请说出下列药物的正确保管方法:
氨茶碱、维生素C、破伤风抗毒素、胰岛素注射液、多酶片、酵母片、70%乙醇。
3. 洋地黄、铁剂、止咳糖浆、磺胺类药物应如何正确服用?
4. 列表比较皮内、皮下、肌内、静脉注射的目的、部位选择、注射器及针头型号的选择、进针角度、深度、是否抽回血等。
5. 现有青霉素80万U/瓶,应如何配制成200U/ml皮试液?如何正确判断皮试结果?若病人皮试阴性,但在注射青霉素后出现气促、胸闷、面色苍白、出冷汗,脉搏118次/min,血压80/56mmHg,呼之不应,请问:
(1)该病人发生了什么情况?
(2)应如何抢救?

(叶守梅)

第十三章 静脉输液和输血

案例

江某,男,75岁,因上消化道出血入院。当日上午8时起开始静脉输入5%葡萄糖溶液500ml及0.9%NaCl溶液500ml。滴速为80滴/min。上午9时左右,护士巡视病房时发现病人咳嗽、咳粉红色泡沫样痰,呼吸急促,大汗淋漓。该病人有慢性阻塞性肺疾病病史。

问题:
1. 该病人为何进行静脉输液?
2. 该病人在输液过程中发生了什么输液反应?如何护理?

本章学习目标

1. 掌握静脉输液原则、常用静脉输液法、静脉输液速度及时间的计算、常见静脉输液故障及处理方法。
2. 掌握常见的静脉输液反应及护理。
3. 掌握静脉输血的原则、静脉输血方法、常见的静脉输血反应及护理。
4. 熟悉静脉输液的目的及常用溶液。
5. 熟悉静脉输血的目的及血液制品种类。
6. 了解静脉输液的原理、输液微粒污染的危害及预防措施。
7. 了解血型、交叉配血试验以及自体输血法。
8. 正确实施周围静脉输液、间接输血法,严格执行无菌技术和查对制度,工作一丝不苟,严防差错事故发生。

静脉输液和输血技术是临床抢救和治疗病人的重要措施之一。通过静脉输液和输血可以及时快速地补充丧失的体液和电解质,纠正人体因疾病、创伤等原因造成的水和电解质紊乱及酸碱平衡失调,增加血容量,维持内环境稳定,还可通过静脉输入药物,达到治疗疾病的目的。因此,护士必须熟练掌握及准确运用静脉输液与输血的相关知识和技能,保证安全,促进康复。

第一节 静脉输液

静脉输液(intravenous infusion)是利用大气压和液体静压原理将一定量的无菌溶液和(或)药液直接输入静脉的治疗方法。

一、静脉输液目的及常用溶液

(一)静脉输液目的

1. 补充水分及电解质,维持酸碱平衡 常用于各种原因引起的脱水、酸碱平衡紊乱等病人,如腹泻、剧烈呕吐、大手术后。
2. 补充营养,维持热量 常用于大手术后、慢性消耗性疾病、胃肠道吸收障碍及不能经口进食等病人。
3. 输入药物,治疗疾病 常用于输入抗生素控制感染;输入脱水剂降低颅内压等。
4. 增加血容量,改善微循环 常用于严重烧伤、大出血、休克等病人。

(二)常用溶液及作用

1. 晶体溶液 晶体溶液(crystalloid solution)分子小,在血管内存留时间短,对维持细胞内外水分的相对平衡,纠正体内的水、电解质失调效果显著。常用晶体溶液有:

(1)葡萄糖溶液 用于补充水分和热量,通常用做静脉给药的载体和稀释剂。常用溶液有5%葡萄糖溶液和10%葡萄糖溶液。

(2)等渗电解质溶液 用于补充水和电解质,维持体液容量和渗透压平衡。常用溶液有0.9%NaCl溶液、复方氯化钠溶液(林格氏液)、5%葡萄糖氯化钠溶液等。

(3)碱性溶液 用于纠正酸中毒,调节酸碱平衡。常用溶液有5%碳酸氢钠和11.2%乳酸钠溶液。

(4)高渗溶液 用于利尿脱水,可迅速提高血浆渗透压,回收组织水分进入血管内,消除水肿。同时可降低颅内压,改善中枢神经系统的功能。常用溶液有20%甘露醇、25%山梨醇、25%~50%葡萄糖溶液。

2. 胶体溶液 胶体溶液(colloidal solution)分子大,在血液内存留时间长,能有效维持血浆胶体渗透压,增加血容量,改善微循环,提升血压。常用的胶体溶液有:

(1)右旋糖苷溶液 为水溶性多糖类高分子聚合物。常用溶液有中分子右旋糖苷(右旋糖苷-70)和低分子右旋糖苷(右旋糖苷-40)。中分子右旋糖苷能提高血浆胶体渗透压,扩充血容量;低分子右旋糖苷有降低血液黏稠度,改善微循环和组织灌注量,防止血栓形成的作用。

(2)代血浆 具有与血浆相似的胶体渗透压,扩容效果良好,输入后可使循环血量和心输出量增加,无抗原性。常用有羟乙基淀粉(706代血浆)、尿联明胶、琥珀明胶等。

(3)血液制品 输入后能提高胶体渗透压,扩大和增加循环血容量,补充蛋白质和抗体,有助于组织修复和增强机体免疫力。常用的血液制品有5%白蛋白和血浆蛋白等。

3. 静脉高营养液 高营养液能供给热能,补充蛋白质,维持正氮平衡,并补充各种维生素和矿物质。其主要成分有氨基酸、脂肪酸、维生素、矿物质、高浓度葡萄糖或右旋糖苷以及水分。常用溶液有复方氨基酸、脂肪乳剂等。

二、静脉输液原则

(一)先晶后胶

先用晶体溶液扩充血容量,增加尿量,保证细胞功能;再输入胶体溶液,以维持血浆胶体渗透压,稳定血容量。

(二)先盐后糖

先输入盐类有利于稳定细胞外液渗透压和恢复细胞外液容量。

(三)宁酸勿碱

碱血症使血红蛋白氧离解曲线左移而抑制血红蛋白释放氧;碱血症使 K^+ 从细胞外向细胞内转移而致低钾血症,严重时可危及心脏。

(四)补钾"四不宜"

静脉补钾时应遵循"四不宜"原则:不宜过早,见尿补钾,尿量要达到 20~40ml/h;不宜过浓,不超过 0.3%;不宜过快,成人每小时滴注的氯化钾<1g;不宜过多,成人<5g/d,小儿在 0.1~0.3g/(kg·d)。

本章案例中,病人因上消化道出血入院,通过静脉输液补充水及电解质,扩充血容量,维持酸碱平衡。同时利用 5% 葡萄糖溶液及 0.9% NaCl 溶液作为载体,输入药物,治疗疾病。病人因出血导致血容量不足,可以输入胶体溶液,维持血压。如病人需禁食,可利用静脉输液补充营养,维持热量。

三、常用静脉输液法

(一)周围静脉输液法

【评估】
1. 病人年龄、病情、意识状态、生命体征;医疗诊断、治疗、活动与自理能力,心、肺等重要脏器功能状态。
2. 病人心理状况,对治疗的态度、对静脉输液的认识及配合程度。
3. 穿刺部位皮肤、静脉充盈度和管壁弹性、肢体活动度。
4. 病人既往用药史、药物过敏史;病人目前所用药物治疗作用及可能出现的不良反应。

【计划】
1. 护士准备 衣帽整洁,修剪指甲、洗手、戴口罩,熟悉药物的用法及作用。
2. 用物准备

(1) 密闭式静脉输液　治疗盘内:液体及药物(遵医嘱准备)、加药用注射器及针头、消毒药液(0.5%碘伏或2.5%碘酊、75%乙醇)、无菌棉签、输液器1套、输液贴、瓶套、启瓶器;盘外另备小垫枕、止血带、砂轮、快速手消毒剂、输液记录单、粘贴式输液卡、弯盘、锐器收集盒、输液架;必要时备小夹板、绷带、输液泵。

(2) 静脉留置针(vein detained needle)输液法　同密闭式,另备静脉留置针1套(见图13-1)。静脉留置针由针头部和肝素帽两部分组成。针头部为软硅胶管,后接硬塑回血室,内有不锈钢针芯,针芯尖端突出于软硅胶导管的针头部。肝素帽即静脉帽,前端是硬塑活塞,后端有橡胶帽封闭,帽内有腔和中空管道,可容纳肝素。

3. 病人准备　病人了解输液目的,能积极配合输液,输液前排尿或排便,取舒适卧位。

4. 环境准备　按无菌操作要求进行;安静、整洁、明亮,空间适宜操作。

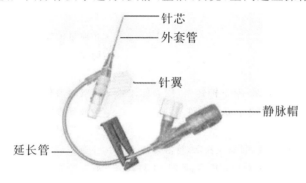

图 13-1　静脉留置针

【实施】

1. 操作步骤

操作步骤	要点
◆密闭式静脉输液法	• 利用原装密封瓶插入输液器进行输液的方法,因污染机会少,故应用广泛
1. 准备药液 (1) 根据医嘱填写输液卡,准备药物。核对病人和药液,并检查药液质量	• 认真核对药名、浓度、剂量和有效期,检查瓶身有无裂痕,瓶口有无松动,将输液瓶倒置摇动2次,对光检查药液有无浑浊、沉淀、絮状物
(2) 将输液卡倒贴于输液瓶上,套上瓶套。打开瓶盖的中心部分,常规消毒瓶塞,根据医嘱加入药物,再次检查液体	• 注意输液卡勿覆盖输液瓶原有的标签 • 注意药物间配伍禁忌,加药后检查有无沉淀和浑浊等
(3) 检查并打开输液器包装,将输液管和通气管针头插入瓶塞至针头根部,关闭调节器	• 检查输液器包装、有效期与质量
2. 核对解释　备齐用物携至床旁,核对病人腕卡上床号、姓名,解释输液目的,备好输液贴	• 取得病人的配合 • 操作前认真查对,避免差错事故的发生

续表

操作步骤	要点
3.**初步排气** 将输液瓶挂在输液架上,反折并抬高茂菲氏滴管下端输液管,挤压滴管,使溶液流至滴管 1/3～1/2 满时,迅速转正滴管,稍松调节器,同时缓慢放低滴管下端输液管,使液体缓缓下降,直至排尽导管和针头内的空气,关闭调节器(见图 13-2),将输液管放置妥当	• 输液前排尽输液管和针头内的空气,防止发生空气栓塞 • 排气时不浪费药液 • 如茂菲氏滴管下端的输液管内有小气泡不易排除时,可以轻弹输液管,将气泡弹至茂菲氏滴管内
4.**选择静脉** (1)肢体下垫小垫枕,在穿刺点上方约 6cm 处扎止血带 (2)常规消毒皮肤或碘伏消毒 2 次,待干,备输液贴	• 选择粗直、光滑的周围静脉,避开关节和静脉瓣 • 对需要长期输液者,应有计划地选择静脉 • 止血带的尾端朝上,松紧度以能阻断静脉血流而不阻断动脉血流为宜
5.**穿刺固定** (1)再次排气及核对,嘱病人握拳,取下护针帽,按静脉注射法穿刺,见回血后将针头再平行送入少许 (2)固定针柄,松止血带及调节器,嘱病人松拳,待液体滴入通畅,病人无不适后,用输液贴或胶布固定(见图 13-3)	• 排气时液体流入弯盘内,确保滴管下端输液导管内无气泡 • 使针头斜面全部进入血管 • 注意"三松",观察液体滴入是否通畅,穿刺处覆盖敷贴,必要时用夹板固定
6.**调节滴速** 撤去止血带和小垫枕,根据病人病情、年龄、药物性质调节输液速度	• 一般成人 40～60 滴/min,小儿 20～40 滴/min;年老体弱、婴幼儿、心肺疾患者滴入速度宜慢;高渗盐水、含钾药物、升压药滴入速度宜慢;对严重脱水、血容量不足、心肺功能良好者输液速度可适当加快
7.**再次查对** 操作后查对	• 检查输液瓶、茂菲氏滴管液面、输液管道有无气泡、接头处是否衔接紧密、穿刺部位情况等
8.**整理用物** 协助病人取舒适卧位,将呼叫器置于易取处,物品分类处理	• 向病人交代输液中注意事项,不可随意调节滴速,注意保护输液部位,如有异常及时呼叫
9.**观察记录** 洗手,记录输液时间、滴速、病人全身和局部情况并签全名	
10.**更换液体** (1)连续输液更换液体瓶时,查对并常规消毒瓶塞,从上瓶中拔出输液管插入下一输液瓶中,观察输液通畅后方可离去 (2)每次换瓶后及时记录	• 持续输液应及时更换输液瓶,以防空气进入 • 先插通气管,以免溶液瓶内形成负压 • 注意无菌操作,防止污染
11.**巡视观察** 输液过程中加强巡视	• 密切观察病人有无输液反应,及时处理输液故障

续表

操作步骤	要点
12. **拔针按压** 确认输液完毕,除去胶布,关闭调节器,用干棉签按压穿刺点上方,迅速拔针,按压1~2min至无出血。协助病人取舒适卧位	• 加压止血片刻,防止局部渗血至皮下淤血或血肿;用力不可过大,以免损伤血管内膜,引起疼痛;按压部位应稍靠皮肤穿刺点以压迫静脉进针点
13. **整理** (1)整理床单位,清理用物 (2)洗手,记录	• 感谢病人的配合 • 传染病病人按隔离技术处理污物
◆ **静脉留置针输液法**	• 适用于长期输液、血管穿刺困难的病人。可避免反复穿刺及由此导致血管损伤的痛苦,保护静脉;保持通畅的静脉通道,便于急救和给药
1. **准备药液、核对解释** 同密闭式输液法	• 严格执行查对制度和无菌操作
2. **连接排气** 检查并打开留置针,取出留置针,将已备好的静脉输液器针头刺入肝素帽内,排尽空气,关闭调节器	• 检查留置针的型号、有效期及包装是否完好 • 检查留置针针头是否有倒钩,针管是否有断裂,套管是否有断裂、开叉等情况
3. **选择静脉** 肢体下垫小垫枕,在穿刺点上方10cm处扎止血带,常规消毒皮肤,直径6~8cm,待干,准备敷贴	• 选择弹性好、粗直、清晰的静脉 • 根据病人的活动情况选择合适的静脉,如能下床活动者应避免在下肢穿刺
4. **穿刺静脉** (1)取下留置针针套,旋转针芯、松动外套管(见图13-4),调整针头斜面,再次排气及核对 (2)嘱病人握拳,绷紧皮肤,持留置针针翼,针头与皮肤呈15°~30°穿刺,见回血后,降低角度再将穿刺针推进0.2~0.5cm (3)右手固定留置针,左手拔出针芯0.5~1cm,然后将外套管全部送入静脉,再全部撤出针芯,松止血带,嘱病人松拳,打开调节器	• 确保外套管在静脉内 • 避免针芯刺破血管
6. **敷贴固定** 用专用敷贴固定留置针,在透明膜上写上病人姓名、留置日期和时间,然后固定肝素帽和延长管(见图13-5),再次查对	• 避免穿刺点及周围污染,用透明膜便于观察穿刺局部情况 • 标记日期和时间,为更换套管针提供依据
7. **整理** (1)调整滴速,在输液卡上记录时间、滴速并签名 (2)协助病人取舒适卧位,清理用物	
8. **巡视观察** 巡视及观察输液情况	• 观察输液是否通畅,避免体位改变引起滴速变化

续表

操作步骤	要点
9. 正压封管 (1) 输液结束前,抽取封管液备用 (2) 输液毕关闭调节器,拔出部分输液针头,仅保留针尖斜面在肝素帽内,将抽有封管液的注射器和输液针头连接,脉冲式向静脉内推注封管液,边推注边退针,直至针头完全退出	• 常用封管液有两种:①稀释肝素溶液,将 1.25 万 U/支的肝素钠加入 0.9%NaCl 溶液 100ml 中,每次取 2~5ml,注入肝素帽内,抗凝作用可持续 12h 以上。②0.9%NaCl 溶液,每次用 5~10ml,每 6~8h 重复冲管 1 次 • 正压封管可防止血液凝固,保持输液通道的通畅
10. 再次输液 再次输液时常规消毒肝素帽胶塞,将静脉输液针头插入肝素帽内进行输液	• 每次输液前后检查置管局部静脉有无红、肿、热、痛、硬化,倾听病人主诉,有无不适,如有异常应及时拔管,遵医嘱处理局部
11. 拔针按压 停止输液时,除去胶布和敷贴,关闭调节器,将无菌棉签放于穿刺点上方,迅速拔出套管针,按压穿刺点至无出血为止	• 避免穿刺点出血
12. 整理,洗手,记录 同密闭式输液法	

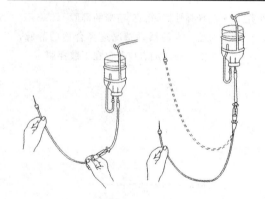

图 13-2 排气法

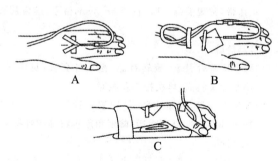

图 13-3 胶布固定法

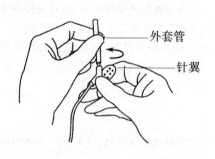

图 13-4 旋转松动外套管

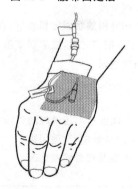

图 13-5 静脉留置针固定

2.注意事项

(1)严格执行查对制度和无菌操作原则,避免差错事故的发生及预防感染。

(2)根据病情需要,合理安排输液顺序,根据用药原则,病人的病情急、缓,以及药物性质、药物在血液中维持有效浓度、时间等合理安排,尽快达到治疗效果。注意药物配伍禁忌。

(3)穿刺静脉的选择应粗直、弹性好、相对固定,避开关节和静脉瓣。如需长期输液者,注意保护和合理使用静脉,一般从远端小静脉开始,交替使用。

(4)确保针头在血管内方可输入药液,以免造成组织损害,增加病人痛苦。

(5)输液过程中加强巡视,耐心倾听病人主诉,严密观察病人全身及局部反应,及时处理输液故障或输液反应。

(6)连续输液 24h 以上者,须每日更换输液器或输液瓶。

(7)严防空气栓塞,输液前要注意排尽输液管及针头内的空气,输液过程中要及时更换输液瓶,输液毕要及时拔针。

(8)保证安全输液,严格检查药液,使用一次性输液用具,采用密闭式静脉输液,并在输液过程中加强监护。

(9)采用静脉留置针输液时,应严格掌握留置时间,一般可保留 3～5d,不超过 7d。注意保护有留置针的肢体,避免用力过猛,以免引起大量回血,在不进行输液时,也应避免肢体呈下垂姿势。

4.健康教育

(1)向病人及家属说明药物的作用、可能出现的反应、处理办法及自我监护的内容等。

(2)教育病人遵照医嘱用药,嘱病人及家属在输液过程中不可擅自调整输液速度,以保证输液效果,避免发生输液反应。

【评价】

1.正确执行无菌操作和查对制度,无差错发生,病人无局部、全身不适和不良反应。

2.病人能理解输液的目的,了解有关用药知识,并积极配合。

本章案例中,护士为该病人进行静脉输液时应根据其病情、年龄、药物性质调节输液速度,病人因上消化道出血需要尽快补充水分及电解质、扩充血容量,但该病人年龄 75 岁,且有慢性阻塞性肺疾病病史,所以输液速度不宜过快,可调节为 60 滴/min 左右。

(二)头皮静脉输液法

头皮静脉输液多适用于小儿。小儿头皮静脉极为丰富,交错成网且静脉浅表易见,不易滑动,便于固定,不影响肢体活动。常用的有颞浅静脉、额静脉、耳后静脉及枕静脉。

【评估】

1.患儿的年龄、病情、治疗及意识情况。

2.患儿的心理状况及合作程度。

3.穿刺部位皮肤及血管状况。

4.患儿既往用药史、药物过敏史;患儿目前所用药物治疗作用及可能出现的不良反应。

【计划】

1.护士准备 衣帽整洁、修剪指甲、洗手、戴口罩,熟悉药物的用法及作用。

2. **用物准备** 同周围静脉输液法,注射盘另备 4~5 号头皮针、5~10ml 注射器(内盛 0.9%NaCl 溶液)、备皮用具。
3. **病人准备** 输液前排尿、排便,取舒适卧位,根据需要剃去局部头发。
4. **环境准备** 按无菌操作要求进行;环境安静、整洁、明亮,空间适宜操作。

【实施】

1. 操作步骤

操作步骤	要点
1. 备药核对 (1)遵医嘱准备药液携至床旁,用内盛 0.9%NaCl 溶液注射器连接头皮针,核对、解释 (2)协助患儿排尿 (3)备胶布或敷贴	• 认真核对患儿床号、姓名,必要时询问家属和核对腕卡
2. 挂液排气 挂输液瓶于输液架上排气备用	• 同密闭式输液法
3. 选择静脉 患儿仰卧或侧卧,由助手固定患儿肢体及头部,选择粗、直的头皮静脉	• 注意头皮静脉和动脉的鉴别(见表 13-1)
4. 消毒穿刺 再次查对,用 70%乙醇消毒局部皮肤,待干,以左手拇指、食指分别固定静脉两端,右手持针,沿静脉向心性方向进行穿刺,见回血后再进针少许,推入少量 0.9%NaCl 溶液	• 用抽取 0.9%NaCl 溶液的注射器连接头皮针头穿刺静脉
5. 固定调速 (1)确定针头在血管内后分离注射器,连接输液器,待液体滴入通畅后用输液贴固定针头 (2)调节滴速,再次查对	• 如误入动脉则回血呈冲击状,推注药液阻力大。局部立即出现树枝分布状苍白,清醒患儿可出现痛苦貌或尖叫 • 根据病情及年龄调节滴速,一般<20 滴/min
6. 整理巡视 清理用物,洗手,记录	• 加强巡视

表 13-1 小儿头皮静脉与动脉的鉴别

项目	头皮静脉	头皮动脉
外观	浅蓝色	正常肤色或淡粉色
搏动	无	有
血管壁	薄、易被压瘪	厚、不易被压瘪
活动度	不易滑动	易滑动
血流方向	向心	离心

2. 注意事项

(1)操作过程中密切观察患儿的面色和一般情况。

(2)输液过程中应加强巡视。

【评价】

1. 操作规范,动作稳、准、轻。
2. 与患儿及家长沟通有效,静脉穿刺成功,达到预期目标。

(三)中心静脉置管输液法

中心静脉置管输液法是指经皮肤穿刺置管于近心端的粗大血管,是血流动力学监测、血液净化、静脉营养的理想通道。中心静脉置管有多条通道,如锁骨下静脉、颈外静脉、颈内静脉、股静脉、经外周静脉插入中心静脉等。适用于需长期静脉输液而周围血管不易穿刺者;长期静脉内滴注高浓度、刺激性强的药物或行全胃肠外营养疗法;需要反复输入血液制品、需每日多次采集血样者;周围循环衰竭需要测中心静脉压的危重病人;各类大而复杂手术及放置起搏导管的病人。

【目的】
1. 同密闭式静脉输液的目的。
2. 测量中心静脉压。

【评估】
1. 病人年龄、性别、医疗诊断、病情、意识状态;治疗、活动与自理能力状况。
2. 病人心理状态、对中心静脉置管输液法的认识与合作程度。
3. 穿刺部位皮肤有无瘢痕、感染等;血管状况。
4. 询问普鲁卡因过敏史,并做过敏试验。

【计划】
1. 护士准备　衣帽整洁、修剪指甲、洗手、戴口罩,熟悉中心静脉置管输液的操作方法,向病人及家属解释操作的目的及注意事项,以及可能出现的并发症。
2. 用物准备
(1)同密闭式静脉输液。
(2)中心静脉导管、穿刺导入针、导引钢丝、扩张管、固定夹。
(3)静脉置管包　包括洞巾1块、止血钳1把、镊子1把、治疗碗1个、弯盘1个、小药杯2个、无菌纱布2~4块。
(4)另备　1%普鲁卡因注射液、0.4%枸橼酸钠溶液、0.9%NaCl溶液、肝素稀释液、5ml和10ml注射器、肝素帽、无菌透明敷贴、无菌手套2副、一次性手术衣2件。
3. 病人准备　病人理解中心静脉置管的目的,明确插管时所采取的体位、配合要点及注意事项,普鲁卡因过敏试验阴性,签署知情同意书,输液前排尿或排便,做好输液的准备。
4. 环境准备　环境整洁、安静,光线明亮,符合无菌操作要求。

【实施】
1. 操作步骤

操作步骤	要点
1. **准备药液**　洗手、戴口罩,备物,同密闭式输液备好输液器和药液,挂于输液架上排尽空气	• 严格查对,防止差错事故发生
2. **病人准备**　协助去枕平卧,头偏向一侧,肩下垫小枕	• 使病人头低肩高,颈部伸展平直,充分暴露穿刺部位(见图13-6)
3. **定位消毒**	

续表

操作步骤	要点
(1)术者站于穿刺部位对侧或头侧,选择穿刺点并定位标记,常规消毒皮肤	・消毒皮肤直径>10cm
(2)穿手术衣,打开无菌包,带无菌手套,铺洞巾,打开静脉置管包,包内物品摆放整齐,用10ml注射器抽吸肝素稀释液冲洗中心静脉留置管	・检查穿刺物品性能
4. **局部麻醉** 用5ml注射器抽吸0.1%普鲁卡因,在穿刺部位进行皮内、皮下浸润麻醉	
5. **穿刺静脉** 左手绷紧穿刺点上方皮肤,右手持注射器试行穿刺,见回血后,将中心静脉导管穿刺针经原方向引入,边进针边抽吸,见有明显回血,即表明进入静脉	・颈外静脉 下颌角与锁骨上缘中点连线的上1/3处即颈外静脉外缘为穿刺点(见图13-7) ・颈内静脉 胸锁乳突肌的锁骨头、胸骨头和锁骨三者所形成的三角区,该区的顶部即为穿刺点,一般选择右侧(见图13-8) ・锁骨下静脉 1.锁骨上穿刺法:胸锁乳突肌外缘与锁骨所形成的夹角的平分线上,距顶点0.5~1cm处(见图13-9) 2.锁骨下穿刺法:锁骨下缘的中点内侧1~2cm(见图13-10)
6. **放置导管**	
(1)左手固定针头,右手经穿刺针送入导引钢丝,导引钢丝插入至30cm退出穿刺针	・送入导引钢丝时不能有阻力,如有阻力可退出少许,旋转导丝即可送入,动作应轻柔,以防血管刺破发生意外
(2)沿导引钢丝插入扩张管,扩张皮肤及皮下组织,退出扩张管	
(3)沿导引钢丝置入中心静脉留置导管,退出导引钢丝,连接注射器,确认是否有回血,无误后移去洞巾,连接肝素帽(见图13-11)和输液装置,输入液体	・颈内静脉、锁骨下静脉:中心静脉留置管插入长度12~15cm(右侧) ・颈外静脉:中心静脉留置管插入长度20~22cm
7. **固定导管** 用无菌透明敷贴覆盖穿刺点并固定	・固定要牢固,防止导管脱出,固定夹亦可用缝线固定并用敷贴覆盖
8. **调节滴速**	・同周围静脉输液法
9. **整理用物** 用物分类处理并记录	・记录:导管的型号、穿刺静脉名称、外露段的长度、穿刺过程是否顺利、固定方法、置管时间、位置及病人的主诉
10. **正压封管** 暂停输液时,肝素稀释液封管,并妥善固定	・同静脉留置针输液法封管
11. **再次输液** 先确认导管在静脉内,常规消毒肝素帽,接上输液器即可	・输液前应检查导管是否在静脉内,防止发生意外
12. **拔管**	
(1)拔管时可连接注射器,边抽边吸,切忌将血凝块推入血管,嘱病人屏气,沿静脉走向轻柔拔出	・边抽边吸可防止残留小血块和空气进入血管,造成栓塞
(2)拔管后局部加压按压数分钟,用70%乙醇溶液消毒穿刺局部,无菌纱布覆盖	

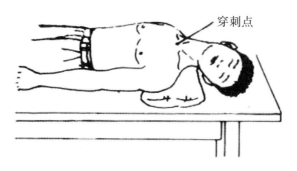

图 13-6　穿刺体位

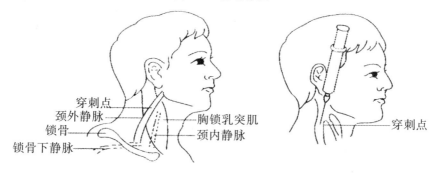

图 13-7　颈外静脉穿刺定位

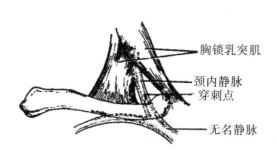

图 13-8　颈内静脉穿刺

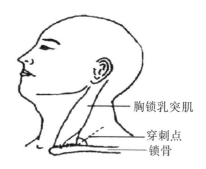

图 13-9　锁骨上穿刺法

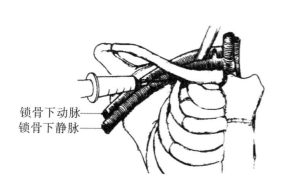

图 13-10　锁骨下穿刺法

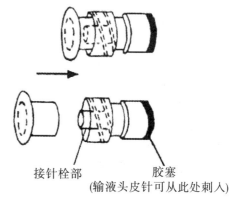

图 13-11　肝素帽

2.注意事项

(1)严格执行无菌技术操作原则,预防感染。

(2)躁动不安而无法约束者、不能取肩高头低的呼吸急促病人、胸膜顶上升的肺气肿病人,均不宜施行此术。

(3)中心静脉置管输液可发生气胸、血肿、血胸、气栓、感染等并发症,故不应视作普通静脉穿刺,应严格掌握适应证。

(4)由于深静脉导管置入上腔静脉,常为负压,输液时注意输液瓶绝对不应输空;更换导管时应防止空气吸入,发生气栓。

(5)为了防止血液在导管内凝聚,在输液完毕,用肝素稀释溶液或0.4%的枸橼酸钠溶液冲注导管后封管。若发现导管内有凝血,应用注射器将凝血块抽出,切忌将凝血块推入血管造成栓塞。

(6)输液过程中应加强巡视,如发现滴入不畅,应检查导管是否弯曲或滑出血管外。

(7)敷料每日更换1次,碘伏消毒穿刺点及周围皮肤,0.9%过氧乙酸溶液擦拭导管。

3.健康教育

(1)向病人及家属解释所用药物的主要治疗目的和观察要点,并说明药物的作用、可能出现的反应、处理办法及自我监护的内容等。

(2)向病人及家属介绍中心静脉穿刺置管的目的,如何保护穿刺部位及护理要点,避免感染的发生。

【评价】

1.病人理解中心静脉置管的目的,接受治疗积极配合。

2.穿刺置管顺利,无并发症发生。

(四)外周静脉置入中心静脉导管输液法

经外周中心静脉置管输液法(Peripherally Inserted Central Catheter,PICC)是从外周静脉穿刺插管,导管末端位于中心静脉的深静脉置管技术。此法具有适应证广、创伤小、操作简单、保留时间长、并发症少的优点,为危重者抢救、长期静脉输液、肿瘤化疗病人等提供了一条便捷、安全、无痛性静脉通路。适用于中长期静脉输液缺乏外周静脉通道的病人,需要反复输入刺激性药物(如化疗药)或高渗黏稠的液体(如TPN),可保护外周血管不受损伤。

【目的】

1.同密闭式静脉输液的目的。

2.测量中心静脉压(CVP)。

【评估】

1.病人的年龄、性别、生命体征、意识状态、营养状况、医疗诊断、血液循环状况、血小板计数、出凝血时间、活动与自理能力等。

2.病人的心理状况、对PICC的认知与合作程度。

3.穿刺部位皮肤有无瘢痕、感染等;肢体活动度;血管状况(静脉弹性、粗细、长短、静脉瓣)等。

通常首选贵要静脉,次选肘正中静脉,最后选头静脉(因穿刺时导管易折入腋静脉)。

【计划】

1.护士准备　衣帽整洁、修剪指甲、洗手、戴口罩,熟悉操作程序及要点,了解病人用药史并向病人解释 PICC 操作目的及注意事项。

2.用物准备

(1)同密闭式静脉输液。

(2)PICC 导管配套盒(见图 13-12)1 套。

(3)静脉置管包　治疗巾 1 块、孔巾 1 块、止血钳 1 把,剪刀 1 把、治疗碗 1 个、弯盘 1 个、小药杯 2 个、棉球若干、纱布 2 块。

(4)另备　10×12cm 无菌敷贴或无菌纱布、皮尺、密闭无针正压接头 1 个或肝素帽 1 个、20ml 注射器、0.9%NaCl 溶液、肝素稀释液,无菌手套 2 副、一次性手术衣 2 件。

3.病人准备　理解 PICC 目的,明确插管时所采取的体位、配合要点及注意事项,签署知情同意书,并做好输液的准备。

4.环境准备　环境整洁、安静,光线明亮,符合无菌操作要求。

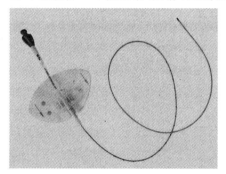

图 13-12　PICC 导管

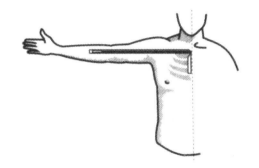

图 13-13　置管长度测量方法

【实施】

1.操作步骤

操作步骤	要点
1.**准备药液**　洗手,戴口罩,备物,同密闭式输液备好输液器和药液,挂于输液架上排尽空气	• 严格查对,防止差错事故发生
2.**病人准备**　病人取平卧位,手臂外展成 90°,用皮尺测量置管所需的长度。测量臂围	• 置管长度:从穿刺点沿静脉走向至右胸锁关节处再向下至第三肋间(见图 13-13) • 臂围:肘关节上四横指处
3.**铺巾消毒** (1)穿手术衣,打开无菌包,打开 PICC 套管盒,戴无菌手套,铺巾于病人手臂下 (2)消毒皮肤	• 病人因意识不清等不能配合,应由助手协助铺巾 • 以穿刺点为中心环形消毒,用 2% 的碘酊和 75% 乙醇各消毒 3 遍,范围 10cm×10cm,两侧至臂缘
4.**润滑导管** (1)更换无菌手套,用 0.9%NaCl 溶液冲洗无菌手套,擦干	

续表

操作步骤	要点
(2)穿刺点处铺孔巾,冲洗 PICC 导管	• 用肝素稀释液冲洗 PICC 预冲导管、连接器、一次性输液接头导管,也可将其充分浸泡在 0.9%NaCl 溶液中
5.**选择静脉** 助手扎止血带,嘱病人握拳静脉充盈	• 止血带的远端远离无菌区,防止污染、便于操作
6.**穿刺静脉** (1)绷紧皮肤以 15°～30°穿刺静脉,见回血后降低穿刺角度,再进针 1～2mm 确认全部进入血管 (2)固定针头,右手保持钢针针芯的位置,左手将套管稍向前推进(勿过猛过快)	
7.**撤出针芯** (1)助手松开止血带,嘱病人松拳 (2)左手拇指固定管鞘,食指和中指按压管鞘尖端处的静脉,防止出血,右手撤出钢针针芯	
8.**放置导管** 左手固定好管鞘,右手将 PICC 导管自管鞘内缓慢、匀速地推进	• 导管插至 15～20cm(腋静脉)时嘱病人向静脉穿刺侧转头并将下颌压肩膀以防止导管误入颈静脉
9.**拔出导丝** (1)放置导管送至预定长度后,穿刺点处用纱布压迫止血并固定导管,拔出管鞘 (2)按压穿刺点以保持导管位置,缓慢将导丝撤出	
10.**修剪长度** 体外保留 6cm 导管,以无菌剪刀剪断导管	• 修剪导管时不要剪出斜面
11.**安装连接器** 试抽回血,用 0.9%NaCl 溶液 20ml 脉冲式冲管,连接肝素帽	
12.**连接输液** 连接输液装置,观察点滴通畅后,再次碘伏消毒导管入口及周围皮肤,固定导管,覆盖无菌敷料	• 体外导管放置呈 S 型弯曲,以降低导管张力,避免导管在体内外移动 • 透明敷料须完全覆盖穿刺点及连接器,以免感染
13.**整理记录** 观察病人无不适反应,摄胸片确定导管末端位置(见图 13-14)并记录,物品分类处理	• 记录内容包括:导管的名称、编号、型号、病人穿刺侧肢体的臂围、置管长度、导管外露长度、穿刺静脉名称、穿刺过程是否顺利、固定方法、X 线检查结果及病人的主诉
14.**正压封管** (1)输液完毕用 3～5ml 封管液接输液头皮针,边缓慢推注边退出 (2)每次用毕务必封管。不输液者每 3d 封管 1 次	• 针头在退出过程中导管内始终保持正压状态
15.**拔管** (1)拔管时应沿静脉走向,轻柔拔出,并对照穿刺记录以确定有无残留 (2)导管尖端常规送细菌培养	• 防止导管残留静脉内引起栓塞

第十三章 静脉输液和输血

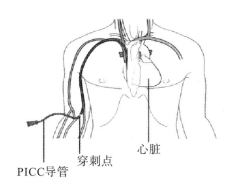

图 13-14　PICC 导管位置

2. 注意事项

(1) 穿刺前　需要评估病人合作程度与心理反应,有无禁忌证,并签署知情同意书。

(2) 穿刺中　送管时如遇送管不顺畅,表明静脉有阻塞或导管位置有误,勿强行置入,可向后撤导丝导管少许再继续送管。

(3) 穿刺后

1) 每次治疗后、输血、抽血等操作后均应立即封管。

2) 穿刺后 24～72h 须更换贴膜一次。间歇期每周更换贴膜及接头一次。揭去敷料时应顺管的方向往上撕,以免将导管拔出,并进行脉冲式冲洗导管。

3) 注意观察密封情况,有无导管堵塞和导管破裂等异常情况。

(4) 注意观察有无并发症发生,PICC 常见并发症有出血、静脉炎、手肿胀、过敏反应。

3. 健康教育

(1) 向病人及家属解释 PICC 置管的必要性与意义。

(2) 介绍 PICC 置管应注意的问题：穿刺侧肢体要避免剧烈运动及用力过度；穿刺 3d 内避免屈肘动作；睡眠时勿压迫穿刺的血管；在不输液时,尽量避免肢体下垂姿势以免由于重力作用造成回血堵塞导管。

【评价】

1. 病人理解 PICC 目的及药物作用的相关知识,了解 PICC 优点,接受治疗,积极配合。

2. 穿刺置管顺利,无并发症发生。

四、静脉输液速度及时间的计算

(一) 输液速度及时间的计算

在输液过程中,每毫升溶液的滴数称为该输液器的点滴系数。目前临床常用溶液器的点滴系数有 10、15、20、50,以输液袋上注明的点滴系数为准。静脉点滴速度与时间可按下列公式计算：

1. 已知每分钟滴数与输液总量,计算输液所需时间。

$$输液时间(小时) = \frac{液体总量(ml) \times 点滴系数}{每分钟滴数 \times 60(min)}$$

例如：病人需输入 2000ml 液体,每分钟滴数为 50 滴,所用输液器的点滴系数为 15,请问需用多长时间输完?

$$输液时间(小时) = \frac{2000 \times 15}{50 \times 60} = 10(小时)$$

2.已知输入液体总量与计划所需输液时间,计算每分钟滴数。

$$每分钟滴数 = \frac{液体总量(ml) \times 点滴系数}{输液时间(min)}$$

例如:病人需输液体1500ml,计划10小时输完。所用输液器的点滴系数为20,请问每分钟滴数。

$$每分钟滴数 = \frac{1500 \times 20}{10 \times 60} = 50(滴)$$

(二)输液泵的使用

输液泵(infusion pump)是机械或电子的控制装置,通过作用于输液导管达到控制输液速度的目的。常用于需要严格控制输液速度和输液量的情况,如应用升压药物、抗心律失常药物、婴幼儿静脉输液或静脉麻醉时。当输液遇到阻力、15s内无药液滴注或电源被切断时,即能自动报警。一旦输液发生故障,电磁开关即将输液管道紧闭,以保证病人安全。

1.输液泵的特点

(1)操作简便、降低护理工作量。

(2)准确控制输液滴数或输液流速,微量、持续、定时、匀速控制用量,每小时滴入量可控制在0.1~2000ml之间。

(3)避免药物因浓度大小起伏波动产生副作用。

(4)泵内有蓄电池,交流电中断时保证持续用药。

2.输液泵的分类

(1)推注式注射器输液泵　即注射泵,用于危重病人、心血管疾病病人及患儿的静脉输注药液,流速平稳、均衡、准确。

(2)蠕动式输液泵　根据输液泵的性能不同,有控制实际输入液体量的容积控制型输液泵和通过控制输液滴数来调整输入液体量的滴数控制型输液泵。临床常用容积控制型输液泵,因其不受溶液的浓度、黏度及导管内径的影响,输注剂量准确,实际工作中只需选择所需溶液的总量及每小时的速率,输液泵即可按设定的方式工作,并能自动进行各参数的监控(见图13-15)。

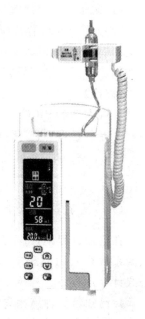

图13-15　蠕动式输液泵

3.输液泵的使用

操作步骤	要点
1.准备输液泵 (1)将输液泵固定在输液架上,接通电源,打开电源开关 (2)按常规排尽输液管内空气 (3)打开"泵门",将输液管呈"S"形放置在输液泵的管道槽中,关闭"泵门" **2.设定参数** 遵医嘱设定每毫升滴数、每小时输入量及液体总量 **3.连接输液泵** 按常规静脉穿刺,成功后将输液针与输液泵连接 **4.开始输液** 确认无误,按压"开始/停止"键,启动输液泵 **5.停止输液** (1)输液结束时,再次按压"开始/停止"键,停止输液 (2)关闭输液泵,打开泵门,取出输液管 (3)输液泵消毒处理	• 告知病人使用输液泵的目的、输入药物名称、输注速度 • 正确设定输液速度及其他必需参数,防止设定错误延误治疗 • 当输液量接近预先设定值时,"输液量显示"键闪烁,提示输液即将结束

3.注意事项

(1)护士应注意 在输液泵的使用过程中加强巡视,如输液泵出现报警,应查找原因,如输液管道内有空气、堵塞等现象,及时处理。注意观察穿刺部位皮肤情况,防止发生液体外渗,出现外渗及时给予相应处理。

(2)病人应注意 病人如有不适或输液泵出现报警,应及时通知护士,以便及时处理问题。病人不要随意搬动输液泵;输液肢体不要剧烈活动。

五、常见的输液故障及处理

在输液的过程中,有时会出现溶液不滴、茂菲氏滴管内液面过高、过低及茂菲氏滴管内液面自行下降的故障,护士应加强巡视,及时处理(见表 13-2)。

表 13-2 常见输液故障及处理

常见故障及其原因		处理方法
溶液不滴	针头滑出血管外	更换针头,另选血管重新穿刺
	针头斜面紧贴血管壁	调整针头位置或适当变换肢体位置
	针头阻塞	拔出针头,重新穿刺
	压力过低	抬高输液瓶或放低穿刺肢体
	静脉痉挛	穿刺局部行热敷以缓解痉挛,促进血液循环
茂菲氏滴管内液面过高	滴管壁有调节孔	夹紧滴管上端输液管,打开调节孔,待滴管内液面自行下降至所需液面,关闭调节孔,松开滴管上端输液管
	滴管壁无调节孔	将输液瓶从输液架上取下,倾斜输液瓶,使插入瓶内的针头露出液面,待溶液缓缓流下至露出液面,再将输液瓶挂回输液架(见图 13-16)

续表

常见故障及其原因		处理方法
茂菲氏滴管内液面过低	滴管壁有/无调节孔	折叠滴管下端输液管,用手挤压滴管,迫使液体流入滴管至所需高度,停止挤压,松开下端输液管
茂菲氏滴管内液面自行下降	输液器有裂隙	必要时予以更换输液器

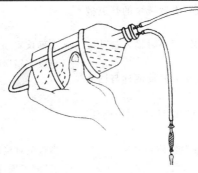

图 13-16 液面过高的调整

六、静脉输液反应及护理

(一)发热反应(fever reaction)

发热反应是输液过程中最常见的一种反应。

1. 原因　因输入致热物质所致。

(1)输液器具清洁灭菌不严格或被污染、有效期已过、输入的溶液或药物制剂不纯、消毒灭菌保存不良。

(2)输液过程中未能严格遵守无菌操作原则等。

2. 临床表现　多发生于输液后数分钟至1h。病人表现为发冷、寒战继而发热。轻者体温在38℃左右,停止输液后数小时内体温自行恢复正常;重者初起寒战,继之高热,体温可达41℃,并伴有头痛、脉速、恶心、呕吐等全身症状。

3. 预防　输液前严格检查药液质量与有效期;输液器外包装有无破损、漏气及生产日期、有效期等。操作中严格执行无菌技术。

4. 护理

(1)反应轻者可减慢滴速或停止输液;反应重者应立即停止输液,及时通知医生,并保留剩余溶液和输液器,必要时送检,查找引起发热反应的原因。

(2)监测生命体征,每30min测量一次体温,至病情平稳。

(3)对症处理　寒战者给予保暖,高热者给予物理降温。

(4)遵医嘱给予抗过敏药物或激素治疗。

(二)循环负荷过重(circulatory overload reaction)

循环负荷过重反应也称为急性肺水肿(acute pulmonary edema)。

1.原因

(1)因输液速度过快,短期内输入过多液体,使循环血容量急剧增加,心脏负荷过重所致。

(2)病人原有心肺功能不良,尤其多见于急性左心功能不全者。

2.临床表现 在输液过程中病人突然出现呼吸困难、胸闷、咳嗽、咳粉红色泡沫样痰,严重时痰液从口、鼻腔涌出。听诊两肺布满湿啰音,心率快且节律不齐。

3.预防 在输液过程中,密切观察病人情况,严格控制输液速度与输液量,尤其对老年人、婴幼儿、心肺功能不良的病人更需慎重。

4.护理

(1)立即停止输液,通知医生,进行紧急处理。

(2)病情允许可协助病人取端坐位,双腿下垂,以减少下肢静脉血液的回流,减轻心脏负担。

(3)给予高流量氧气吸入,一般氧流量为6～8L/min,可提高肺泡内压力,减少肺泡内毛细血管渗出液的产生。同时,湿化瓶内加入20%～35%的乙醇溶液,降低肺泡内泡沫的表面张力,使泡沫破裂消散,改善气体交换,迅速缓解缺氧症状。

(4)遵医嘱给予镇静剂、扩血管药物、平喘、强心和利尿剂,稳定病人情绪,扩张周围血管,加速体液排出,减少回心血量,减轻心脏负荷。

(5)必要时进行四肢轮扎 用止血带或血压计袖带适当给四肢加压,用以阻断静脉血流,但动脉血流仍保持通畅。每隔5～10min轮流放松一侧肢体上的止血带,可有效地减少静脉回心血量。待症状缓解后,逐渐解除止血带。

(6)通过静脉放血200～300ml可有效减少回心血量,但应慎用,尤其贫血者禁忌采用。

(7)作好心理护理,安慰病人,以解除其紧张情绪。

本章案例中,病人输液滴速为80滴/min,护士在巡视病房时发现病人咳嗽、咳粉红色泡沫样痰,呼吸急促,大汗淋漓,结合其慢性阻塞性肺疾病病史,考虑该病人可能是因为短时间内输入过量液体导致出现循环负荷过重。护士应立即停止输液,给予紧急处理。

(三)静脉炎(phlebitis)

1.原因

(1)长期输注高浓度、刺激性较强的药液,静脉内放置刺激性较强的留置管或放置时间过长,导致局部血管壁发生化学炎性反应。

(2)输液过程中未严格执行无菌操作,导致局部静脉感染。

2.临床表现 沿静脉走向出现条索状红线,局部组织呈红、肿、热、痛,有时伴有畏寒、发热等全身症状。静脉炎分级标准见表13-3。

表 13-3 静脉炎分级标准
(美国静脉输液护理学会静脉治疗护理实践标准 2006 版)

级别	临床分级标准
0	没有症状
1	输液部位发红伴有或不伴有疼痛
2	输液部位疼痛伴有发红和(或)水肿
3	输液部位疼痛伴有发红和(或)水肿,条索状物形成,可触摸到条索状静脉
4	输液部位疼痛伴有发红和(或)水肿,条索状物形成,可触及的静脉条索状物长度>2.5cm,有脓液流出

3. 预防

(1)根据治疗要求,选择最细管径和最短长度的穿刺导管;置管部位宜覆盖无菌透明敷贴,并注明置管及换药时间。

(2)穿刺时选择粗直、弹性好、易于固定的血管,尽量避开关节部位,且不宜在同一部位反复多次穿刺。

(3)输注液体前应评估穿刺点及静脉情况,确认导管通畅;输入高浓度、刺激性强的药物时宜选择中心静脉。

(4)直接接触中心静脉穿刺的导管时应戴灭菌无粉手套。

(5)多种药物输注时,合理安排输注顺序,在两种药物之间用等渗液体冲洗管路后再输注另一种药物。

(6)进行各类静脉穿刺时应严格执行无菌操作原则。

(7)指导病人保持穿刺部位皮肤清洁、干燥,避免穿刺侧肢体负重。

4. 护理

(1)停止在此部位输液,抬高患肢并制动。局部用 50% 硫酸镁溶液或 95% 乙醇溶液湿热敷,每日 2 次,每次 20min。

(2)超短波理疗,每日 1 次,每次 15~20min。

(3)中药治疗。如意金黄散加醋调成糊状,局部外敷,每日 2 次,具有清热、止痛、消肿的作用。

(4)如合并感染,根据医嘱给予抗生素治疗。

(四)空气栓塞(air embolism)

1. 原因

(1)输液前输液管内空气未排尽;输液管连接不紧密,有漏气;连续输液过程中更换溶液瓶不及时或输液完毕未及时拔针。

(2)加压输液、输血时无人守护,发生空气栓塞。

(3)拔出较粗的、近胸腔的深静脉导管后,穿刺点封闭不严密。

空气进入静脉内形成空气栓子。气栓随血流首先被带到右心房,然后进入右心室,如空气量少,则随着心脏的收缩从右心室压入肺动脉并分散到肺小动脉内,最后经毛细血管吸收,因而损害较小。如空气量大,空气进入右心室后阻塞肺动脉入口(见图 13-17),妨碍血流进入肺动脉,导致机体组织回流的静脉血不能在肺内进行气体交换,引起机体严重缺氧而危及生命。

2.临床表现 病人感到胸部异常不适或有胸骨后疼痛,随即出现呼吸困难和严重发绀,并伴有濒死感。听诊心前区可闻及响亮、持续的"水泡声"。心电图呈心肌缺血和急性肺源性心脏病的改变。血气分析为低氧血症,二氧化碳分压增高。

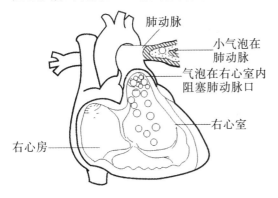

图 13-17 空气在右心室内阻塞肺动脉入口

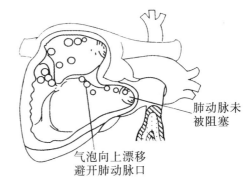

图 13-18 置病人左侧卧位、头低足高位,使气泡避开肺动脉入口

3.预防

(1)输液前认真检查输液器质量,排尽输液管内空气;输液过程中加强巡视;连续输液时应及时更换输液瓶或添加药液;输液完毕及时拔针。

(2)加压输液、输血时应专人守护。

(3)拔出较粗的、近胸腔的深静脉导管后,必须立即严密封闭穿刺点。

4.护理

(1)发生空气栓塞立即通知医生并配合抢救,病人取左侧卧位和头低足高位。该体位可使肺动脉的位置处于低位,利于气泡漂浮至右心室尖部,避免阻塞肺动脉入口(见图 13-18),随着心脏的舒缩,空气被血液混成泡沫,可分次小量进入肺动脉内,最后逐渐被吸收。

(2)给予高流量氧气吸入,提高机体血氧浓度,纠正缺氧状态。

(3)有条件时可使用中心静脉置管抽出空气。

(4)密切监测病人神志及生命体征,如有异常及时处理。

(五)静脉渗漏性损伤(vein-leakage injury)

是指因各种原因导致部分药物渗漏到血管周围组织出现局部软组织坏死以及神经、肌腱和关节损害等。

1.原因

(1)药物因素 药物浓度过高和药物本身的理化因素使局部静脉内压力增高及局部血管通透性增强(包括药物酸碱度、渗透压、药物浓度、药物对细胞代谢功能的影响等因素)。引起渗漏性损伤的常见药物有血管收缩药,如去甲肾上腺素、多巴胺;阳离子溶液,如葡萄糖酸钙;高渗液,如50%葡萄糖,20%甘露醇;抗肿瘤药物,如环磷酰胺等。

(2)机械因素 穿刺技术不熟练,一次给药多次穿刺、选择血管不当、针头固定不牢、拔针后按压针眼不正确等,尤其患儿头皮静脉比较浅,易滑动,不易掌握深浅度。

(3)机体与外环境因素　静脉注射部位弯曲,血管充盈度差,病人不合作等。

2.临床表现　轻则引起局部肿胀疼痛,重则致组织坏死,伤口不能愈合,甚至造成功能障碍。既增加了病人痛苦,也影响了治疗效果。

3.预防

(1)避免机械性损伤　熟练掌握穿刺技术,提高静脉穿刺成功率,避免反复穿刺造成血管损伤;进针要充分,中途要抽回血,证明针头确实完全在血管内,再将针头固定妥当,防止针头脱出;输液完毕拔针后同时按压皮肤和血管两个穿刺点。

(2)合理选择血管　根据药物性质选择适当的血管,在输入高浓度的药物时,应选择较粗、直的血管,并要经常更换部位,多条静脉交替使用,使受损的血管有足够的修复时间。

(3)加强责任心　护理人员要加强巡视,尤其对意识障碍病人,注意观察输液情况。

4.护理

(1)静脉外渗一旦发生,立即更换输液部位。

(2)局部外敷　根据外渗药物的性质采用冷敷、热敷及中药外敷等。

1)热敷:血管收缩药、阳离子溶液、高渗液外渗可采用热敷,如肾上腺素、间羟胺、葡萄糖酸钙、甘露醇等。但需注意外渗发生较长时间后,局部皮肤由白转为暗红,产生局部充血,若局部继续进行热敷使温度增高,代谢加快,耗氧增加,可加速组织坏死。

2)冷敷:局部冷敷可使血管收缩,减轻局部水肿和药物的扩散,从而减轻局部组织的损害,如化疗药物外渗可采用50%的硫酸镁溶液湿敷,每天2次,每次20min。

(3)局部封闭　化疗药物外渗可行局部封闭,阻止药物扩散,止痛消炎。常用普鲁卡因、地塞米松局部封闭,普鲁卡因有扩张血管、麻醉止痛、减少炎症渗出和促进组织修复的作用;地塞米松具有稳定生物膜、减少炎性物质释放、提高组织耐受性和特异性抗炎作用。

(4)加强责任心,认真巡视,做到及时发现、及时处理。

七、静脉输液微粒污染及防护

(一)概念

1.输液微粒(infusion particle)　是指输入液体中的非代谢性颗粒杂质,其直径一般为 $1\sim15\mu m$,大的直径可达 $50\sim300\mu m$,肉眼可见。输入溶液中微粒的多少决定着液体的透明度,由此可判断液体的质量。

2.输液微粒污染　是指在输液过程中,输液微粒随液体进入体内,对机体造成严重危害的过程。

(二)输液微粒种类及来源

1.输液器、药物生产工艺不完善　如输液器包装带来的塑料颗粒、输液器过滤介质的自身脱落形成的棉纤维及药物生产过程中带来的炭黑颗粒等。

2.输液操作不当

(1)制剂存放过久,瓶内壁及橡胶塞受药液浸泡时间过长,致腐蚀剥脱形成微粒。

(2)输液器穿刺胶塞和加药针头使用不当造成的橡胶微粒。
(3)割锯安瓿时形成的不溶性玻璃微粒。
(4)药物配伍不当形成的药物结晶性微粒等。

3.输液环境污染　治疗室未安装空气净化设施,物品消毒管理不严,病房中陪护探视人员过多造成尘埃、细菌、纤维、微生物的含量高,输液时可随排气管进入液体造成污染。

(三)输液微粒对机体的危害

输液微粒的危害,主要取决于微粒的大小、形状、化学性质,堵塞血管的部位、血流阻断程度以及人体对微粒的反应。肺、脑、肝、肾等器官是最容易被微粒损害的部位。

1.局部组织栓塞和坏死　大于毛细血管直径的微粒,可直接堵塞毛细血管,造成局部组织供血不足,缺血缺氧,甚至坏死。

2.静脉炎　红细胞聚集于微粒上形成血栓,导致血管内壁刺激损伤使血管壁正常状态发生改变,导致静脉炎的发生。

3.形成肺内肉芽肿　微粒进入肺毛细血管,引起巨噬细胞增殖包围微粒,形成肺内肉芽肿。

4.药物过敏反应　药剂中含有的药物结晶微粒与组织蛋白发生反应,引起过敏反应。

5.炎症或肿块　微粒刺激组织而发生炎症或形成肿块。

(四)减少输液微粒污染的措施

1.生产方面　生产厂家应加强质量管理,完善质量监测,保证出厂的输液器和药物合格。如严格执行生产操作规程;改善生产车间环境卫生条件,安装空气净化装置,防止空气中悬浮尘粒与细菌污染;工作人员要穿工作服、工作鞋、戴口罩,必要时戴手套;选用优质溶剂与注射用水;采用先进设备及技术,确保输液器和药液质量。

2.输液操作方面
(1)采用正规厂家生产的密闭式一次性医用塑料输液(血)器。
(2)注意输液操作中的空气净化。
1)净化治疗室空气,有条件者可在超净工作台进行配液准备工作或药物添加。
2)对监护病房、手术室、产房、婴儿室应定期进行空气消毒,或安装空气净化装置,有条件的医院在一般病室也应安装空气净化装置,减少病原微生物和尘埃的数量,使输液环境洁净。
3)在通气针头或通气管末端放置空气过滤器,阻止空气中微粒进入液体中。
(3)严格执行无菌操作,操作规范。
1)配制药液或输液前应仔细检查药液的有效期、液体有无混浊、沉淀,瓶身有无裂缝,瓶盖有无松动。
2)配制药液时尽量减少对瓶塞的反复穿刺。
3)玻璃安瓿应先消毒安瓿颈,锯割后再次消毒方可掰开,减少玻璃屑污染。
(4)严格按要求配制药液,合理用药,避免药物配伍禁忌,严格控制药品总数,现用现配,避免污染。

第二节　静脉输血

静脉输血(blood transfusion)是将血液通过静脉输入体内的方法。输血是常用的急救和治疗的重要措施之一。正常成人的血容量占体重的7%～8%,成人一次失血不超过全身血量的10%时,对机体无明显损害,机体可以通过一系列调节机制,使血容量短期内得以恢复;若一次失血超过全身血量的20%,即可出现各种缺氧表现;失血超过30%时可危及生命,导致血压下降,脏器供血不足,特别是脑细胞供血不足出现功能降低甚至昏迷,必须立即输血。近年来,关于输血的研究进展较多,对输血器材的研究、血液的保存与管理、血液成分的分离、对献血者的筛选等方面取得了很大成效,为安全输血提供了保证。

一、静脉输血的目的及血液制品种类

(一)静脉输血的目的

1. 补充血容量　增加心排血量,改善全身血液灌流与心肌功能,提高血压,促进循环。常用于失血、失液所致的血容量减少或休克病人。

2. 纠正贫血　补充血红蛋白,促进携氧功能。常用于血液系统疾病引起的严重贫血和某些慢性消耗性疾病的病人。

3. 补充血小板和各种凝血因子　改善凝血功能,有利于止血。常用于凝血功能障碍及大出血病人。

4. 补充抗体、补体　增强机体免疫力,提高机体抗感染能力。常用于严重感染的病人。

5. 补充血浆蛋白　增加蛋白质,改善营养状态,维持血浆胶体渗透压,减轻组织渗出与水肿。常用于纠正低蛋白血症以及大出血、大手术的病人。

(二)血液制品的种类

1. 全血　指采集的血液未经任何加工而全部保存待用的血液。可分为新鲜血和库存血。

(1)新鲜血　是指在4℃冰箱内冷藏,保存时间在1周之内的血液。它基本保留了血液的所有成分,可以补充各种血细胞、凝血因子和血小板。主要适用于血液病病人。

(2)库存血　指在4℃冰箱内冷藏,保存时间在2～3周的血液。它虽含有血液的各种成分,但随着其保存时间的延长,白细胞、血小板、凝血酶原等成分破坏较多,钾离子含量增多,酸性增高。大量输注时,可引起高血钾症和酸中毒。主要适用于各种原因所致的大出血。

2. 成分血　成分输血(blood component transfusion),即依据血液的比重不同,将血液中的各种成分分离提纯,分别制成高浓度的制品,根据病人病情需要分别输入有关血液成分,具有一血多用、减少输血反应、节约血液资源以及便于保存和运输等优点。成分输血是目前临床常用的输血类型。

(1)红细胞制品

1)浓缩红细胞:即新鲜全血经分离血浆后的剩余部分。适用于携氧能力缺陷和血容量

正常的贫血病人。

2）红细胞悬液：即全血去除血浆后的红细胞加入等量红细胞保养液制成。适用于战地急救及中小手术病人。

3）洗涤红细胞：即经0.9%NaCl溶液离心洗涤数次后，再加入适量0.9%NaCl溶液的混悬红细胞，含抗体成分少。适用于免疫性溶血性贫血病人、脏器或组织移植及反复输血者。

(2)白细胞浓缩悬液　新鲜全血经离心后取其白膜层的白细胞，4℃保存，48h内有效。适用于粒细胞缺乏伴严重感染的病人。

(3)血小板浓缩悬液　新鲜全血经离心所得，22℃保存，24h内有效。适用于血小板减少或血小板功能障碍所致的出血病人。

(4)血浆　全血分离后所得的液体部分。其主要成分为血浆蛋白，不含血细胞，无凝集原。无需做血型鉴定和交叉配血试验。可分为以下几种：

1）新鲜液体血浆：含有新鲜血液中全部凝血因子，适用于凝血因子缺乏或大面积烧伤、创伤等血容量不足的病人。

2）冰冻血浆：①新鲜冰冻血浆：−30℃保存，有效期限为1年，使用时将血袋置于37℃的温水中融化，并在6h内输入。适用于扩充血容量，补充凝血因子。②普通冰冻血浆：新鲜冰冻血浆保存一年后即为普通冰冻血浆，适用于补充凝血因子和血浆蛋白。

3）干燥血浆：是将冰冻血浆放在真空装置下加以干燥制成的，有效期为5年，使用时可加适量的等渗盐水或0.1%枸橼酸钠溶液溶解。

(5)各种凝血制剂　如凝血酶原复合物等，适用于各种原因所致的凝血因子缺乏的出血性疾病病人。

3.其他血液制品

(1)白蛋白液　从血浆中提纯所得，能提高机体血浆蛋白和胶体渗透压，适用于各种原因引起的低蛋白血症病人，如外伤、肝硬化、烧伤。

(2)纤维蛋白原　适用于纤维蛋白缺乏症、弥散性血管内凝血（DIC）的病人。

(3)抗血友病球蛋白浓缩剂　适用于血友病病人。

二、静脉输血原则

1.输血前必须做血型鉴定及交叉配血试验。

2.无论是输全血还是成分血，都应选择同型血液输注。但在紧急情况下，如无同型血，可选用O型血输给A、B型，AB型可接受A、B、O型血。但要求直接交叉配血试验阴性，而间接交叉试验可以阳性。同时，必须少量输入，慢速进行，一般最多不超过400ml。

3.病人如需要再次输入血液，必须重新做交叉配血试验，以排除机体产生抗体的情况。

三、血型和交叉配血试验

(一)血型

血型（blood group）是指红细胞膜上特异性抗原的类型。一般根据红细胞所含的凝集原（agglutinogen）不同，将人类的血液分为若干类型。临床主要应用的有ABO血型系统及Rh

血型系统。

1. ABO 血型系统 人类血液红细胞含有 A、B 两种类型的凝集原,根据红细胞膜上所含凝集原不同可将血液分为 A、B、AB、O 四种血型。血清中含有与凝集原相对抗的物质,称之为凝集素(agglutinin),分别有抗 A 与抗 B 凝集素(见表 13-4)。

表 13-4 ABO 血型系统

血型	红细胞内抗原(凝集原)	血清中抗体(凝集素)
A	A	抗 B
B	B	抗 A
AB	A、B	无
O	无	抗 A、抗 B

2. Rh 血型系统 人类红细胞除含有 A、B 抗原外,还有 C、c、D、d、E、e 六种抗原,其中 D 抗原的抗原性最强,故凡红细胞含有 D 抗原者称为 Rh 阳性。汉族人中 99% 为 Rh 阳性,Rh 阴性者不足 1%。Rh 阴性的人输入 Rh 阳性血液,就会使 Rh 阴性者产生抗 Rh 抗体,当再次输入 Rh 阳性血液时,即可发生抗原-抗体反应,出现不同程度的溶血反应。Rh 阴性孕妇怀有 Rh 阳性的胎儿时,Rh 阳性胎儿的红细胞从胎盘进入了 Rh 阴性的母体,使母体产生免疫性抗体,该抗体可透过胎盘进入胎儿血液,使胎儿的红细胞发生溶血。

(二)交叉配血试验

为了确保输血安全,输血前除了做血型鉴定外,还必须将供血者和受血者血液做交叉配血试验(cross-matching test),该试验的目的在于检查供血者和受血者之间有无不相合抗体。

1. 直接交叉配血试验 用受血者血清和供血者红细胞进行配合试验,检查受血者血清中有无破坏供血者红细胞的抗体。其结果绝对不可有凝集或溶血现象。

2. 间接交叉配血试验 用供血者血清和受血者红细胞进行配合试验,检查输入血液的血清中有无能破坏受血者红细胞的抗体。

如果直接交叉和间接交叉配血试验均没有凝集反应,即交叉配血试验阴性,为配血相容,才可以进行输血。

四、静脉输血法

(一)输血前准备

1. 备血 根据医嘱抽取病人血标本 2ml,与已填好的输血申请单一起送血库做血型鉴定和交叉配血试验。禁止同时采集两个病人的血标本,以免发生混淆。

2. 取血 根据输血医嘱,凭取血单到血库取血,并和血库人员共同认真做好"三查八对"。三查:查血液的有效期、血液质量和输血装置(血液包装)是否完好;八对:核对姓名、床号、住院号、血袋(瓶)号、血型、交叉配血试验结果、血液的种类和剂量。核对完毕,确认无误后在交叉配血单上签全名后方可取血。

正常库存血分为上下两层:上层为血浆呈淡黄色,半透明;下层为血细胞呈均匀暗红色,且两层界限清楚,无凝块。如血袋(瓶)标签模糊不清或破损;血袋(瓶)破损漏血;血浆颜色呈暗灰色或乳糜状、有明显气泡、絮状物或粗大颗粒;血细胞呈紫红色;未摇动时血浆层与红细胞的界面不清或交界面上出现溶血,或血液中有明显凝块;血液有效期已过等均不可使用。如有可疑,请血库人员解释清楚,不可轻易接受。

3. 取血后注意事项　血液取出后可将血袋内的成分轻轻混匀,勿剧烈震荡,以免红细胞大量破坏而引起溶血。库存血不能加温,以免血浆蛋白凝固变性而引起输血反应,可在室温下放置15～20min后再输入。取出后的血液应在4h内输完,不得自行贮血。

4. 核对　输血前与另一名护士再次核对各项内容,准确无误方可输血。

5. 知情同意　决定输血治疗前,应向病人或其家属说明输血的不良反应和经血传播疾病的可能性,征得病人或家属的同意,签署知情同意书并存入病历。无家属签字的无自主意识病人的紧急输血,应报医院职能部门或主管领导同意、备案,并记入病历。

(二)静脉输血技术

目前临床均采用密闭式输血法,其又分为间接静脉输血法和直接静脉输血法两种。

【评估】

1. 病人的年龄、意识状态、病情、医疗诊断、治疗、活动与自理能力及心、肺等重要脏器功能状态;病人血型、交叉配血试验结果。

2. 病人心理状况、对静脉输血相关知识的认知与合作程度。

3. 穿刺部位皮肤、静脉充盈度和管壁弹性、肢体活动度。根据病情、输血量、年龄选择合适的静脉,一般采用四肢浅静脉;急需输血时多采用肘部静脉;周围循环衰竭时,可采用颈外静脉或锁骨下静脉。

4. 病人既往有无输血史及输血反应。

【计划】

1. 护士准备　衣帽整洁、修剪指甲、洗手、戴口罩,熟悉静脉输血的操作程序和方法,向病人解释输血目的及注意事项。

2. 用物准备

(1)间接静脉输血用物　同密闭式静脉输液,另备一次性输血器(滴管内有滤网,可去除大的细胞碎屑和纤维蛋白等微粒,而血细胞、血浆等均能通过滤网;静脉穿刺针头为9号针头)(见图13-19)、血液制品(根据医嘱准备)、0.9%NaCl溶液。

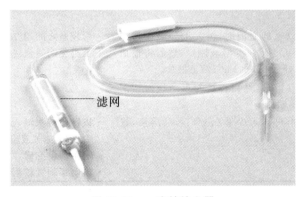

图13-19　一次性输血器

(2) **直接静脉输血用物** 同静脉注射,另备 50ml 注射器及针头数个(根据输血量而定)、3.8%枸橼酸钠溶液、血压计袖带。

3. **病人准备** 了解输血的目的、方法、注意事项和配合要点;已签署知情同意书,能积极配合;排空大小便,取舒适卧位。

4. **环境准备** 按无菌操作要求进行;环境安静、整洁、明亮、舒适,空间适宜操作。

【实施】

1. 操作步骤

操作步骤	要点
◆间接输血法	·将抽出的血液按静脉输液的方法输给病人
1.**检查核对** 洗手、戴口罩,备齐用物携至病人床旁,再次查对,确定无误	·严格执行无菌操作,避免污染 ·严格执行查对制度,避免差错事故
2.**开放静脉** 按密闭式输液法穿刺,先输入少量 0.9% NaCl 溶液	
3.**连接血袋** (1)打开贮血袋封口,常规消毒开口处塑料管,关闭调节器,将输血器针头从 0.9% NaCl 溶液瓶内拔出,插入血袋塑料管内 (2)缓慢将血袋倒挂到输液架上,再次查对	·轻轻旋转血袋,将血液摇匀 ·血液内不得加入其他药品,并避免和其他溶液相混,以防血液变质
4.**调节滴速** (1)打开输血管调节器,调节滴速,输血开始时速度宜慢,<20 滴/min,观察 10~15min (2)无不良反应,按病情需要及病人年龄调节滴速	·根据病人病情及年龄调整滴速。一般成人 40~60 滴/min,儿童酌减。如急性失血性休克病人速度应稍快,老人和患儿、心肺功能差者速度宜慢
5.**整理** (1)撤去垫枕和止血带 (2)向病人或家属交代输血的有关注意事项,协助病人取舒适卧位,并将呼叫器置于易取处 (3)整理用物,洗手并记录	·嘱病人勿随意调节滴速,如有不适及时呼叫 ·用物分类处理 ·在输血卡上记录输血的时间、种类、并签全名
6.**巡视观察** 在输血过程中加强巡视	
7.**续血** (1)如果需要输入两袋以上的血液时,需在上一袋血液即将滴尽时,常规消毒 0.9% NaCl 溶液瓶口,然后将输血器针头从袋内拔出,插入 0.9% NaCl 溶液瓶中 (2)输入少量 0.9% NaCl 溶液,然后再按与第一袋血相同的方法连接血袋继续输血	·两袋血之间用 0.9% NaCl 溶液冲洗是为了避免两袋血之间发生反应
8.**拔针** 待血液输完时,再输入少量 0.9% NaCl 溶液,拔针、按压	·拔针前再次输入 0.9% NaCl 溶液以保证输血器内血液全部输入病人体内,保证输血剂量准确 ·输血穿刺针较粗,拔针后按压时间应长

续表

操作步骤	要点
9.整理记录 (1)协助病人取舒适体位 (2)整理用物与床单位,医疗垃圾分类处理 (3)洗手,作好输血记录 ◆ 直接输血法	• 空血袋装入原塑料袋中保留24h,病人无输血反应再放入黄色标记的污物袋中按规定集中处理 • 记录输血时间、种类、血量、血型、血袋号、有无输血反应等 • 将供血者的血液抽出后立即输给病人的方法。适用于少量、紧急输血,如紧急情况无库血而受血者急需供血及婴幼儿的少量输血时使用
1.**备物** 洗手、戴口罩,备齐用物。将备好的注射器内加入抗凝剂,放入无菌盘内备用	• 每具50ml注射器中加入3.8%枸橼酸钠溶液5ml
2.**核对解释** (1)认真核对供血者和病人的姓名、血型、交叉配血试验结果 (2)确认无误后携用物至病人床旁并向供血者和病人做好解释	• 严格查对制度,防止发生差错 • 向供血者和病人做好解释工作,以取得合作
3.**穿刺抽血** (1)嘱供血者和病人分别卧于床上,露出一侧手臂。选择粗大静脉(一般选择肘正中静脉),将血压计袖带缠于供血者上臂并充气 (2)常规消毒穿刺部位皮肤,从供血者静脉内抽取血液	• 压力维持在13.3kPa(100mmHg)左右,使动脉血能通过,但阻断静脉血通过 • 从供血者血管内抽血不可过急过快,并注意观察病人面色、血压等变化,询问有无不适
4.**输血** 立即行静脉注射输给受血者,操作时需三人协作,一人采血,一人传递,另一人输血,连续进行	• 推注速度不可过快,随时观察病人病情变化 • 连续抽血时,只须更换注射器,不必拔出针头,但要放松袖带,并用手指压迫穿刺部位前端静脉,以减少出血
5.**拔针按压** 输血结束,拔出针头,用无菌纱布按压穿刺点至止血	
6.**整理** (1)协助病人取舒适位 (2)整理用物与床单位,医疗垃圾分类处理 (3)洗手,记录	• 记录输血时间、种类、量、血型、血袋号及有无输血反应等

2.注意事项

(1)操作前

1)根据输血申请单正确采集血标本,禁止同时采集两个病人的血标本。

2)充分认识安全输血的重要性,严格执行查对制度和无菌操作规程,输血前需经两名护士认真核对,准确无误方可输血。

3)血液制品及输血器内不可随意加入其他药物,如钙剂、酸性或碱性药物、高渗或低渗溶液,以防发生凝集或溶解。如输入两袋以上血液时,两袋血之间必须输入少量的0.9%

NaCl 溶液。

(2)操作中

1)输血过程中,应加强巡视,认真听取病人主诉,严密观察有无输血不良反应,如出现异常情况应立即通知医生并及时处理,保留余血以供分析原因。

2)根据病人年龄及病情需要调整输血滴速,特别是在输血开始的 10~15min,对年老体弱、严重贫血、心力衰竭的病人应谨慎,速度宜慢。

3)输入成分血时须注意:如同时输注全血与成分血,应首先输入成分血(尤其是浓缩血小板),其次为新鲜血,最后为库血;成分血应保证新鲜输入,成分血除红细胞外必须在 24h 内输完(从采血开始计时);除血浆、白蛋白制剂外均需做交叉配血试验;一次输入多个献血者的成分血时,可按医嘱给予抗过敏药物,以防发生过敏反应。

(3)操作后　一次性血袋及输血器,需保留 24h,以备出现意外情况时核查。

3.健康教育

(1)向病人介绍输血过程中的注意事项,输血反应的症状及防治方法,并告知病人,一旦出现不适症状,应及时使用呼叫器。

(2)向病人及家属说明输血速度的调节依据,并告知勿随意调节滴速。

(3)向病人及家属介绍血型、交叉配血试验的有关知识。

【评价】

1.病人理解输血目的,有安全感并主动配合。

2.正确执行无菌操作和查对制度,操作规范,静脉穿刺一次成功。输血部位无渗出、肿胀,未发生感染及其他输血反应。

3.输血过程中无血制品浪费现象。

4.病人获得了需要的血液制品,病情好转。

五、自体输血

自体输血(autologous transfusion)是指当病人需要输血时,输入病人自己预先储存的血液或失血回收的血液。自体输血是最安全的输血方法。

(一)自体输血的优点

1.避免经血液传播的疾病,如病毒性肝炎、艾滋病、梅毒、疟疾等。

2.无需做血型鉴定和交叉配血试验,可避免异体输血产生的抗原抗体免疫反应所致的溶血、发热和过敏反应。

3.可避免异体输血引起的差错事故。

4.自身输血者由于反复放血,可刺激红细胞再生,使病人术后造血速度比术前加快。

5.自体输血可以缓解血源紧张的矛盾、降低医疗费用。

(二)自体输血的分类

1.保存式自体输血　即自体血液预存法,术前一定时间采集病人自身血液进行保存,待手术时再输还给病人。对符合条件的择期手术病人,在术前 2~3 周内,定期反复采血贮存,

第十三章 静脉输液和输血

每次采血<500ml(或自身血含量的10%),两次采血间隔≥3d,直到手术前3d为止。

(1)适用于身体一般情况好,血红蛋白≥110g/L 或血细胞比容≥0.33L/L,或有过严重输血反应病史者、稀有血型或曾经配血发生困难者,行择期手术,病人签字同意。

(2)在采血前后给病人铁剂、维生素 C 及叶酸(有条件的可应用重组人红细胞生成素)等治疗。

(3)血红蛋白<100g/L 的病人及有细菌性感染的病人禁忌采用。

(4)对冠心病、严重主动脉瓣狭窄等心脑血管疾病及重症病人慎用。

2.急性等容血液稀释法(ANH) 即稀释式自体输血,一般在麻醉后、手术主要步骤开始前,抽取病人一定量自身血液备用,同时输入胶体或晶体溶液补充血容量,使病人血容量保持不变,血液适度稀释,降低红细胞压积(血细胞比容不低于0.25L/L),使手术出血时血液的有形成分丢失较少,然后根据术中失血及病人情况将自身血输回给病人。适量的血液稀释不会影响组织供氧和血凝机制,而有利于降低血液黏稠度,改善微循环。

(1)适用于身体一般情况好,血红蛋白≥110g/L(血细胞比容≥0.33L/L)者。估计术中有大量失血,可以考虑进行 ANH。

(2)血红蛋白<110g/L 的病人、低蛋白血症及凝血机能障碍者禁忌采用。

(3)采集的血液可保存于-4℃冰箱内,如果手术时间短,也可保存于室温条件下。当手术中失血量超过 300ml 时,可开始输入自体血。先输最后采集的血,因为最先采集的血液富含红细胞和凝血因子,宜留在最后输入。

3.回收式自身输血 即术中失血回输,采用血液回收装置将病人体腔积血、手术中失血及术后引流血液进行回收、抗凝、滤过、洗涤等处理,然后回输给病人。血液回收必须采用合格的设备,回收处理的血必须达到一定的质量标准。体外循环后的机器余血应尽可能回输给病人。

(1)适用于腹腔或胸腔内出血,如脾破裂、异位妊娠破裂等大出血,估计出血量在 1000ml 以上的大手术,如大血管手术、体外循环下心内直视手术、肝叶切除术等。

(2)下列情况不宜进行回收式自身输血 血液流出血管外超过 6h 时;怀疑流出的血液被细菌、粪便、羊水或消毒液污染;或疑含有癌细胞;流出的血液红细胞严重破坏。

(3)自体失血回输的总量应限制在 3500ml 内,大量回输自体血时应适当补充新鲜血浆或血小板。

六、静脉输血反应及护理

(一)发热反应

发热反应是输血过程中常见的反应。

1.原因 因输入致热物质所致。

(1)血液、保养液、贮血袋和输血器等被致热原污染。

(2)输血时违反无菌操作原则。

(3)多次输血后,受血者血液中产生抗白细胞和血小板的抗体,当再次输血时发生抗原抗体反应,引起发热。

2.临床表现　一般在输血过程中或输血后1～2h内出现发热反应。病人有畏寒或寒战,继之高热,体温可达38～41℃,伴有头痛、恶心、呕吐、皮肤潮红、肌肉酸痛等全身症状。发热持续时间不等,轻者1～2h后逐渐缓解。

3.预防　严格管理血液制品和输血用具,去除致热源;严格执行无菌操作,防止污染。

4.处理

(1)轻者减慢滴速或暂停输血,症状可自行缓解。重者应立即停止输血,通知医生。

(2)对症处理　畏寒、寒战者给予保暖,高热者给予物理降温,并严密观察生命体征变化。

(3)遵医嘱给予抗过敏药物、解热镇痛药或肾上腺皮质激素等。

(4)保留余血与输血装置送检,查明原因。

(二)过敏反应

1.原因

(1)病人为过敏体质,对输入血液中的某些成分过敏。

(2)输入血中含有致敏物质,如供血者在采血前服用过可致敏的药物和食物。

(3)病人曾多次输血,体内产生过敏性抗体,当再次输血时,抗原抗体相互作用而发生过敏反应。

(4)供血者血液中的变态反应性抗体随血液传给受血者,一旦与相应的抗原接触,即可发生过敏反应。

2.临床表现　过敏反应大多数在输血后期或将结束时发生,反应程度轻重不一,症状出现越早,反应越严重。轻者表现为局限性或全身性的皮肤瘙痒或荨麻疹;有的出现血管神经性水肿,多见于颜面部,表现为眼睑、口唇高度水肿,常在数小时后消退;重者可因喉头水肿、支气管痉挛而致呼吸困难,听诊两肺闻及哮鸣音,严重者发生过敏性休克。

3.预防

(1)正确管理血液和血制品,勿选用有过敏史的供血员。

(2)供血者在采血前4h内,不宜进食高蛋白和高脂肪食物,可饮用少量清淡饮料或糖水,以免血中含有过敏物质。

(3)病人如有过敏史,输血前遵医嘱给予抗过敏药物。

4.处理

(1)轻者减慢滴速,密切观察。重者立即停止输血,通知医生,维持静脉通路。

(2)遵医嘱给予0.1%盐酸肾上腺素注射液0.5～1ml作皮下注射,给予异丙嗪、地塞米松等抗过敏药物。

(3)严密观察病情变化,呼吸困难者给予氧气吸入,喉头水肿者协助气管插管或气管切开,循环衰竭者给予抗休克治疗。

(4)保留余血与输血装置送检,查明原因。

(5)密切监测生命体征等。

(三)溶血反应

溶血反应指输入血中的红细胞或受血者的红细胞发生异常破坏或溶解,引起一系列临床症状的出现,是最严重的输血反应。

1. 原因

(1)输入异型血 供血者与受血者 ABO 血型系统不合而造成溶血。发生迅速,一般输入 10～15ml 即可出现症状,后果严重。

(2)输入变质血 输血前红细胞已被破坏溶解,如血液贮存过久、保存温度过高、血液污染或受剧烈振荡、血液内加入低渗或高渗溶液或能影响血液 pH 的药物,均可导致红细胞大量破坏溶解。

(3)Rh 血型系统不合 Rh 阴性者首次输入 Rh 阳性血液时不会发生溶血反应,但 2～3 周后其血清中产生抗 Rh 阳性抗体。当再次接受 Rh 阳性血液时,即可发生溶血反应。Rh 系统不合所致的溶血反应较少见,发生缓慢,一般发生于输血后几小时至几天后,症状较轻。

2. 临床表现 轻者与发热反应相似,重者在输入 10～15ml 血液时即可出现症状,死亡率高,通常其临床表现可分为以下三个阶段。

第一阶段:输入血中红细胞的凝集原与受血者血浆中凝集素发生凝集反应,使红细胞凝集成团,阻塞部分小血管,造成组织缺血缺氧。病人出现头部胀痛、四肢麻木、腰背部剧痛、胸闷、呼吸困难、恶心、呕吐等症状。

第二阶段:凝集的红细胞发生溶解,大量血红蛋白释放到血浆中出现黄疸和血红蛋白尿,同时伴有寒战、高热、呼吸困难、发绀和血压下降。

第三阶段:大量血红蛋白从血浆中进入肾小管,遇酸性物质后形成结晶体,阻塞肾小管。此外,由于抗原、抗体的相互作用,导致肾小管内皮细胞缺血、缺氧而坏死脱落,进一步加重了肾小管阻塞,导致急性肾功能衰竭,表现为少尿或无尿等症状,高钾血症、酸中毒,严重者可迅速死亡。

3. 预防

(1)认真作好血型鉴定和交叉配血试验。

(2)严格遵守血液采集、保存制度,不可使用变质血液。

(3)严格执行查对制度和操作规程,杜绝差错事故的发生。

4. 处理

(1)出现症状应立即停止输血,通知医生紧急处理。

(2)给予氧气吸入,建立静脉通道,遵医嘱给予升压药或其他药物治疗。

(3)双侧腰部封闭,并用热水袋热敷双侧肾区,解除肾小管痉挛,保护肾脏。

(4)静脉注射碳酸氢钠溶液,以碱化尿液,增加血红蛋白在尿液中的溶解度,减少沉淀,避免阻塞肾小管。

(5)密切观察病人生命体征与尿量,留置导尿,监测每小时尿量,并做好记录。若发生肾功能衰竭,行腹膜透析或血液透析治疗;若出现休克症状,配合医生进行抗休克抢救。

(6)将余血、病人血标本送化验室重作血型鉴定和交叉配血试验。

(7)心理护理:安慰病人,消除其紧张、恐惧心理。

(四)与大量输血有关的反应

大量输血是指 24h 内紧急输血量相当于或超过病人总血容量。常见反应有循环负荷过重、出血倾向和枸橼酸钠中毒反应等。

1. 循环负荷过重　即急性肺水肿,其原因、临床表现及防治措施同静脉输液反应。

2. 出血倾向

(1) 原因　长期反复输入库存血或短时间内输入大量的库血,由于库血中的血小板破坏较多,使凝血因子减少而引起出血。

(2) 临床表现　皮肤黏膜淤点或淤斑,穿刺部位可见大块淤斑,手术切口、伤口处持续渗血,牙龈出血等,严重者出现内脏出血、血尿。

(3) 护理

1) 密切观察病人皮肤、黏膜有无出血现象,或手术伤口处有无渗血。

2) 严格掌握输血量,遵医嘱间隔输入新鲜血或凝血因子,每输3~5个单位库血,可补充1个单位新鲜血或依据凝血因子缺乏情况补充相关成分。

3. 枸橼酸钠中毒反应

(1) 原因　大量输血的同时也输入了过量的枸橼酸钠溶液,若病人有肝、肾功能不全,代谢障碍、休克等,枸橼酸钠不能完全氧化与排出,而与血中游离钙结合使血钙浓度下降。

(2) 临床表现　病人出现手足抽搐,血压下降,心率缓慢。心电图出现Q-T间期延长,T波低平,重者心室纤颤,甚至心跳骤停。

(3) 护理　如无禁忌证,每输库血1000ml,可遵医嘱静脉注射10%葡萄糖酸钙或氯化钙10ml,补充钙离子,防止低血钙发生。

(五) 其他反应

1. 空气栓塞　其原因、临床表现和防治措施同静脉输液反应。

2. 传播疾病　因输血传染的疾病,主要有病毒性肝炎、艾滋病、疟疾、梅毒等。主要防治措施是净化血源,对献血者进行严格筛选、管理;提高监测技术,对血液进行严格监测,保证每袋血的质量。

预防输血反应的关键是严格把握输血的各个环节,加强对采血、贮血和输血操作等各环节的管理,层层严格把关,预防各类输血反应,确保病人输血安全。

本章小结

静脉输液和输血是临床常用的护理技术操作,也是基础护理学的重点内容之一,学生必须掌握相关理论知识和操作规程。操作前做好护士准备、用物准备和病人准备,加强和病人的沟通交流。操作中严格遵守无菌操作技术和查对制度。操作后加强观察,及时发现和处理输液和输血反应。

静脉输液主要包括周围静脉输液法、小儿头皮静脉输液法、中心静脉置管输液法等。临床多采用密闭式周围静脉输液法,方便、安全,故应用广泛。在输液过程中因种种原因可能出现发热反应、循环负荷过重、静脉炎和空气栓塞等常见输液反应。主要防治措施是严格执行无菌操作和查对制度;合理、有计划地使用静脉血管,提高穿刺成功率;加压输液要有人监护、规范静脉留置针操作技术。

第十三章 静脉输液和输血

静脉输血法包括间接输血法和直接输血法,临床多采用间接输血法。输血前认真仔细检查血液的质量,认真做好"三查八对",输血过程中严密观察,输血后加强巡视,确保病人安全。常见的输血反应有发热反应、过敏反应、溶血反应、大量输血后反应(循环负荷过重、出血倾向和枸橼酸钠中毒反应)及其他反应(空气栓塞、传播疾病)等。

本章关键词:静脉输液;输液反应;静脉输血;成分输血;自体输血;输血反应。

课后思考

1. 病人在输液过程中出现溶液不滴,应考虑什么原因?如何处理?

2. 某病人进行静脉输液,液体总量为 1500ml,输液速度为 50 滴/min,点滴系数为 15 滴/ml,如果护士从早上 8 点 30 分开始输液,请问何时结束输液?

3. 某男性病人,65 岁,因病情需要行加压静脉输液。病人突然出现呼吸困难,有严重发绀。自述胸闷,胸骨后疼痛,眩晕。听诊心前区闻及"水泡音"。请问:

(1) 此病人可能出现了什么情况?

(2) 护士应立即协助病人取何种卧位,原因是什么?如何预防?

4. 如何防治因输血引起的过敏反应?

5. 某男性病人,39 岁,因车祸内脏大出血而欲行急诊手术治疗。因时间紧迫,护士从血库取回血后,为了尽早将血输给病人,便将血袋放在热水中加温,5min 后为病人输入。当输入 10 分钟后,病人感到头部胀痛,并出现恶心呕吐,腰背部剧痛。

(1) 正确的输血前应做哪些准备工作?

(2) 此病人可能出现了什么情况?如何抢救?

(章 翔)

第十四章 标本采集

案例

王某,50岁,近三个月来,出现发热,T 38℃左右,厌食、消瘦,体重下降7kg,出现刺激性咳嗽,持续痰中带血。既往有吸烟史30余年,根据医嘱护士要给王某采集痰、血、尿、粪便等检验标本。

问题:
1. 护士采集标本时应遵循哪些原则?
2. 采集各种标本时应注意什么?

本章学习目标

1. 掌握各种标本采集的方法及注意事项。
2. 熟悉标本采集的原则。
3. 了解标本采集的意义。
4. 正确实施各种标本采集,做到认真、准确、安全、有效。

现代临床医学常常借助对病人的血液、体液、分泌物、排泄物及组织细胞等标本进行检验,以获取实验室数据和信息,结合临床资料进行综合分析,为诊治疾病提供重要依据。因此,掌握正确的标本采集技术,是保证检验质量的重要环节。

第一节 标本采集的意义和原则

一、标本采集的意义

标本(specimen)是指采集病人少许的血液、排泄物(尿液、粪便)、分泌物(痰、鼻分泌物)、呕吐物、体液(胸水、腹水)和脱落细胞等样品,经物理、化学和生物学的实验室技术和方法对其进行检验。标本检验在一定程度上反映出机体的功能状态、病理变化或病因等。其意义有:①评估健康状况。②协助疾病诊断。③监测病情变化。④提供治疗依据。因此,掌握正确的标本采集技术极为重要,它是护理人员的基本技能之一。

二、标本采集的原则

(一)遵照医嘱

医生根据病人病情填写检验申请单,且签全名有效。护士须严格遵照医嘱核准后执行。

(二)充分准备

1. 采集标本前应明确检验项目、检验目的、标本采集的方法、标本采集量和注意事项。
2. 采集标本前应认真评估病人病情、心理状况及合作程度,并根据具体情况向病人解释留取标本的目的和要求,消除病人的顾虑,取得信任和合作。
3. 根据检验目的准备用物,选择适当的容器,容器外按要求贴上标签。

(三)严格查对

严格执行查对制度,是确保标本采集准确无误的重要环节。采集前、中、后及送检前均严格查对。

(四)正确采集

为保证送检标本的质量,护理人员必须掌握正确的标本采集技术、采集时间、采集容器和采集量。例如留取亚急性细菌性心内膜炎病人的血标本,为提高细菌培养阳性率,采血量可增至 10~15ml;又如做妊娠试验要留晨尿,因晨尿内绒毛膜促性腺激素的含量高,容易获得阳性结果。

(五)及时送检

标本应及时留取并及时送检,不应放置过久,以免污染或变质影响检验结果,特殊标本应注明采集时间。

第二节 各种标本的采集

一、痰标本采集

痰液系气管、支气管和肺泡的分泌物,人在正常情况下无痰或痰液很少,呈清晰水样,不引起咳嗽。呼吸道黏膜受刺激时分泌物增多,痰量增加,且不透明并伴有性状的改变,痰主要由黏液和炎性渗出物组成。唾液和鼻咽分泌物为非痰液组成成分。

【目的】

临床上收集的痰标本分三种:常规标本、培养标本和24h标本。

1. 常规标本 检查痰的一般性状,用作涂片检查痰液中的细菌、寄生虫卵和癌细胞。
2. 培养标本 检查痰液中的致病菌,确定致病菌的种类,以指导临床用药。
3. 24h标本 检查24h痰液量及性状,协助诊断。

【评估】

1. 病人的年龄、临床诊断、病情、治疗、活动与自理能力状况。

2. 病人心理状况、对痰标本采集的认知与合作程度。

【计划】

1. 护士准备　衣帽整洁,修剪指甲,洗手,戴口罩。

2. 用物准备　根据检验目的准备:

(1) 常规标本　痰盒(贴好标签即检验单附联)、检验单。

(2) 培养标本　无菌集痰器(贴好标签即检验单附联)、漱口溶液、检验单。

(3) 24h 标本　广口集痰器或广口无色玻璃瓶、检验单。

(4) 无力咳痰者或不合作者　集痰器、吸痰用物(吸引器、吸痰管)、检验单、一次性手套。

3. 病人准备　了解痰标本采集的目的、方法、注意事项及配合要点。

4. 环境准备　温度适宜、光线充足、环境安静。

【实施】

1. 操作步骤

操作步骤	要点
1. 准备　遵医嘱核对检验单,选择合适容器并检查有无破损,将检验单附联贴于容器上	• 核对完整,防止发生差错
2. 核对解释　携用物至病人床旁,核对病人床号、姓名,向病人解释留取痰标本采集的目的、方法、注意事项及配合要点	• 确认病人,防止发生差错并取得病人合作
3. 收集痰标本	
◆常规标本	
(1) 能自行排痰者　嘱病人晨起后用清水漱口,以去除口腔中杂质,深呼吸数次后用力咳出气管深处痰液(晨起后第一口痰液),盛放于痰盒中	• 如痰液不易咳出,可给予雾化吸入等方法稀释痰液,易于咳出 • 有效的深呼吸可帮助病人咳出痰液
(2) 无法咳痰或不合作者　协助病人取适当的体位,自下而上叩击病人背部数次,将集痰器分别连接吸痰管和电动吸引器。戴无菌手套,按吸痰法将痰液吸入集痰器内(见图 14-1),加盖	• 使痰液松动,便于吸痰 • 集痰器开口高的一端连接吸引器,低的一端连接吸痰管 • 操作者需戴手套,加强自我防护
◆培养标本	• 一般在应用抗生素之前留取标本
(1) 能自行排痰者　嘱病人晨起后先用漱口液漱口,再用清水漱口,深呼吸数次后用力咳出气管深处的痰液于无菌集痰器内,加盖	• 清除口腔内细菌 • 严格无菌操作,防止标本污染
(2) 无法咳痰或不合作者,同常规标本收集	
◆24h 痰标本	
(1) 在容器内先加一定量的水,注明留痰起止时间	• 水在计算总量时扣除,避免痰液黏附在集痰器壁上
(2) 嘱病人晨起后(7am)第一口痰开始留取,至次晨(7am)第一口痰结束	• 嘱病人不可将唾液、漱口液鼻涕等混入痰标本中
4. 漱口或口腔护理　根据病情选择	• 促进舒适
5. 洗手	• 防止交叉感染
6. 观察、记录　观察痰液的色、质、量,24h 痰标本应记录总量	
7. 送检　及时送检	• 痰盒连同检验单一起送检

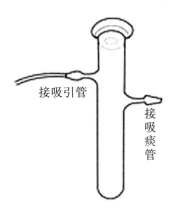

图 14-1 集痰器吸取痰标本

2.注意事项

(1)痰常规标本如用于检查癌细胞时,应立即送检或在瓶内放 95% 乙醇溶液或 10% 甲醛溶液固定后及时送检。

(2)为提高阳性率,收集痰液时间宜选择在清晨。

案例中的王某需要留取常规和培养标本,且能自行排痰,应在晨起后经过漱口液和清水两次彻底漱口后,嘱其深呼吸数次后用力咳出气管深处痰液,分别置于无菌集痰器和一次性痰盒内。由于病人病程较长,应询问病人是否已使用抗生素,如已使用应在检验单上注明。

3.健康教育

(1)向病人及家属解释痰标本收集的重要意义。

(2)介绍痰标本收集的方法及注意事项。

【评价】

1.根据检查项目正确采集痰标本。

2.痰培养标本严格按照无菌操作进行。

3.护患沟通有效,病人配合得当。

二、咽拭子标本采集

【目的】

从咽部和扁桃体取分泌物作细菌培养或病毒分离,检查致病菌,协助诊断。

【评估】

1.病人的年龄、临床诊断、病情、治疗、活动与自理能力状况。

2.病人心理状况、对咽拭子标本采集的认知与合作程度。

3.病人的进食时间。

【计划】

1.护士准备 衣帽整洁,修剪指甲,洗手,戴口罩。

2.用物准备 咽拭子培养管、酒精灯、火柴、消毒压舌板、手电筒、检验单。

3.病人准备

(1)了解痰标本采集的目的、方法、注意事项及配合要点。

(2)体位舒适,愿意配合,若进食则2h后再留取标本。
4. 环境准备 温度适宜、光线充足、环境安静。

【实施】
1. 操作步骤

操作步骤	要点
1. **准备** 遵医嘱核对检验单,检查培养管有无破损,将检验单附联贴于培养管上	• 核对完整,避免差错
2. **核对解释** 携用物至病人床旁,核对病人床号、姓名,向病人解释咽拭子标本采集目的、方法、注意事项及配合要点	• 确认病人,防止发生差错并取得病人合作
3. **采集标本**	
(1)点燃酒精灯,嘱病人张口发"啊"音,暴露咽喉(必要时用压舌板将舌压下),用培养管内的消毒长棉签以敏捷而轻柔的动作擦拭两侧腭弓和咽、扁桃体上的分泌物	• 注意棉签不要触及其他部位,防止污染标本,影响检验结果
(2)将试管口在酒精灯火焰上消毒,然后将棉签插入试管,塞紧	• 防止标本污染
4. **洗手,记录,送检**	• 防止交叉感染

2. 注意事项
(1)采集标本方法应正确,防止污染标本,影响检验结果。
(2)标本用于真菌培养时,须在口腔溃疡面取分泌物。
(3)注意避免在进食后2h内留取标本,动作轻稳、敏捷,以防引起不适。
3. 健康教育
(1)向病人及家属解释咽拭子标本采集的重要意义。
(2)指导咽拭子标本采集的方法及注意事项。

【评价】
采集的标本无污染;病人无不适感。

三、血液标本采集

血液检查是临床上最常用的检验项目,血液成分的改变不仅反映血液系统本身的病变,还可反映全身组织器官的病变。因此,检验血标本可诊断全身性疾病,为判断病人病情进展和治疗提供极有价值的参考。临床上血标本采集包括:静脉采血、动脉采血和毛细血管采血。

(一)静脉血标本采集

【目的】
1. 全血标本 测定血沉及血液中某些物质的含量,如血糖、尿素氮、肌酐、尿酸、肌酸、血氨等。
2. 血清标本 测定肝功能、血清酶、脂类、电解质等。

3.血培养标本 检测血液中的致病菌。

【评估】

1.病人的年龄、临床诊断、病情、治疗、活动与自理能力状况。

2.病人心理状况、对静脉血标本采集的认知与合作程度。

3.病人的检查项目,明确采血量及血标本的种类。

4.穿刺部位的皮肤状况、静脉充盈度及管壁弹性。

【计划】

1.护士准备 衣帽整洁,修剪指甲,洗手,戴口罩。

2.用物准备 检验单,注射盘内备皮肤消毒剂、棉签、止血带、注射用小垫枕、5ml 或 10ml 一次性注射器(按采血量选用),干燥试管或抗凝试管、血培养瓶,按需要备酒精灯、火柴,或备真空采血针(见图 14-2)、真空采血管(按检验项目选用,见图 14-3)。

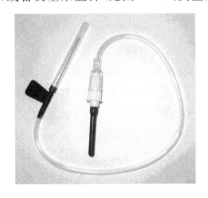

图 14-2 真空采血针

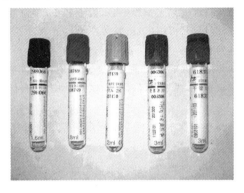

图 14-3 真空采血管

3.病人准备

(1)了解静脉血标本采集的目的、方法、注意事项及配合要点。

(2)体位舒适,采血局部清洁,愿意配合。

4.环境准备 温度适宜、清洁安静、光线充足或有足够照明,必要时屏风或围帘遮挡。

【实施】

1.操作步骤

操作步骤	要点
1.**准备** 遵医嘱核对检验单,根据检验项目,选择适合的标本容器或真空采血管(见表 14-1)并检查有无破损,将检验单附联贴于容器或真空采血管上	• 核对完整,防止发生差错及标本损坏
2.**核对解释** 携用物至病人床旁,核对病人床号、姓名,向病人解释静脉血标本采集的目的、方法、注意事项及配合要点	• 确认病人,防止发生差错并取得病人合作
3.**选择静脉** 选择合适的静脉,协助病人采取舒适体位,按静脉注射法扎紧止血带,常规消毒局部皮肤,待干,嘱病人握拳	• 一般取肘部浅静脉为采血点 • 使静脉充盈

◆注射器采血

续表

操作步骤	要点
(1) 穿刺 一手拿一次性注射器,按静脉注射法将针头刺入静脉	• 见回血则证明针头已入静脉
(2) 抽血 见回血后抽动活塞抽取血液至所需量	
(3) 两松一拔一按压 抽血结束后,立即松止血带,嘱病人松拳,迅速拔出针头,用干棉签按压穿刺点上方,嘱病人屈肘按压进针点片刻	• 防止渗血或皮下血肿
(4) 将血液注入容器内	
1) 血培养标本 如为密封培养瓶,先去除铝盖中心部分,常规消毒瓶盖,更换无菌针头将抽出的血液注入瓶内轻轻摇匀;如为三角烧瓶时,则松开瓶口纱布,取出瓶塞迅速在酒精灯火焰上消毒瓶口,取下针头,将血液注入瓶内,轻轻摇匀,再将瓶口、瓶塞经火焰消毒后盖好,扎紧封瓶纱布	• 血培养标本应注入无菌容器内,不可混入消毒剂、防腐剂及药物,以免影响检验结果 • 一般抽取 5ml 血液
2) 全血标本 取下针头,将血液顺管壁缓慢注入盛有抗凝剂的试管内,并立即轻轻转动试管,使血液和抗凝剂充分混匀	• 勿将泡沫注入防止凝血 • 不可用力摇动以免红细胞破裂溶血,影响检验结果
3) 血清标本 取下针头,将血液沿管壁缓慢注入干燥试管内	
◆ 真空采血器采血	
(1) 穿刺:一手拿一真空采血针,按静脉注射法将针头刺入静脉	
(2) 采血:见回血后则将真空采血针另一端针头刺入真空采血管,血液则迅速流入真空采血管内,自动留取到所需血量,取下真空采血管,如果需继续采集,则置换另一真空采血管	
(3) 两松一拔一按压:当最后一支采血管即将结束时即血流变慢,松开止血带,嘱病人松拳,迅速拔出针头,用干棉签按压穿刺点上方,使采血针内血液被采血管剩余负压吸入管内,嘱病人屈肘按压进针点片刻	• 防止渗血或皮下血肿
4. **再次核对**	
5. **采血后处理** 助病人取舒适卧位,整理床单位,处理用物	
6. **洗手,记录,送检**	• 特殊标本注明采集时间

表 14-1 常用真空管血标本采集说明

检验项目	真空采血管	管盖颜色	采血量(ml)
血清生化、免疫检测、分子生物	分离胶促凝管	红色	4
凝血试验	枸橼酸钠凝血试管	浅蓝色	2.7
血沉试验	枸橼酸钠血沉试管	黑色	2.4

续表

检验项目	真空采血管	管盖颜色	采血量(ml)
血黏度、血氨等	肝素抗凝管	绿色	5
血糖、血酮、乳酸等	血糖试验管	灰色	2
电解质、肾功能、肝功能等	乙二胺四乙酸(EDTA)抗凝管	紫色	2
急诊血清生化	快速血清管	橘红色	2

2.注意事项

(1)严格执行查对制度和无菌操作原则。

(2)采集标本的方法、量和时间要正确。需空腹抽血时,应事先通知病人,避免因进食而影响检验结果。

(3)作二氧化碳结合力测定,抽取血液后,拔出针头,立即将针尖斜面刺入橡皮塞,以隔绝空气,避免影响检验结果。

(4)采集血培养标本,应防污染。除严格执行无菌技术操作外,抽血前应检查培养基是否符合要求,瓶塞是否干燥,培养液不宜太少。一般血培养采血5ml。亚急性细菌性心内膜炎病人,因血中细菌数目较少,为提高细菌培养阳性率,采血量可增至10～15ml。

(5)血培养标本应在使用抗生素前采用,如已使用应在检验单上注明。

(6)若同时抽取不同种类(几个项目)的血标本,应先注入血培养瓶,再注入抗凝管,最后注入干燥试管。动作应迅速准确。

(7)不宜在输液或输血侧肢体采集血标本,以免影响检验结果。

3.健康教育

(1)向病人及家属解释采集血液标本的目的及配合要求。

(2)向病人及家属解释空腹采血的意义,嘱其在采血前尽量空腹。采血后,压迫止血的时间不宜过短以防止穿刺部位出现渗血或皮下血肿。

【评价】

1.病人了解留取标本的目的,有安全感,能够配合操作。

2.护士严格按无菌操作和查对制度正确采集标本,操作顺利,病人无不良反应。

3.操作过程中护患沟通有效。

(二)动脉血标本采集

【目的】

常用于血气分析。

【评估】

1.病人的年龄、临床诊断、病情、治疗、活动与自理能力状况。

2.病人心理状况、对动脉血标本采集的认知与合作程度。

3.穿刺部位的皮肤及动脉搏动状况。

【计划】

1.护士准备　衣帽整洁,修剪指甲,洗手,戴口罩。

2.用物准备　检验单,注射盘内备消毒剂、棉签、注射用小垫枕、2ml或5ml一次性注射器(按采血量选用)、肝素、无菌纱布、无菌软塞、无菌手套,或备动脉血气针。

3.病人准备
(1)了解动脉血标本采集的目的、方法、注意事项及配合要点。
(2)体位舒适,采血局部清洁,愿意配合。

4.环境准备　温度适宜、清洁安静、光线充足或有足够照明,必要时屏风或围帘遮挡。

【实施】

1.操作步骤

操作步骤	要点
1.准备　遵医嘱核对检验单,按要求贴标签	• 核对完整,防止发生差错
2.核对解释　携用物至病人床旁,核对病人床号、姓名,向病人或家属解释留取动脉血标本的目的、方法、注意事项及配合要点	• 确认病人,防止发生差错并取得病人合作
3.选择动脉　选择合适的动脉,常选用股动脉或桡动脉,以动脉搏动最明显处作为穿刺点,如选用股动脉时,协助病人仰卧,下肢稍屈膝外展,可垫沙袋于腹股沟下,以便充分显露穿刺部位	• 股动脉穿刺点位于髂前上棘与耻骨结节连线中点 • 桡动脉穿刺点位于前臂掌侧腕关节上 2cm
4.消毒　常规消毒局部皮肤	• 严格执行无菌技术,以防感染
5.再核对	• 操作中查对
6.采集标本 ◆一次性注射器采血 (1)准备注射器　取出一次性注射器并检查,抽取肝素 0.5ml,湿润注射器管壁后弃去余液,以防止血液凝固	• 1:500 肝素
(2)戴无菌手套或常规消毒操作者左手示指和中指	• 严格执行无菌技术,以防感染
(3)穿刺　操作者以左手绷紧皮肤,用已消毒的左手示指和中指在消毒范围内触摸动脉搏动最明显处,固定于两指间,右手持注射器,在两指间垂直或与动脉走向呈 40°进针	
(4)抽血　见有鲜红色血液涌入注射器时,即用右手固定穿刺针的方向和深度,左手抽取血液至所需量	• 注意针头固定,防止针头在管腔内移动而损伤血管内壁,造成血管栓塞 • 血气分析采血量一般为 0.5～1ml
◆动脉血气针采血 (1)准备动脉血气针　取出动脉血气针并检查,将血气针活塞拉至所需的血量刻度,血气针筒自动形成吸引等量的负压	
(2)戴无菌手套或常规消毒左手示指和中指	• 严格执行无菌技术,以防感染
(3)穿刺　操作者以左手绷紧皮肤,用已消毒的左手示指和中指在消毒范围内触摸动脉搏动最明显处,固定于两指间,右手持采血针,在两指间垂直或与动脉走向呈 40°进针	• 注意针头固定,防止针头在管腔内移动而损伤血管内壁,造成血管栓塞
(4)抽血　见有鲜红色血液涌入注射器时,既用右手固定穿刺针的方向和深度,左手抽取血液至所需量	
7.拔针、按压　采血结束后迅速拔出针头,嘱病人用无菌纱布块按压穿刺点 5～10min,必要时用砂袋压迫止血	• 直至无出血为止,以免出血或形成血肿

续表

操作步骤	要点
8.**插入软木塞** 采血结束拔出针头后应排尽注射器、针头内空气,并立即刺入软木塞或橡皮塞封闭针头(针头斜面埋入橡皮中即可),在手中搓动注射器,使血液与肝素混合	• 以隔绝空气,防止影响检验结果
9.**再次核对**	• 保证检验结果的准确性
10.**整理** 助病人取舒适位,整理床单位,处理用物	
11.**洗手,记录,送检**	• 及时送检

2.注意事项

(1)血标本必须隔绝空气 血气分析是指当天大气压条件下,用隔绝空气的血标本与一定浓度的气体相结合,而后测定人体内 PH 值、$PaCO_2$、PaO_2 等,作为监测及追踪观察病人的血气情况。血标本若混入空气将产生误差。因此采血的注射器使用前应检查有无漏气,针头必须连接紧密,标本采集后立即封闭针头斜面。

(2)及时送验 标本采集后应立即送验,如要等待测定,应将标本置于 0～4℃冰箱内保存不得超过 1h,以免影响检验结果。

3.健康教育

向病人说明动脉血标本采集的目的、方法、注意事项及配合要点。

【评价】

1.病人了解留取标本的目的,有安全感,能够配合操作。

2.标本采集符合要求,操作顺利,病人无不良反应。

3.操作过程中护患沟通有效。

(三)毛细血管采集

由于该采血方法目前均由检验人员执行,此处具体方法从略。

案例中的王某血液检验项目均用静脉血标本,采用真空采血器采血,采血前计算采集的血液总量,分别选择不同真空管在晨起收集,血培养标本应在检验单上注明已使用抗生素。

四、尿液标本采集

尿液的理化性质和有形成分的改变,不仅与泌尿系统疾病直接相关,而且受机体各系统功能状态的影响。临床上常收集尿标本作物理、化学、细菌学和显微镜等检查,以了解病情,协助诊断和治疗。

【目的】

1.尿常规标本 用于检查尿液的颜色、透明度、有无细胞和管型等,测定比重,并作尿蛋白、尿糖定性检测。

2.12h 或 24h 尿标本 用于检查一日尿量及进行尿的各种定量检查,如钠、钾、氯、17-羟类固醇、17-酮类固醇、肌肝、肌酸、尿糖等,并作尿蛋白定量及尿浓缩查结核杆菌等。

3.尿培养标本 收集未被污染的尿液作细菌培养或细菌敏感试验。

【评估】
1. 病人的病情、治疗、留取标本的目的、种类、活动与自理能力状况。
2. 病人的意识状态、对采集尿标本的认识、合作程度。
3. 病人膀胱充盈度。

【计划】
1. 护士准备　衣帽整洁,修剪指甲,洗手,戴口罩。
2. 用物准备
(1)尿常规标本　一次性尿常规标本容器(外贴检验单附联)、检验单(标明病人科室、床号、姓名、检查名称)、必要时备便器或尿壶。
(2)尿培养标本　无菌试管、长柄试管夹、无菌手套、无菌棉球、消毒液、酒精灯及火柴、便器及便巾或尿壶、屏风,必要时备外阴冲洗及导尿用物一套。
(3)12h 或 24h 标本　清洁干燥集尿瓶(容量 3000～5000ml),防腐剂(依据检验项目而定),检验单(标明病人科室、床号、姓名、检查名称)。
3. 病人准备
(1)了解尿标本采集的目的、方法、注意事项及配合要点。
(2)体位舒适,愿意配合。
4. 环境准备　清洁、安静、安全、舒适,必要时用屏风或围帘遮挡。

【实施】
1. 操作步骤

操作步骤	要点
1. 准备　查对医嘱核对检验单,选择合适容器并检查有无破损,将检验单附联贴于容器上	• 核对完整,防止发生差错
2. 核对解释　携用物至病人床旁,核对床号、姓名,向病人解释尿标本采集目的、方法及配合要点	• 确认病人,防止发生差错并取得病人合作
3. 收集尿标本	
◆常规尿标本	
(1)能自理的病人　嘱其将晨起第一次尿留于标本容器中,一般检验留取 30～50ml 即可,而测定尿比重则需留取 100ml	• 晨尿浓度较高,未受饮食影响,所得检验结果较准确
(2)行动不便的病人　协助其在床上使用便器或尿壶,收集适量尿液于标本容器中	• 注意屏风遮挡,保护病人隐私
(3)留置导尿病人　于集尿袋下方引流孔处收集	
◆尿培养标本	
(1)中段尿留取法	
1)屏风遮挡,协助病人取适宜的卧位	• 注意保护病人
2)按导尿术清洁、消毒外阴	• 以防外阴部细菌污染标本,消毒顺序自上而下,由外向内
3)嘱病人排尿,弃去前段尿	• 留尿前应先确认病人膀胱充盈即有尿意 • 前段尿起到冲洗尿道的作用

续表

操作步骤	要点
4)点燃酒精灯,用试管夹夹住无菌试管在酒精灯上火焰消毒试管口后,接取中段尿5~10ml	• 病人应持续不停顿排尿
5)再次消毒试管口及盖,快速盖紧试管,熄灭酒精灯	• 留取标本时不可触及容器口 • 标本不得倒置,以防受污染
6)协助病人穿好裤子,整理床单位,清理用物	• 使病人舒适
(2)导尿术留取法 　　按照导尿术插入导尿管将尿液引出,留取尿标本,具体步骤见导尿术	• 适用于昏迷病人或尿潴留病人
◆12h 或 24h 尿标本	
(1)取清洁集尿瓶,注明留取尿液起止时间	• 须在医嘱规定的时间内留取,计时准确,以获得正确的检验结果
(2)留取 12h 尿标本,于 7pm 排空膀胱后开始留取尿液至次晨 7am 留取最后一次尿液;若留取 24h 小时尿标本,则嘱病人于 7am 排空膀胱后,开始留取尿液,至次晨 7am 留取最后一次尿液	• 此次尿液是检查前存留在膀胱内的,不应留取
(3)请病人将尿液先排在便器或尿壶内,然后再倒入集尿瓶内,留取最后一次尿液后,将 12h 或 24h 的全部尿液盛于集尿瓶内,测总量	• 方便收集尿液 • 为避免尿液久放变质,应将集尿瓶置阴凉处,并根据检验要求加入防腐剂(见表 14-2)
4.送检　将标本连同检验单立即送检	• 保证检验结果的准确性及便于查对
5.洗手,记录	• 防止交叉感染
6.用物按常规消毒处理	• 记录尿液的总量、颜色、气味等

表 14-2　常用防腐剂的作用及用法

名称	作用	用法	举例
40%甲醛	固定尿中有机成分、防腐	每 30ml 尿液加 40%甲醛液一滴	Addis 计数、尿浓缩找结核杆菌
浓盐酸	保持尿液酸性环境,防止尿中激素被氧化、防腐	24h 尿中加 5~10ml 甲苯	用于内分泌系统的检验,如 17-酮类固醇、17-羟类固醇
甲苯	保持尿液中的化学成分不变	每 100ml 尿液加入 0.5~1%甲苯 2ml(甲苯应在第一次尿液倒入后再加入,使之形成薄膜覆盖于尿液表面,防止细菌污染)	用于尿生化检验,如尿蛋白定量、尿糖定量、钠、钾、氯、肌酐、肌酸的定量检查

2.注意事项

(1)会阴部分泌物过多时,应先清洁或冲洗,再收集尿液。

(2)小孩或尿失禁病人可用尿套或尿袋协助收集。

(3)做早孕诊断试验应留晨尿。

(4)女性病人月经期不宜留取尿标本。

(5)留取尿培养标本时应严格无菌操作,以免污染尿液。采集中段尿时,必须在膀胱充盈情况下进行。尿内勿混入消毒液,以免产生抑菌作用而影响检验结果。

(6)留取尿标本时,不可将粪便混于尿液中,以防粪便中的微生物使尿液变质。

3.健康教育

(1)向病人或家属解释不同尿标本收集的方法及注意事项。

(2)指导病人或家属正确留取尿标本对检验结果的重要性,教会留取方法确保检验结果的准确性。

(3)提供安全、隐蔽的环境,消除紧张情绪。

【评价】

1.病人了解留取尿标本的目的,有安全感,能够配合操作。

2.护士根据检查项目,正确采集尿标本,病人无不良反应。

3.操作过程中护患沟通有效。

五、粪便标本采集

正常粪便由已消化和未消化的食物残渣、消化道分泌物、大量细菌、无机盐和水分组成。临床上常通过检查粪便判断消化道有无炎症、出血和寄生虫感染,并根据粪便的性状和组成了解消化功能。

【目的】

1.常规标本　检查粪便性状、颜色、细胞等检查。

2.培养标本　检查粪便中的致病菌。

3.隐血标本　检查粪便中肉眼不能察见的微量血液。

4.寄生虫或虫卵标本　检查粪便中的寄生虫、幼虫以及虫卵计数检查。

【评估】

1.病人的病情、治疗、留取标本的目的、种类、活动与自理能力状况。

2.病人的意识状态、对留取粪便标本的认识与合作程度。

3.病人排便情况。

【计划】

1.护士准备　衣帽整洁,修剪指甲,洗手,戴口罩。

2.用物准备　检验单(标明病人科室、床号、姓名、检查名称)、手套。依据检验目的不同,另备:

(1)常规标本　检便盒(内附棉签或检便匙)、清洁便器。

(2)培养标本　粪便培养管或无菌蜡纸盒、无菌棉签或无菌检便匙、消毒便器。

(3)隐血标本　检便盒(内附棉签或检便匙)、清洁便器。

(4)寄生虫或虫卵标本　检便盒(内附棉签或检便匙)、透明胶带及载玻片(查找蛲虫)、清洁便器。

3.病人准备

(1)了解粪便标本采集的目的、方法、注意事项及配合要点。

(2)排空膀胱,体位舒适,愿意配合。

4.环境准备　温度适宜、清洁、安静、安全，必要时用屏风或围帘遮挡。

【实施】

1.操作步骤

操作步骤	要点
1.准备核对　医嘱与检验单,选择检便盒(培养瓶)并检查有无破损,将检验单附联贴于其上	• 核对完整,防止发生差错
2.核对解释　携用物至病人床旁,核对病人床号、姓名,向病人解释粪便标本采集的目的、方法、注意事项及配合要点	• 确认病人,防止发生差错并取得病人合作
3.屏风遮挡,请病人排空膀胱	• 避免排便时尿液排出,大小便混合,影响结果
4.收集粪便标本并送检	
◆常规尿标本	
(1)嘱病人排便于清洁便器内	
(2)用棉签或检便匙取粪便中央部分或黏液脓血部分 5g 左右,置于检便盒内送检	• 5g 粪便约蚕豆大小
◆培养标本	
(1)嘱病人排便于消毒便器内	
(2)用无菌棉签或无菌检便匙取粪便中央部分或黏液脓血部分 2～5g,置于粪便培养管或无菌蜡纸盒,立即送检	• 如为水样便,可盛于大口玻璃瓶中 • 如病人无便意,则用长棉签蘸无菌 0.9% NaCl,由肛门插入 6～7cm,顺一个方向轻轻旋转后退出,将棉签置于培养管内
◆隐血标本	
按常规标本留取	
◆寄生虫标本或虫卵标本	
(1)检查寄生虫卵　嘱病人排便于清洁便器内,用棉签或检便匙取粪便不同部位带血或黏液 5～10g,置于检便盒内送检	• 病人服驱虫药后或作血吸虫孵化检查则应留取全部粪便
(2)查找蛲虫　嘱病人睡前或清晨未起床前,将透明胶带贴于肛门处。取下粘有虫卵的透明胶带,粘贴在玻璃片上,或将透明胶带对合,立即送检	• 蛲虫常在午夜或清晨时在肛门处产卵
(3)查找阿米巴原虫　先将便器加温至接近人的体温再排便,便后连同便器在 30min 内立即送验	• 保持阿米巴原虫的活动状态,因阿米巴原虫排出体外后会因温度突然改变而失去活力,不易查到
5.洗手,记录	• 防止交叉感染
6.用物按常规消毒处理	• 记录粪便的总量、颜色、气味等

2.注意事项

(1)采集隐血标本时,嘱病人在检查前 3 天内禁食肉类、动物肝类、血类、含铁丰富的食物以及药物、绿叶蔬菜等,避免出现假阳性,于第 4 天留取 5g 粪便送验。

(2)采集寄生虫标本时,不应给病人钡剂、油剂或含金属的泻剂,以免金属制剂影响阿米巴虫卵或胞囊的显露。

3.健康教育

(1)向病人或家属解释不同粪便标本收集的方法及注意事项。

(2)向病人或家属说明正确留取粪便标本对检验结果的重要性,教会留取方法,确保检验结果的准确性。

(3)提供安全、隐蔽的环境,消除紧张情绪。

【评价】

1.病人了解留取粪便标本的目的,有安全感,能够配合操作。

2.护士根据检查项目,正确采集粪便标本,病人无不良反应。

3.操作过程中护患沟通有效。

本章小结

检验结果的正确与否直接影响到疾病的诊断、治疗、抢救及护理,而正确的检验结果与正确的标本采集密切相关。血液、尿液、粪便三大常规标本是临床基础检验项目,学生应重点掌握其采集方法及注意要点;各类培养标本要把握留取时如何防止标本被污染;全血标本、血清标本各适用的检验项目及标本容器的选择,尿12h或24h标本加入防腐剂的方法,粪便寄生虫及虫卵标本留取容器及时间的选择等是本章的难点内容,也是各类考试的常见考点,学生在学习时应从作用原理层面深入理解其选择原则。此外,本章的学习应与健康评估中相关章节结合起来,加强内容的横向联系,方能做到知识的融会贯通。

本章关键词:标本采集;血标本;尿标本;粪标本;痰标本。

课后思考

1.标本采集时,应遵循哪些原则?

2.24h尿标本采集时常用防腐剂及用法是什么?

3.如何指导病人自行留取尿、粪便常规标本?

4.某病人需查痰液中的结核杆菌,以明确诊断,应怎样采集痰标本?

5.病人张某,女,65岁,为明确诊断,需采集血标本查血糖、肝功能和做血培养,护士应备何种容器?为什么?采集标本时应注意什么?

(刘　静)

第十五章
病情观察和危重病人的抢救与护理

案例

吴某,女,24岁。3h前因家庭琐事与家人发生不愉快,晚饭后自服乐果原液约25ml,服后自觉头晕、头痛、疲乏、胸闷、恶心、呕吐,呕吐物为胃内容物,量约500ml,家人见其流涕、流涎、多汗、呼吸急促而急送医院,来院途中意识不清,大小便失禁,全身颤抖,烦躁不安。家人提供病人既往健康状况良好。体格检查显示:T 36.8℃,P 88次/min,R 28次/min,BP 20.0/12.7kPa(150/95mmHg),呼气呈大蒜味,口吐白沫,口唇末梢发绀,周身大汗淋漓,面部及肋间肌可见肌束震颤,四肢抖动。

问题:
1. 病人发生了什么情况?病情观察时还需要进一步补充收集哪些资料?
2. 通过进一步病情观察,病人的病情严重程度如何?
3. 作为接诊护士,如何进行有效施救?

本章学习目标

1. 掌握危重症病人病情观察的主要内容。
2. 掌握洗胃术的评估及操作要点。
3. 熟悉常见药物中毒灌洗液的选择及禁忌药物。
4. 熟悉危重症病人的护理内容。
5. 了解抢救工作的组织管理和抢救设备。
6. 了解简易球囊式呼吸器的使用方法。
7. 积极进行常用抢救护理操作练习,做到态度认真、动作轻准、操作规范,关爱危重症病人。

病情观察是护士的核心能力之一,是护理危重病人的重要前提。及时、准确地观察病情可为疾病诊断、治疗、护理以及并发症的预防提供必要的临床依据。危重病人的抢救与护理是护理工作中的一项重要而严肃的任务,也是体现医疗护理质量的一项重要标志。护士必须准确掌握心肺复苏、吸氧、吸痰、洗胃、人工辅助呼吸等基本抢救技术,熟悉抢救工作的基本流程,积极与其他医务人员合作,保证抢救工作有效进行,全面、周密地做好危重病人的身心整体护理。

第一节 病情观察

观察是有目的、有计划、比较持久的知觉。它是以视觉为主,融其他感觉为一体的综合感知,是知觉的一种高级形式。观察中包含着积极的思维活动,它是一项系统工程,是一切科学发现的基础。病情观察(clinical observation)是医务人员在诊疗和护理工作中运用视觉、听觉、嗅觉、触觉等感觉器官及辅助工具,有目的、有计划地获取病人有关健康问题的信息,并对病情作出综合判断的过程。护士应当有意识地培养自身敏锐的观察力,做到勤巡视、勤观察、勤询问、勤思考、勤记录,准确掌握和预见病情变化,为危重病人的救治赢得时间。

一、病情观察的意义

对病人的病情观察,包括从症状到体征,从躯体到精神、心理的全面细致的观察,并且贯穿于病人疾病与康复过程的始终。严密的病情观察对病人的预后及转归起着决定性作用。

(一)提供疾病诊治与护理依据

疾病对机体的损害达到一定程度后,机体便会产生相应的生理和病理反应,这些反应以一定形式表现于外,即是症状、体征和综合征等。护士通过对这些表现及其发展过程的连续性观察和综合分析,为诊断疾病和确定治疗方案提供信息,同时也为确定护理诊断、制定护理计划提供科学依据。

(二)预测疾病的发展趋势

疾病的轻重常与病人的病情表现有一定关联性,借助于有意识的、审慎的、连续性的动态观察过程,可以预测疾病的发展趋势和转归。一般情况下病人的意识状态、精神状态、食欲情况及其生命体征等方面,常是病情变化的重要标志。

(三)了解治疗效果和用药反应

各项治疗措施落实后,护士必须连续、动态地监测各种治疗反应,这些治疗反应包括正常治疗反应、不良反应、毒性反应、后遗效应、特殊反应等。护士通过全面而细致的观察,及时发现各种药物反应,综合判断治疗的效果。

(四)发现危重症或并发症

病人在疾病诊治过程中有可能会出现病情突变或各种并发症。如果观察细致,发现及时,决策正确,处理措施积极有效,可以减少或消除并发症的发生,也使病人的生命转危为安。

二、病情观察的方法

(一)直接观察法

护士运用各种感觉器官从各个层面、不同角度了解病人信息,并结合使用相应的辅助工具,达到全面准确地收集病人资料的目的。

1. 视诊(inspection) 是病情观察的第一步,亦是最基本的检查方法。视诊可用于全身一般状态和局部状态的评估,全身视诊可以观察到病人的年龄、性别、营养发育、面容表情、姿势体位、步态、意识状态、呼吸循环状况等;局部视诊可以了解身体各部分的改变,如皮肤黏膜颜色、头颅、胸廓、腹部、骨骼及关节外形,分泌物和排泄物的性状、数量等。护士应注意从病人入院到出院,持续、客观地进行视诊,并随时观察病人的反应及病情变化,及时调整观察的重点。

2. 触诊(palpation) 通过手的感觉来感知病人身体有无异常的检查方法。如利用触觉来了解所触及体表的温度、湿度、弹性、光滑度、柔软度及脏器的外形、大小、软硬度、移动度和波动感等。

3. 叩诊(percussion) 叩诊多用于分辨被评估部位组织或器官的位置、大小、形状及密度,如确定肺下缘位置、心界大小与形状、胸水和腹水的有无及其量的多少。叩诊在胸、腹部的评估方面尤为重要。

4. 听诊(auscultation) 听诊是病情观察的重要手段,在心、肺检查中尤其重要。护士借助听诊器可以听取病人的呼吸音、心音、心律、肠鸣音等;也可直接用耳闻病人发出的说话声、呻吟声、咳嗽声、喘气声等,并借此声音的强弱、持续时间、剧烈程度来分析病人的疾病状态。

5. 嗅诊(smelling) 通过嗅觉来分辨发自病人的各种气味,进而判断气味与健康状况的关系。病人的气味可以来自皮肤、黏膜、呼吸道、胃肠道及其分泌物、呕吐物、排泄物,以及脓液、血液等。

(二)间接观察法

1. 交谈 护士通过与病人及其家属亲友、医生及其他健康保健人员的交谈,系统获取病人的健康观念、身体功能状况以及其他与健康、治疗和疾病有关的信息。

2. 阅读 护士通过阅读病历、检验报告、会诊报告、交班报告及其他相关资料,可使观察更加全面、细致、有效。

3. 监护仪器的数据观察 临床常见监测仪包括心电监护仪、血压监测仪、脉搏血氧饱和度监测仪、血液动力学监测仪、尿液监测仪等,借助各种监护仪的动态连续性数据观察,可以提高观察的效果。

在案例中,病人在入院时,护士通过与病人家人的初步交谈、视诊、触诊、嗅诊等方法获得上述病情信息,然而仅依据上述有限信息还不能确定其中毒严重程度,护士还应该全面开展听诊、叩诊、阅读检验报告并借助其他检查工具(如手电筒、听诊器、棉签等)等方法,进一步获取其意识状态、各种反射、瞳孔、心、肺、脑等重要脏器功能受损情况。

三、病情观察的内容

(一)一般情况的观察

1. **面容与表情** 是反映个体疾病及情绪状态的重要指标。健康人表情自然、神态安详。某些疾病发展到一定程度时,还会出现一些特征性的面容和表情。临床上常见的典型面容有:①急性病容(face of acute ill):表情痛苦,面色潮红,呼吸急促,鼻翼扇动,口唇疱疹,躁动不安。见于急性感染性疾病,如肺炎球菌性肺炎、疟疾、流行性脑脊髓膜炎等病人。②慢性病容(chronic disease face):面容憔悴,面色灰暗或苍白,目光暗淡,消瘦无力。见于慢性消耗性疾病,如恶性肿瘤、严重结核病等病人。③贫血面容(anemic facies):面色苍白,唇舌色淡,表情疲惫。见于各类贫血病人。④二尖瓣面容(mitral facies):面色晦暗,双颊紫红,口唇发绀。见于风湿性心脏病二尖瓣狭窄病人。⑤甲亢面容(hyperthyroidism facies):面容惊愕,眼裂增宽,眼球凸出,目光闪烁,兴奋、烦躁。见于甲状腺功能亢进病人。⑥肝病面容(hepatic facies):面色晦暗,双颊有褐色色素沉着,有时可见蜘蛛痣。见于慢性肝脏疾病病人。⑦肾病面容(nephrotic facies):面色苍白,眼睑、颜面部浮肿,舌质色淡,舌缘有齿痕。见于慢性肾病病人。

2. **发育与体型** 发育(development):发育状况通常以年龄、智力和体格成长状态(身高、体重及第二性征)及其相互间的关系来综合判断。发育与种族遗传、内分泌、营养代谢、生活条件、体育锻炼等因素密切相关。成人发育正常的判断指标为:头长为身高的1/8~1/7,胸围是身高的1/2,两上肢展开的长度约等于身高,坐高等于下肢的长度。临床上病态发育与内分泌改变的关系最为密切。体型(habitus):是身体各部发育的外观表现,包括骨骼、肌肉的生长与脂肪分布的状态等。临床上将成人的体型分为三种。①均称型(正力型):即身体各部分结构匀称适中,腹上角90°左右。②矮胖型(超力型):即体短粗壮,颈粗肩宽,胸廓宽厚,腹上角大于90°。③瘦长型(无力型):即体高肌瘦、颈细肩窄、胸廓扁平,腹上角小于90°。如小儿甲状腺功能减退可致体格异常矮小;发育成熟前垂体前叶功能亢进可导致体格异常高大。

3. **饮食与营养** 饮食是人的基本生理需要,与人体健康有着密切的关系。因此,护士应注意观察病人的食欲、食量、进食后反应、饮食习惯、有无特殊嗜好或食物过敏等情况,并注意观察影响进食的各种因素。营养(nutrition)状况是判断机体健康状况、疾病程度及其转归的重要指标之一,它与食物的摄入、消化、吸收和代谢等因素有关,并受心理、社会和文化等因素的影响。营养状态可依据皮肤的光泽度和弹性、毛发指甲的润泽度、皮下脂肪的丰满程度、肌肉的发育状况,并结合年龄、身高和体重进行综合判断;测量一定时期内体重的变化情况是观察营养状况最常用的方法;必要时可通过测量体质指数、皮褶厚度、肌肉厚度进行综合分析。临床上一般将营养状态分为良好、中等、不良三个等级。

4. **姿势与步态** 姿势(posture)即个体的举止状态,依靠骨骼、肌肉的紧张度来维持,并受健康及精神状态等因素影响。健康成人躯干端正,肢体动作灵活自如。患病时可呈现特殊姿势,如胸痛病人常含胸而行,且姿势固定。步态(gait)是个体走动时所表现的姿态,年龄、健康状态及所受的训练可以影响步态。某些疾病可出现特征性步态,如佝偻病、进行性肌营养不良病人呈现蹒跚步态(鸭步);小脑疾患和乙醇中毒者出现醉酒步态;此外,病人突然出现步态改变,可能是病情变化的征兆之一,如高血压病人突然出现间歇性跛行,则应考虑有发生脑血管意外的可能。

5.体位　体位(position)是指身体在休息时所处的状态。可分为主动体位、被动体位、强迫体位三种。病人的体位与疾病有着密切的联系。如极度衰竭或意识丧失病人,由于不能自行调整或变换肢体位置,常呈被动体位;胸膜炎病人常取强迫患侧卧位。

6.皮肤与黏膜　皮肤、黏膜常可反映某些全身疾病情况。主要应观察其颜色、弹性、温度、湿度以及有无水肿、出血、皮疹、皮下结节、囊肿、压疮、蜘蛛痣等各种类型的皮肤黏膜损害。如贫血病人其口唇、结膜、指甲苍白;长期消耗性疾病、严重脱水者皮肤弹性差;休克、虚脱者皮肤湿冷;造血系统疾病、重症感染者可见皮下出血;心力衰竭者表现为下肢和全身组织水肿。

(二)生命体征的观察

生命体征是标志生命活动存在与否及其质量的重要征象,是衡量机体身心状态的可靠指标。其内容包括体温、脉搏、呼吸、血压,当机体患病时,生命体征的变化最为敏感,因此,在病人病情观察中占据重要的地位,应贯穿于护理病人的全过程。(详细内容见第八章)

(三)意识状态的观察

意识(consciousness)是人体对周围环境及自身的认识和反应能力,是大脑功能活动的综合表现。正常人意识清晰,反应敏捷、精确,思维合理,语言流畅、准确,情感活动正常,定向力(对时间、地点、人物的判断力)正常。意识障碍(disturbance of consciousness)是指个体对周围环境及自身状态的感知发生障碍。当意识障碍时许多精神活动普遍抑制,定向力障碍是意识障碍的重要标志。意识障碍一般可分为:

1.嗜睡(somnolence)　最轻度的意识障碍。病人处于持续睡眠状态,但能被唤醒,醒后能简单应答,刺激去除后又很快入睡。此时病人的吞咽、瞳孔、角膜等反射均存在。

2.意识模糊(confusion)　意识清晰度水平减低,但其程度较嗜睡深,表现为对周围环境漠不关心,答话简短迟钝,表情淡漠,对时间、地点、人物的定向力完全或部分障碍,此时,吞咽、瞳孔、角膜等反射尚存在。

3.昏睡(sopor)　意识清晰度水平较意识模糊更低,环境意识及自我意识均丧失,言语消失,病人处于熟睡状态,不易唤醒,强刺激可被唤醒,醒后出现答非所问现象,刺激停止后即进入熟睡状态。

4.谵妄(phrenitis)　是一种以兴奋性增高为主的高级神经中枢急性功能失调状态。表现为意识模糊,定向力丧失,感知觉障碍(以幻觉、错觉为主),躁动不安,言语杂乱等。见于某些药物中毒、代谢障碍、循环障碍或中枢神经系统疾患等。部分谵妄病人可发展至昏迷。

5.昏迷(coma)　最严重的意识障碍,按其程度可分为:

(1)浅昏迷　意识大部分丧失,无自主运动,对周围事物及声、光刺激无反应,对强烈刺激(压迫眶上缘)可有痛苦表情及躲避反应。角膜反射、瞳孔对光反射、眼球运动、吞咽反射、咳嗽反射等可存在,生命体征无明显改变,可有大小便失禁或潴留。

(2) 深昏迷 意识完全丧失，对各种刺激均无反应，以痛觉反应和随意运动消失为特征。全身肌肉松弛，肢体呈弛缓状态，深浅反射均消失，偶有深反应亢进及病理反射出现。机体仅能维持循环与呼吸的最基本功能，呼吸不规则，血压下降，大小便失禁或潴留。

护士对意识状态的观察，可通过与病人的交谈，了解其感知、思维、反应、情感活动、定向力等情况，必要时可检查痛觉反应、角膜反射、瞳孔对光反射、肢体活动等来判断其意识障碍的程度；同时还应注意结合病人的伴随症状、生命体征、血气分析、水电解质、营养、活动、睡眠、大小便等变化进行综合判断。

临床上还采用国际通用的格拉斯哥昏迷分级，简称昏迷指数（Glasgow coma scale，GCS），对成年病人的意识障碍及其严重程度进行测评。GCS包括睁眼反应（eye open，E）、语言反应（verbal response，V）和运动反应（motor response，M）三个子项目，使用时分别测量三个子项目并计分，再将各项目分值相加求其总分，即可得到意识障碍程度的客观评分，见表15-1。GCS总分为3～15分，15分为正常，13～14分为轻度意识障碍，9～12分为中度意识障碍，3～8分为重度意识障碍，8分以下为昏迷。评估时注意运动反应的刺激部位应以上肢为主，以病人的最佳反应计分。

表15-1 Glasgow昏迷评定指标

评分项目	反应状态	得分
睁眼反应	自发性睁眼反应	4
	声音刺激有睁眼反应	3
	疼痛刺激有睁眼反应	2
	任何刺激无睁眼反应	1
运动反应	可遵照指示动作	6
	能确定疼痛部位	5
	对疼痛刺激有退缩反应	4
	疼痛刺激时肢体屈曲	3
	疼痛刺激时肢体伸展	2
	疼痛刺激时无反应	1
语言反应	说话有条理	5
	可应答，但有答非所问的情形	4
	可说出单字	3
	可发出声音	2
	无任何反应	1

(四) 瞳孔的观察

瞳孔变化是颅内病变、药物中毒、昏迷等病情变化的一个重要指征。

1. 瞳孔的形状、大小和对称性 正常瞳孔呈圆形，边缘整齐，在自然光线下直径为2～5mm，两侧等大等圆，对光反射和集合反射两侧相等。常见的异常改变有：①形状改变：青光眼或眼内肿瘤时瞳孔呈椭圆形并伴散大；虹膜粘连时呈不规则形。②大小改变：瞳孔缩小（myosis）即瞳孔直径<2mm；<1mm为针尖样瞳孔。单侧瞳孔缩小常提示同侧小脑幕裂孔疝早期；双侧瞳孔缩小，见于有机磷农药中毒及吗啡、氯丙嗪、毛果芸香碱等药物反应。瞳孔

扩大(mydriasis)即其直径>5mm。单侧瞳孔扩大并固定,常提示同侧小脑幕裂孔疝;双侧瞳孔扩大,常提示颅内压增高、颅脑损伤、药物影响(阿托品、可卡因)及濒死状态;危重病人瞳孔突然扩大,常是病情急剧变化的标志。

2.瞳孔对光反应　正常瞳孔对光反应灵敏,在光亮处瞳孔收缩,昏暗处瞳孔扩大。当瞳孔大小随光线刺激发生的变化不明显时,称为瞳孔对光反应迟钝;瞳孔大小不随光线刺激而变化时,称瞳孔对光反应消失,常见于深度昏迷或濒死期病人。

(五)用药反应的观察

药物治疗是临床最常用的治疗方法。护士应注意评估影响药物作用的因素,动态、持续地监测药物疗效、不良反应及毒性反应,保证病人安全用药,最大限度发挥疗效,及时发现并恰当处理药物的不良反应。一些特殊药物,如利尿剂、强心剂、抗心律失常药、血管扩张剂、胰岛素、抗凝剂等用药过程中随时观察效果及反应,同时对病人的血压、心率、心律、尿量等变化及主诉和神志情况均应细致观察。

(六)自理能力的观察

自理能力是指人们自我照顾与管理的行为能力。临床工作中需要观察病人的活动能力和活动耐力,有无医疗和疾病的限制,是否借助轮椅或义肢等辅助器具。根据病人进食、个人卫生、行走、如厕、上下床等日常生活活动的自理程度将自理能力分为完全依赖、协助、自理三个等级。也可使用躯体生活自理量表(physical self-maintenance scale,PSMS)和工具性日常生活活动量表(instrumental activities of daily living scale,IADL)评估其日常生活能力。

(七)躯体其他方面的观察

如对病人的睡眠、分泌物、呕吐物、排泄物的观察,各种症状以及特殊检查和治疗后的观察等(详见相关章节内容)。

(八)心理状态的观察

心理状态是个体在一定时间内心理活动相对稳定的状况与水平。病人的心理状态是一般心理状态和患病时特殊心理状态的整合。因此,对病人心理状态的观察应注意从其对健康和疾病的认识、人际关系、平时角色及处理问题的能力、对疾病和住院的反应、价值观、信念等方面,观察其语言和非语言行为、感知觉情况、思维能力、情绪状态、记忆能力、活动及意志行为等情况。

护士通过对案例中的吴某进一步进行生命体征、意识、瞳孔、心肺状况等方面观察获得:病人处于浅昏迷状态,角膜反射存在,瞳孔对光反应迟钝,瞳孔直径为2mm,听诊双肺可闻及湿性啰音,呼吸困难,心律齐,心率90次/min,腹平软,肠鸣音活跃,肝脾未触及,结合入院时获得信息,可判断吴某为急性重度有机磷中毒,针对此情况需要紧急实施救治,为精确判断其中毒程度还应做全血胆碱酯酶活力测定。

第二节 危重病人的抢救与护理

凡属于病情严重、随时可能发生生命危险的病人,称为危重病人(critical clients)。危重病人具有病情严重而复杂、变化迅速、并发症多、生活自理能力差等特点。因此,为危重病人提供及时而有效的救治技术,加强其生命支持性护理,两者构成了危重病人生命救助和健康恢复的关键环节,也是现代医院整体医疗护理技术水平的重要体现。

一、抢救工作的组织管理及抢救设备

(一)抢救工作的组织管理

系统化、科学化的组织管理是保证成功抢救危重病人的必要条件。

1. **成立抢救组织系统** 在接到抢救任务时,应立即指定抢救负责人,组成抢救小组,一般可分为全院性或科室(病区)性抢救两种。全院性抢救一般用于大型灾难、突发或疑难情况,由院长组织实施,各科室均参与抢救工作。科室内的抢救一般由科主任、护士长负责组织指挥,各级医务人员必须听从指挥。护士是抢救小组的重要成员,在医生未到达之前,应根据病情需要,给予及时、适当的紧急处理,如止血、局部制动、给氧、吸痰、人工呼吸、胸外心脏按压、建立静脉通道等。

2. **制定抢救方案** 根据病人情况,医生、护士共同参与抢救方案的制定,使危重病人得到迅速、有效的抢救。护理人员应根据抢救方案,制定出抢救护理计划,解决病人的生命健康问题。参与抢救人员态度要严肃、认真,明确抢救措施与程序,动作迅速准确,人员及器械位置合理(见图 15-1),做到既分工明确,又密切配合。

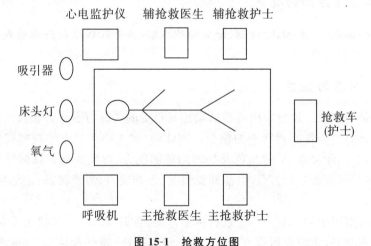

图 15-1 抢救方位图

3. **做好核对与抢救记录** 各种抢救药物须经两人核对,核对正确方可使用。执行口头医嘱时,须向医生复述一遍,双方确认无误后方可执行;抢救中各种药物的空安瓿、输液空瓶、输血空袋等均应集中放置,以便统计和查对;抢救完毕及时由医生补写医嘱和处方。一切抢救工作均应做好记录,要求字迹清晰、及时真实、详细全面,并且注明执行时间与执行者。

4.做好病情观察及交接班工作　护士应参与查房、会诊及病例讨论,熟悉危重病人的病情及重点监测项目,及时做好病情观察及交接班工作,保证抢救和护理措施的落实。

5.加强抢救器械和药品管理　抢救室内各种抢救设备应有醒目标签,严格执行"五定"制度,即定数量、定点放置、定专人管理、定期消毒灭菌、定期检查维修,保证抢救器械及时、有效使用。抢救物品使用后,要及时清理,物归原处或补齐数量,并保持整齐清洁。护士还应熟悉抢救器械的性能和使用方法,并能排除一般故障,保证抢救物品的完好率。

(二)抢救设备

1.抢救室　急诊室和病区均应设单独抢救室。病区抢救室应设在靠近护士站的单独房间内,抢救室要求宽敞、安静、整洁、光线充足、设备齐全,并应有严密的科学管理制度。

2.抢救床　以能升降的多功能活动床为宜(见图15-2),另备按压板一块,作胸外心脏按压时使用。

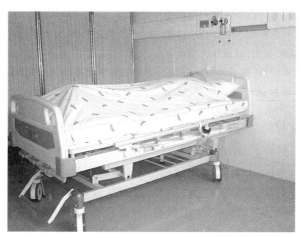

图15-2　抢救床

3.抢救车　抢救车(见图15-3)内备下列物品。

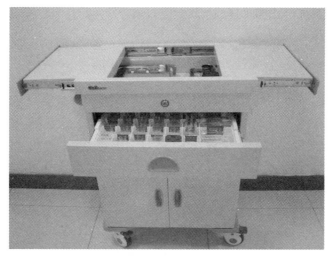

图15-3　抢救车

(1) 急救药品　按要求配置各种常用抢救药品（见表15-2）。各病区根据具体情况酌情增减。

表 15-2　常用急救药品

类别	常　用　药　物
中枢兴奋药	尼可刹米、洛贝林等
抗休克药	盐酸肾上腺素、去甲肾上腺素、异丙肾上腺素、间羟胺、多巴胺、甲氧明等
抗高血压药	利血平、肼屈嗪、可乐定、硫酸镁注射液等
抗心力衰竭药	毛花苷丙、毒毛花苷K等
抗心律失常药	利多卡因、维拉帕米、普鲁卡因酰胺、盐酸胺碘酮等
血管扩张药	甲磺酸酚妥拉明、硝酸甘油、硝普钠等
促凝血药	酚磺乙胺、氨甲环酸、氨甲苯酸、维生素K、垂体后叶素等
镇痛镇静药	吗啡、哌替啶、苯巴比妥钠、氯丙嗪、硫酸镁注射液等
抗惊厥药	地西泮、阿米妥钠、苯巴比妥钠、苯妥英钠、硫酸镁、硫喷妥钠等
抗过敏药	异丙嗪、苯海拉明、氯苯那敏等
脱水利尿药	20%甘露醇、25%山梨醇、尿素、呋塞米、利尿酸钠、复方甘露醇
碱性药	5%碳酸氢钠、11.2%乳酸钠
其他	氢化可的松、地塞米松、氨茶碱、各种浓度的葡萄糖溶液、羟乙基淀粉、阿托品、平衡液、10%葡萄糖酸钙、氯化钾、氯化钙、代血浆等

(2) 各种无菌急救包　气管插管包、气管切开包、静脉切开包、中心静脉压测定包、开胸包、导尿包、各种穿刺包（腰椎穿刺包、胸腔及腹腔穿刺包）、缝合包等。

(3) 其他用物　1) 无菌用物：各种注射器及针头、输液器、输血器、压舌板、各种型号的医用橡胶手套、各种型号及用途的橡胶或硅胶导管、治疗巾、敷料、皮肤消毒用物等。2) 非无菌用物：治疗盘、血压计、听诊器、手电筒、张口器、舌钳、牙垫、止血带、夹板、砂轮、应急灯、多头电源插座等。

4. 急救设备和器械　给氧系统（中心供氧系统或氧气筒和给氧装置、加压给氧设备）、中心负压吸引装置或电动吸引器、电除颤仪、心脏起搏器、简易呼吸器、呼吸机、自动洗胃机、心电监护等床旁监护系统（见图15-4）。

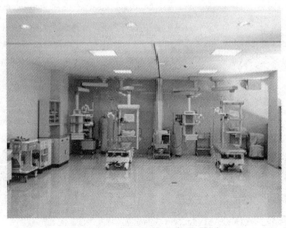

图 15-4　常用抢救设备及器械

案例中的吴某是急性重度有机磷中毒,护士应该立即备齐清除毒物即洗胃的相关用物和药品,如全自动洗胃机或电动吸引洗胃装置,另备胃管及大量洗胃液,静脉输液用物及相应解毒药物(阿托品、解磷定)等;此外,病人已处于昏迷状态,呼吸困难,且生命体征不平稳,尿失禁,还应准备给氧装置、留置导尿用物、监护仪等。

二、常用抢救技术

(一)心肺复苏术

心肺复苏术(cardiopulmonary resuscitation,CPR)是对各种原因导致的心跳、呼吸停止病人采取最基本的维持人工循环和通气的一组技术措施的组合。及时、有效的 CPR 可以保证心脏、脑等重要脏器的供血与供氧,以利于自主循环重新恢复,从而提高病人的生存率。现代心肺复苏技术包括基础生命支持(basic life support,BLS)、高级生命支持(advance life support,ALS)、持续生命支持(persistent life support,PLS)三部分。初级心肺复苏术是心肺复苏中的初始急救技术,又称为基础生命支持技术,包括人工呼吸、胸外心脏按压和自动体外除颤器(AED)除颤等基本抢救技术和方法。其归纳为初级 A、B、C、D,即 A(airway)开放气道;B(breathing)人工呼吸;C(circulation)循环支持;D(defibrillation)电除颤。详细内容见《急救护理学》第五章。

(二)氧气吸入疗法

详细内容见本教材第八章。

(三)吸痰法

详细内容见本教材第八章。

(四)洗胃法

洗胃法(gastric lavage)是让病人催吐或将洗胃导管由口腔或鼻腔插入胃内,反复灌入一定量溶液,以达到冲洗并排出胃内容物目的的一种技术。

【目的】

1.解毒 清除胃内毒物或刺激物,减少毒物吸收,还可利用不同灌洗液中和解毒。洗胃宜尽早进行,一般服用毒物后 6h 内洗胃均有效,如在口服毒物前胃内容物较多,且毒物量大,超过 6h 也不应放弃洗胃。

2.减轻胃黏膜水肿 洗出胃内潴留的食物,减轻对胃黏膜的刺激,减轻胃黏膜的水肿与炎症。

3.进行手术前或检查前的准备 主要用于胃部手术或检查,通过洗胃,既有利于检查,又可防止或减少胃部术后感染。

【适应证】

1.非腐蚀性毒物的急性中毒 尤其在服用毒物后 6h 内最有效。

2.某些胃肠道手术前或检查前准备。

3. 幽门梗阻等饭后有滞留现象者。

4. 胃手术后吻合口水肿或吻合口狭窄者。

【禁忌证】

1. 吞服强腐蚀性的物质(强酸、强碱等)或油性物质。

2. 上消化道溃疡、肿瘤病人。

3. 胃插管禁忌证　如食管梗阻、食管狭窄、食管胃底静脉曲张、近期有上消化道大出血及胃穿孔者。

4. 抽搐病人　因插管刺激可以加重抽搐。

5. 胸主动脉瘤、心肌梗死、血小板减少症等病人慎用洗胃。

【评估】

1. 病人的中毒情况　如摄入毒物的种类、剂型、浓度、量、中毒时间及途径等,是否采取过其他处理措施。

2. 病人的年龄、生命体征、意识状态及瞳孔的变化、活动能力等。

3. 病人的心理状态、近期重大生活事件以及对现实的态度,对洗胃的认知与合作程度、既往经验等。

4. 病人呕吐物的性质及量、呼吸的气味等。

5. 病人口腔、鼻腔黏膜情况,有无活动义齿等。

【计划】

1. 护士准备　着装整洁,修剪指甲、洗手,戴口罩。

2. 用物准备

(1) 洗胃设备　全自动洗胃机、电动吸引器(需另加 Y 型三通管、开放性输液装置、调节器)、漏斗胃管、50ml 以上注洗器,上述设备依据不同条件酌情准备。

(2) 常用物品　治疗车内备胃管、50ml 注射器、水温计、镊子或血管钳、液状石蜡、纱布、棉签、胶布、量杯、弯盘、塑料围裙或橡胶单(防水布)、盛水桶 2 只(分别盛放洗胃液和污水),必要时备压舌板、张口器、牙垫、舌钳等。

(3) 洗胃溶液　根据毒物性质选择适当洗胃溶液(见表 15-3),毒物性质不明可备温水或 0.9%NaCl,一般用量为 10000～20000ml,温度 25～38℃。

表 15-3　常见药物中毒的灌洗液和禁忌药物

毒物种类	常用溶液	禁忌药物
酸性物	镁乳、蛋清水[1]、牛奶	
碱性物	5%醋酸、白醋、蛋清水、牛奶	
氰化物	3%过氧化氢液[2]引吐,1:15000～1:20000 高锰酸钾	
敌敌畏	2%～4%碳酸氢钠,1%NaCl,1:15000～1:20000 高锰酸钾	
1605、1059、4049(乐果)	2%～4%碳酸氢钠	高锰酸钾[3]
美曲膦酯(敌百虫)	1%NaCl 或清水、1:15000～1:20000 高锰酸钾	碱性药物[4]
DDT(灭害灵)、666	温开水或 0.9%NaCl 洗胃,50%硫酸镁导泻	油性泻药

续表

毒物种类	常用溶液	禁忌药物
酚类、煤酚皂	温开水、植物油洗胃至无酚味为止,洗胃后多次服用牛奶、蛋清保护胃黏膜	液体石蜡
苯酚(石炭酸)	1:15000～1:20000 高锰酸钾	
巴比妥类	1:15000～1:20000 高锰酸钾,硫酸钠[5]导泻	硫酸镁
异烟肼	1:15000～1:20000 高锰酸钾,硫酸钠导泻	
甲醇、乙醇	0.9%NaCl、2%～4%碳酸氢钠、温开水	
发芽马铃薯、河豚、毒蕈、生物碱	1%～3%鞣酸、1%活性炭悬浮液	
铅、钡	2%～5%硫酸镁或硫酸钠	
百草枯	2%～5%碳酸氢钠、15%漂白土悬浮液、泥浆水洗胃,20%甘露醇、硫酸镁或硫酸钠导泻	
灭鼠药		
1.抗凝血素类（敌鼠钠等）	催吐、温水洗胃,硫酸钠导泻	碳酸氢钠
2.磷化锌	1:15000～1:20000 高锰酸钾、0.5%硫酸铜[6]	鸡蛋、牛奶、脂肪及其他油类食物[7]
3.有机氟类（氟乙酰胺等）	0.2%～0.5%氯化钙或淡石灰水洗胃,硫酸钠导泻,饮用豆浆、蛋白水、牛奶等	

注:1.蛋清水可黏附于黏膜或创面上,起到保护作用,并可减轻疼痛。2.氧化剂可将化学性毒物氧化,改变其性能,以减轻或去除其毒性。3.1605、1059、4049(乐果)等禁用高锰酸钾洗胃,否则经氧化后形成的物质毒性更强(即对乙酰胆碱酯酶的抑制作用加强数倍至数百倍)。4.美曲膦酯(敌百虫)遇碱性药物可分解出毒性更强的敌敌畏,其分解过程随碱性的增强和温度的升高而加速。5.巴比妥类药物采用硫酸钠导泻,是利用其在肠道内形成的高渗透压,阻止肠道水分和残存的巴比妥类药物的吸收,促进其尽早排出体外。硫酸钠对心血管和神经系统没有抑制作用,不会加重巴比妥类药物的中毒,而硫酸镁则反之。6.硫酸铜与磷化锌结合形成无毒的磷化铜沉淀,阻止吸收,并促进其排出体外。7.磷化锌易溶于油类物质,故禁用脂肪性食物,以免加速磷的溶解吸收。

3.病人准备

(1)病人及家属了解洗胃目的、操作过程、注意事项及配合要点。

(2)根据病情取适宜卧位。

(3)如有义齿,协助取出并妥善放置。

4.环境准备　设置抢救环境,安静、整洁、宽敞,围帘或屏风遮挡以保护病人自尊。

【实施】

1.操作步骤

操作步骤	要点
1.**准备** 根据病人病情和配合程度选择洗胃方法,配制洗胃溶液及准备用物	• 确认病人中毒及其程度
2.**核对解释** 携用物至床旁,核对解释,取得合作	
3.**安置体位** 协助病人取合适体位,围好围裙或铺橡胶单和治疗巾、置弯盘于口角旁	• 口服催吐法取坐位;胃管洗胃法取半坐卧位或左侧卧位(左侧位可减慢胃排空,延缓毒物进入十二指肠的速度);昏迷者取仰卧位头偏向一侧
4.**洗胃**	
◆口服催吐法	• 用于清醒合作者
(1)指导病人自饮大量灌洗液后引吐,必要时用压舌板压其舌根催吐	• 一次饮水量 300～500ml
(2)反复自饮和催吐,直至吐出的灌洗液澄清无味	• 表示胃内残留毒物已基本洗净
◆胃管洗胃法——漏斗胃管洗胃法(见图 15-5)	• 用于基层医疗单位中需要洗胃的病人
(1)润滑胃管由口腔或鼻腔插入洗胃管,方法同鼻饲法,确定胃管在胃内,固定胃管	• 不合作者由鼻腔插入 • 昏迷者使用张口器和牙垫协助进行插管
(2)置漏斗低于胃部水平位置,挤压橡胶球,抽尽胃内容物(见图 15-6);留取标本送检	• 挤压橡胶球所形成的负压,可抽出胃内容物
(3)举漏斗高过头部 30～50cm,将灌洗液缓慢倒入漏斗内 300～500ml,当漏斗内剩余少量溶液时,速将漏斗降至低于胃部位置,倒置于污水桶内	• 利用虹吸原理引出胃内容物 • 引流不畅时可挤压橡胶球加压吸引
(4)如此反复灌洗至洗出液澄清无味为止	• 每次入量和出量应基本平衡,防止胃潴留
◆胃管洗胃法——注洗器洗胃法(见图 15-7)	• 用于幽门梗阻、胃手术前准备及术后吻合口水肿、吻合口狭窄者
(1)插入洗胃管方法同前,证实胃管在胃内并固定	• 幽门梗阻病人洗胃宜在饭后 4～6h 或空腹进行
(2)注洗器吸尽胃内容物	
(3)注入洗胃液约 200ml,再抽出弃去。如此反复冲洗,直至洗净为止	• 胃手术后吻合口水肿宜用 3% NaCl 洗胃,每日 2 次,有消除水肿作用
◆胃管洗胃法——电动吸引器洗胃法	• 用于抢救急性中毒病人,其优点是能迅速有效清除毒物,节省人力,并能准确计算洗胃的液体量
(1)接通电源,检查吸引器性能	
(2)将 Y 型管的三通分别与输液管、胃管、引流管相连接,将灌洗液倒入输液瓶内,夹闭输液管,挂于输液架上(见图 15-8)	
(3)插入洗胃管、确定在胃内后固定	• 方法同漏斗胃管洗胃法
(4)开动吸引器,吸出胃内容物;中毒物质不明者留取标本送检	• 吸引器负压保持在 13.3kPa 左右,负压过大易损伤胃黏膜

续表

操作步骤	要点
(5) 关闭吸引器,夹紧贮液瓶上的引流管,开放输液管,使灌洗液流入胃内300～500ml/次	
(6) 夹紧输液管,开放贮液瓶上的引流管,开动吸引器,吸出灌入的液体	
(7) 反复灌洗至洗出液澄清无味	
◆胃管洗胃法——全自动洗胃机洗胃法(见图15-9)	• 利用电磁泵作为动力源,通过自控电路的控制,使电磁阀自动转换动作,分别完成向胃内冲洗和吸出胃内容物的过程 • 优点:能自动、迅速、彻底清除胃内毒物
(1) 接通电源,检查机器性能,将配好的灌洗液倒入桶内,将三根橡胶管分别与机器的进液管、胃管、污水管(出液管)连接,调节药量流速	• 进液管管口必须始终浸没在灌洗液的液面下
(2) 插入洗胃管,确定在胃内后固定	• 方法同漏斗胃管洗胃法
(3) 按"手吸"键,吸出胃内容物,再按"自动"键,机器即开始对胃进行自动冲洗	• 冲洗时"冲液"灯亮,吸引时"吸液"灯亮
(4) 若食物堵塞管道,水流缓慢、不流或发生故障,可交替按"手冲"和"手吸"键,重复冲洗数次,直至管路通畅,再按"手吸"键吸出胃内残留液体,按"自动"键自动洗胃,直至洗出液澄清无味	• 管路通畅后,不可直接按"自动"键,应先吸出胃内残留液,否则灌入量过多,易造成胃潴留
5. 观察 洗胃过程中随时观察洗出液的性质、颜色、气味、量及病人面色、脉搏、呼吸和血压的变化,注意有无休克或其他并发症发生	• 如病人有腹痛、休克、洗出液呈血性,应即停止洗胃,采取相应的急救措施
6. 拔管 洗毕,反折胃管拔出	• 防止管内液体误入气管
7. 整理清洁 协助病人漱洗,必要时更衣,整理床单位,清理用物	• 自动洗胃机三管(进液管、胃管、污水管)同时放入清水中,按"清洗"键清洗各管腔,洗毕将各管同时取出,待机器内水完全排尽后,按"停机"键关机
8. 记录 灌洗液名称、量,洗出液的性质、颜色、气味、量,病人的全身反应	• 记录胃内潴留量了解梗阻程度;胃内潴留量=洗出量-灌入量

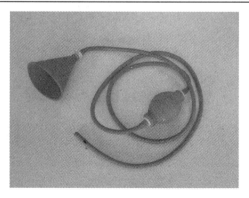

图15-5 漏斗胃管结构

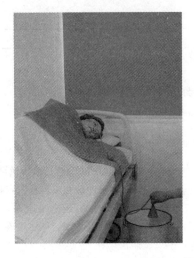 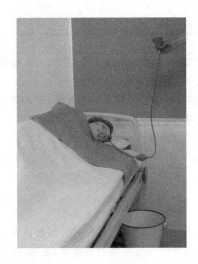

图 15-6　漏斗胃管洗胃法

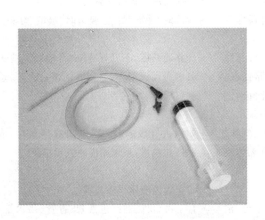 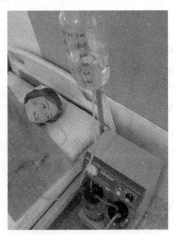

图 15-7　注洗器胃管洗胃用品　　　　图 15-8　电动吸引器洗胃装置

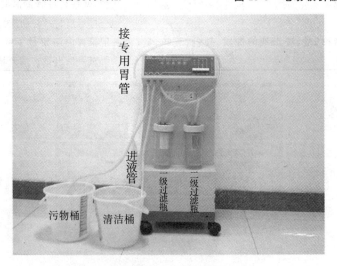

图 15-9　全自动洗胃机

2.注意事项

(1)洗胃前应检查生命体征,如有呼吸道分泌物增多或缺氧,应先吸痰,再置胃管洗胃。呼吸心跳骤停者,应先行复苏,后洗胃。

(2)中毒物质不明时,先抽吸胃内容物送检,以确定毒物性质,同时选用温水或0.9% NaCl洗胃,待毒物性质明确后,再用拮抗剂洗胃;昏迷病人洗胃应谨慎进行。

(3)吞服强酸、强碱等腐蚀性药物者禁忌洗胃,以免造成穿孔。可按医嘱给予药物或迅速给予物理性拮抗剂,如牛奶、豆浆、蛋清、米汤等,以保护胃黏膜。

(4)洗胃液温度控制在25～38℃之间,洗胃液温度过高则加速毒物吸收,温度过低则引起病人不适。

(5)插管动作要轻快,防止损伤食管黏膜或误入气管。拔管时应将胃管反折,到达咽喉部时,快速拔出,防止误吸。

(6)每次灌入量以300～500ml为宜(胃手术后病人洗胃每次灌入不超过200ml),如灌入量过多可引起急性胃扩张,胃内压增加,加速毒物吸收;也可引起液体反流致呛咳、误吸。过少则延长洗胃时间,不利于抢救的进行。

(7)洗胃过程中应密切观察病人的面色、意识、瞳孔、生命体征及有无洗胃并发症征象(如腹痛、引流出血性液体等)和并发症(咽喉和食管黏膜损伤及水肿、急性胃扩张、误吸、胃穿孔、水电解质紊乱等),及时观察并做好相应的急救处理和记录。

(8)洗胃完毕,胃管宜保留一定时间,以利再次洗胃,尤其是有机磷中毒者,胃管应保留24h以上,便于反复洗胃;洗胃后注意病人胃内毒物清除状况、中毒症状有无得到缓解和控制。

(9)注意病人的心理状态及对康复的信心,针对性地给予心理支持。操作过程中注意保护病人的秘密与隐私。

(10)加强洗胃机各管道的清洗、消毒工作,以预防医院感染的发生。

3.健康教育

(1)操作前向病人说明可能出现恶心、呕吐等不适反应,并告知应对的方法,使其配合操作。

(2)操作结束时向病人及家属介绍洗胃后的相关注意事项。

(3)对服毒自杀者应针对性给予宽慰、劝导和鼓励,帮助树立正确的生活态度,并让家属陪伴,避免发生意外。

经过入院初和进一步的评估,案例中吴某为重度有机磷中毒,且在服药后3h左右入院,是采取全自动洗胃机或电动吸引器洗胃清除胃内毒物的最佳时机,应从速进行。护士应迅速将病人安置在抢救室,同时通知医生;清除口鼻分泌物,保持呼吸道通畅,给予氧气吸入(氧流量为2～4L/min);立即准备2%碳酸氢钠溶液10000～20000ml,吴某处于昏迷状态,洗胃宜谨慎进行,且取去枕仰卧位头偏向左侧的体位,插管时使用张口器和牙垫协助,动作轻、稳、准,防止损伤黏膜,每次灌注量不超过500ml,防止误吸;迅速建立静脉通道,遵医嘱给予阿托品、解磷定等抢救药物,在应用阿托品时,须注意观察是否达到阿托品化状态(瞳孔较前扩大,口干、皮肤干燥、颜面潮红、肺湿性啰音消失、心率加快等);针对尿失禁情况,应予留置尿管收集和管理尿液;吴某生命体征不稳定,使用监护仪密切监测病情发展情况。

【评价】
1. 操作规范,病人未发生洗胃相关并发症。
2. 病人胃内毒物或潴留物得到最大程度的清除,症状得以缓解或控制。
3. 护患沟通有效,病人自尊和隐私得到保护,康复信心增强。

(五)人工辅助呼吸装置的使用

人工辅助呼吸装置(artificial auxiliary breathing device)是通过人工或机械装置产生通气,辅助或取代病人自主呼吸,达到增加通气量,改善换气功能,减轻呼吸肌做功的目的。是急救和监护单位必有的设备之一,常用有简易球囊式呼吸器和人工呼吸机。

【目的】
1. 维持和增加机体通气、换气功能。
2. 纠正威胁生命的低氧血症。
3. 手术病人全身麻醉期间的呼吸管理。

【适应证】
1. 严重通气不足 如慢性阻塞性肺部疾患引起的呼吸衰竭、哮喘持续状态,各种原因引起的中枢性呼吸衰竭和呼吸机麻痹等。
2. 严重换气功能障碍 急性呼吸窘迫综合征、严重的肺部感染或内科治疗无效的急性肺水肿。
3. 呼吸功能下降 严重创伤、体外循环术后、大出血引发的呼吸功能不全等。
4. 心、肺、脑复苏术后、全身麻醉以及大手术中的呼吸支持。

此外,还要注意掌握应用人工呼吸机的指征:

(1)临床指征 呼吸浅、慢、不规则,极度呼吸困难,呼吸欲停或停止,意识障碍,呼吸频率>35 次/min。

(2)血气分析指征 $pH<7.20\sim7.25$;$PaCO_2>9.33\sim10.7kPa(70\sim80mmHg)$;$PaO_2$ 在吸入氧浓度达 40%,30min 后仍<$6.67kPa(50mmHg)$。

【禁忌证】
1. 中等量以上的咯血、严重误吸所致的窒息性呼吸衰竭。
2. 重度肺大泡或肺囊肿。
3. 未经减压及引流的张力性气胸、纵隔气肿,大量胸腔积液。
4. 未纠正的低血容量性休克。
5. 支气管胸膜瘘。
6. 活动性或重症肺结核者应慎用。

【评估】
1. 病人的年龄、病情、意识状态、治疗、活动等情况。
2. 病人自主呼吸情况、呼吸形态、生命体征、缺氧程度、血气分析结果。
3. 病人及家属的心理状况、对使用辅助呼吸装置的认知与合作程度。
4. 病人口鼻腔有无分泌物堵塞、呼吸道是否通畅、有无活动义齿等。

【计划】

1. 护士准备　着装整洁,修剪指甲、洗手,戴口罩。

2. 用物准备

(1)简易球囊式呼吸器是最简单的借助器械加压的人工呼吸装置。由呼吸囊、呼吸活瓣、面罩及衔接管组成(见图 15-10)。

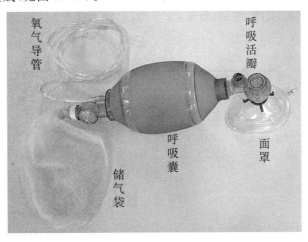

图 15-10　简易球囊式呼吸器构造

(2)人工呼吸机　分压力转换型、容量转换型、时间转换型、复合型(定时、限压、持续气流型)等类型。常见呼吸机的基本结构见图 15-11。控制部分是呼吸机控制供气和呼气工作状态的主要结构,人为设置各种参数,控制呼气开始与结束、呼气末的压力;供气部分是给病人提供一个吸气流量,根据呼吸机的不同类型来调节吸气量、吸气压力、吸气时间、吸入氧浓度等;呼气部分是排出病人呼出的气体通路。

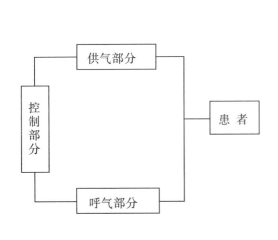
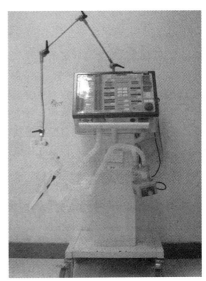

图 15-11　微机控制型人工呼吸机基本结构

(3)另备气管插管或气管切开用物,氧气装置、蒸馏水、吸痰设备、电源等。

3.病人准备

(1)病人及家属了解人工辅助呼吸装置使用目的、操作过程、注意事项及配合要点。

(2)根据病情取适宜卧位(仰卧位,去枕,头后仰)。

(3)如有活动义齿,协助取出并妥善放置;解开领扣、领带及腰带等束缚物。

(4)清除上呼吸道分泌物或呕吐物,保持呼吸道通畅。

4.环境准备　安全,安静,整洁,舒适,空气清新、温湿度适宜,必要时屏风或围帘遮挡。

【实施】

1.操作步骤

操作步骤	要点
1.**核对解释**　携用物至床旁,确认病人,说明目的,取得合作	·确认病人并了解病情
2.**畅通气道**　清除上呼吸道分泌物或呕吐物,松解衣领、腰带	
3.**使用辅助呼吸装置**	
◆简易球囊式呼吸器	·用于未行气管插管建立紧急人工气道者或辅助呼吸机突然出现故障时
(1)将简易呼吸器连接氧气源,调节氧流量8～10L/min	·确定给氧管道通畅
(2)病人头后仰,托起下颌,面罩紧扣口鼻部	·避免漏气
(3)一手以"EC"手法固定面罩(见图15-12),另一手有规律地挤压球囊,每次挤压可有500～1000ml气体进入肺内,挤压频率保持在16～20次/min	·使空气或氧气通过吸气活瓣进入病人肺部,放松时,肺部气体随呼气活瓣排出。病人若有自主呼吸,应注意与人工呼吸同步,即病人吸气初顺势挤压呼吸囊,达一定潮气量后完全松开气囊,让病人自行完成呼气动作
◆人工呼吸机	·用于危重病人的长期呼吸和循环支持
(1)连机准备:备氧气装置与呼吸机连接	
(2)开机检查:接通电源,连接导管,调节湿化器(湿化器中加无菌蒸馏水),打开开关,检查机器运转及有无漏气	
(3)调节参数:根据病人情况酌情调节呼吸机各预置参数	·主要参数选择(见表15-5)
(4)连接病人:呼吸机与病人气道紧密连接	·根据病人情况选择相应连接方式
1)面罩法:面罩紧扣病人口、鼻后与呼吸机连接	·用于意识清醒,能合作并间断使用呼吸机者
2)气管插管法:气管内插管后与呼吸机连接	·用于抢救昏迷病人,效果最好
3)气管切开法:气管切开放置套管后与呼吸机连接	·用于长期使用呼吸机病人
(5)观察病人病情及呼吸机运行情况	·注意观察病人意识、心率、心律、血压、脉搏、潮气量、每分钟通气量、呼吸频率、气道压力、心电图、四肢色泽和温度等;呼吸机工作状况,有无漏气,管路连接处有无脱落;定期进行血气分析和电解质测定

续表

操作步骤	要点
(6)根据病情需要调节呼吸机各参数	• 观察各参数是否符合病情需要
(7)上机护理:加强空气湿化和呼吸机湿化;鼓励病人咳嗽、深呼吸,协助翻身、拍背,必要时吸痰,口腔护理	• 呼吸道充分湿化,防止病人气道干燥,分泌物堵塞,诱发感染 • 促进痰液排出
4.**记录观察** 记录病人的反应,呼吸机参数、使用时间、效果及特殊情况处理等	
5.**呼吸器/机撤离** 根据医嘱执行,先试行脱机,病人情况平稳后再完全撤离呼吸机 分离面罩或导管,拔管,吸氧,关机及电源	• 撤离指征:意识清醒,咳嗽反射恢复,自主呼吸恢复且稳定,呼吸衰竭基本控制,缺氧完全纠正;生命体征稳定;血气分析基本正常;无严重心律紊乱;无威胁生命的并发症
6.**整理记录** 整理用物;清洁、消毒呼吸机、氧气源以及呼吸回路等;再次记录	

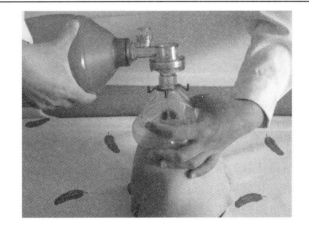

图 15-12 "EC"手法固定面罩

表 15-5 呼吸机的主要参数设置

项 目	数 值
呼吸频率(R)	成人:12～20 次/min;小儿:20～40 次/min
每分钟通气量(MV)	8～10L/min
潮气量(VT)	成人:8～15ml/kg(通常 500～800ml);小儿:5～6ml/kg
吸呼比值(I∶E)	1∶1.5～1∶2.0
呼气压力(EPAP)	0.147～1.96kPa(一般应<2.94kPa)
呼气末正压(PEEP)	0.49～0.98kPa(渐增)
吸入氧浓度(FiO_2)	30%～40%(一般应<60%)
触发灵敏度	压力触发:-0.5～-1.5cmH_2O 流量触发:1～3L/min

2.注意事项

(1)避免在饱餐后使用呼吸机,一般在餐后 1h 左右为宜。

(2)密切监测病情 监测内容包括病人有无自主呼吸、生命体征、意识状态、呼吸机功能、血气分析、有无呼吸机治疗并发症等。若使用后病人出现不适,如胸闷、气短、剧烈头痛、鼻或耳疼痛时,应停止使用呼吸机,并通知医生。

(3)观察呼吸机各参数是否符合病情需要 若病人安静、呼吸合拍、血压及脉搏正常表示通气适宜;病人出现烦躁、多汗、皮肤潮红、脉搏加速、血压升高等提示通气不足;病人出现昏迷、抽搐等碱中毒症状提示通气过度。

(4)识别呼吸机报警并进行故障排除 常见报警有气道压力过高和过低报警;氧气压力过低和浓度报警;容量高或低报警;电源断开报警等,护士应正确识别各种常见报警的原因并及时恰当予以排除。

(5)注意简易呼吸器使用中的问题 使用时应注意呼吸活瓣有无漏气;病人若有自主呼吸,挤压呼吸囊应注意与呼吸同步。

(6)做好病人心理支持 加强沟通,增加安全感;对发音障碍者可鼓励其使用手势、眼神、书写等方式表达意图,避免因沟通障碍而出现烦躁心理;对躁动不安者应加强巡视和健康教育,防止自行拔管。

(7)预防医源性感染 包括病室环境监测和空气消毒,注意呼吸道湿化,保持呼吸道通畅,呼吸机各管道及设备定期消毒,加强气道局部或切口护理,吸痰时严格无菌操作,加强病人口咽护理等。

3.健康教育

(1)操作前向病人及家属说明人工辅助呼吸装置使用的目的、方法、可能出现的不适及如何避免,解除其恐惧和焦虑心理。

(2)指导病人有规律地放松呼吸,不要张口呼吸;指导病人有效排痰。

(3)指导病人在机械通气后的沟通技巧和表达方式。

(4)操作结束时向病人及家属介绍相关注意事项。

(5)告知呼吸机报警出现的原因,避免增加病人和家属的紧张与不安。

【评价】

1.病人理解使用人工辅助呼吸装置的目的,能适应所选用的辅助呼吸的方法。

2.病人的呼吸道通畅,通气功能良好,气体交换有效。

3.病人安全,无机械通气并发症的发生。

三、危重病人的支持性护理

危重病人的支持性护理是基础护理的重要内容之一,通过密切监测病人的病情变化,正确判断其疾病转归,积极采取措施满足病人的基本需要,及时防治各种并发症的发生,达到减轻痛苦、促进康复的目的。护士应充分认识其重要性,做到观察缜密、分析精确、措施到位、记录及时。

(一)严密监测病情

护士利用直接观察与间接观察方法,密切监测其病情动态变化趋势。具体监测内容包括体温、呼吸系统、循环系统、中枢神经系统、肝脏与肾脏功能等方面,其中重点应加强对生命体征、意识、瞳孔、尿液等内容的观察,明确各项监测内容的指标构成及其意义,综合分析病人脑、心、肺、肝、肾等重要脏器功能状态。此外,还应注意做好各项护理记录,及时与其他相关医务人员沟通协调。

(二)维护呼吸功能

1. 保持呼吸道通畅　昏迷病人应给予仰卧位头偏向一侧,采用叩击、震颤或使用排痰机等及时清理呼吸道分泌物,防止误吸;舌后坠者,用舌钳牵拉,保持其功能位;人工气道病人应及时给予气道湿化,定时更换体位,及时吸痰、叩背,以改善通气功能,预防继发感染。

2. 促进咳嗽及呼吸训练　指导病人进行有效咳嗽,并根据具体情况酌情指导其进行深呼吸、腹式呼吸和缩唇呼吸等呼吸功能训练,以改善通气,减少呼吸做功,进而纠正呼吸功能不足。

(三)加强基础护理

1. 注意眼、口、鼻护理　危重病人眼、口、鼻部常出现分泌物,应及时使用湿棉球或纱布擦拭;眼睑不能自行闭合的病人,应根据情况酌情采用涂敷眼膏、凡士林纱布或盐水纱布覆盖双眼的方法,以保护角膜,防止角膜干燥引起溃疡、结膜炎等;做好口腔清洁与护理,每日2~3次。

2. 加强皮肤护理　危重病人由于长期卧床、大小便失禁、大量出汗、营养不良及应激等因素,容易发生压疮。因此,皮肤护理中应做到"六勤",即勤观察、勤翻身、勤按摩、勤擦洗、勤整理、勤更换,并严格细致地班与班交接局部皮肤及护理措施执行情况。

3. 促进排泄功能　危重病人易出现排泄功能紊乱。护士应注意观察病人排便、排尿情况,对尿潴留病人,可采取诱导排尿方法,必要时给予导尿;如留置尿管者,要保持引流通畅,长期卧床病人,鼓励其多饮水,防止泌尿系统感染;便秘者给予缓泻剂或灌肠;大小便失禁者应注意清洗和润滑局部皮肤,保持皮肤干燥,预防压疮发生。

4. 保持肢体功能　危重病人因活动少,容易出现肌腱及韧带退化、肌肉萎缩、关节僵直、静脉血栓形成和足下垂等并发症。因此,应注意保持病人肢体功能位置,必要时借助矫形装置;病情平稳者应尽早协助进行被动肢体运动,每日2~3次,轮流进行肢体的伸屈、内收、外展、内旋、外旋等活动,同时按摩肢体,并逐步过渡到主动肢体运动,以循序渐进地促进肢体功能恢复。

5. 加强安全护理　重视评估影响病人安全的各种因素;合理使用保护具,防止意外损伤;加强安全用药管理,防范化学性损伤;严格消毒隔离制度和无菌技术操作原则,防止医院感染发生;注意医务人员的言谈与行为,给予病人鼓励和支持,防止引起病人心理伤害。

6. 保持导管通畅　危重病人身体安置的各种引流管均是维系生命之管。护士应注意妥善固定,安全放置,防止扭曲、受压、脱落和堵塞,保持其通畅;同时严格执行无菌操作技术,防止逆行感染。

(四)给予营养支持

营养支持已成为挽救危重病人生命的重要治疗措施之一。危重病人大多处于应激反应状态,机体分解代谢增强,消耗增多,需要及时补充营养和水分,但同时多数病人又伴随消化功能紊乱,食欲减退。因此,护士应全面评估病人营养状态和胃肠功能状态,根据情况选择进行胃肠外或胃肠内营养支持途径,保证病人获得充足的能量、蛋白质与水、电解质;同时还应动态监测营养支持的效果,并不断调整输入的各种营养物质。

(五)提供心理支持

危重病人因疾病及抢救处理等因素影响,容易出现焦虑、紧张、恐惧、消极、绝望、多疑等多种负性情绪反应。因此,护士要有较强的心理护理意识,根据病人的心理表现,有的放矢地为病人提供有效的心理支持。正确使用直接和间接心理支持介入方式,间接心理支持方式包括创造适宜的病房环境,注意保护病人隐私,调动其家庭成员及社会关系中的相关成员给予病人适当的关注和理解;直接心理支持方式包括言语支持,使用面部表情和目光交流支持、治疗性触摸等。此外,护士的举止应沉着、稳重,在执行操作时要娴熟认真、一丝不苟,给病人以充分的信赖感和安全感。

总之,危重病人需要护士给予特别的观察、及时的抢救与精心的护理,以维持病人基本的生理功能、满足其基本生活需要和舒适安全的需求,预防及减少精神障碍、压疮、坠积性肺炎、废用性萎缩、退化及静脉血栓形成等情况的发生。

本章小结

及时、准确、有效地病情观察是挽救病人生命的重要基础,对危重病人的支持性护理是提高抢救成功率、降低死亡率和伤残率的基本保证。在本章学习过程中应注意在以前相关章节内容的复习强化基础上,总结归纳各知识点间的关系,并结合具体案例做到融会贯通,重点掌握危重病人病情观察的常用方法和主要内容、抢救室管理的"五定"制度基本内容、危重病人护理要点,特别注意危重病人的症状和体征变化所预示的意义,例如病人意识变化的程度及分类。洗胃法及人工辅助呼吸装置的使用是本章涉及的两个重要抢救技术,其中洗胃法的应用是本章的操作难点,学生应通过观看教师演示、同步指导练习、小组互助练习、情景训练与考核等方法认真掌握其操作要点。此外,意识状态与瞳孔的观察、常用洗胃液的选择与禁忌药物、洗胃法的操作要点等内容是各类考试的重要考点,需要特别注意上述内容的理解与应用。

本章关键词:病情观察;危重病人;洗胃法;人工辅助呼吸;支持性护理。

课后思考

1.危重病人病情观察的重点内容有哪些?

2.洗胃法是抢救中毒病人的常用抢救技术,请从洗胃时间、洗胃方法、洗胃液选择、洗胃操作要点步骤等关键环节分析影响洗胃效果的因素。

3.进行有效人工辅助呼吸的关键操作要点有哪些?

4.王某,女,54岁,因体外循环手术后使用人工呼吸机(气管插管法)进行机械通气,现病人意识逐渐清醒,请小组共同讨论设计一个有效的护患沟通方案。

5.陈某,男,17岁,因脑外伤1天急诊入院,查体:T 37℃,P 76次/min,R 20次/min,BP 110/70mmHg,双侧瞳孔等大等圆,对光反应存在,神志不清,压迫眶上缘有痛苦表情。请回答以下问题:

(1)请判断病人处于何种意识状态?

(2)次晨病人P 60次/min,R 14次/min,BP 84/40mmHg,双侧瞳孔不等大,对光反射消失。你分析病人病情发生了什么变化?

(3)护理上应重点观察哪些内容?

(章新琼)

第十六章

临终护理

案例

李某,女,50岁,工人,已婚育有一女,在离其较远的城市工作。入院诊断晚期肝癌。近期来,病情日益恶化,治疗效果不明显,呈恶病质状态,肝区疼痛剧烈、腹水、呼吸困难,骶尾部发红,面积 2cm×2cm。病人感到痛苦难忍,常沉默不语,对周围事物不关心,心情抑郁,悲痛哀伤、常在无人时暗自哭泣,情绪极度消沉,在偶然与护士交流期间透露出自杀念头。患病期间病人丈夫强打精神安慰病人,但面容憔悴,哀伤,焦虑不安,常独自在走廊一端吸烟。

问题:
1. 病人此时心理反应处于临终前的哪一个阶段?
2. 针对病人此阶段的反应,作为护理人员应该采取哪些支持性的护理措施?
3. 针对病人家属心理反应特点,护理人员应提供哪些心理支持?

本章学习目标

1. 掌握临终、临终关怀、死亡、脑死亡的概念。
2. 掌握死亡过程分期、死亡的标准。
3. 掌握尸体护理操作方法。
4. 熟悉临终关怀基本原则。
5. 熟悉临终病人的生理和心理反应及其护理措施。
6. 熟悉临终病人家属、丧亲者心理反应及护理要点。
7. 了解临终关怀发展的意义、理念及形式。
8. 树立正确的死亡观,尊重临终病人的尊严与人格,珍爱生命。

人生总要经历生、老、病、死这个自然过程,死亡是生命的终点。然而疾病给个体肉体上带来的痛苦和精神上的悲恸,往往给死亡这个过程蒙上了恐怖的阴影。临终这个过程或短(猝死)或长(慢性疾病末期),但是其所带来的,对于病人和家属心理上的影响却是深远的。如何为临终病人提供缓和性、支持性的照护?如何能让病人安详、无憾地度过人生最后阶段?如何给予病人家属情感上的支持和心理上的慰藉,减轻其哀伤?这是医护人员共同关

第十六章 临终护理

注并亟待解决的问题。让死者安息、生者满意,成为护理人员的职责所在,同样也体现着护理人员高尚的职业道德与人道主义精神。

第一节 概 述

一、临终与死亡

临终护理的理论与实践不能脱离对死亡学的认识与理解,只有对死亡学基本理论有充分的认识,才能有助于护理人员更好地对临终病人予以缓和性、支持性的照顾与关爱。

(一)临终与死亡的概念

1.临终(dying) 又称濒死,一般指由于疾病末期或意外事故造成人体主要器官的生理功能趋于衰竭,经积极治疗或姑息性治疗后,死亡仍不可避免地将要发生,生命活动即将走向完结的状态。临终是临近死亡的阶段,濒死是临终的最后阶段。临终病人是指在医学上患有已经判明在当前医学技术水平条件下无法治愈的疾病,估计在6个月内将要死亡的病人。

临终时限 目前并无统一标准,各个国家、不同病情,过程可长可短。

(1)临终时限可因病情不同而各异 意外急性死亡:如雷击、强性爆炸物等,临终期限只有短短几秒至几分钟。猝死:如心肌梗死、脑出血、肺栓塞等,临终期限在6~24h。慢性疾病:如癌症末期,临终期24h以上,可达数天、数月。

(2)各个国家临终时限都有自己的观点 美国:病人已无治疗意义,估计只能存活6个月以内。英国:以存活1年或不到1年为临终期。日本:以病人只有2~6个月存活时间为终末阶段。其他国家:从垂危病人住院治疗至死亡,平均17.5d计算。中国:当病人处于疾病末期,死亡在2~3个月内不可避免时为临终阶段。

2.死亡(death) 个体生命活动和新陈代谢的永久停止。是单向、不可逆过程。

(二)死亡过程的分期

死亡是一个逐渐进展的过程,一般可分为三个阶段:

1.濒死期(agonal stage) 又称临终期,是主要生命器官功能极度衰弱,逐渐趋于停止的时期,是死亡过程的开始阶段,也是生命活动的最后阶段。

主要特点:该阶段脑干以上的神经中枢功能处于抑制或丧失状态,脑干功能依然存在;循环系统功能衰竭;呼吸系统功能进行性减退;代谢障碍;感觉消失。主要临床表现:意识模糊或丧失、各种反射减弱或消失、肌张力减弱或消失、心搏减弱、血压下降、呼吸微弱、出现潮式呼吸或间断呼吸、大小便失禁、视力下降等。

濒死期持续时间与个体状况和死亡原因相关。猝死病人可直接进入临床死亡期;老年病人及体质瘦弱者濒死期较短;青壮年、体质健壮、慢性病病人濒死期较长。此阶段为可逆阶段,若得到即时有效的救治,生命仍可复苏。

2.临床死亡期(clinical death stage) 又称躯体死亡期或个体死亡期,是临床上判断死亡的标准时期。

主要特点：中枢神经系统的抑制过程由大脑皮质扩散至皮质下部位，延髓处于深度抑制状态。主要临床表现：心跳和呼吸停止、瞳孔散大、各种反应均消失，但组织中细胞仍有短暂而微弱的活动。

此阶段时续时间为5～6min，机体内由于稍存少量氧，还能保持最低的生活状态，如果使用人工呼吸机、心脏按压、心脏起搏器等急救措施，生命尚有复苏的可能，如溺水、触电等。此阶段如在低温或耗氧量低的条件下，可延长至1h或更长。

3. 生物学死亡期（biological death stage） 又称全脑死亡期或细胞死亡期，全身器官、组织、细胞生命活动停止，是死亡的最后阶段。

主要特点：从大脑皮质开始，中枢神经系统、机体各器官的新陈代谢相继停止。此阶段为不可逆阶段，机体不能复活。随着此期进展，相继出现一系列早期尸体现象如尸冷、尸斑、尸僵等和晚期尸体现象如尸体腐败等。

尸冷（algor mortis） 又称尸体冷却，由于病人死后新陈代谢停止，体内产热停止而散热持续，使尸体温度降低，直至接近或略低于外界温度。尸冷速度的快慢，受尸体各种因素及外界环境因素的影响。普通成年人的尸体，经24h左右，尸温降至与环境温度接近。

尸斑（livor mortis） 指由于死后血液循环停止，心血管内的血液缺乏动力而沿着血管网坠积于尸体低下部位，透过皮肤呈现暗红色到暗紫色的条纹或片状斑痕。一般于死亡后2～4h出现，经12～14h发展至高峰，24～36h固定下来不再转移，一直持续到尸体腐败。

尸僵（rigor mortis） 是指尸体肌肉逐渐强直、坚硬，并伴有轻度收缩、关节固定现象。通常尸僵在死后1～3h出现，经4～6h扩散到全身，尸僵经24～48h或者更长时间后开始缓解，经3～7d完全缓解。

尸体腐败（postmortem decomposition） 是指死后组织蛋白质在腐败细菌的作用下发生分解的过程，是最常见的晚期尸体现象。通常在死后24h开始出现。其腐败最早出现的征象是腹部膨胀。尸体腐败常见表现为尸臭、尸绿。

（三）死亡的标准

1. 传统的死亡标准

临床上，当病人心跳、呼吸停止，瞳孔散大，所有反射均消失，心电波平直，即可宣布死亡。它以心跳和呼吸停止为标志来定义生命活动的终止。但在现代医学科学技术迅速发展的今天，使用呼吸器、心脏起搏器和其他抢救设备，可以在脑功能完全丧失的情况下维持心肺功能，生命仍在继续。因此，现代医学提出了以"脑死亡"作为判断死亡的标准。

2. 脑死亡标准

从1959年对脑死亡研究开始至今，关于脑死亡的定义有30余种，但目前仍以美国哈佛医学院死亡意义审查特别委员会拟定的"哈佛脑死亡"标准为公认标准。

（1）不可逆的深度昏迷，无感受性与反应性 即对刺激，包括最疼痛的刺激毫无反应。

（2）无自发性呼吸 观察至少1h，自发呼吸停止。

（3）无反射 包括瞳孔散大、对光反射消失、转动病人头部或向其耳内灌注冰水均无眼球反应运动、无眨眼运动、无角膜反射、无吞咽、无咀嚼、无发声、无咽反射、无腱反射。

(4)平线脑电图 脑电图检查包括5mV/min,对掐、挟或声音无反应,记录至少10min。

以上四条标准同时具备,且在24h内重复检测一次,同时排除低温(32.2℃以下)以及中枢神经抑制剂如巴比妥酸类中毒等情况的影响,脑死亡结果才有意义。

二、临终关怀

临终关怀的出现体现了人道主义精神,是社会发展的需求和人类文明的标志。临终关怀以整体概念为基础,贯穿于生命末端全程,是由健康专业人员和非专业人员共同提供的立体卫生服务项目。

(一)临终关怀的概念

临终关怀(hospice care) 是一种特殊的卫生保健服务,指由多学科、多方面的准业人员组成的临终关怀团队,对当前医疗条件下尚无治愈希望的临终病人(一般生存时间6个月或更少)及其家属提供全面的舒缓疗护,以使临终病人缓解极端的病痛,维护临终病人的尊严,使其舒适安宁地度过人生最后阶段。

临终关怀概念内涵:

(1)是一种特殊的卫生保健服务项目 关怀对象为当前医疗条件下尚无治愈希望的病人及其家属,关怀目的在于缓解病人身心痛苦,帮助其安宁度过有限的生存期,同时对于居丧期死者家属提供情感、心理支持。

(2)是一种舒缓疗护的机构与组织形式 临终关怀一般有临终关怀院、病房型、社区型、家庭型等多种形式。实施者一般由医生、护士、心理学者、社会工作者、神职人员等构成。

(3)是一种新型边缘性交叉学科 临终关怀内容涉及社会学、心理学、伦理学、护理学、医学等。这些多方位的学科与临终关怀交叉整合形成了临终关怀学。

(二)临终关怀的意义

1. 体现社会文明进步 临终关怀反映了人类文明的时代水平。现代家庭的特点是规模逐步缩小,夫妻两人与一两个子女的核心家庭普遍存在,病人临终之际的生命活动、家庭活动及社会活动处于一种紊乱状态,临终关怀团队可以使临终病人在有序的过程中安然度过最后阶段,死者家属也得以稳定地度过居丧期。

2. 彰显人道主义真谛 从伦理学角度来看,临终关怀真正体现了人道主义精神,它是一项慈善事业,同时也是一项伦理道德品质极高的事业。医护人员、心理学者、社会学者等作为具体的实施者,充分体现了其人道主义精神与高尚的职业道德。

3. 符合人类追求高品质生命质量的客观要求 随着人类社会的进步,人们对生活质量及死亡质量提出了更高的要求,通过临终关怀,提供生理上的照护与心理上的支持,以便使病人能够安详、宁静地走完人生最后的旅途。

4. 有利于完善医疗服务体系 目前我国的医疗卫生服务体系在满足病人及其家属的需求上还存在着诸多缺陷,因此临终关怀对满足我国老龄化社会、计划生育政策等需求有着重要的意义,是对于现行医疗卫生服务体系的完善与补充。

(三)临终关怀的发展

1. 国外临终关怀的发展历史

(1) 古代西方临终关怀 最早的临终护理可以追溯到公元中世纪,临终关怀多隶属于宗教团体,是一种慈善服务机构。当时的教堂或修道院的神甫、修女处于宗教的旨意给予那些伤病严重、濒死的病人以照护,使其舒适地死去并给予妥善的安置。

(2) 西方现代临终关怀 现代临终关怀的建立是以桑德斯博士及其1967年7月创办的圣克里斯多弗临终关怀院为标志。

(3) 国外临终关怀现状

1) 美国临终关怀现状:美国从1973年起就开始重视临终关怀。1978年全国统一的国家临终关怀组织(National Hospice Organization)成立,它为一非盈利机构,旨在改善和维持临终病人的生命质量。1980年10月,临终关怀已纳入医疗保险法案,这样在经费上得到了保障,从而使美国临终关怀事业得到迅速的发展。目前美国的临终关怀机构已达1800多所,每年有14万余病人接受临终关怀。

2) 加拿大临终关怀现状:1975年,加拿大创办了第一个临终关怀院——加拿大皇家维多利亚临终关怀院。目前加拿大不同的临终关怀机构已发展到116个。

3) 日本临终关怀现状:从1987年开始,日本已建立临终关怀机构8个,研究机构5个,每年有大量的临终病人得到临终关怀的照护。

2. 国内临终关怀的发展历史

(1) 中国古代临终关怀:因儒、道、释家思想的影响,中国古代临终关怀都有其各自关于临终关怀的思想特征。早在两千多年前春秋战国时期人们已经开始对老者、濒死者予以关怀照顾。

(2) 中国现代临终关怀现状

1) 1988年7月,天津医科大学成立了"天津医科大学临终关怀研究中心",成为我国第一个临终关怀专门的研究机构。

2) 1988年10月,上海创办了中国第一所临终关怀医院——南汇医院。

3) 1987年香港善终服务会创立,该服务会积极推行善终服务活动,包括宣传教育、开设电话咨询、招募与训练义工参与服务、协助当地医疗机构建立善终服务机构等。

4) 台湾临终关怀以实践起步,比较著名的临终关怀机构有马偕医院安宁病房、忠孝医院临终关怀服务项目。

(四)临终关怀的基本原则

1. 舒缓治疗与护理的原则 当病人处于不可逆转的生命终末期时,不再以延长生命时间为主,过分的强调治疗已失去了意义。在此阶段提供缓和性的治疗与护理,让病人疼痛等临床症状得以减缓与改善,获得舒适与安宁的临终状态。

2. 全方位照顾的原则 全方位的照顾包括临终病人生理、心理、社会方面的全面照顾;临终病人家属情感上及心理上的支持与劝慰;临终病人死亡后,死者与死者家属的照顾。

3. 适度治疗的原则 在对于临终病人进行症状控制时,尽量保存生命或延长生命时间,解除其临终阶段的身心痛苦,尽可能使其度过无痛苦的死亡状态。

4. 伦理关怀的原则　为临终病人提供更多的关爱与理解,尽量满足其合理需求,尊重其人格尊严与权力。

5. 社会化原则　临终关怀体现了当今社会的文明,同时也是一项社会化的服务项目,需要全社会的参与与支持。大力进行临终关怀知识普及,加大全社会对于临终关怀事业的理解与支持,同时因地制宜,结合本土实际,在社会范围内开展临终关怀工作。

(五)临终关怀的理念及其形式

1. 临终关怀的理念

(1)以照料为中心的理念　临终关怀从对疾病的治愈转向对症状的照料为主。处于疾病末期的病人,治疗效果已不明显,此时对于这些病人不是通过积极的治疗来治愈疾病,而是提供姑息性治疗、全身心的照料等来缓解疾病带来的痛苦,同时给予心理上的支持,使其安宁地度过人生最后阶段。

(2)维护病人的尊严与权力的理念　临终病人在有限的生存时间内,应给予其照护与关怀,维护病人的尊严与权力,在临终关怀中保留病人原有的生活方式、价值取向、隐私权等;尽可能地满足病人及其家属的合理要求。维护病人的尊严与尊重病人的权力成为临终关怀的宗旨。

(3)提高病人生命质量的理念　临终关怀不以延长或缩短病人生命时间为目的,而是以提高其生命质量为理念。在临终阶段利用各项治疗或护理措施减缓病人生理上的疼痛,同时满足病人心理上的需求,使病人在临终阶段处于一种安适、关怀的状态。

(4)提供全面性照护的理念　临终病人在临终阶段仍是生理、心理、社会统一的整体,对于病人要实施全程、全方位的照护;同时对于临终病人的家属提供必要的居丧服务。

(5)提供死亡教育的观念　死亡是人生必经的阶段,但对死亡的恐惧会给临终病人和家属带来精神上的负担。临终关怀强调把健康教育与死亡教育结合起来,在增强健康意识的同时,教育病人将生命的质量与生命的价值统一起来,以祥和的心态走完人生最后的旅途。

2. 临终关怀的形式

(1)独立临终关怀院(Free Standing Hospice)　不隶属于任何医疗护理或其他医疗保健服务机构的临终关怀基地。独立临终关怀院承担的项目包括"住院临终关怀服务"、"日间临终关怀服务"、"家庭临终关怀服务"等。其规模多为中小型,一般在 30~50 张床位,最多不超过 100 张。病房布置多体现"家庭化"、"规格多样化"、"附设多样化"(如活动室、家庭式小花园、小教堂等)。

(2)附设临终关怀机构(Institution Based Hospice)　又称"机构内设的临终关怀项目",属于非独立性临终关怀机构,是在医院、护理院、养老院、社区保健站、家庭卫生保健服务中心等机构内设置的"临终关怀病区"、"临终关怀病房"、"临终关怀病床"或"附属临终关怀院"。该形式的临终关怀投资少且卫生资源可以得到充分利用,是我国最常见的临终关怀机构。

(3)家庭型临终关怀　又称居家照护,指住在自己家中,由病人家属提供最基本的日常照护,并由临终关怀机构常规地提供病人和家属所需要的各种临终关怀服务。

第二节 临终病人和家属护理

临终护理以尊重生命、尊重病人的尊严与权力为宗旨,为临终病人提供全程、全方位的照护;同时给予病人家属情感上的支持与心理上的抚慰,在整个过程中也彰显了护理人员高尚的人道主义精神与崇高的职业道德。

一、临终病人的护理

(一)临终病人生理反应及护理

1. 临终病人生理反应

(1)肌张力减退　表现为吞咽困难、大小便失禁或便秘、无法维持舒适体位、周身瘫痪、不能进行自主躯体活动,病人出现希氏面容(面部呈铅灰色、眼球内陷、双眼半睁半滞、下颌下垂、嘴微张)。

(2)消化功能减退　表现为胃肠道蠕动减弱,病人常感到气体积聚于胃肠,腹胀、恶心、呕吐、食欲不振、便秘或腹泻等。

(3)循环衰竭　表现为皮肤苍白湿冷,以肢端、耳鼻较为明显,即所谓的"手足厥冷",皮肤可出现斑点,口唇指甲呈灰白或青紫色,大量出汗,脉搏快而微弱、不规则,血压下降,心音低弱,若病人有留置导尿管,可发现尿液颜色改变或尿量减少。

(4)呼吸衰竭　表现为呼吸困难,呼吸频率变快或变慢,呼吸深度变深或变浅,呼吸带有鼾声、痰鸣音或鼻翼煽动,出现潮式呼吸、张口呼吸、叹息样呼吸等,最终出现呼吸停止。

(5)感知觉、意识改变　表现为视觉逐渐减退,开始时只能看到近物,到最后只存光感或完全消失;眼睑干燥,分泌物增多;听觉逐渐消失,但听觉的消失多为人体最后消失的一个感觉。意识改变表现为嗜睡、意识模糊、木僵状态、昏睡或昏迷。

(6)疼痛　表现为烦躁不安、血压与心率改变、瞳孔散大、不寻常的姿势、疼痛面容(五官扭曲、眉头紧锁、眼睛睁大或紧闭、神情呆滞、咬牙等)。

(7)临近死亡的体征　表现为各种反射逐渐消失;肌张力减弱、消失;呼吸急促、出现潮式呼吸等;脉搏快而微弱;血压下降;皮肤湿冷。一般先停止呼吸,随后心跳停止。

2. 护理措施

(1)促进临终病人舒适

1)保持环境舒适:病室安静,温度、湿度适宜;病人由于视力听力下降,白天环境应尽量光线明亮适宜、说话清楚;同时因病人排便的改变,注意房间空气流通、清洁、无异味。

2)加强皮肤护理,预防压疮发生:协助病人保持舒适体位、勤翻身;出汗过多的病人给予经常擦身或沐浴、更换衣被;大小便失禁者,注意会阴部及肛周皮肤清洁、干燥。整个床单位保持清洁、干燥、平整。

3)加强口腔护理:在晨起、餐后、睡前协助病人保持口腔清洁;有溃疡或真菌感染者给予相应药物处理;口唇干裂者适量喂食温水、涂擦润唇膏等。

4)减轻病人疼痛:疼痛为多数临终病人共同面临的严重症状,有调查显示,87%晚期肿瘤病人和66%疾病末期病人主诉疼痛。疼痛不仅影响病人睡眠、饮食与活动,还可使病人及家属产生失望感。护理人员需要观察疼痛的性质、部位、程度与持续时间,帮助病人选择合适的镇痛方式。缓解疼痛的最基本方式是药物治疗,可采用WHO推荐的三阶梯止痛法,注意药物用量、使用时间、给药方式及用药后反应。同时也可使用非药物止痛法,如放松术、音乐疗法、生物反馈法、外周神经阻滞、针灸方式等。无论采用任何方式,护理人员都应在实施过程中采取同情、关怀、鼓励的方式消除病人对于疼痛的恐惧心态,提高疼痛的阈值。

(2)改善病人营养状况

1)增进食欲:护理人员向病人及家属解释食欲下降、恶心呕吐的原因,使其减少焦虑。注意病人的饮食习惯,尽量提供色、香、味适中的饮食,增进食欲,同时提供良好的进餐环境。呕吐剧烈的病人可遵医嘱给予止吐剂。

2)加强营养:注意监测病人营养状况及电解质指标,一般给予高蛋白、高热量、含水量及纤维素含量较高的饮食。进食困难的病人可给予半流质或流质饮食,利于其吞咽。对于不能经口进食的病人可采用鼻饲或完全胃肠外营养(TPN),保持病人营养的供给。

(3)改善病人循环功能

1)密切观察病人生命体征(体温、脉搏、血压、呼吸)及末梢循环状况(皮肤色泽、温湿度)、尿量变化状况。保证急救物品完好,以利于随时抢救。

2)注意保暖:病人四肢冰冷时,注意保暖、提高室内温度,必要时可使用热水袋或电热毯等,在实施过程中注意防止烫伤。

(4)改善病人呼吸功能

1)保持室内空气流通,定时通风换气。

2)调整体位:意识清醒者可取半坐卧位或抬高头肩部,扩大胸腔容量,改善呼吸困难。昏迷者可采取侧卧位或仰卧位头偏向一侧,以利于呼吸道分泌物引流,防止窒息及肺部并发症。

3)视呼吸困难程度给予不同流量吸氧,减轻缺氧状态。

4)保持呼吸道通畅:拍背协助病人排痰,也可使用雾化吸入稀释痰液利于痰液排出。必要时床旁备有吸引器,及时清除口腔分泌物及痰液,保持呼吸道通畅。

(5)减轻感知觉改变的影响

1)保持室内安静、明亮,避免病人由于视力下降产生恐惧心理,增加其安全感。

2)加强眼部护理:病人眼部有分泌物时,可使用湿纱布拭去眼周分泌物;若分泌物结痂黏着,可用纱布或棉球浸生理盐水湿敷,直至结痂变软,再轻轻拭去。若病人眼睑不能闭合,可使用刺激性小的眼膏,如金霉素眼膏或凡士林纱布覆盖双眼,以保护角膜,防止角膜干燥发生溃疡或结膜炎。

3)护理人员与病人交谈时语言要清晰柔和,同时配合抚触病人,以减少病人临终前的恐惧、孤独感,使其获得安全感。

(二)临终病人心理反应及护理

1.临终病人心理反应

当个体面临无法避免的死亡时,会产生复杂的心理反应与行为改变。美籍心理学家库伯勒·罗斯(Kubler·Ross)从1964年开始通过百位临床案例观察,在其1969年所著的《论死亡与濒死》(<On Death and Dying>)中将临终病人的心理过程概念化为5个阶段:否认期、愤怒期、协商期、忧郁期和接纳期。

(1) 否认期(denial) 多数病人在得知自己患有不治之症时，最初的反应多为震惊与否认。表现为当面临诊断报告时，极力否认该诊断，不听取他人对于疾病的任何解释，四处求医希望该诊断错误，即便经过复查证明最初诊断，仍希望找到其他有力的证据来否定最初诊断。出现该心理与行为的反应是因为个体面临威胁到个人安全的境遇时，一种自我屏蔽与保护的机制，该反应可暂时缓解内心痛苦与压迫的程度。这一缓冲阶段一般较为短暂，随着时间的推移，此种心态渐渐削弱，缓慢发展到下一阶段；也有病人会出现间断否认，直至不再否认；只有极少数病人持一直否认态度。

(2) 愤怒期(anger) 当诊断一次次被证明，临终病人无法将否认态度继续下去时，取而代之的心理反应往往是怨恨、嫉妒甚至是暴怒。表现为怨天尤人，想不通为什么是自己而不是其他人得了这种绝症，继而常常将这种情绪迁怒于家人或医护人员，无缘无故地摔打东西、抱怨他人不够关心自己、医护治疗不满意，甚至无端指责辱骂他人。此种反应的原因是当个体感到无法获得自己希望的结果时，即临终病人无法获得生命时，便开始转变为对于生命的怨恨与嫉妒。医护人员可能很难与这一阶段的病人沟通，此期应尽可能满足病人适当的需求，以使病人在情绪上渐趋于缓和。

(3) 协议期(bargaining) 此阶段也可称作"讨价还价期"，病人当意识到任何的迁怒都无济于事时，便慢慢开始接受现实。表现为与上帝、神佛进行讨价还价，通过做善事、积极配合治疗、做出种种承诺来乞求绝症能够自愈消失，他们变得和善而合作。此种反应主要是个体生命的本能与生存欲望的体现，继而个体心理希望延缓死亡或免受死亡的痛苦。该阶段时间较短且不如前两个阶段表现明显。

(4) 忧郁期(depressing) 随着疾病的发展，临终病人躯体趋于虚弱，他们所有的对于死亡事实产生的情感反应(否认、愤怒、讨价还价等)会被失落感慢慢取代。表现为对周围的事物淡漠、话语减少、反应迟钝、对以往感兴趣的事物不再有兴趣，情绪上产生极度的悲哀、绝望感，希望朋友、家人在身边照顾。此阶段行为以及情绪上的反应是个体实现安详宁静死去必经阶段，他们此时正在从先前对于死亡的逃避和厌恶，再到对于死亡开始接纳，这对于临终病人逐步面对死亡是有益的。本案中的李某处于此期的心理反应过程。

(5) 接纳期(acceptance) 按照弗洛伊德"死亡本能"说，接纳死亡这一现象存在于个体的生命活动中。经历了上述4个阶段后，每况愈下的躯体状况使病人开始接受死亡即将到来的现实，对于死亡他们已有所准备。临床表现为情绪平静坦然，喜欢独处，喜欢休息和睡眠，希望自己能够悄悄地离开这个世界。该阶段接纳的行为并不是个体无助的体现，接纳死亡是个体心理发展过程的最后一次自我超越，是个体生命阶段的成长。

临终病人心理发展存在较大个体差异性，并不是所有病人都存在以上5个阶段，即使5种心理表现都存在，其表现的顺序也有所不同；同时临终病人的性别、年龄、个性、文化风俗的差异等也会引起心理反应的不同表现。针对临终病人的心理反应，护理人员应根据不同的客观与主观因素选择合适的心理抚慰方式，以使临终病人安详地度过人生的最后阶段。

2. 护理措施

(1) 否认期

1) 选择合适的方式告知病人病情发展状况：告知病情时留有余地，让病人有一逐步接受现实的机会;告知病情可分次告知,在告知的同时给予病人希望与支持,不得欺骗病人,以免损害病人对于医护人员的信任。

2)以真诚的态度对待病人:怀有真诚、忠实的态度,不轻易揭露病人防御机制,坦诚回答病人的询问,注意与其他医护人员及家人口径一致。

3)与病人沟通:根据病人对病情的认知程度,耐心倾听病人的诉说,注意非言语交流,在沟通中满足病人心理需求,减轻其孤独感;同时实施人生观、死亡观的教育,以利于病人逐步接受事实。

(2)愤怒期

1)倾听与接纳病人:对临终病人的愤怒表现,护理人员应将其看做是正常的适应性反应,不因病人无缘无故地发脾气,而对其失去耐心,产生回避或抵触情绪,护理人员应多倾听病人内心所表达的愤怒与不快,充分理解病人面对死亡的痛苦与不安,并加以疏导安抚。

2)密切观察病人情绪变化:防止过激行为的产生,必要时可遵医嘱给予小剂量的地西泮,镇定病人情绪。

3)与病人家属沟通:促进家属对于病人的理解与宽容。

(3)协议期

1)关心指导病人:针对该期病人具有协商合作的特点,护理人员应积极主动关心指导病人,加强护理措施的实施,加强营养的摄入,预防感染以及压疮的发生。

2)加强沟通:多与病人沟通,了解需求,尽量满足病人的心理要求,使其能够积极主动地配合治疗,减轻痛苦,控制症状。

3)鼓励病人表达内心:此期病人的协议表现较前两期不大明显,护理人员不易觉察。在与病人的交流中,鼓励病人说出内心感受,尊重病人信仰,减轻其内心压力。

(4)忧郁期

1)鼓励病人:此期病人非常痛苦,护理人员重点在于鼓励与支持,增加其希望感,允许病人情感的发泄,如悲伤、流泪。

2)精神支持:护理人员可通过环境的布置、饮食调配,应用语言或非语言方法尽量带给病人温暖,允许亲朋好友前来探视、照顾,尽量让家人陪伴左右,预防病人自杀倾向的出现。

3)加强基础护理:保持病人处于舒适状态。

(5)接纳期

1)提供照顾:保持病室明亮、安静、舒适,尽量让家属更多地陪伴与照顾病人。

2)尊重病人:与病人交谈时语气轻柔、清晰。尊重病人信仰,帮助了却未竟的心愿。

案例中的李某生理上处于疾病恶化阶段,心理上有强烈的失落感,并出现自杀倾向。护理人员应采取如下措施:①促进病人舒适。保持室内空气流通、温湿度适宜,视情况取半坐卧位,必要时遵医嘱给予吸氧。加强皮肤护理,定时翻身更换卧位,保持床单位整洁、干燥。遵医嘱给予镇痛药物的使用,以减轻疼痛提高生活质量,使其安详地度过人生最后阶段。②给予心理支持。对病人多些同情照顾,允许病人宣泄自我情绪,如悲伤、哭泣。尽量让病人家属,尤其在外地工作的女儿多加陪伴在病人身边,注意预防病人自杀倾向。

二、临终病人家属的护理

临终关怀包括临终病人及其家属的护理。在家属照顾临终病人期间会经历各种心理反应,同时对于临终病人经济和时间上的付出,都会对家属的生活、工作、学习等产生很大影响,了解与满足临终病人家属的需求,是医院实施人文关怀的良好切入点。

(一)临终病人家属心理反应

1.临终病人家属面临的压力

(1)生理与环境压力 一方面需要疗护病人,在经济上、时间上大量付出;另一方面因配合照顾需要调整自己的作息时间,给自己身体增加了负荷。

(2)心理性压力 病人临终过程会带给整个家庭情绪上的冲击,目击病人在疾病中的煎熬,面对无法避免的死亡结果,家属心理上产生极大的压力与焦虑性反应,经历预期性的哀伤反应:震惊、愤怒、爱恨交加与挫败感等。

(3)社会性压力 目前根据我国的国情,不能全面地为家庭提供足够的社会支持与支援。在面对临终病人的特殊需求时,家庭的沟通方式、角色结构等需要重新调整,此时非常需要社会提供支持系统来协助家庭获得社会性需求的满足,因此产生社会性压力。

(4)隔离性压力 随着病人病情的加剧,需要病人生理与心理上的照顾逐渐增加;同时在病人面临死亡却又未知确定时间的等待阶段中,家属需要空间解决矛盾心理与罪恶感。一系列的压力迫使家属与其他社会支持系统(如朋友、亲友等)产生隔离,产生孤独感。

2.临终病人家属心理特征

(1)悲痛忧伤 当病人家属得知亲人疾病已处于无法治疗的阶段时,面对不可更改的事实,会产生悲伤的心理反应,其外在表现形式:有的病人家属强忍悲伤不表露出来、有的则可能无法克制自己的悲伤情绪,在病人面前流露,从而加剧病人本身心理反应强度。

(2)委屈难过 当病人得知自己将面临死亡时,身边的家属成为他们发泄自己不良情绪的对象,将对于生命的怨恨、对于治疗的无望情绪,一并发泄于家属的身上,家属担心任何对抗的表现可能会加剧病人病情的恶化,因此为了照顾病人的情绪,使病人配合治疗,他们往往忍气吞声,常处于委屈难过之中。

(3)焦虑不安 家属正常的生活、工作秩序被打乱;多方位角色转变(如长兄如父等),都需要一一应对,病人家属有时难以应对,易产生焦虑与烦恼情绪。

(4)悲观失望 面对亲人在疾病边缘挣扎,治疗无能为力,同时自身精神、体力也渐渐耗竭等,可能导致病人家属对疾病的治疗产生悲观失望的心理,在照顾病人方面可能会失去耐心。

(二)临终病人家属的护理

1.满足家属照顾病人的需要 1986年,费尔斯特与霍克(Ferszt & Houch)提出了临终病人家属的七大需求:①了解病人的病情、照顾等相关问题的发展。②了解临终关怀医疗小组中哪些人会照顾病人。③能够参与病人的日常照顾。④得知病人受到临终关怀医疗小组良好照顾。⑤能够被关怀与支持。⑥了解病人死亡后相关事宜。⑦了解相关资源。如经济补助、社会资源、义工团体等。护理人员应视情况尽量满足临终病人的合理需要。

2.鼓励病人家属表达内心感受 护理人员应经常与家属沟通,建立良好关系,取得对方的信任。交谈时需在安静、隐私的环境中,倾听家属内心感受与疑惑,解释病人临终阶段的生理、心理改变等状况,取得家属的配合。

第十六章 临终护理

3. 指导病人家属对病人进行基本照护　护理人员可以与家属共同制定临终关怀计划，并使其能够积极地配合，这样家属在照护的过程中也可达到心理上的慰藉。同时指导、示范相关的护理措施，以满足家属对于照顾病人的需求。

4. 协助维持家庭完整性　可设置温馨式家庭病房，安排病人与家属共同进餐、户外散步、看电视等。保持家庭完整性，减少病人家属孤独感。

5. 满足病人家属生理、心理、社会需求　做好家属生活关怀，尽量解决实际困难，在沟通中帮助家属做好亲人离去的思想准备。

案例中李某的丈夫的外在行为表现可反映出其悲伤与焦虑的心理状态。护理人员可与其多沟通，以取得信任并建立良好关系。倾听其内心感受，及时提供疗护信息，鼓励家属参与到临终关怀的护理过程中，同时为病人及家属提供更多的接触机会，保持家庭的完整性。做好家属生活关怀，尽量帮助家属解决实际困难，在沟通中逐步让家属做好亲人离去的思想准备。

第三节　死亡后的护理

随着护理心理学多方位发展，病人死亡后不仅需要给予尸体护理，针对死者家属的情感支持与心理疏导也显得尤为重要。死亡后的护理包括死亡后的尸体护理和死者家属的护理。尸体护理（postmortem care）是临终病人实施护理的最后步骤，也是临终关怀的具体操作内容之一。尸体护理不仅是对死者的人格尊重，也是对死者家属最大的慰藉。

一、尸体护理

【目的】
1. 尸体清洁、保持良好尸体外观，易于辨识。
2. 尊重死者，安慰死者家属，减少哀痛。

【评估】
1. 病人疾病诊断、治疗、抢救过程、死亡原因、死亡时间，是否有传染病等。
2. 死者遗愿、民族及宗教信仰。
3. 尸体面容，身体清洁程度，体表有无伤口、引流管。
4. 死者家属对待死亡的心态及合作程度。

【计划】
1. 护士准备　着装整齐，洗手、戴口罩、手套；态度严肃认真。
2. 用物准备
(1) 屏风1架、擦洗用具1套。
(2) 治疗盘内　干净衣裤1套、尸单1条或尸袍1件、尸体识别卡3张、血管钳1把、剪刀1把、梳子1把、不脱脂棉球、绷带、松节油适量；有伤口及引流管者另备敷料、胶布；必要时另备隔离衣及手套等。
3. 病人准备　确认病人死亡；停止一切治疗及护理工作。
4. 环境准备　环境肃静，用屏风遮挡；劝慰丧亲者暂时离开。

【实施】

1. 操作步骤

操作步骤	要点
1. **填写各单** 死亡通知单2张、尸体识别卡3张	
2. **劝慰家属** 安慰家属并劝知其暂时离开病房	• 若家属不在,应立即通知其前来探视遗体
3. **备用物至床旁** 洗手、戴口罩,备齐用物携至床旁,采用屏风遮挡	• 备齐用物,减少多次进出病房引起家属不安 • 采用屏风遮挡,用以维护死者隐私,同时避免对同病房其他病人产生不良情绪影响
4. **撤治疗用物安置体位** 撤去各种仪器设备及导管,将病床放平,尸体仰卧,脱去衣物,头下置一软枕,双臂平放于身体两侧,大单遮盖尸体	• 撤治疗用物时,手法轻柔,体现对尸体的尊重 • 尸体仰卧可避免颜面部发生坠积性充血 • 头下垫一枕,可防止颜面部淤血变色
5. **清洁面部** 洗脸,闭合眼睑及口。如不能闭合眼睑者,可用毛巾湿敷或于上眼睑下垫少许不脱脂棉,使上眼睑下垂闭合;口不能闭合者,轻揉下颌或用绷带托住,如有义齿可代为装上,为死者梳理头发	• 眼、口闭合符合传统习俗,整洁面容对家属是一种心理安慰 • 装上义齿可避免脸型改变,使脸部稍显丰满
6. **填塞孔道** 用血管钳夹取不脱脂棉球填塞口、鼻、耳、肛门、阴道、造瘘口等孔道	• 以防液体外漏,棉球不可外露 • 若为传染病者,应用浸有1‰氯胺液的棉球填塞
7. **全身清洁** 用湿毛巾依次擦洗上肢、胸、腹、背、臀、下肢。用松节油擦洗胶布痕迹;有伤口者更换敷料;有引流管者拔出后缝合伤口或用蝶形胶布封闭包扎。穿上衣裤,系第一张识别卡于死者右手腕	• 保持尸体全身清洁、无渗液 • 系识别卡,易于识别 • 若为传染病病人,应用消毒液清洁尸体
8. **包裹尸体** 先用尸单上、下两角遮盖头部与脚部,再用左右两角将尸体包严,用绷带在胸部、腰部、踝部固定;也可将尸体放入尸袍中,拉上拉链,系第二张识别卡于尸体腰前尸单或尸袍上	• 若为传染病病人,应用一次性的尸单或尸袍,并装入不透水的袋子中,外面作传染标志
9. **转运尸体** 移尸体于平车上,盖上大单,送往太平间置于停尸屉内或由太平间来人接走尸体,系第三张识别卡于停尸屉外	
10. **床单位处理** 大单连同死者其他被服消毒清洁;清洁消毒床单位及用物	• 非传染病病人按一般出院病人方法处理;传染病病人按传染病病人终末消毒方法处理
11. **文书处理** 洗手后,在体温单上记录死亡时间;注销各种治疗及护理执行单,整理病历;按出院手续办理结账	• 完整的文书,具有法律证明作用
12. **遗物整理转交** 遗物转交于家属	• 若家属不在,需两人共同清点记录,护士长保存

2.注意事项

(1)由医生开出死亡通知,得到死者家属许可后,尽快进行尸体护理。

(2)尸体识别卡放置正确,便于识别尸体。

(3)维护死者隐私,不可暴露尸体,操作过程中严肃认真,尊重死者,满足家属合理要求。

(4)死者如为传染病,应用消毒液清洁尸体,孔道内应用浸有1‰氯胺溶液的棉球进行填塞;用一次性尸单或尸袍,并装入不透水的袋子中,外面作传染标志。

(5)床单位处理,非传染病病人按一般出院病人方法处理;传染病病人按传染病病人终末消毒处理。

【评价】

1.尸体整洁、外观良好、易于辨认。

2.操作规范,态度严肃认真,家属对尸体护理表示满意。

3.运用恰当、真诚的劝慰语言安慰死者家属。

表 16-1　尸体识别卡

姓名_____	住院号_____	年龄_____	性别_____
病室_____	床　号_____	籍贯_____	诊断_____
住址_____			
死亡时间_____年_____月_____日_____时_____分			
		护士签名_____	
			_____医院

二、丧亲者的护理

丧亲者(the bereaved)即死者家属,主要指失去直系亲属者(父母、配偶、子女)。失去亲人,是生活中强烈的应激事件,对于丧亲者来说悲伤是巨大的。这种悲伤的情绪对于丧亲者自身身心健康、工作生活乃至家庭的气氛都会产生很大的影响,因此如何做好死者家属的护理,尽量缩短其悲伤期,对于护理人员来说是十分必要的。

(一)丧亲者心理反应

丧亲者产生悲伤的心理反应为个体适应性过程。其悲伤表现有着一定的发展过程,国内外学者对此进行了深入的研究,并建立了相关的居丧悲伤心理发展理论,认为居丧者悲伤过程可经历以下几个阶段。

1.冲击与怀疑阶段　主要表现为拒绝接受亲人离去的事实,反应麻木,出现一些反常行为,感觉他人在同自己开玩笑,特别是对于猝死、意外死亡者家属。此期否定的行为表现是家属心理防御的一种外在表现形式,可以对自身心理产生缓冲的作用。

2.逐渐承认阶段　此期表现为逐渐承认死者已离去,出现对于医护人员不能挽留生命的愤怒、对自己的"无能为力"产生自责、感情空虚等。最为突出的表现便是哭泣。

3.恢复常态阶段　死者家属开始怀着悲伤的情绪处理后事,在亲友、朋友面前暂时使自己表现平静。

4.克服失落感阶段　家属可能因死者的离去产生孤独、压抑以及失去生存意义的想法,出现注意力难以集中、记忆力下降,他们设法克服空虚、孤独感,但常回忆过去美好的事物。

5.理想化阶段　此阶段家属可能会产生某些想象,他们会模仿已故亲人的某些习惯、品质,以此来安抚内心的自责感。

6.恢复阶段　死者家属一般在丧亲后6个月至一年左右的时间里,工作、生活、社交逐步恢复。他们时常回忆逝者,并永远怀念他。

(二)影响丧亲者的心理因素

1.家属与死者的亲密度　如果家属与死者的感情很亲密,悲伤感必然很强烈,其中配偶、子女的死亡对于丧亲者来说是最强烈的。

2.病人病程的长短　如果病人因意外突然猝死,家属无任何心理准备,打击剧烈,异常悲伤;如死亡适时到来,家属已有思想准备,悲伤程度会较轻。若死亡来临拖延,由于经济、心身耗竭等原因,家属可能会出现厌烦情绪的负面效应。

3.死者的年龄　死者因年长死亡,可能对于家属来说死者是寿终正寝,家属悲伤的程度较轻。若死者为青少年或青壮年,家属往往难以接受,表现为悲痛欲绝。

4.家属的年龄、文化程度　家属的年龄及其思想成熟度,会影响其看待死亡的态度与处理情感的方式。家属的教育程度较高者,能够很快面对死亡的现实,即使对于死者内心十分悲恸,大多能控制自己的情感,表现适度的悲伤。

5.家属的性格　性格较为外向的家属,其悲伤能够表达出来,利于悲伤的缓和;性格较为内向的家属,可能内心情感丰富,不轻易表达,悲伤的过程也可能较长。

6.支持系统　丧亲者的亲朋好友、单位组织、同事等能及时有效地提供相应的情感、社会支持,对于家属悲伤情感的调适是十分有利的。反之,家属悲伤过程则延长。

7.家属的个人信仰　个人信仰可以是正面或是负面的影响悲伤心理的产生。

(三)丧亲者的护理

1.做好尸体护理　在尸体护理过程中体现尊重与严肃,使死者家属心理获得欣慰。

2.情感宣泄与心理支持

(1)陪伴与倾听　家属接到死亡通知往往不知所措,护理人员最佳的方式就是陪伴在家属身边、抚慰与倾听家属情感的宣泄,以肢体的接触(如紧握家属双手、轻拍其后背等)促进家属情感的表达。

(2)鼓励哭泣　哭泣在此时是内心情感迫切需要表达出来的方式,对于缓解内心悲伤起着积极的作用,护理人员应促进家属将内心最悲痛的情感表达出来。

(3)协助愤怒及自责感的表达　对于治疗效果的失望与愤怒以及自身无能为力产生的自责感,护理人员应根据具体问题,合理解释,以防非理性想法与强烈内疚感的萌发。

(4)协助个人生活　给予相应的独立生活的指导与建议,但不宜在居丧期做出重大工作、学习上的决策及生活方式上的改变。

3.加强社会支持系统

(1)协助解决实际困难　深入了解家属实际困难,例如生活经济困难、遗产分配等问题,提供相应的社会支持系统解决实际问题。

(2)鼓励参加社会活动　根据家属的年龄、社会背景、性格特征、宗教信仰等,培养家属新的兴趣,融入社会活动中,在活动中促进自身悲伤的恢复。

(3)协助建立新的人际关系　协助家属对死者作出感情撤离,如寻找新的伴侣、组成新的家庭等,促进家属从以往的情感中走出。但要把握好时间、尊重家属个人的信仰与意见。

4.丧亲者随访　通过信件、电话、访视与家属保持联系,了解丧亲者悲伤症状与影响因素,以便及时给予心理辅导与社会支持。

本章小结

死亡是人生的必经阶段。死亡过程分为濒死期、临床死亡期、生物学死亡期。判断死亡的标准有传统标准与脑死亡标准两类,学生注意两者间的区别。

临终关怀是向临终病人及其家属提供生理、心理、社会等方面的完整性照顾,以控制病人症状,缓解其痛苦,保护其尊严,提高生存质量,使临终病人平静、安宁、有尊严地度过人生最后阶段,同时减轻临终病人家属的心理悲哀。

病人在临终阶段出现一系列生理性反应及心理性反应,临终病人躯体支持性护理与相应的心理护理,临终病人家属的心理支持是本章学习的难点内容,学习中注意结合案例具体分析。

在确认病人死亡,由医生开具死亡诊断书后,尽快进行尸体护理。注意在实施过程中怀有严肃认真的态度,尊重死者、抚慰死者家属,尽量减轻家属的悲哀感。

本章关键词:临终;死亡;脑死亡;临终关怀;尸体护理。

课后思考

1.解释临终、临终关怀、死亡、脑死亡概念。

2.判断死亡的标准是什么?死亡过程各分期的特点是什么?

3.尸体护理的操作重点是什么?

4.临终病人心理反应特点及护理要点有哪些?

5.临终病人家属的心理反应和护理要点有哪些?

6.案例分析:洪某,男性,68岁,肺癌晚期,抗癌效果不明显,病人情绪不稳定,经常生气,抱怨家属照顾不周,与家属争吵。请问该病人心理状态处于临终前的哪一个阶段?应采取哪些支持性的护理措施?

(张凤凤)

第十七章 医疗与护理文件记录

案例

许某,女,64岁。系"反复上腹痛伴胸闷半月余"于2011年3月29日9:00收住入院。入院诊断为"慢性胆囊结石、胆囊炎"。入院后完善各项检查,于2011年3月31日在全麻下行"胆囊切除术"。

问题:
1. 如何正确填写体温单。
2. 以上述病人为例,完成护理病历的书写。

本章学习目标

1. 掌握医疗和护理文件的记录原则、保管要求及病历排列要求。
2. 掌握体温单、医嘱单、护理记录单、病室报告的书写。
3. 了解医疗护理文件记录的意义。

医疗与护理文件是医务人员在医疗护理活动中形成的文字、符号、图表、影像等资料的总和,是医疗、护理活动的记录,是医院和病人的重要档案资料,也是医学教育、医学科研以及法律事务的重要资料。它客观、真实地记录着病人疾病发生、发展、治疗和转归的全过程。护理记录是护理人员对病人进行病情观察和实施护理措施的原始文字记载,是临床护理工作的重要组成部分。为了保证医疗护理文件的原始性、正确性和完整性,书写必须规范,并妥善保管。

第一节 医疗与护理文件记录的意义及原则

一、记录的意义

(一)提供信息

医疗与护理文件记录了病人的病情变化、诊断治疗和护理的全过程,医护人员通过阅读资料,可全面、及时、动态地了解病人的病情,从而保证诊疗、护理工作的连续性和完整性,加强医护间的合作与协调。同时也为病人再次入院诊断、治疗、护理等工作提供了重要依据。

(二)提供评价依据

完整的医疗护理文件是衡量医院医疗护理管理水平、服务质量和业务水平的主要依据。也是医护人员考核评定的重要参考资料。

(三)提供教学与科研资料

标准、完整的医疗护理文件是医学教学的最好教材,可以供学生进行个案分析与讨论。客观而全面的医疗护理文件为医学研究提供了原始资料。同时也为流行病学研究、传染病管理、疾病调查等提供了统计学方面的资料,是卫生机构制定施政方针的重要依据。

(四)提供法律依据

医疗护理文件是法律上的证明文件,是解决医疗纠纷、医疗事故、伤害案件定性的重要举证资料,也是医疗保险的理赔证据。

二、记录的原则

(一)及时

医疗护理文件记录必须及时,不得漏记。因抢救病人,未能及时书写记录时,当班医生和护士应在抢救 6h 内据实补记,并加以说明。

(二)准确

1. 记录的时间必须真实、明确,记录的内容应该为客观事实,尤其是病人的主诉和行为,应据实描述,避免主观臆断。

2. 一律使用阿拉伯数字书写日期和时间,采用 24 小时制记录,日期用公历年,时间用北京时间。

3. 各部分内容应按要求分别使用红、蓝墨水钢笔书写,文字工整,字迹清晰,语句通顺,保持表格整洁,不得涂改、剪贴和滥用简化字。

4. 如有书写错误时,用所书写的钢笔以双横线划在错误上,保留原记录清楚、可辨,需修改的在双横线上方书写,并注明修改时间,修改人签名。不得采用刮、粘、涂等方法掩盖或去除原来的字迹。

(三)简明扼要

记录内容应尽量简洁流畅、表述准确、重点突出、标点正确。书写应当使用中文和医学术语,通用的外文缩写和无正式中文译名的症状、体征、疾病名称等可以使用外文。避免笼统、含糊不清或过多修辞。

(四)完整

1. 填写完整　逐页、逐项填写,不留空白,签全名。
2. 保管完整　医疗护理文件不得丢失,不得随意拆散、外借、损坏。

第二节　医疗与护理文件的书写

一、体温单

体温单(temperature sheet)用于记录病人的体温、脉搏、呼吸、血压及其他重要情况,如出入院、手术、分娩、转科或死亡时间,大便、小便、出入量、体重、药物过敏等。病人住院期间,体温单排列在病案首页,以便医护人员查阅(见附1)。

(一)眉栏填写

1. 用蓝黑墨水或碳素墨水笔填写病人姓名、科别、病室、床号、住院号、日期、住院日数等项目。
2. 填写"日期"栏时,每页第一日应填写年、月、日,其余 6d 只写日,如在 6d 中遇到新的年度和月份开始,则应填写年、月、日或月、日。
3. "住院日数"从病人入院日起连续填写至出院日。
4. "手术(分娩)后日数"用红墨水钢笔填写,以手术(分娩)次日为第一日,连续填写至 14d。若在 14d 之内进行第二次手术,则将第一次手术日数的后面画一斜线,再填写"Ⅱ",第一次手术后日数作为分子,第二次手术后日数作为分母填写。

(二)40~42℃之间的记录

用红墨水钢笔在 40~42℃之间相应时间栏内纵行填写入院、转入、手术、分娩、出院、死亡等。除出院、手术、转入不写具体时间外,其余均应按 24h 制写出相应时间。

(三)体温、脉搏和呼吸的记录

1. 体温曲线的绘制

(1)体温符号　口温为蓝"•"、腋温为蓝"×"、肛温为蓝"○"。

(2)按实际测量度数,用蓝色笔绘制于体温单 35~42℃之间,相邻的温度用蓝线相连。

(3)特殊情况体温曲线的绘制

1)体温不升于 35℃处用蓝笔画一蓝"•",在蓝点处向下划箭头"↓",长度占两小格,并将蓝"•"与相邻的温度相连。

2)发热病人经物理降温处理 30min 后测量的体温,不论升高或降低,均绘制在降温处理前体温的同一纵格内,以红圈"○"示之,并以红虚线与物理降温前体温相连,下次测得的体温与降温前体温相连。

3)病人因请假等原因未测量体温,则在体温单 35℃对应横线下方用蓝墨水笔填写"外

第十七章 医疗与护理文件记录

出",前后两次体温不相连。

2.脉搏曲线的绘制

(1)脉搏符号 以红"•"表示,相邻脉搏以红线相连。

(2)脉搏与体温重叠时,先绘制体温符号,再用红笔在体温符号外划"○"。

(3)脉搏短绌时,心率以红"○"表示,相邻心率用红线相连,脉搏仍与脉搏相连,在脉搏与心率两曲线间划直线填满。

(4)使用心脏起搏器的病人,心率应以"H"表示,相邻心率用红线相连。

(5)心率大于180次/min的病人,其心率绘制于180次/min处。

3.呼吸的记录

呼吸以蓝"○"表示,相邻的呼吸用蓝线相连。如果体温单呼吸栏为表格形式,即用蓝墨水钢笔在体温单呼吸相应栏目内填写病人呼吸的次数,相邻两次上下错开。使用辅助呼吸装置的病人,呼吸应以"R"表示,相邻两次呼吸用蓝线相连。

(四)底栏的记录

底栏的内容包括血压、体重、尿量、大便次数、药物过敏、液体入量等,用蓝墨水钢笔填写,如有其他情况可在空的机动栏内填写。数据以阿拉伯数字记录,不写计量单位。

1.大便次数 每24h记录一次,记前一日的大便次数,如未解大便记"0";大便失禁和人造肛门以"*"表示,灌肠符号以"E"表示,灌肠后大便一次记为"1/E",自行排便一次,灌肠后又排便一次记为"1^1/E"。

2.尿量 以ml计算,记录前一日的总尿量。导尿以"C"表示,如留置导尿,需记尿量,画斜线表示,"C"为分母,尿量为分子。如24h内留置导尿1500ml,则表示为"1500/C"。

3.液体入量 以ml计算,记录前一日24h的总入量。

4.体重 以kg计算填写。一般新入院病人应记录体重,住院病人每周均需测量体重,记录于当天相应格内;危重病人等因病情不能测量体重时,用"卧床"表示。

5.血压 以mmHg计算填入。新入院病人要记录血压,住院病人每周至少记录血压一次。一日内连续测血压者,则上午写在前半格内,下午写在后半格内,术前血压写在前面,术后血压写在后面。

6.药物过敏 在相应日期栏内填写过敏反应的药物名称,并于每次更换体温单时转写。

二、医嘱单

医嘱(physician's order)是医生为病人拟订治疗、检查等计划的书面嘱咐,是护士执行治疗护理等工作的重要依据。目前,各医院医嘱的书写方法不尽一致,有的医院将医嘱直接写在医嘱单上(见附2、附3),有的医院将医嘱直接输入计算机,实行微机处理。

(一)医嘱的种类

1.长期医嘱(standing order) 指有效时间在24h以上,当医生注明停止时间后医嘱失效。如二级护理、低蛋白饮食、速尿20mg iv qd。

2.临时医嘱(stat order) 指有效时间在24h以内,一般只执行一次。有的是限定执行时间的临时医嘱,如会诊、手术、实验室及特殊检查等;有的是立即执行的临时医嘱如"st"医嘱,例如阿托品 0.5mg im st,需在 15min 内执行。

3. 备用医嘱(standby order)

(1)长期备用医嘱(prn)　指有效时间在24h以上,必要时使用,两次执行之间有时间间隔限制,由医生注明停止日期后方失效,如哌替啶 50mg q6h prn。

(2)临时备用医嘱(sos)　仅在12h内有效,病情需要时才执行,只用一次,过期未执行则自动失效,如地西泮 5mg po sos。

4. 特殊医嘱　写在临时医嘱单上。

(1)一天内需连续执行数次的医嘱,如测血压 qh×6。

(2)每天一次需连续执行数天的医嘱,如痰培养 qd×3d。

(二)医嘱的内容

(1)长期医嘱单　包括病人姓名、科别、住院号(或病案号)、床号、页码、起始日期和时间、长期医嘱内容、停止日期和时间、医师签名、执行时间、执行护士签名等。

(2)临时医嘱单　包括病人姓名、科别、住院号(或病案号)、床号、页码、医嘱开具时间(具体到分钟)、临时医嘱内容、医师签名、执行时间、执行护士签名等。

(三)医嘱的处理

1. 医嘱的处理原则

(1)先执行后转录　处理医嘱时,无论是长期医嘱或临时医嘱,应先执行,后转录至相应执行单上。

(2)先急后缓　处理医嘱较多时,应首先判断医嘱的轻重缓急,以便合理、及时地安排执行顺序。

(3)先临时后长期　需即刻执行的临时医嘱,应立即安排执行。

(4)医嘱执行者须在医嘱单上签全名。

2. 医嘱的处理方法

(1)长期医嘱　由医生直接写在长期医嘱单上或直接输入计算机长期医嘱模块内。护士应先将医嘱分别转录至各种长期治疗单或治疗卡上,核对无误后在核对者一栏内签全名。

(2)临时医嘱　由医生直接写在临时医嘱单上或直接输入计算机临时医嘱模块内。护士应先将医嘱分别转录到临时治疗单或治疗卡上,执行后在执行时间栏内填上执行时间,并在执行者一栏内签全名。

(3)备用医嘱　长期备用医嘱由医生写在长期医嘱单上,每次执行之后,在临时医嘱单上记录执行时间并签全名。临时备用医嘱由医生写在临时医嘱单上,执行后写上执行时间,并在签名栏内签全名;过期未执行,则由护士用红墨水钢笔在执行时间栏内写上"未用"并在签名栏内签全名。

(4)停止医嘱　医生在长期医嘱单上相应医嘱后写上停止日期、时间,在执行栏内签全名。之后,护士用蓝笔注销相应的注射卡、治疗单、饮食卡、大小药卡上的医嘱,同时注明停止日期和时间并签全名,然后在长期医嘱单停止医嘱的执行人栏内签全名。

(5)重整医嘱 当长期医嘱栏内调整项目较多时应重整医嘱。重整医嘱时,由医生进行,在原医嘱最后一行下面划一横线,线下写"重整医嘱",再将线上有效的长期医嘱,按原日期、时间排列顺序转录在线下。转录完毕需两人核对,无误后再填写重整者姓名。

(6)手术、分娩、转科医嘱 当病人手术、分娩或转科后,应在原医嘱最后一行下面划一横线,并在其下正中用蓝笔写"术后医嘱"、"分娩医嘱"、"转入医嘱"等,以示前面的医嘱作废,同时注销各执行单上原有的医嘱,写上新的医嘱。

3.注意事项

(1)医嘱必须经医生签全名后才有效 除非在抢救、手术过程中,一般情况下不执行口头医嘱。执行口头医嘱时,执行护士应先复诵一遍,双方确认无误后方可执行,并应及时补写医嘱。

(2)对有疑问的医嘱,必须核对清楚后方能执行。

(3)对已写在医嘱单上而又不需要执行的医嘱,不得贴盖、涂改,应由医生在该项目医嘱栏内用红笔写"取消",并在医嘱后用蓝墨水钢笔签全名。

(4)医嘱须由两名护士查对,应每班查对,每周总查对一次,并在查对登记本上记录查对者姓名和查对时间。

(5)凡需下一班执行的临时医嘱要交班,并在护士交班记录上注明。

三、护理病历

各医院护理病历的设计不尽相同,一般包括入院病人护理评估记录单、住院病人护理记录单、危重病人护理记录单等。

(一)入院护理评估记录单

入院护理评估记录单(admission assessment sheet)是用于对新入院病人进行初步的护理评估,以了解病人的身心状态(附4)。

1.记录内容 主要内容为病人的一般情况、护理评估、入院宣教等。

2.书写要求

(1)要在全面收集资料的基础上填写。

(2)用蓝墨水钢笔填写眉栏各项,包括病人姓名、性别、年龄、科别、床号、住院号。

(3)用蓝墨水钢笔逐项填写或在相应选项上打钩。最后签上全名。

(二)住院病人护理记录单

住院病人护理记录单(inpatient assessment sheet)是用于记录病人住院期间病情的动态变化以及因病情变化所采取的各种措施。根据病种、病情不同,住院病人护理记录单有所不同,分内科住院病人护理记录单(见附5)和外科住院病人护理记录单(附6)两种,但不论病种如何,一旦出现病危均使用危重病人护理记录单(附7)。ICU住院病人另有ICU护理记录单。

1.记录内容 各种记录单内容不一,但基本包括了生命体征、血氧饱和度、各种管道包括置管的名称及护理、病情变化及措施。

2.记录方法

(1)用蓝墨水钢笔填写眉栏各项,包括科室/病区、床号、姓名、住院号、诊断及页码。

(2)用蓝墨水钢笔及时准确地记录病人的体温、脉搏、呼吸、血压、血氧饱和度、管道情况、病情变化及措施等。如有其他状况可写在其他栏内。计量单位应写在标题栏内,记录栏内只填写数字。

(3)管道引流液量分别于12h和24h总结一次。

四、病室交班报告

病室交班报告(ward report,client's condition report)是值班护士对值班期间病室情况、病人病情动态及需要交代事宜书写的书面交班报告(见附8)。

(一)交班内容

1.各班原有病人数,出院、转出、死亡、入院、转入、手术、分娩、病危、病重等的人数,现有病人数。

2.出院、转出、死亡病人　说明离开时间,转出病人注明转往何科,死亡病人注明抢救过程及死亡时间。

3.新入院或转入病人　应报告入科时间和状态、病人主诉、主要症状和体征、主要治疗和护理措施及效果、需要重点观察项目及注意事项。

4.危重病人　报告生命体征、神志、病情动态、特殊抢救治疗和护理措施及其效果、主要清洁舒适护理实施情况。

5.手术后病人　报告术中情况(如施行何种麻醉、何种手术、手术经过、术中生命体征及出血等),回病室后情况,包括生命体征、切口有无渗血、各种引流管通畅及引流液情况、输血及输液、镇痛剂使用情况、需要重点观察项目及注意事项。

6.预手术、预检查和待行特殊治疗病人　报告将要进行治疗或检查项目、术前用药和准备情况、注意事项。

7.产妇　报告胎次、产程、分娩时间、分娩方式、会阴切口和恶露情况、何时自行排尿、新生儿性别及评分等。

上述各类病人还应报告其特殊心理状态及给予重点观察和支持的内容,晚夜班还应记录睡眠情况。

(二)书写顺序

1.用蓝墨水钢笔填写眉栏各项　病室、日期、时间、原有病人数、出院、转出、死亡、入院、转入、现有病人数、手术、分娩、病危、病重、外出、特护及一级护理人数等。

2.根据下列顺序按床号先后书写报告　先写离开病室的病人(出院、转出、死亡),再写进入病室的病人(入院、转入),最后写本班重点病人(手术、分娩、病危、病重及有异常情况的病人)。

(三)书写要求

1.必须认真负责,深入病室,在全面了解病人身心情况,掌握重点病情动态和治疗效果的基础上,于各班(白、晚、夜)下班之前完成。

2. 白班、夜班分别用蓝、红钢笔书写,不得涂改,书写者签全名。

3. 对新入院、转入、手术、分娩病人,在诊断的下方分别用红笔注明"新"、"转入"、"手术"、"分娩",危重病人用红笔标记"※"。

4. "交班报告"是值班护士用来交代有关事项的书面提示,要求简洁。

5. 每个病人情况记录之间应有空行隔开。

第三节 医疗与护理文件的管理

医疗护理文件是医院重要的档案资料,各医院必须按卫生行政部门规定的要求建立严格的病案管理制度,各级医护人员均需按照管理要求执行,无论是在病人住院期间还是出院后均应妥善管理。

一、保管要求

(一)各种医疗护理文件按规定放置

1. 病人住院期间,各种医疗护理文件由病区负责保管,记录和使用后必须放回病案柜。

2. 病人出院或死亡后,应将医疗护理文件按要求整理好,交由病案室保管,并按卫生行政管理部门所规定的保存期限保管。

(二)妥善保存

必须保持医疗护理文件的清洁、整齐、完整,防止污染、破损、拆散、丢失。

(三)申请复印病案的处理

当病人、家属、公安部门、保险部门申请复印有关病案资料时,凭有效证件经医疗机构出具同意证明后,按医疗护理文件复印规程办理。

二、病案的排列顺序

病案按规定顺序排列,使其规格化、标准化,便于管理和查阅。

(一)住院病人病案排列顺序

1. 体温单(按时间先后倒排)。

2. 医嘱单(长期医嘱单和临时医嘱单均按时间先后倒排)。

3. 入院记录。

4. 病史和体格检查单。

5. 病程记录(含查房记录、病情记录、会诊记录等)。

6. 各种知情同意协议书。

7. 各种检验和检查报告单。

8.护理记录单。

9.住院病历首页。

10.住院证。

11.门诊或急诊病历。

(二)出院(转科、死亡)病人病案排列顺序

1.住院病历首页。

2.住院证(死亡者加死亡报告单)。

3.出院或死亡记录。

4.入院病历及入院记录。

5.病史和体格检查单。

6.病程记录(含查房记录、病情记录、会诊记录等)。

7.各种检验和检查报告单。

8.护理记录单。

9.医嘱单(长期医嘱单和临时医嘱单均按时间先后顺排)。

10.体温单(按时间先后顺排)。

门诊病历交还病人及家属保管。

本章小结

医疗与护理文件统称为"病历"或"病案"。护理文件是病历的重要组成部分。虽然目前各地护理文件记录方法不尽相同,但护士应明白医疗与护理文件记录的重要性,掌握医疗护理文件记录的总原则,并学会正确记录各种医疗护理文件,尤其是体温单的绘制、医嘱单的执行与处理、护理记录单的书写,在记录与管理过程中做到认真、细致、负责、遵守专业技术规范。

本章关键词:护理文件;医疗文件;病历;病案。

课后思考

1.简述医疗和护理文件记录的重要意义。

2.医疗和护理文件的记录原则是什么?

3.长期备用医嘱和临时备用医嘱有何区别?

4.医嘱处理有哪些注意事项?

(吴利平)

附 录

附1 体温单

附2 长期医嘱单

第1页

姓名 <u>许圆圆</u>　　病区/科别 <u>普外</u>　　床号 <u>12</u>　　住院号 <u>1101669</u>

起始		医嘱内容	医师签名	核对者	停止医嘱				
日期	时间				日期	时间	医师签名	录入者	核对者
2011.3.29	9:00	普外科护理常规	吴冰	胡静静				李平	王东
	9:00	一级护理	吴冰	胡静静				李平	王东
	9:00	低盐低脂饮食	吴冰	胡静静				李平	王东
2011.3.29	9:00	测血压 Tid	吴冰	胡静静				李平	王东
2011.3.30	9:00	0.9%NaCl 500ml	吴冰	胡静静				李平	王东
	9:00	头孢哌酮 3.0ivgtt Bid	吴冰	胡静静				李平	王东
	9:00	5%GS 500ml	吴冰	胡静静	4.5	9:00	吴冰	李平	王东
	9:00	Vit C 3.0/ivgtt Qd	吴冰	胡静静				李平	王东
	9:00	Vit B_6 0.2	吴冰	胡静静				李平	王东

附3 临时医嘱单

第 1 页

姓名 <u>许圆圆</u>　科别 <u>普外</u>　入院日期 <u>2011.3.29</u>　床号 <u>12</u>　住院号 <u>1101669</u>

起始		医嘱内容	医师签名	执行时间	核对者
日期	时间				
2011.3.29	9:00	血 Rt	吴冰	9:30	胡静静
		尿 Rt	吴冰		
		大便 Rt+OB	吴冰		
		凝血象	吴冰		
		ECG	吴冰		
		生化全套	吴冰		
		肝胆 B 超	吴冰		
3.29	9:00	全胸片	吴冰	9:30	胡静静
3.29	15:15	0.9%NaCl 500ml	吴冰	15:20	胡静静
		头孢哌酮 3.0/ivgtt st	吴冰	15:20	胡静静
3.30	9:00	拟明日上午在全麻下行胆囊切除术	吴冰	9:30	胡静静

附4 入院护理评估记录单

姓名 <u>许圆圆</u> 性别 <u>女</u> 年龄 <u>60</u> 科别(病区) <u>三</u> 床号<u>12</u> 住院号<u>1101669</u>

一、一般资料

一般情况：职业<u>务农</u>　　文化程度<u>小学</u>　　婚姻状况：未婚　已婚√　离婚

联系人及电话：<u>李××(爱人)　139×××××21</u>

入院日期：<u>2011</u>年<u>3</u>月<u>29</u>日<u>09：00</u>时

入院方式：步行　轮椅　平车√　其他

入院诊断：<u>慢性胆囊炎胆囊结石</u>

二、护理评估

神　　志：清楚√　嗜睡　意识模糊　昏睡　浅昏迷　深昏迷　痴呆

语言能力：正常√　沟通障碍　失语

视　　力：正常√　视力模糊(左右)　失聪

口腔黏膜：完整√　破损　其他　　　　　　　　　　义齿：无√　有

皮　　肤：完整√　不完整(见压疮风险评估)

排　　尿：小便：正常√　失禁　尿频　血尿　蛋白尿　尿潴留　保留导尿　人工瘘管
　　　　　其他_____

排　　便：正常√　失禁　腹泻　便秘　便血　肠造瘘　其他_____

情绪状态：稳定　焦虑　紧张√　恐惧　其他_____

自理能力：完全自理　部分依赖√　完全依赖(见跌倒坠床风险评估单)

生活习惯：吸烟：否√　　是　　　　　　　　　饮酒：否√　是

饮食习惯：咸√　甜　辛辣　油腻　清淡　其他　　　,忌食

睡　　眠：正常　多梦　易醒√　每日睡眠<u>6</u>小时；药物辅助睡眠：无√　有

家庭状况：独居　与家人同住√　其他_____

住院经费：城市医保√　农村医保

既往史：高血压√　心脏病　糖尿病　脑血管病　手术史　精神病　其他_____

过敏史：无√　有：药物_____　食物_____　其他_____

疾病自我认识：完全认识　部分认识√　没有认识

交流情况：容易√　困难　语言障碍　失语　其他_____

家庭对其健康状况：忽视　正确对待√　过分关心

三、入院宣教

宣教：床位医生√　责任护士√　病房环境√　病房制度√　探视规定及时间√
　　　膳食安排√　心理疏导√　其他：

护士签名：<u>陈艳</u>

附5 内科住院病人护理记录单

科室/病区_____ 床号_____ 姓名_____ 住院号_____ 第　页
诊断_____

日期/时间	T℃	P次/min	R次/min	BPmmHg	SPO$_2$%	吸氧 L/min	静脉置管 名称	静脉置管 护理	其他	病情变化及措施

说明：
静脉置管：1中心静脉（a颈内，b锁骨下，c股静脉）；2外周；3PICC；4_____；

附6 外科住院病人护理记录单

科室/病区 <u>普外（三）</u>　　床号 <u>12</u>　　姓名 <u>许圆圆</u>　　住院号 <u>1101669</u>　　第 1 页
诊断 <u>慢性胆胆囊炎、囊结石</u>

日期/时间	T℃	P次/min	R次/min	BPmmHg	SPO₂%	伤口	静脉置管 名称	静脉置管 护理	管道 名称	管道 性状	管道 量ml	其他	病情变化及措施
3.29 16:00									2	淡黄	50		病人主诉腹胀，遵医嘱给予胃肠减压引流出淡黄色液体50ml，现病人暂无不适主诉。　　陈艳
3.30 07:00									2	黄绿	200		病人已完善相关检查，定于明日手术，皮肤准备已做，已通知禁食禁水，请各班做好术前准备。　　陈艳
3.31 09:00									2	黄绿	50		病人已接入手术室　　陈艳
12:10		74	19	166/99	98	干燥							病人今日上午在全麻下行胆囊切除术，手术顺利，妥善接好各引流管，输液进行中，穿刺处无红肿，外渗。　　王琳
13:00		78	17	177/99	98		1a	√					
14:00		69	18	170/95	99								王琳
15:00		71	19	150/90	99								
16:00		64	19	148/85	99								陈艳
4.1 07:00									2	淡黄	100		余娟

静脉置管：1中心静脉（a颈内，b锁骨下，c股静脉）；2外周，3PICC，4 ＿＿＿；
管道：1导尿管，2胃管，3T管，4伤口引流管，5胸引管，6气管插管，7气管切开，8 ＿＿＿；

附7 危重病人护理记录单

×××医院危重病人护理记录单

日期/时间	体温℃	心率次/分	呼吸次/分	血压mmHg	SPO2%	神志	瞳孔		吸痰/雾化	吸氧		伤口渗出	静脉置管	管道名称	治疗泵	入量(mL)		出量(mL)		晨间护理	晚间护理	护理指导	皮肤	体位	排泄护理	约束	通知医生	日期/时间	病情变化及护理措施
							大小(mm)左/右	反射左/右		方式	流量L/min		名称护理			用药/mL	其他mL	尿	其他mL										

附8 交班报告

日期：2011.4.13　病区　三

班次	原有	新入	出院	转出	转入	手术	分娩	病危	病重	死亡	现有	陪护
白班	22	1	2			1					19	
小夜班											19	
大夜班											19	

床号　姓名　诊断	白班	小夜班	大夜班
8床　吴丽刚 右输尿管Ca术后	此次治疗结束出院		
12床　许圆圆 慢性结石性胆囊炎 "新"	手术治愈出院		
34床　马雪丽 右大隐静脉瓣膜功能不全	病人于9:00慢诊入院，扶人病房，病人主诉右下肢胀痛，检查右下肢浮肿明显，生命体征正常，拟行手术修复。	病人已入睡，无特殊 不适主诉	病人夜间睡眠较好，无不适主诉
13床　李瑞瑞 慢性结石性胆囊炎 "手术"	病人今日10:00在全麻下行"胆囊切除术"，于12:10返回病房，病人清醒，生命体征平稳，引流通畅，输液进行中。	病人无不适主诉	病人夜间睡眠差，诉"胀"，继观察病情变化
签名　胡静静	签名　李梅	签名　王琳

第1页

中英文名词对照索引

A

安全(Safe),3

B

搬运法(handling method),38

半流质饮食(semi-liguid diets),153

半污染区(clean-contaminated area),68

膀胱冲洗(bladder irrigation),224

保护具(protective device),61

保留灌肠(retention enema),224

备用床(closed bed),17

背部按摩(back massage),106

被动卧位(passive lying position),41

被迫卧位(compelled lying position),41

鼻饲法(nasogastric gavage),205

便秘(constipation),55

标本(specimens),12

标准化病人(standardized patients,SP),8

标准预防(standard precaution),68

濒死期(agonal stage),351

冰槽(icetrough),187

冰袋、冰囊(ice bags),187

冰帽(ice caps),149

冰毯机(ice blanket machine),196

病历(medical record,case history),31

病情观察(clinical observation),3

病人指导者(patient instructor),8

病室交班报告(ward report,client's condition report),392

不规则热(irregular fever),152

不舒适(uncomforted),41

步态(gait),66

C

擦拭法(rubbing),76
采血术(blood sampling),261
长期医嘱(standing order),389
肠内营养泵(enteral nutrition pump),221
肠胀气(flatulence),47
晨间护理(morning care),20
成分输血(transfusion of blood components),318
弛张热(remittent fever),152
出院护理(discharge nursing),12
触诊(palpation),158
传播途径(models of transmission),70
床上擦浴(bed bath),44

D

大量不保留灌肠(large volume non-retention enema),224
导尿术(catheteriztion),46
等长练习(isometric exercise),146
等张练习(isotonic exercise),146
低胆固醇饮食(low cholesterol diet),210
低蛋白饮食(low protein diet),210
低效消毒剂(low-efficacy disinfectant),76
低血压(hypotension),36
低盐饮食(low salt diet),210
低脂肪饮食(lowfat diet),210
动脉注射(arterial injection),259
独立临终关怀院(Free Standing Hospice),375
多尿(polyuria),205

E

二尖瓣面容(mitral facies),348

F

发热反应(fever reaction),312
发育(development),134
发作性睡眠(narcolepsy),138
飞沫隔离(dropletisolation),96

非快速动眼睡眠(non rapid eye movement, NREM sleep),135
非无菌区(non-aseptic area),84
非无菌物品(non-aseptic supplies),84
分级护理(grading nursing),31
粪便标本采集(fecal specimencollection),342
粪便嵌塞(fecal impaction),142
服务标准(standards of care),11
附设临终关怀机构(Institution Based Hospice),375
腹泻(diarrhea),157

G

肝病面容(hepatic facies),348
感染链(infection chain),70
感染源(source of infection),70
高蛋白饮食(high protein diet),140
高热能饮食(high calorie diet),210
高膳食纤维饮食(high cellulose diet),210
高效消毒剂(high-efficacy disinfectant),76
高血压(hypertension),54
隔离(isolation),32
隔离衣(isolation gowns),99
关节活动范围(rage of motion, ROM),144
管饲饮食(tube feeding),216
灌肠法(enema),224
国际生命科学会(InternationalLife Science Institute, ILSI),207
国家临终关怀组织(National Hospice Organization),374
过敏试验(anaphylactic test),250
过敏性休克(anaphylactic shock),277

H

呼吸(respiration),19
护理实践标准(standards of nursing practice),1
护理学(nursing),1
化学加热袋(chemo warm up bags),200
化学制冷袋(chemo refrigeration bag),194
恢复健康(health restoration),1
昏迷(coma),42
昏迷指数(Glasgow coma scale, GCS),350
昏睡(sopor),349

J

肌内注射(intramuscular injection,IM),12
基本饮食(basic diets),209
基础护理学(fundamental nursing science),1
稽留热(continuous fever),152
急性病容(face of acute ill),348
急性肺水肿(acute pulmonary edema),312
继发效应(secondary effect),186
甲亢面容(hyperthyroidismfacies),348
间歇热(intermittent fever),152
减轻痛苦(sufferingrelief),2
检查、包装及灭菌区(inspection and packing sterilization area),103
交叉感染(cross infection),32
交叉配血试验(cross-matching test),294
胶体溶液(colloidal solution),295
接触隔离(contactisolation),95
浸泡法(immersion),76
经外周中心静脉置管输液法(Peripherally inserted Central Catheter,PICC),306
晶体溶液(crystalloid solution),295
静脉留置针(vein detained needle),12
静脉渗漏性损伤(vein-leakage injury),315
静脉输血(blood transfusion),12
静脉输液(intravenous infusion),3
静脉炎(phlebitis),309
静脉注射法(intravenous injection,IV),271

K

烤灯(hot lamps),60
客观结构化考试(objective structured clinical examination,OSCE),8
空气隔离(airborneisolation),96
空气栓塞(air embolism),298
口服给药法(oral administration),257
口腔护理(mouth care),1
叩击(percussion),172
叩诊(percussion),227
快波睡眠(fast wave sleep,FWS),135
快速动眼睡眠(rapid eye movement sleep,REM sleep),135

L

冷热疗法(cold and heat therapy),3
冷湿敷(cold moist compress),58
临床护理实践标准(standards of clinical nursing practice,SCNP),1
临床护理实践指南(clinical nursing practice guideline,CNPG),12
临床技能多站式考试(multiple station examination,MSE),8
临床死亡期(clinical death stage),371
临时医嘱(stat order),389
临终(dying),3
临终关怀(hospice),370
流质饮食(liguid diets),153
留置导尿管术(retention catheterization),224
轮椅运送(wheelchair transportation),35

M

麻醉床(anesthetic bed),17
脉搏(pulse),115
慢波睡眠(slow wave sleep,SWS),135
慢性病容(chronic disease face),348
美国谷物化学家协会(American Association of Cereal Chemists,AACC),207
美国护士协会(America Nurses Association,ANA),9
梦惊(night terrors),139
梦魇(nightmare),139
梦游(sleep walking),135
灭菌(sterilization),35
灭菌剂(sterilant),76

N

内源性感染(endogenous infection),68
尿闭(urodialysis),226
尿液标本采集(urine specimen collection),339
尿失禁(incontinence of urine),128
尿潴留(retention of urine),43
凝集原(agglutinogen),319

P

排便改道(bowel diversions),239
排便失禁(fecal incontinence),237

喷雾法(spraying),76

皮肤护理(skin care),28

皮内注射法(intracutaneous/endermic injection,ID),263

皮下注射法(hypodermic/subcutaneous injection,H),265

贫血面容(anemic facies),348

平车运送(flatcar transportation),31

破伤风抗毒素(tetanus antitoxin,TAT),250

铺床(bed making),1

普通饮食(general diets),209

Q

清洁(cleaning),3

清洁灌肠(cleansing enema),245

清洁区(clean area),94

去污区(decontamination area),103

全胃肠外营养(total parenteral nutrition,TPN),221

R

热能(energy),149

热湿敷(hot moist compress),58

热水袋(hot water bags),27

热水坐浴(hot site bath),58

人工辅助呼吸装置(artificial auxiliary breathing device),362

入院护理(admission nursing),3

入院护理评估记录单(admission assessment sheet),32

软质饮食(soft diets),209

S

丧亲者(the bereaved),370

膳食纤维(dietary fiber),157

少尿(oliguria),225

少渣饮食(low residue diet),210

深静脉血栓形成(venous thrombosis),142

肾病面容(nephrotic facies),348

生命体征(vital signs),4

生物学死亡期(biological death stage),372

尸斑(livor mortis),372

尸僵(rigor mortis),372

尸冷(algor mortis),372

尸体腐败（postmortem decomposition），372
尸体护理（postmortem care），370
失眠（insomnia），30
食欲（appetite），30
视觉模拟评分法（visual analogue scale，VAS），56
视诊（inspection），347
试验饮食（test diets），209
嗜睡（somnolence），136
手卫生（hand hygiene），68
舒适（comfort），3
舒适卧位（comfortable lying position），29
输液泵（infusion pump），12
输液微粒（infusion particle），294
数字评分法（numericalrating scale，NRS），56
睡眠（sleep），19
睡眠剥夺（sleep deprivation），138
睡眠过度（hypersonmnias），138
睡眠呼吸暂停（sleepapneas），138
死亡（death），3
速干手消毒剂（alcohol－based hand rub），83

T

痰标本（sputum specimencollection），331
疼痛（pain），30
体位（position），33
体位引流（postural drainage），173
体温（temperature），1
体温单（temperature sheet），32
体型（habitus），158
听诊（auscultation），27
瞳孔扩大（mydriasis），53
瞳孔缩小（myosis），350
头发护理（hair care），106

W

外科手消毒（surgical hand antisepsis），82
外源性感染（exogenous infection），68
晚间护理（evening care），106
危重病人（critical clients），32

卫生手消毒(antiseptic handrubbing),68
胃肠内营养(enter nutrition,EN),216
胃肠外营养(parenteral nutrition,PN),205
温水浸泡(warm soak),203
温水拭浴(tepid water sponge bath),187
文字描述评分法(werbaldescriptor scale,VDS),56
卧床病人更换床单法(change an occupied bed),17
卧位(lying position),21
污染区(contaminated area),68
无菌技术(aseptic technique),68
无菌区(aseptic area),68
无菌物品(aseptic supplies),68
无菌物品存放区(sterilized articles store area),103
无尿(anuria),226
无盐低钠饮食(non salt low sodium diet),210
雾化吸入法(inhalation),250

X

吸痰法(aspiration of sputum),148
洗手(handwashing),22
洗胃法(gastric lavage),355
消毒(disinfection),34
消毒供应中心(central sterile supply department,CSSD),68
小量不保留灌肠(small volume non-retention enema),224
心肺复苏术(cardiopulmonary resuscitation,CPR),355
休息(rest),4
嗅诊(smelling),347
血型(bloodgroup),226
血压(blood pressure),27
熏蒸法(fumigation),76
循环负荷过重(circulatory overload reaction),312

Y

压疮(pressure ulcer),12
氧气疗法(oxygenic therapy),148
药物疗法(medication),3
要素饮食(elemental diets),205
医院感染(nosocomial infection),3
医院饮食(hospital diets),205

医嘱(physician's order),13
遗尿(bedwetting),135
乙醇拭浴(alcohol sponge bath),149
易感宿主(susceptible host),70
意识(consciousness),7
意识模糊(confusion),349
意识障碍(disturbance ofconsciousness),349
饮食(diet),3
营养(nutrition),12
营养素(nutrient),206
优质护理服务(High-quality nursing service),1
语言反应(erbal response,V),350
预防疾病(disease prevention),2
运动反应(motor response,M),350

Z

暂空床(unoccupied bed),17
增进健康(health promotion),2
谵妄(phrenitis),60
睁眼反应(eye opening,E),350
直立性低血压(orthostatic hypotension),36
治疗饮食(therapeutic diets),209
中效消毒剂(moderate-efficacy disinfectant),209
主动卧位(active lying position),41
住院病人护理记录单(inpatient assessment sfeet),391
注射给药法(injection),259
注射原则(principles of injection),250
专业表现标准(standards of professional performance),11
姿势(posture),41
自身感染(autogenous infection),70
自体输血(autologous transfusion),294

参考文献

1. 李小寒,尚少梅.基础护理学.第4版.北京:人民卫生出版社,2006
2. 姜安丽.新编护理学基础.北京:人民卫生出版社,2006
3. 李小萍.基础护理学.第2版.北京:人民卫生出版社,2007
4. 章新琼.护理技术创新学习与指导.上海:第二军医大学出版社,2007
5. 吴姣鱼.护理学基础(案例版).北京:科学出版社,2010
6. 马玉萍.基础护理学.第4版.北京:人民卫生出版社,2009
7. 李晓松.护理学基础.第2版.北京:人民卫生出版社,2008
8. 刘腊梅,周兰姝.护理标准概念的界定及其在临床中的作用.护理研究,2007,21(6A):1421-1423.
9. 邱立,周兰姝.美国临床护理标准及其对我国建立临床护理标准的启示.护理研究,2006,20(12A):3192-3194.
10. 袁剑云,曾熙媛,李庆功,等.我国建立临床护理实践标准的意义.中华护理杂志,2001,36(1):5-9.
11. 吴涛,仝慧娟.客观结构化临床考试在本科护生临床综合能力评价中的应用.护理研究,2010,24(9A):2335-2337.
12. 王斌全,黄桦,商临萍,等.客观结构化临床考试在评价护理本科毕业生临床综合能力中的实践探索.护理研究,2008,22(1A):2-5.
13. 黄桦,王斌全,商临萍.客观结构化临床考试在护理教育中的应用进展.护理研究,2008,22(1A):31-34.
14. 饶学军.临床课应开展以问题为中心的学习.昆明医学院学报,2009,7(7):146-147.
15. 邓海燕,姚良悦,马蓉.PBL教学模式在护理教学中的应用探讨.护理研究,2008,22(1增刊):262-264.
16. 罗先武,姜小鹰.护理学基础技能教学中PBL模式的构建与应用效果评价.中华护理教育,2007,4(2):74-76.
17. 周作霞,卞加花,王芹,等.合作性学习在《护理学基础》实践教学中的应用研究.护理研究,2008,22(9B):2438-2439.
18. 池谨.合作性学习的原理与方法.中华女子学院学报,2008,20(1):116-120.
19. 常金兰,王颖,赵凤霞.情景模拟教学法在内外科护理教学中的应用.中国高等医学教育,2010,10:97-98.
20. 陈杰.以"情景再现真实、还课堂于学生"构筑基础护理教学新理念.医学与社会,

2009,22(7):66—67.
22. 陈佑清.反思学习:涵义、功能与过程.教育学术月刊,2010,5:5—9.
22. 中华人民共和国卫生部.医院实施优质护理服务工作标准(试行).2010
23. 中华人民共和国卫生部.住院患者基础护理服务项目.2010
24. 中华人民共和国卫生部.基础护理服务工作规范.2010
25. 中华人民共和国卫生部.常用临床护理技术服务规范.2010
26. 中华人民共和国卫生部,中国人民解放军总后勤部卫生部.临床护理实践指南(2011版).2011
27. 景钦华,安秋月.护理学基础.北京:清华大学出版社,2006
28. 殷磊.护理学基础.北京:人民卫生出版社,2000
29. 吕淑琴,尚少梅.护理学基础.北京:中国中医药出版社出版,2005
30. 范秀珍.护理学基础.北京:人民卫生出版社,2007
31. 王艾兰,夏立平.护理学导论和基础护理学.北京:人民卫生出版社,2008
32. 马如娅.护理基本理论与技术.北京:人民卫生出版社,2006
33. 李小萍.基础护理技术操作指导.北京:人民卫生出版社,2008
34. 徐小兰.护理学基础.北京:高等教育出版社,2004
35. 彭幼清.护理学导论.北京:人民卫生出版社,2004
36. 殷磊.护理学基础.第3版.北京:人民卫生出版社,2002
37. 中华人民共和国卫生部.《综合医院分级护理指导原则(试行)》,2009
38. 徐小兰.护理学基础.第2版.北京:高等教育出版社,2010
39. 高达玲.护理学基础.南京:东南大学出版社版,2009
40. 赵继军.疼痛护理学.北京:人民军医出版社,2002
41. 谭冠先.疼痛诊疗学.北京:人民卫生出版社,2004
42. 徐秀华.临床医院感染学.湖南:科学技术出版社,2005
43. 申正义,田德英.医院感染病学(下册).北京:中国医药科技出版社,2007
44. 耿莉华.医院感染控制指南.北京:科学技术文献出版社,2004
45. 钱培芬,倪语星.医院感染监控与管理.北京:军事医学科学出版社,2008
46. 肖雪琴,李元红,李淑芳,等.医院感染制度与流程管理.湖北:科学技术出版社,2006
47. 王冬梅.基础护理技术实训指导.北京:科学出版社,2010
48. 中华人民共和国卫生部.医院感染管理办法.2006
49. 中华人民共和国卫生部.消毒技术规范.2002
50. 中华人民共和国卫生行业标准 WS/310.1—2009.医院消毒供应中心.第1部分:管理规范.中华人民共和国卫生部.2009
51. 中华人民共和国卫生行业标准 WS/310.2—2009.医院消毒供应中心.第2部分:清洗消毒及灭菌技术操作规范.中华人民共和国卫生部.2009
52. 中华人民共和国卫生行业标准 WS/310.3—2009.医院消毒供应中心.第3部分:清洗消毒及灭菌效果监测标准.中华人民共和国卫生部.2009
53. 中华人民共和国卫生行业标准 WS/T311—2009.医院隔离技术规范.中华人民共和

国卫生部.2009

54. 中华人民共和国卫生行业标准 WS/T312－2009.医院感染监测规范.中华人民共和国卫生部.2009

55. 中华人民共和国卫生行业标准 WS/T313－2009.医务人员手卫生规范.中华人民共和国卫生部.2009

56. 高建君,张黎华.低温蒸汽甲醛灭菌的应用.中华医院感染学杂志,2007,17(2):169－171

57. 刘水玉,李金方,梁云连等.低温蒸汽甲醛气体灭菌效果观察.中国消毒学杂志,2005,22(1):45－46

58. 顾健.过氧化氢低温等离子体灭菌新技术.中国消毒学杂志,2010,27(6):736－738

59. 王晓艳,高振邦,李宝珍等.过氧化氢低温等离子灭菌质量全程控制.中国消毒学杂志,2009,26(4):471－472

60. 庄红.护理学基础.第2版.北京:高等教育出版社,2010

61. 徐淑秀.护理学基础.南京:东南大学出版社,2006

62. 李小萍.基础护理学.第2版.北京:人民卫生出版社,2005

63. 李晓松.基础护理技术.北京:人民卫生出版社,2004

64. 姜安丽. Fundamentals Of Nursing.北京:人民卫生出版社,2005

65. 张静.护理学基本技术.合肥:安徽科学技术出版社,2010

66. 张新平,吴世芬.护理技术.第2版.北京:科学出版社,2008

67. 中国高血压修订委员会.中国高血压防治指南.2010年修订版.2010

68. 李晓松.基础护理技术学习指导.北京:人民卫生出版社,2005

69. 张新平.护理技术.修订版.北京:科学出版社,2004

70. 徐淑秀,谢晖.护理学操作技术图解.合肥:安徽科学技术出版社,2010

71. 尚少梅,代亚丽.护理学基础.北京:北京大学医学出版社,2008

72. 姜安丽.护理学基础英中文版护理双语教材.北京:人民卫生出版社,2005

73. 伯树令.系统解剖学.第6版.北京:人民卫生出版社,2004

74. 徐淑秀.护理学技能教育系统.洛阳:解放军外语音像出版社,2005

75. 姚泰.生理学.第6版.北京:人民卫生出版社,2006

76. 北京大学护理学院.2008年护理学专业执业护士[含护士]资格考试全真模拟及精解.北京:北京大学医学出版社,2008

77. 邵阿末.护理学基础.北京:人民卫生出版社,2008

78. 徐淑秀.护理学基础.第2版.南京:东南大学出版社,2008

79. 熊爱娇.基础护理技术.郑州:河南科学技术出版社,2010

80. 万献尧,马晓春.实用危重症医学.北京:人民军医出版社,2008

81. 吕青,刘珊,霍丽莉.现代急重症护理学.北京:人民军医出版社,2007

82. 吕探云.健康评估.第2版.北京:人民卫生出版社,2006

83. 章新琼.护理技术创新学习与指导.上海:第二军医大学出版社,2007

84. 朱京慈,王春梅.现代护理实践技能.北京:人民军医出版社,2004

85. 尹志勤,李秋萍.健康评估.北京:人民卫生出版社,2009
86. 张凤梅,贾丽萍.急救护理技术(案例版).北京:科学出版社,2010
87. 陈宏星.急救护理.上海:复旦大学出版社,2007
88. 陈素坤.临床心理护理指导.北京:科学技术文献出版社,2001
89. 杨志寅.内科急危重症.北京:中国医药科技出版社,2006
90. 段功香,李恩华.护理学基础—基本知识和技能(英文版).北京:科学出版社,2004
91. 姜安丽.护理学基础(英中文版).北京:科学出版社,2005
92. 孟宪武.优逝—全人全程全家临终关怀方案.杭州:浙江大学出版社,2005
93. 崔以泰,甘兰君.临终关怀学:生命临终阶段之管理.北京:中国医药科技出版社,1991
94. 杜慧群,刘齐.护理伦理学.北京:中国协和医科大学出版社,2000
95. 周郁秋.护理心理学.北京:人民卫生出版社,2007
99. 李心天.医学心理学.北京:北京医科大学、中国协和医科大学联合出版社,1998
97. 崔炎.护理学基础.北京:人民卫生出版社,2001
98. 中华人民共和国卫生部,病历书写基本规范.2010
99. 安徽省卫生厅,安徽省护理文书书写要求.2010